기후는 어떻게 인류를 지배해 왔는가

기근과 질병의 역사를 통해 본 인류의 미래

CLIMATE CHANGE AND THE HEALTH OF NATIONS: FAMINES, FEVERS, AND THE FATE OF POPULATIONS
© Oxford University Press 2017

CLIMATE CHANGE AND THE HEALTH OF NATIONS: FAMINES, FEVERS, AND THE FATE OF POPULATIONS was originally published in English in 2017. This translation is published by arrangement with Oxford University Press. HanulMPlus Inc. is solely responsible for this translation from the original work and Oxford University Press shall have no liability for any errors, omissions or inaccuracies or ambiguities in such translation or for any losses caused by reliance thereon.

Korean translation copyright © 2025 by HanulMPlus Inc.
Korean translation rights arranged with Oxford University Press
through EYA Co.,Ltd.

이 책의 한국어판 저작권은 EYA (에릭양 에이전시)를 통해 Oxford University Press사와 독점 계약한 한울엠플러스(주)에 있습니다. 저작권법에 의하여 보호를 받는 저작물이므로 무단전재 및 복제를 금합니다.

Climate Change and the Health of Nations
Famines, Fevers, and the Fate of Populations

기후는 어떻게 인류를 지배해 왔는가

앤서니 J. 맥마이클 지음
권호장·정해관·하미나 옮김

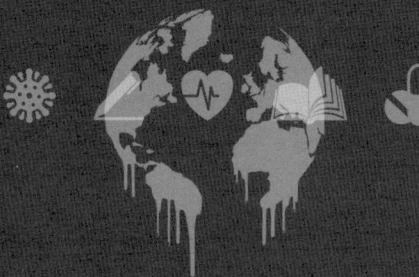

기근과 질병의 역사를 통해 본 인류의 미래

한울
아카데미

〈일러두기〉

1. 이름이나 지명 등은 외래어 표기법에 따랐다.

2. 굵은 글씨는 저자의 강조이다.

3. 원서의 주는 본문에 숫자로 표시하고 미주로 달았다. *으로 표시한 각주는 모두 옮긴이가 독자들의 이해를 위하여 붙인 것이다.

추천사

토니 맥마이클의 중요한 연구 덕분에 인류의 건강이 지속 불가능한 지구 환경 추세에 의해 위협받고 있다는 인식이 확산되고 있다. 이 책은 인류세 시대에 인류의 미래를 염려하는 사람들이 꼭 읽어야 할 책이다. 이 책은 단호하고 신속한 조치가 없다면 인류의 건강이 어떻게 훼손될지 설득력 있게 설명할 뿐 아니라 인류의 환경 발자국을 줄이는 동시에 건강을 보호하고 보다 탄력적인 사회를 만들 수 있는 정책을 통해 앞으로 나아갈 비전을 제시한다.

영국 런던 위생 및 열대의학대학원 교수
앤디 헤인즈(Andy Haines)

생물학을 '진화의 관점에서 보지 않고서는 말이 되지 않는 것'(도브잔스키)처럼, 인간 사회의 건강은 물질의 흐름, 에너지의 흐름, 기후의 관점에서 보지 않고서는 말이 되지 않는다. 이 책은 역사적 배경, 환경, 생물의학 및 역학에 대한 통찰력, 상식, 그리고 큰 연민을 결합하여 이러한 틀을 조명한다. 최고의 보건 사상가 중 한 명인 맥마이클은 우리에게 없어서는 안 될 책을 선물했다.

미국 시애틀 워싱턴대학교 공중보건학부 학장
하워드 프럼킨(Howard Frumkin)

기후변화의 가장 큰 위험은 인간의 건강에 미치는 영향일 수 있다. 토니 맥마이클은 과거를 이해함으로써 미래를 마주할 수 있도록 도와준다. 이 책은 우리 종의 역사에 걸쳐 기후와 인간의 웰빙 사이의 상호작용에 대한 전례 없는 조사이다.

맥마이클의 동료들이 그의 마지막 연구를 출판한 것은 기후변화와 의학 분야에서 평생을 연구하고 가르친 선구적인 업적에 대한 마땅한 예우이다.

영국 외무부 기후변화 특별대표, 전 영국 정부 수석 과학 자문관
데이비드 킹(David King)

토니 맥마이클은 탄탄한 연구와 영감을 적절히 섞어내는 데 능했다. 그는 지구가 더 이상 우리의 강렬한 소비 욕구를 지탱할 수 없다고 말했다. 이 책을 읽고 나면 독자들도 토니처럼 지속 불가능한 환경 추세로부터 우리의 건강을 지키기 위한 선구적인 운동가가 되겠다는 영감을 받을 수 있을 것이다.

세계보건기구 공중보건, 환경 및 건강의 사회적 결정 요인 부서 책임자
마리아 네이라(Maria Neira)

토니 맥마이클은 수십 년 동안 전 세계 보건 및 환경 문제에 대해 가장 통찰력 있는 권위자 중 한 명이다. 이 책에서 그는 기후변화와 인류 건강의 연관성에 대해 여러 시대에 걸쳐 안내한다. 맥마이클은 초기 인류가 진화하는 데에서 기후의 역할부터 현재 지구 온난화가 건강에 미치는 영향에 이르기까지 흥미진진한 산문으로 이야기를 풀어낸다. 이보다 더 시의적절한 책은 없다.

조지타운 대학교, 『태양 아래 새로운 무언가』의 저자
J.R. 맥닐(J.R. McNeill)

이 책은 기후와 건강에 관한 맥마이클 3부작 중 세 번째 책이다. 이전 책에서는 기후변화가 인간 건강에 미치는 영향을 설명했으며, 이 최신 책은 기후변화가 역사적으로 사회 건강에 미친 영향을 기록했다. 우리는 이제 기후가 과거에 인간과 세계를 어떻게 형성했는지 더 잘 이해하고 있지만, 이 책은 미래에 우리가 어디로 향할지에 대한 냉정하고, 결국에는 무서운 비전을 제시한다.

캘리포니아대학교 버클리 공중보건대학원 지구환경보건학 교수
커크 R. 스미스(Kirk R. Smith)

토니 맥마이클은 해양과 대기에서 일어나는 일들의 물리학으로부터 우리(및 다른 종)의 건강, 웰빙, 미래에 대한 장기적인 결과로 초점을 옮겨 기후변화에 대한 우리의 생각을 명확하게 해 준다. 이러한 프리즘을 통해 볼 때 즉각적이고 의미 있는 개선을 위한 조치의 필요성은 분명하다.

호주 멜버른 대학교 피터 도허티 감염 및 면역 연구소 헌액 교수
피터 도허티(Peter Doherty)

토니 맥마이클의 갑작스러운 죽음은 기후변화뿐만 아니라 호모 사피엔스의 무절제한 소비가 우리의 모든 미래를 어떻게 해치고 있는지에 대한 주요 지혜의 원천을 빼앗아 갔다. 기후, 인간 활동, 건강 사이의 역사적 상호작용을 다룬 이 학술 서적은 그의 마지막 대작으로, 정치인들이 꼭 읽어보길 바란다!

호주 최고명예훈장 수훈자, 호주 과학아카데미·사회과학아카데미 석학회원
피오나 스탠리(Fiona Stanley)

차례

추천사 5
서문 14
감사의 글 18

제1장 서론　　　　　　　　　　　　　　　　　　　　　　　　21

우리가 몰랐던 이야기 23
'기후 결정론'에 대한 경계 26
과거 기후의 측정 32
생명 유지 장치: 생태학적 틀 39

제2장 불안정한 기후　　　　　　　　　　　　　　　　　　　45

처음에는… 46
기후 시스템의 작동 49
온실 효과 64
기후변화 과학: 우리가 알고 있는 것 66
결론 75

제3장 기후가 만드는 건강과 질병　　　　　　　　　　　　77

넓은 스펙트럼 78
말라리아와 기후변화 95
과거로부터 기후와 건강 관계에 대한 해석 103
기후변화의 방향은 중요한가 106
지금까지의 논의 정리 108

제4장 캄브리아기 생물 대폭발에서 농부의 출현까지   109

지난 5억 년 110
기후와 호미닌의 출현 114
인간의 생물학적 진화에 미치는 기후의 영향 116
아프리카를 벗어나다: 디아스포라의 시작 121
인류의 새로운 모습: 플라이스토세-홀로세 이행과 농업의 부상 130
결론 137

제5장 농업의 확산, 새로운 질병, 그리고 문명의 출현   139

인류, 자연적 산물이 아닌 농업 식단에 적응 140
건조해진 사하라: 식량과 물 부족 144
이집트와 수메르: 강, 강우, 초기 문명 146
농경 정착: 식단, 미생물, 그리고 인간의 건강 151
왕족, 사제, 농부: 신분과 키 151
결론 156

제6장 유라시아 청동기시대   157

메소포타미아의 건조화: 아카드 문명의 흥망성쇠 158
인더스 계곡의 기후와 생활 164
지중해 동부: 후기 청동기시대의 붕괴 그리고 해양 민족 166
결론 170

제7장 로마인, 마야인, 아나사지족   173

고전기 최적기 174
유스티니아누스 범유행: 림프절페스트의 유럽 데뷔 183
범유행의 확산 191
8~9세기 중앙아메리카의 가뭄: 마야 192
아메리카 대륙의 가뭄: 미국 남서부(서기 800~1250년) 199
결론 204

제8장 소빙하기   207

북유럽 대기근(1315~1322) 210
흑사병: 림프절페스트의 재림 216
기후와 감염병: 새로운 시각 225
1780~1790년대 사이의 슈퍼 엘니뇨 현상 234
결론 243

제9장 현대의 이상기후   247

탐보라 화산 폭발: "여름이 사라진" 몇 해 249
탐보라 폭발 시기의 식량 위기, 감염병 유행, 사회적 불안 250
콜레라 253
19세기 중반: 감자 잎마름병과 림프절페스트 254
19세기 후반 257
중국의 림프절페스트: 제3차 범유행 258
20세기: 오늘에 이르기까지 261
현대의 기후와 식량 위기 261
홍수와 기상재난 267
결론 268

제10장 홀로세의 인류   271

홀로세의 기후 경험 272
과거를 통해 유추해 본 미래 274
과거의 기후와 건강의 양상 275
기후와 식량 수확량 277
기후변화에 대한 인구집단의 취약성에 대한 역사적 경험 288
현 세기의 기후변화와 건강에 대한 함의 292
결론 300

제11장 미래를 맞이하며　　　　　　　　　　　　　　303

지수함수적 성장은 불가능 306
회의와 의심, 부정: 메신저 비난하기 311
행동을 막아서는 또 하나의 걸림돌: 빈곤, 거버넌스, 과학연구의 흐름 314
빈곤과 개발 의제 315
환경 집사: 지속가능성으로 가는 길 323
결론 329

옮긴이 후문 335
주 339
찾아보기 405

그림 차례

그림 1.1 과거 평균(1961~1990년)과 비교한 지난 11,300년간의 지구 온도 변화 ·················· 22
그림 1.2 기후변화가 인간의 건강에 영향을 미치는 직·간접적인 주요 경로에 대한 개략도 ············ 28
그림 1.3 지난 12,000년 동안 북반구 평균기온의 변동 ···································· 32
그림 1.4 홀로세 동안 전 세계 1인당 1일 평균 에너지 사용량 변화 ····························· 37
그림 1.5 기온과 말라리아 전파 확률 간 관계(위), 강우량과 설사병 발생 위험 간 관계(아래) ······ 41
그림 2.1 지구 궤도 및 축 기하학에서 밀란코비치 주기 ···································· 50
그림 2.2 해들리(3 순환) 순환과 주풍, 고기압 및 저기압 영역을 개략적으로 나타낸 도식 ··········· 52
그림 2.3 세계 기후진동 지도 ·· 54
그림 2.4 1880~2012년의 전 세계 육지-해양 표면 온도 추이 ······························ 69
그림 3.1 서울의 일별 평균기온과 사망자 수, 1994 ··· 80
그림 3.2 일본에서 편서풍의 강도와 일본 가와사키병 발생률, 1996~2006년 ················· 91
그림 3.3 기온과 말라리아 전파 확률 간 관계(위), 기온과 유문동에서 포집된 빨간 집모기
         개체 수(아래). ··· 98
그림 3.4 물 균형 지수와 보리 수확량의 변동(%) 간의 상관관계 ······························ 107
그림 4.1 지난 4억 5000만 년 동안 기온변화와 멸종률 ····································· 111
그림 4.2 지구 기온의 시간 추세 및 지난 45만 년 동안의 전 세계 빙하량 추이 ················ 113
그림 4.3 호모속의 진화 ·· 116
그림 4.4 7만 4000년 전 토바 화산 폭발의 극심한 피해를 입었을 것으로 추정되는 지역 ············ 123
그림 4.5 동부 지중해 연안의 나투피안 정착지 ··· 132
그림 5.1 알레지 남부의 타실리 나저르(Tassili n'Ajjer) 지역의 암각화 ······················ 143
그림 5.2 기원전 6000~0년까지 기후변화(유라시아와 이집트),
         초기 문명의 성장과 기술발전 시대의 연대표 ··· 147
그림 5.3 비옥한 초승달 지역 ·· 149
그림 6.1 태양의 계절 간 남북 이동을 따라 여름-겨울로 진동하는 북반구 적도 수렴대(ITCZ) ···· 159
그림 6.2 함무라비의 바빌로니아, 당시 제국의 영토를 보여주는 지도 ························ 162
그림 6.3 초기 하라파 유적지(기원전 3200~2600년) ·· 165
그림 6.4 기원전 두 번째 천 년 동지중해와 그 주변으로의 해양 민족 이동은 고대 역사상
         가장 크고 중요한 이동 중 하나였다. ··· 167
그림 7.1 3~6세기 주요 선주민 부족의 주요 침입 경로 지도 ································ 182
그림 7.2 북부 실크로드와 남부 향신료(동부) 무역로 ·· 187
그림 7.3 고전기 마야의 주요 저지대 및 고지대 중심지 ····································· 194
그림 7.4 중앙 마야 저지대(카라콜 근처)의 동쪽 외곽에 있는 동굴에서 석순의 연속적인 절편을
         통해 추정된 고전기 마야 문명 시대의 연간 강우량. ································· 198

그림 8.1 서기 800~2000년의 태양 활동과 유럽 여름 기온 변화의 장기 추세 ·················· 208
그림 8.2 가난한 자들의 성경 ·· 211
그림 8.3 유럽, 러시아, 중동, 북아프리카에서 흑사병의 전파 양상(1346~1353) ·············· 217
그림 8.4 Biraben(1975)의 자료에 기반하여 1347년부터 1900년까지 유럽에서 발생한 페스트
 사례 수를 시계열로 재구성한 추정도 ·· 218
그림 9.1 탐보라 화산 폭발로 인한 기후 변동 ··· 251
그림 9.2 세계인구의 연간 성장률 실측치, 1950~2010년 ··· 263
그림 10.1 시간대별로 본 인간의 생물학적·문화적 진화에 미친 기후의 영향. ····················· 272

글상자 차례

글상자 3.1 말라리아: 긴 진화의 역사 ·· 97
글상자 7.1 림프절페스트의 양상 ·· 185
글상자 8.1 1791년 12월 볼프강 모차르트의 죽음은 거대 엘니뇨의 원격 영향을 받은 것일까? ·· 236
글상자 11.1 세계지도자들에게 보내는 기후변화에 대한 메시지 ······································· 333

서문

이 책은 20만 년 인류의 오디세이 기간 동안 기후가 인류의 건강과 운명에 어떤 영향을 미쳤는지에 대한 이야기입니다. "미래의 기후변화를 막는 것이 오늘날의 큰 과제인데 왜 과거에 관한 책을 쓰느냐?"고 반문할 수도 있습니다. 제 대답은 자연적 기후변화에 대한 과거 인류의 경험이 인류가 직면한 위험에 대한 경각심을 일깨워 준다는 것입니다. 지난 수천 년의 역사를 보면 기후 시스템의 자연적 변화로 인해 기근과 열병이 빈번하게 발생했습니다. 지금처럼 극심한 기상 변동성을 동반한 비정상적으로 크고 빠른 기후변화가 앞으로 닥친다면 미래 전망은 더 어두워질 수 있습니다.

"역사는 우리가 어떻게 현재에 이르렀는지 설명하기 위해 기록되었다."[1] 저는 역사가 우리가 어디로 향하고 있는지를 설명하는 데도 도움이 될 수 있다고 주장합니다.

지구의 역사는 미래 기후변화에 대한 자연스러운 역사적 유사성을 제공하지만, 금세기 후반에 발생할 수 있는 더 극단적인 형태의 기후변화의 결과를 명확하게 예측할 수는 없습니다. 그러나 역사적 통찰은 우리를 정책 마비, 즉 안일함과 책임의 유예, 즉 "행동하지 않는 도덕적 경제(moral economy of inaction)"에서 벗어나게 하는 데 도움이 될 수 있습니다.[2]

점진적인 기술적 조정과 적응을 통해 평소처럼 비즈니스를 추구할 수 있을 것이라는 순진한 가정은 현실 세계의 복잡한 본질에 대한 깊은 무지를 반영합니다. 하지만 저는 여전히 낙관할 만한 이유가 있다고 생각합니다. 전 세계적인 정보 흐름은 기후변화의 원인, 과정, 결과에 대한 인식을 높이고 있습니다. 기존 학문의 경계를 넘어서는 젊은 연구자들이 이 주제에 관심을 갖고 도전에 대응하고 있으며, 자신의 연구가 이 획기적인 시기에 전 세계 공동선에 기여하고 있다는 것을 알고 있습니다. 기후변화에 대한 사람들의 지식과 경험이 축적되고, 기후과학이 강화되고, 역사의 기록에서 얻은 현실 점검을 통해 우리 인류는 획기적인 국제적 행동을 취할 수 있을 것입니다. 현재 많은 정부는 기후변화로 인해 미래의 경제 안보가 위협받고 있으며, 기후변화에 대응하는 것이 사회적, 경제적 기회를 제공한다는 사실을 깨닫고 있습니다.

예를 들어, 화석 연료 산업의 경제적 압박에도 불구하고, 재생 에너지 시스템은 이제 빠르게 발전하고 있습니다.

환경 역학자[3]이자 의과대학을 졸업한 저는 1970년대 초, '성장의 한계'와 산업 확장과 관련된 환경적 위험에 대한 우려가 높아지던 시기에 호주 일간지에 칼럼 "우주선 지구"를 쓰면서 이 주제에 관심을 갖게 되었습니다.[4] 직접적인 화학물질의 독성과 합성 살충제의 자연의 먹이사슬을 통한 확산에 대한 우려도 많았지만 자연 환경에 대한 인간의 침범으로 생물과 생태계가 위험에 처하고 있음에 대한 우려도 커지고 있었기 때문입니다.

기후변화가 인간의 건강과 생존에 미치는 위험은 이제 잘 알려져 있습니다. 저는 1990년대 초부터 유엔 기후변화에 관한 정부 간 협의체(Intergovernmental Panel on Climate Change, IPCC)의 건강 위험 평가에 기여해 왔으며,

세계보건기구를 위해 아시아 및 태평양 국가에서도 같은 일을 해왔습니다. 기후변화, 물리 및 사회 과학, 인구 건강의 다양한 측면에 대한 전문가인 동료들과 함께 일한 경험이 이 분야에 대한 저의 지식을 넓히는 데 큰 도움이 되었습니다.

이 책을 통해 기후변화가 인류와 사회에 미치는 영향에 대한 더 나은 통찰을 얻어 우리의 생활 방식과 지구를 돌보는 방식에 보다 효과적인 변화를 이끌어내는 데 도움이 되기를 바랍니다. 지난 200만 년 동안 비정상적인 기후 변동과 변화에 노출되면서 강력하고 유연하며 창의적인 인간 두뇌의 진화가 가속화되었습니다. 소유, 획득, 통제, 소비라는 기본적인 욕구를 충족시키기 위해 오랫동안 두뇌를 사용해 온 우리는 이제 우리의 창조적이고 탐욕적인 행동이 초래한 비정상적인 기후변화를 멈추기 위해 집단적 두뇌 능력을 활용해야 합니다.

호주 국립대학교, 캔버라, 2014년 7월
토니 맥마이클(Tony McMichael)

제 남편인 토니 맥마이클은 2011년경부터 2014년 9월까지 다른 일을 하면서 틈틈이 이 책을 집필했습니다. 이 책은 건강과 질병의 오랜 역사에 대한 토니의 깊은 관심과 기후변화가 인류에 미치는 영향에 대한 20년이 넘는 선구적인 연

서문

구를 바탕으로 집필되었습니다. 그는 이 책이 인간과 환경 사이의 얽히고설킨 관계를 더 잘 이해하고, 인구집단이 지구의 생명 유지 시스템에 어떻게 영향을 받고 영향을 주는지 이해하는 데 기여하기를 바랐습니다. 2014년 초에 전체 원고를 옥스퍼드 대학 출판부에 보냈고, 이후 검토자의 의견을 반영하고 길이를 줄이는 것을 전제로 출판이 승인되었습니다. 토니는 이 책의 완성을 기쁜 마음으로 고대하고 있었지만 2014년 9월 26일 갑작스럽게 세상을 떠났습니다.

이에 따라 이 책은 앨리스테어 우드워드와 카메론 뮤어에 의해 수정과 편집이 이루어졌습니다. 토니의 오랜 동료이자 기후변화에 관한 정부 간 패널의 조정 책임 저자인 앨리스테어는 인구집단 건강의 관점을 적용했습니다. 카메론은 환경 역사에 대한 지식과 전반적인 편집의 전문적 경험을 제공했습니다.

저희 가족은 물론 토니의 많은 친구와 동료들이 그를 몹시 그리워하고 있습니다. 그의 마지막 저서인 이 책이 출간되어 환경과 인간의 웰빙 사이의 교차점과 온난화 세계에서 인류가 직면한 심각한 위험에 대한 이해를 넓히는 데 있어 그의 다른 많은 저서와 함께하게 되어 기쁩니다.

호주 국립대학교, 캔버라, 2017년 1월 1일
주디스 힐리(Judith Healy)

감사의 글

토니 맥마이클은 이 광대한 책을 구상하는 동안 많은 사람들과 이 책의 여러 측면에 대해 토론하는 것을 즐겼으며, 어떤 사람들은 전체 또는 특정 장의 초기 초고를 읽고 의견을 제시하기도 했습니다. 그러나 토니는 자문을 구한 많은 사람들의 이름과 그들이 어떤 제안을 했는지, 그리고 그들이 그에게 어떤 질문을 던졌는지 알고 있었기 때문에 이분들의 목록을 따로 보관해 두지 않았습니다. 따라서 다음의 감사 인사가 당연히 드려야할 분들 중 일부의 분들께만 드리게 됨을 죄송하게 생각하며, 언급되지 못한 많은 분들께서 널리 이해해 주시기를 바랍니다.

토니는 호주 국립대학교와 2001년부터 2007년까지 국립역학 및 인구보건센터의 소장을 지냈고, 이후 NHMRC 호주 펠로와 명예 교수로 일했던, 이곳 동료들의 지원에 감사를 표했습니다. 록펠러 재단 벨라지오 센터는 2012년 레지던트 기간 동안 그의 아이디어를 연구하고 발표할 수 있는 자극적인 환경을 제공했습니다. 또한 토니는 책의 후반 작업 과정에서 출판사를 통해 책을 출간하는 데 있어 앤드루 슐러(Andrew Schuller)의 변함없는 도움에 감사를 표했습니다. 참고 문헌을 확인하고 완성해 준 로라 포드에게도 감사의 마음을 전합니다.

감사의 글

그 외에도 많은 분들이 다양한 방법으로 도움을 주셨으며, 이 중 아주 일부분만 아래에 이름을 제시합니다. (성의 알파벳순).

필립 베이커(Phillip Baker), 존 브룩(John Brooke), 콜린 버틀러(Colin Butler), 앤드루 글릭슨(Andrew Glikson), 빌리 그리피스(Billy Griffiths), 앤디 헤인즈(Andy Haines), 아드리안 헤이즈(Adrian Hayes), 클라이브 힐리커(Clive Hilliker), 앨런 아이작만(Allen Isaacmann), 앨런 컨스(Allan Kearns), 토르 셸스트롬(Tord Kjellstrom), 사리 코배츠(Sari Kovats), 필립 맥마이클(Philip McMichael), 존 맥닐(John McNeill), 조너선 패츠(Jonathan Patz), 에릭 리처드(Eric Richards), 커크 스미스(Kirk Smith), 로빈 와이스(Robin Weiss), 스티브 자베스토스키(Steve Zavestoski).

호주 국립대학교, 캔버라, 2017년 1월 1일
주디스 힐리

제1장 서론

21세기 첫 20년 동안 전 세계 온실가스 배출 추세에 의하면 지구는 2100년까지 계속 뜨거워져, 20세기 후반의 평균기온[1,2]보다 3~4°C 더 높아 2000만~3000만 년 전 이후 가장 더울 것으로 예상된다. 그뿐만 아니라, 온난화 속도는 1만 7000~1만 2000년 전 지구가 가장 최근의 빙하기에서 벗어날 때의 온도상승에 비하여 약 30배 더 빠르다. 이 속도라면, 환경의 변화가 너무 빨라서 수많은 생물 종이 진화하고 적응하는 것이 불가능할 수 있다.

한때 동굴 속에서 불 피우며 살던 인류는, 18세기 후반부터 19세기까지 많은 에너지를 얻기 위해 화석 연료를 점점 더 많이 태우기 시작하여, 부지불식간에 엄청나게 많은 이산화탄소를 방출했다. 이 무색무취의 안정적인 가스는 1750년 이후 약 6000억 톤이 배출되었으며, 이 중 약 3분의 2는 수 세기 동안 없어지지 않고 대기 중에 계속 남아 있을 것이다. 이처럼 대기 중 이산화탄소 농도가 40% 증가하게 된 것이 인간이 초래한 기후변화의 주요 원인이다. 인류는 온실가스로 지구 주위를 보온담요처럼 덮어버렸고, 이로 인해 자연의 리듬을 훨씬 능가하는 속도로 지구온난화가 초래되었다.

인류는 지난 빙하기 동안 매우 혹독한 기후를 겪었으나 홀로세가 시작된 이후 지난 1만 1000년 동안은 좋은 기후 환경에서 살았다. 그림 1.1은 이 기간의

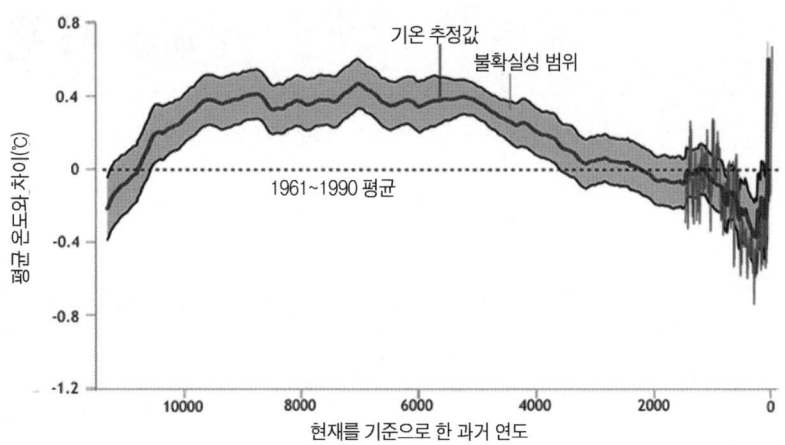

그림 1.1 과거 평균(1961~1990년)과 비교한 지난 11,300년간의 지구 온도 변화. 회색(불확실성)은 1표준편차를 나타냄. 가운데 선은 추정값, 1500년 전부터 위 아래로 오르내리는 회색선은 지난 1500년에 걸친 별도의 분석에서 나온 기온을 나타냄. 자료: https://www.climate.gov

지구 표면의 평균 온도 추정치를 나타내는데, 그래프의 오른쪽을 보면 2100년까지 지구온난화가 지속될 가능성이 높은 것을 알 수 있다. 기온이 가장 높았던 7000년 전과 기온이 가장 낮았던 350년 전 소빙하기의 기온 차이는 0.7℃다. 지구 평균기온은 21세기 초까지 불과 60년 만에 0.6℃가 상승하여, 지난 1만 1000년 기간 중 어느 때보다 기온이 높아졌다.[3,4] 만약 세계의 온도가 단 3세대 만에 3~4℃ 상승한다면, 우리 후손들은 건강을 유지하고, 가족을 부양하며, 안정된 사회를 유지하면서 살아남기가 매우 어려울 것이다. 이전에도 많은 사람들이 이런 경고를 해왔다.

> 지구 온도가 4℃ 상승하면 아마도 지구가 감당할 수 있는
> 세계 인구는 10억 명 미만이 될 것이다.
> <u>2009년 코펜하겐 기후변화 회의에서 포츠담 기후 영향 연구소 소장
> 한스 요아힘 셸른후버(Hans Joachim Schellnhuber).[5]</u>

이처럼 4℃ 세계가 되면, 인간의 적응 한계를 넘어서는 현상을 여러 지역에서 볼 수 있는 반면, 자연계의 적응 한계를 넘어서는 현상은 전 세계에 걸쳐 볼 수 있을 것이다.

레이첼 워런(Rachel Warren). ≪영국 왕립학회 발간 철학회보≫(2011)[6]

우리가 몰랐던 이야기

현재까지 기후변화, 인간의 건강, 질병, 생존 사이의 역사적 상호작용에 대해서 우리가 알고 있는 것은 아직 단편적이다. 학자들은 일부 지역을 대상으로 이런 내용에 대한 글을 부분적으로 썼으나, 기후 시스템에 대한 이해가 높아지고 첨단 기술이 발전함에 따라 과거 기후를 상세하게 재구성하고 포괄적으로 설명할 수 있게 되었다.[8,9,10] 더욱이 토기 잔해에서 음식물의 흔적을 고해상도로 식별하고 사람의 뼈 시료에서 박테리아 DNA의 유전자를 분석하여 인구집단의 건강에 대해서도 더 많은 정보를 얻을 수 있게 되었다.

생태학자들은 생물 종과 생태계가 어떻게 반응하는지를 자연적인 기후변화의 과거 상황들을 이용하여 알아낸다.[11] 현대 기술, 특히 분자생물학 기술을 이용하여 우리가 과거에 겪었던 인간종의 생물학적 취약성에 대해 알 수 있다. 4만 년 전 호모 사피엔스와 사촌이라 할 수 있는 네안데르탈인 및 데니소바인과 이종 교배를 통해 유전자가 교환되어 만들어진 면역체계가 그 예라 할 수 있다.

기후과학 분야는 엄청나게 발전하여 학자들은 과거와 현재의 기후변화와 미래의 기후 예측에 대해 많은 문헌을 생산했다. 여기에는 기후변화에 관한 정부 간 협의체(IPCC)가 하는 과학적 문헌을 종합하는 핵심적인 작업이 포함되는데, IPCC는 인간이 초래한 기후변화로 피해가 예상됨에 따라 1988년 유엔이 설립한 대규모 국제과학기구이다.[12] 1990~2014년에 걸쳐 발간한 기후변화의 과학적 근거와 그 영향에 대한 IPCC의 대표적인 5개 평가 보고서(AR) 시리즈는 기후변화와 관련한 정보의 핵심이다.*

그럼에도 불구하고 인간과 지역사회에 미칠 수 있는 위험, 특히 인구 건강,

생존 및 사회 안정에 미치는 위험에 대한 기록은 훨씬 적다.[13,14] 이 책에서는 기후변화가 인구집단에 어떻게 영향을 미치는지를 더 잘 이해하기 위하여 역사적 실타래를 풀어보고자 한다. 성층권 오존 파괴와 같은 인간이 초래한 다른 중대한 지구 환경 변화와는 달리, 오늘날의 인간에 의해 초래된 기후변화는 역사 속에서 유사점을 발견할 수 있다. 세계의 기후는 항상 자연적으로 변화해 왔으며, 생명의 진화, 새로운 문화와 사회의 출현, 그리고 인구집단의 건강을 좌우하는 요동치고 때로는 격동적인 플랫폼으로서 그 역할을 해왔다.

어떤 사람들은 미래가 과거와 같을 수 있다는 사실이 과학을 가능하게 하는 반면, 미래가 과거와 같지 않을 수 있다는 사실이 과학을 필요로 한다고 주장한다.[15] 현 세기의 기후변화는 과거 시대의 자연적인 기후변화와 그 정도와 속도에 있어 비교할 수 없이 빠르고 클 것이므로 새로운 과학이 필요할 것이다. 그럼에도 불구하고 인류의 과거 기후 경험을 연구하여 얻은 통찰은 앞으로 닥칠 수 있는 위험의 규모와 성격을 예측하는 데 활용할 수 있을 것이다.

역사학자 제프리 파커(Geoffrey Parker)는 17세기의 세계적 위기에 관한 연구에서 당시 유럽의 끔찍한 기후가 공동체의 건강과 생존, 그리고 사회적·정치적 안정에 강력한 영향을 미쳤다는 결론을 내렸다. 그는 다음과 같이 썼다.[16]

> 미래의 재앙적인 기후변화의 영향을 예측하는 방법은 두 가지뿐이다. 역사의 테이프를 '빨리 감기' 하고 현재의 추세를 기반으로 무슨 일이 일어날지 예측하거나, 아니면 테이프를 '되감아' 과거의 지구촌 재난에서 무엇이 일어났는지를 학습하는 것이다. 많은 전문가(주로 기후학자, 사회학자, 정치과학자 등)가 빨리 감기를 시도했지만, **되감기**(이 책의 강조점)를 **체계적으로 시도한 사람은 거의 없었다**. … 이를 통해 우리와 다음 세대가 반드시 맞이하게 될 기후 위기를 다루는 데 있어 몇 가지 귀중한 교훈을 얻을 수 있을 것이다.

---

* 2021~2023년에 IPCC는 6번째 평가 보고서(AR6)를 발간하였다.

지난 6000~7000년 동안의 자연계 기후변화의 역사를 통하여 그러한 변화가 인간 사회의 건강과 생존에 어떻게 영향을 미쳤는지를 밝혀야 한다. 흥미로운 질문들이 적지 않다. 기원전(B.C.E.*) 약 2만 3000년 전 빙하기가 절정에 이르는 기간의 기후변화가 현생 인류의 사촌인 네안데르탈인의 멸종을 앞당겼는가? 5500년 전 사하라 사막이나 4000년 전 메소포타미아 남부의 오랜 가뭄이 식량 수확에 어떤 영향을 미쳤고, 그 결과 이들 문명의 건강 수준과 생존 가능성에 미친 영향은 어떠했는가? 기후 변동이 6세기와 14세기 두 번의 흑사병 범유행**에 어떤 영향을 미쳤는가?[17] 지난 1000년 동안 다섯 차례의 중국 왕조의 붕괴는 장기간에 걸친 기상이변 후에 왔는가?

비옥한 토지, 안정적인 물 공급, 재배 가능한 식물과 가축화 가능한 동물 종의 수, 무역로에 대한 접근성과 같은 다른 외생적인 환경 요인들은 사회의 장기적인 발전, 부, 정교한 기술, 그리고 권력의 형성에 영향을 미쳤다.[18] 마찬가지로 기후의 자연적인 변화, 주기, 변동도 그러하다. 예를 들면 다음과 같다.

- 로마 시대 500년에 걸친 온난기에 특히 지중해 기후대의 일시적 북상은 유럽에서 농업 생산성이 향상되고 로마 제국이 팽창하는 시대를 열었다.
- 1300년대 중앙아시아의 야생 설치류 확산은 기후변화와 관련이 있으며, 이 결과 중국에서 림프절페스트 환자가 계속 발생하다가 1340년대 유럽으로 전파되어 대유행을 가져왔다.
- 17세기 초 유럽의 유난히 춥고 습한 날씨는 식량 위기, 기아, 사망, 역병, 사회 혼란, 분쟁과 더불어 혼돈의 극치였던 30년 전쟁에 영향을 미쳤다.

---

* 이전에 쓰던 B.C. (Before Christ)가 종교적인 배경을 가지고 있어 이 책에서는 이후 B.C.E. (Before Current Era, 현세 이전)으로 표기하고 '기원전'으로 번역하고, C.E. (Current Era, 현세)는 이전처럼 '서기'로 번역한다.
** 팬데믹(pandemic)은 감염병의 유행이 여러 나라에 걸쳐 광범위하게 일어나는 것으로 범유행으로 번역하나 최근 코로나 유행 후 팬데믹이 그대로 쓰이기도 한다. 이 책에서는 범유행으로 번역한다.

하지만 과거의 경험을 미래에 바로 적용할 수 있을까? 예를 들어, 오늘날의 세계화는 예전에 지역적으로 고립된 사회가 안고 있던 위험을 상쇄할까? 산업화된 부유한 도시 지역에 사는 사람들은 기후변화의 주요 위험을 완화할 준비가 되었는가? 이들 질문에 대한 대답들은 별로 만족스럽지 않다. 예를 들어, OECD는 현대의 정보통신에 의존하는 고도로 통합된 도시에 사는 사람들은 대혼란을 초래할 수 있는 주요 외부 환경 스트레스 요인에 더욱 취약해지고 있다고 경고한다.[19] 2012년 말 슈퍼 폭풍 샌디로 인해 뉴욕시의 도시 기반 시설이 부분적으로 붕괴한 이후 나타난 현상은 그 점을 잘 나타내고 있다.

'기후 결정론'에 대한 경계

기후의 변화가 단독으로 작용하는 경우는 드물다. 일반적으로 기후변화는 기여 요인 또는 증폭 요인으로 작용한다. 극심한 폭염은 기간 중 사망자가 급증하는 주요 원인일 수 있다. 기후변화는 수십 년에 걸쳐 지역 농작물 수확량을 감소시켜 영양 상태를 악화시키고 사망률을 높일 수 있다. 기후변화로 지역사회가 이주하게 될 수도 있다.

논쟁을 기본 속성으로 하는 학문영역에서는 세상을 다른 시각에서 본다. '환경 결정론'에 대한 논쟁이 대표적인 예이다. 19세기와 20세기 초에, 특히 인류학자들과 고고학자들 사이에서 "사회의 물리적 환경이 문화 발전을 통제할 수 있다"는 생각이 우세하였다.[20] 그러나 많은 사회과학자와 역사학자들은 이 생각에 반대하였다. 1950년대 중반, 스웨덴의 경제사학자 구스타프 우터스트룀(Gustaf Utterström)은 16세기와 17세기의 춥고 혹독한 기후가 당시 스칸디나비아의 인구와 경제가 침체한 주된 이유였다고 주장했다.[21] 프랑스의 역사학자 페르낭 브로델(Fernand Braudel)은 특히 인구 프로파일, 환경과 기후의 장기적 변화에 기후변화가 중요한 역할을 했다고 주장했다. 즉, 기후변화는 문명, 문화, 이념, 권력구조의 운명을 결정짓는 거대한 저류라는 것이다.[22]

사회 역사학자들 중 기후를 고려해야 한다고 주장한 다른 학자로는 에마뉘엘 르 로이 라뒤리(Emmanuel Le Roy Ladurie)를 들 수 있다. 그는 1972년 중요한 저서인 『축제의 시간, 기근의 시간』을 출판하였다.[23] 그 후, 몇몇 현대 역사가들은 기후가 인간 문제에 영향을 미치므로 역사학에서 기후를 중시해야 한다고 주장했다.[24,25] 예를 들어, 존 브룩(John Brooke)은 "매우 긴 기간 동안, 변덕스럽고 변화하는 지구의 역사는 생물과 인간의 진화를 이끌어왔다. 그것은 험난한 여정이었고, 우리는 그 여정의 산물이다"라고 썼다.[26]

반면, 다른 학자들은 '환경주의자의 역설'에 대해 의문을 제기한다.[27] 지구의 자원 기반과 생명 유지 시스템의 상당 부분을 우리가 점점 더 많이 침식하고 있는데도 인간의 기대 수명이 계속 증가하고 있는 이유는 무엇인가? 글쎄, 진짜 역설은 없다. 시간의 기준이 달라서 역설처럼 보일 뿐이다. 토지 이용을 예로 들어보자. 지난 5000년 동안, 인류는 전 세계 온대와 열대림의 약 절반을 벌목하고, 빙하나 사막을 제외한 지구 육지의 거의 절반을 경작지나 목초지로 바꾸고, 강의 자연적 흐름을 방해하는 거의 백만 개에 이르는 댐을 건설했다.[28] 이러한 변화가 한편으로 식량 수확량의 증가 등 공중보건에 중요한 이익을 가져왔다는 것도 사실이다. 시간이 지남에 따라 이로 인해 많은 부정적인 영향도 발생했다. 예를 들어, 댐과 관개시설이 건설된 이후 아프리카와 남아시아의 일부 지역에서 말라리아와 주혈흡충증을 포함한 매개체 감염병의 발생이 증가했다.[29,30] 그러나 인류가 지구를 거대한 식민지로 만들어 생물다양성이 소실되고 지구 질소 순환이 붕괴된 것의 전체적인 영향은 아직 뚜렷하게 드러나지 않았다.[31]

기후변화가 건강에 영향을 미치는 경로

기후변화는 단독으로 존재하거나 행동하지 않는다. 물론 기후변화로 인한 건강 영향의 일부는 극단적인 기후에 노출되어 직접 발생한다(**그림 1.2** 참조). 예를 들어, 폭염과 홍수는 직접적으로 매년 수천 명의 사망을 초래한다. 그러

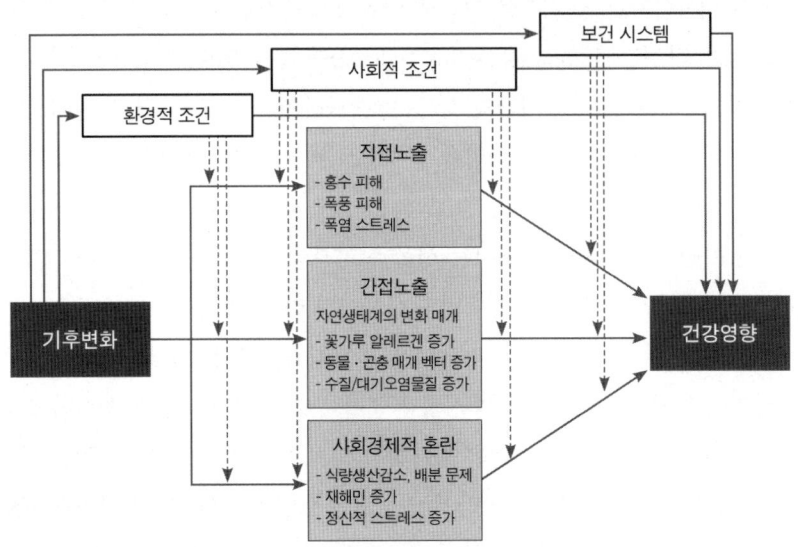

그림 1.2 기후변화가 인간의 건강에 영향을 미치는 직·간접적인 주요 경로에 대한 개략도.
자료: IPCC AR4 WGII. 2007. Fig 8-1, https://www.ipcc.ch/report/ar4/wg2/human-health/

나 대부분의 기후 관련 건강 위험은 덜 직접적인 경로에 의해 매개되므로 많은 환경적·사회적 요인에 의해 조절된다. 이는 직접적인 위험보다 건강과 생존에 훨씬 더 큰 악영향을 미칠 수 있다. 간접적인 건강 영향은 식량 생산량, 물 흐름, 감염병 발생 양상과 범위, 주거지와 정착지에 대한 스트레스, 취약계층의 빈곤, 그리고 집단과 인구의 이동이나 집단 이주를 통해 발생한다. 예를 들어, 흔히 아프리카의 뿔(Horn of Africa)이라고 불리는 아프리카 대륙 북동부 지역에서는 최근 서인도양 해수면 온도가 최대 2℃까지 올라가고, 이 때문에 바닷물 순환 패턴과 습한 동풍에 변화가 생기면서 이 지역에서 장기적인 가뭄과 식량 부족이 초래되어 수많은 목숨을 앗아갔다.[33,34,35] 기후변화는 또한 자연적 및 인공적으로 구축된 자연재해에 대한 방어막(예를 들어, 산호초, 맹그로브 숲, 대도시의 빗물 처리 시스템)을 훼손할 수 있다.

기후변화의 영향을 악화 혹은 감소시키는 요인을 파악하는 것이 중요한데,

왜냐하면 이를 통해 미래의 건강 위험의 규모와 분포에 대한 이해를 높일 수 있고 가장 취약한 사람들의 보호를 위해 취할 수 있는 실질적인 조치가 무엇인지 알 수 있기 때문이다. 예를 들어, 식품 수확량과 이와 연결된 영양 상태는 가뭄이나 폭염과 같은 극단적 기후에 민감할 뿐 아니라, 지역의 생물다양성, 토양의 비옥도, 농장 노동자의 활력과 건강, 안정적으로 기능하는 식품 시장에 의해서도 영향을 받는다.[36]

기후, 환경 및 생태계의 변화는 일반적으로 큰 공간적 규모에서 발생하며, 그에 따른 건강(및 기타) 위험은 전체 공동체나 인구집단 수준에서 영향을 미친다.

이러한 관계는 내부적인 상호작용과 그 규모에서 본질적으로 생태학적이기 때문에, 특정한 개별 환경 노출과 개별 행동이 개인의 건강에 미치는 영향이 주된 관심사인 평소의 접근과는 달라야 한다. 기후변화와 그에 따른 환경 변화와 같은 큰 규모의 외부 영향에 대해 생물종과 인구집단이 어떻게 영향을 받고 대응하는지 알기 위해서는 생태학적 지식이 필요하다.

기후와 호모 사피엔스의 진화

지구의 기후는 본질적으로 불안정하다. 때로는 극단적으로, 때로는 미세하게 변한다. 기후 시스템에 대한 자연의 영향은 수만 년에서 수개월에 걸쳐 나타난다. 오랜 시간에 걸쳐 생물 종과 생태계는 일반적인 기후-환경 조건의 변화에 대응하여 성공적으로 진화해 왔지만, 때로는 기후가 격변함에 따라 생물 종의 대멸종과 대체가 일어나기도 하였다. 인간 사회는 여러 자연 시스템에 의존하여 생물학적 제품(식품, 섬유, 목재, 의약품과 같은)을 생산하고 안정적인 환경을 확보하는데, 이 자연 시스템은 기후에 민감하다. 인류의 안녕은 직·간접적으로 기후 조건과 밀접하게 연관되어 있다.

38억 년 동안, 지구 기후의 변화는 지구 생명체가 진화하는 데 원동력이 되어 왔다. 약 510만 년 전, 지각변동과 지구의 냉각과 건조가 아프리카 동부와 남부의 환경을 변화시켰다. 또 숲이 사라지면서, 영장류의 조상들은 나무에서 내려왔다. 새로운 먹거리를 구하는 방법을 찾아야 했으므로, 우리 조상들은 직립 보행 동물로 진화하여, 이후 탁 트인 사바나와 삼림 지대에서 먹이를 채취하고 수렵할 수 있게 되었다. 약 250만 년 전 호모속이 출현하면서 다리는 길어졌고 턱과 이빨이 바뀌고, 엄지와 손가락은 물건을 잡을 수 있게 되었고, 대장은 짧아지고, 뇌는 더 크고 복잡해졌다.

인체의 해부학적 구조가 계속 진화함에 따라 문화와 도구 제작 습관도 진화했다. 현대의 인류와 해부학적으로 같은 호모 사피엔스는 약 20만 년 전에 출현했다. 이미 초기의 호모속의 종들은 불을 사용하고 요리를 하였고, 돌칼과 창끝을 다듬었으며, 동굴 벽화와 음악 창작, 장례 의식이 4만 년 전부터 나타나기 시작했다.

약 1만 7000년 전부터 빙상이 사라지고 이후 6000년 동안 지구가 6°C 정도 따뜻해지면서, 두뇌가 크고 언어가 발달한 뛰어난 도구 제작자였던 호모 사피엔스의 삶은 변화하기 시작했다.

더 길게 보면, 기후가 우리 종에 미치는 가장 지속적인 영향은 인간의 신체 형태(크기, 모양, 피부 색소 등)와 신진대사의 생물학적 진화에 있었다. 이러한 다원적 적응은 일반적으로 수천 년에 걸쳐 자연 선택을 통해 진화했다. 예를 들어, 지중해 동부지역 초기 농경 사회가 약 5000년에 걸쳐 북쪽으로 퍼져나가 더 서늘한 기후로 이동하면서 피부색이 옅어졌는데, 이것은 비타민 D 합성에 필요한 태양 에너지를 흡수하는 데 더 유리하였기 때문이다.

기후변화는 또한 인간을 감염시키는 많은 유기체의 진화에 영향을 미쳤다. 예를 들어, 현재 치명적인 발진티푸스 감염 매개체로 사람에 특화된 이(louse)는 가장 최근의 빙하기 초기인 약 7만 년 전, 지구 냉각이 지속되면서 유인원에게 기생하던 이의 계보에서 진화했다.[37] 인간은 유인원처럼 몸에 두꺼운 털은 없었으나, 기온이 낮아지면서 두꺼운 모피 옷을 입기 시작했는데, 이것은 이의 입장에서는 신체 털과 유사한 것이다. 자연선택을 통해 이 새로운 틈새에서 번성하는 변종 이가 진화했고, 그 결과 호모 사피엔스의 반갑지 않은 동반자로 남게 된 새로운 종이 성공적으로 탄생했다.

홀로세에 들어선 지난 1만 1000년은 인류와 이전 호모종들이 경험한 전체 기후에서 가장 최근의 일부일 뿐이다. 그러므로 기후변화의 영향은 우리의 유전자와 뼈, 그리고 많은 문화적 관행에 깊이 배어 있다. 홀로세 동안(지금까지) 상대적으로 안정적인 기후조건이 우세했고, 세기별 지구 평균기온은 섭씨 1℃ 내외의 변화를 보였다. 안정된 기후는 인간 사회와 식량 생산 시스템의 발전에 큰 이점으로 작용하였고, 정착한 농경 생활양식이 서서히 세계의 여러 지역에서 나타났다. 그러자 마을과 도시, 풍력과 수력, 대도시, 무역, 대규모 전쟁, 제국, 해군력, 급속한 인구 증가, 산업화가 나타났다.

홀로세 동안, 기후는 비교적 짧은 기간 동안 인간의 생명과 건강에 영향을 미쳤다. 이후에 오는 장에서는 1년과 10년 단위의 날씨와 기후의 변화가 영양, 전염병, 신체적 외상, 지역사회 붕괴와 이주, 빈곤, 전쟁에 미친 영향에 관해 설명할 것이다.

과거 기후: 추세, 주기, 격동

인간이 초래한 기후변화는 그 범위, 속도 및 형태에서 과거에 기록된 어떤 시기의 자연적인 기후변화와도 비슷하지 않다. 그러나 과거 경험을 통해 기후가 건강과 생존에 미칠 위험을 평가할 수 있는데, 특히 농촌의 저소득층은 여러 면에서 과거 농경 사회와 거의 다르지 않아 이들에게 미칠 영향을 예측할 수 있다.

그림 1.3은 홀로세 기간 북반구의 평균 온도를 보여준다(남반구에 비해 더 완전한 기후정보가 있으므로 북반구 자료를 이용함). 2~3℃의 짧은 기온 강하는 대체로 5~10년 동안 지속된 주요 화산 폭발로 생겨난 화산재 때문이었다. 때로는 극단적인 엘니뇨 현상으로 특히 호주, 중국, 남아시아에서 극심한 가뭄과 더위(1~2℃)가 10년 이상 지속되었다.

홀로세 기후 최적기(엘니뇨 조건이 세계 기후의 대부분을 지배했던 시기)와 그보다 짧은 로마 온난기 그리고 이후 소빙하기에 있었던 장기적인 자연 변동의 크기는 2100년까지 인간에 의해 초래될 4℃의 온난화(점선)보다 훨씬 작다는

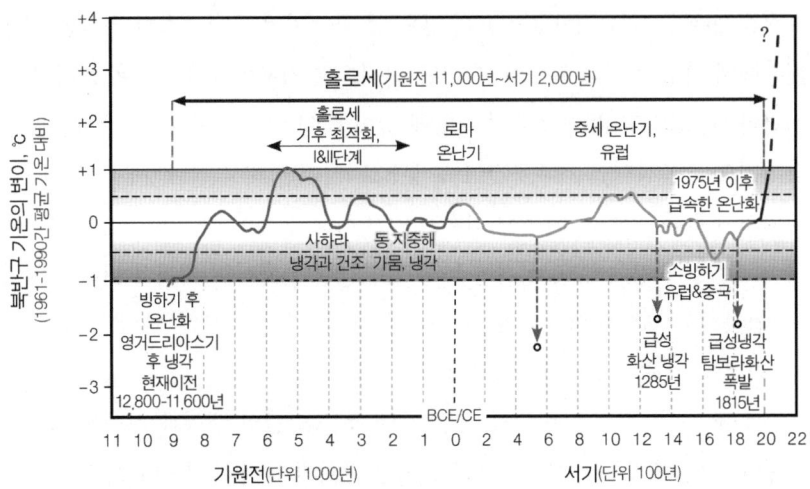

그림 1.3 지난 12,000년 동안 북반구 평균기온의 변동. 왼쪽의 기원전(B.C.E.) 기간은 서기(C.E.) 2000년에 비해 10배로 압축해 표시했다.
자료: McMichael, "Insights from Past Millennia into Climatic Impacts on Human Health and Survival."[39]

점에 유의하자.[38]

과거 기후의 측정

지구의 '기후'는 모자이크 같은 각 지역의 기후를 조합한 것이다. 자연적인 기후변화는 많은 경우 다양한 시간 범위의 지질학적 또는 우주 환경적 힘으로 인해 일어나고, 그 영향은 언제나 지역에 따라 달랐다.[40] 지난 4000년 동안의 기온 추세를 추정해 보면, 중국과 유럽은 서로 달랐는데, 특히 초반에는 중국이 유럽보다 1℃ 정도 더 따뜻했다. 대략 서기 850년에서 1100년 사이에는, 북반구는 일반적으로 남반구보다 따뜻했다. 대조적으로, 남아메리카와 오스트랄라시아*는 서기 1160년부터 1370년까지 따뜻한 기간이었지만, 북극, 유럽, 아시아 지역에서는 서기 1200년에서 1500년 사이에 더 추운 기후가 나타났다.

기후변화의 과거 경험을 통해 인류의 미래를 예측하기 위해서는 첫째, 과거의 온도, 강우량 및 기타 기후의 다른 지표를 가장 적절하게 측정하는 방법이 있어야 하며 둘째, 가장 타당한 시간 단위를 결정해야 한다.

북반구 평균기온의 변화는 수십만 년에 걸쳐 일어났다. 그러나 이 큰 단위의 정보로는 지역적 그리고 단기적 기온 변화에 대해서는 알 수 없다.

1870년부터 1990년까지 덴마크의 연평균기온 변화가 좋은 예이다. 1933년부터 1941년 사이 첫 6년은 8.3℃ 부근을 맴돌고, 다음 3년(1939~1941년)은 6.3℃ 부근에 밀집되어 있다. 실제로 1941년은 금세기 유럽에서 가장 추운 겨울이었고, 아돌프 히틀러가 러시아를 공격하기에는 좋은 시기가 아니었다. 그러나 같은 기간의 덴마크 기온을 이동 평균으로 다시 그려보면, 9년 전체 구간에 걸쳐 약간의 온난화가 분명히 보인다.[41] 두 가지 추세가 모두 틀린 것은 아니지만, 시간 단위의 선택은 질문의 내용에 부합하게 해야 한다.

더 과거로 거슬러 가면 직접 측정된 상세한 온도 자료는 없다. 국제적으로 표준화된 온도계가 사용된 지는 150년 정도밖에 되지 않았다. 따라서 과거 기후정보에 대한 다양한 대리 측정치들을 조합하여 사용하게 된다.

이러한 목적으로 사용할 수 있는 자료로는 문자를 사용했던 사회가 남긴 기록과 나무 나이테의 두께, 동굴의 주피층(종유석 등), 산호, 호수와 해저의 퇴적물, 빙하코어* 등에서 추정한 기온과 강우량 등을 들 수 있다. 빙하코어에서 산소 동위원소 비율을 측정하면 수십만 년 전, 해상도를 낮추면 수백만 년 전까지 추정할 수 있다. 현미경으로 작은 플랑크톤 껍질에서 화학적 불순물과 성장 밴드를 분석하면 놀랍게도 1억 년 전 기후를 추정할 수 있다.[42] 현대의 대리 측정 기술을 이용하면 1500년 전 중앙아메리카 마야 문명의 월별 강우량을 더 정밀하게 재구성할 수 있다. 고기후학은 비록 세계 모든 지역에 대해서는 아니지

---

* 오세아니아의 일부 지역을 부르는 이름으로 호주, 뉴질랜드 등이 포함된다.
* 빙하코어(ice core)는 빙하에 최대 수천m까지 구멍을 뚫어 시추한 원통 모양의 얼음기둥으로, 이 얼음에 포함된 각종 물질을 분석하여 과거 지구 환경을 추정할 수 있어 얼어붙은 타임캡슐로 불린다.

만, 우리 지식의 큰 공백을 메울 수 있다.[43] 지난 2세기보다 더 이전부터 상당히 연속적으로 기온에 대한 기록을 가진 곳은 유럽과 중국 두 지역이다.*

유럽 대부분 지역에서는 14세기 교구에서 관리한 기록이 나오기 전까지는 연중 및 계절별 기상 패턴에 대한 정보가 체계적으로 보관되지 않았다.[44] 중국에서도 기후와 기상에 대한 체계적인 관측 기록이 거의 비슷한 시기에 시작되었다.

창의력을 발휘하면 과거 기후정보에 대한 다채로운 깊이를 더할 수 있다. 과학자들은 19세기 자연주의자들의 일기, 교구 기록, 수도원 문서, 중세 아랍어 문서에서 귀중한 정보를 얻을 수 있었다.

인류세: 너무 큰 발자국

18세기 후반, 산업은 거대한 진전을 이루었다. 제임스 와트의 증기기관 기술의 개선은 엔진 효율과 출력, 잠재적인 활용도를 극적으로 발전시켰다. 석탄을 연소한 열로 발생시킨 증기를 동력으로 활용한 기술은 생산과 운송 산업의 새로운 지평을 열었다. 거대 기업이 얻은 막대한 배당금은 다시 투자되어 더 큰 물질적 이윤을 얻었다. 급속한 인구 성장, 인간의 기술적 창의력, 넘쳐나는 에너지, 그리고 자연계에 대한 착취와 파괴의 심화 등이 결합하여 나타난 영향은 홀로세가 끝나고 일부 학자들이 인간의 시대를 의미하는 인류세(anthropocene)라 부르는 최근 200년에 걸친 새로운 시기의 출현을 예고하고 있었다.

이 새로운 지질학적 시대는, 이례적으로, 단 하나의 종에 의해 지배되고 있다.[47] 인간의 수는 기하급수적으로 증가하고 숲은 개간되어 사라지고, 농지가 관개되고, 석탄이 연소되어, 이산화탄소는 그야말로 대량으로 배출되었다. 인

---

* 우리나라는 세종대왕의 측우기와 수표 설치 이래 강우량을 측정해 왔으나 임진왜란으로 소실되었고 영조 때 측우기를 다시 설치한 이래 관상감의 기록을 바탕으로 1770년 이후 1905년까지의 서울지역의 일별 강우량 기록을 바탕으로 재구성한 자료가 남아 있다. 이는 세계적으로 가장 오래된 강우량 직접 측정 기록이다.(자료: 와다 유지 저, 김일권·노무라 미찌요·유현주·오완탁 역, 『조선 기상관측기록 조사 보고』, 민속원 2020).

간과 가축은 지구 전체 척추동물 바이오매스의 거의 98%를 차지하고 있다.[48] 고생물학자 앤드루 글릭슨(Andrew Glikson)은 이러한 변화가 고대에 뿌리를 두고 있다고 주장한다. 인간에 의한 지배는 약 150만 년 전 불을 다루면서 시작되었고, 오늘날 "전 지구적 화석연료 연소, 자연의 엔트로피(무질서도)의 증가, 그리고 여섯 번째 대멸종"으로 절정에 달했다.[49] 인류는 처음에는 동굴 난방과 요리에, 다음에는 대형 동물 사냥, 숲 개간, 침략과 전쟁, 초기 제련, 그리고 마침내 석탄을 이용한 산업과 석유를 이용한 운송에 화석 연료를 이용하였다.

다윈이 말하는 진화는 다양한 변이를 가진 자손 중 지배적인 환경에서 생존하고 번식하는 데 가장 적합한 자손을 선택하나, 이 지배적인 환경은 끊임없이 변화한다. 그러나 인간은 부싯돌을 잘 다루게 되면서 뇌가 크게 발달하여 환경과 다른 종들에 비하여 더 큰 능력을 갖추게 되었다. 따라서 다윈 진화의 논리는 의도적이든 우발적이든 환경을 실질적으로 재구성하고 파괴할 수 있는 한 동물 종에 의해 깨졌다.

인간의 발자국, 인구 성장, 적자 예산

로버트 셜록(Robert Sherlock)은 약 1세기 전에 쓴 그의 저서 『지질학적 변화를 가져오는 인류(Man as a Geological Agent)』에서 "연료의 연소로 대기 중 이산화탄소의 양이 상당히 증가할 가능성과 그 증가가 기후에 미치는 영향"에 주목하고 있다.[50] 그는 "이 결과는 고등 동물들에게 어느 정도 해로울 가능성이 있고, 따라서 '생존 경쟁'에서 단순한 형태의 생명체에게 유리할 것이며, 지구의 평균 온도를 높이게 될 것"이라고 하였다. 인류는 이제 지구가 생산하고 복원하고, 인간이 배출한 폐기물을 흡수하는 능력으로 감당할 수 있는 것보다 훨씬 더 빠르게 지구를 소모하고 있다. 다른 모든 종이 자연이 나누어 주는 것으로 먹고 사는 것과는 달리 인간은 점점 더 큰 규모로 자연을 자산으로 하여 먹고 산다.[51] 파괴와 손실의 증거는 이제 광범위하다. 어장의 고갈, 빠른 멸종, 반이 고갈된 대수층, 파괴된 토양, 흙이 강을 타고 육지에서 바다로 흘러 생기는 막대한 표토 손실, 그리고 숲이 줄어드는 것 등이 그것이다. 예를 들어, 토지 개간으로 인한 결과는 복잡하다. 지난 수천 년 동안 인류의 오랜 영향으로 지구온난화는 산업 혁명 훨씬 이전에 이미 조금씩 진행되었을 것이다.[52]

인구 성장은 복잡하고 정치적으로 민감한 주제이다. 다양한 인구집단의 인구성장률이 환경에 미치는 영향은 세계 여러 지역 간에 차이를 보인다. 기후와 환경 문제에 대한 공개적인 논의에서 일반적으로 '인구'는 민감한 문제이다.* 자연계를 압박하고 기후변화를 초래하는 인간의 수를 제한하고자 하는 조정된 국제 전략을 제안할 권리와 의지가 누구에게 있는가? 2012년 영국 왕립학회는 "전례 없는 대량 소비와 함께 세계 인구의 빠르고 폭넓은 성장은 오늘날 인간의 건강과 복지, 자연환경에 심각한 문제를 제기한다"라고 하였다.[53] 여기서 이례적인 것은, 인구 증가가 초래하는 자연환경에 대한 영향과 인간의 건강에 미칠 결과를 명시적으로 언급하였다는 것이다.

20세기에 들어서서 세계 인구는 전례 없이 급속하게 4배로 증가하여 60억 명이 되었다. 1인당 경제 활동의 세계평균은 주로 지난 세기 부유한 국가들의 생산과 소비 수요의 증가 속도와 비슷하게 성장했다. 이 대가속[54]은 이제 중국, 인도, 브라질, 멕시코와 같은 큰 중소득 국가들의 발전으로 더욱 촉진되고 있다.

1만 년 전, 초기 농업이 출현했을 당시의 총인구는 약 500만 명으로 추정된다. 약 2000년 전에 기원전과 서기의 분기점에서 그 수는 거의 2억으로 증가했다. 이후 1500년 동안 이 숫자는 거의 5억 명으로 두 배가 되었고, 이후 500년 동안 15배가 증가하여 2014년에는 75억 명이 되었다. 유엔의 중간 시나리오에 따르면 2100년까지 우리의 증(고)손주들은 112억 인구 시대에 살게 될 것이다.[55]

---

* 1971년 생물학자 폴 에리히(Paul Ehrlich)와 환경과학자 존 홀드렌(John P. Holdren)은 인구수와 개인소비량의 곱이 환경영향의 크기를 결정하며, 소비기술이 이를 매개한다고 하였다. I = PAT, 이때 I; Environmental Impact(환경영향), P: Population(인구수), A: dubbed Affluence(개인소비량), T: Technologies used for consumption(소비기술)이다. 그러나 히틀러의 우생학과 유대인 학살, 중국의 한 자녀 정책과 루마니아 차우세스쿠 정권의 낙태 및 피임금지 정책 시행과정에서 일어난 심각한 인권유린 등 '인구정책과 관련된 부정적인 역사적 경험으로 인해, 인구정책은 곧 인권침해 정책으로 동일시되는 경향이 있다.

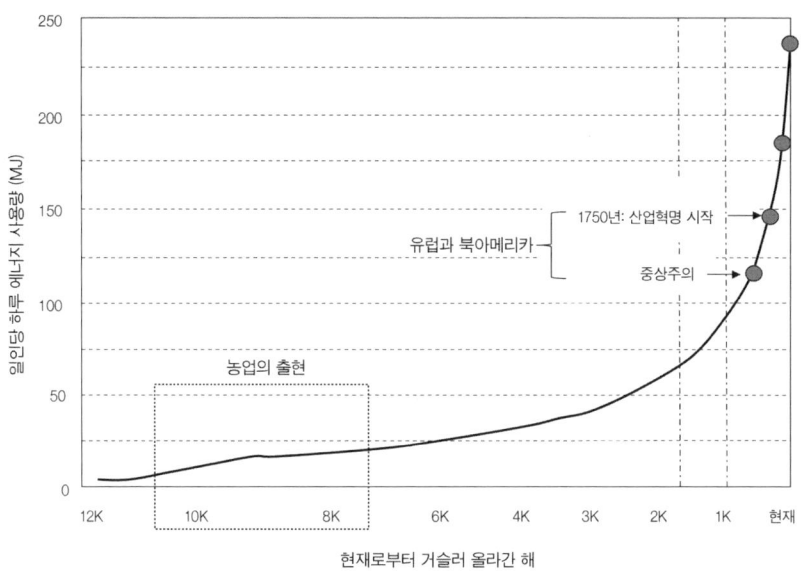

그림 1.4 홀로세 동안 전 세계 1인당 1일 평균 에너지 사용량 변화. 1인당 에너지 사용량은 초기 농업시대부터 현재까지 약 16배 증가했다. 여러 출처의 데이터를 기반으로 함.
자료: Smil, *Energy in World History*; Ponting, *A New Green History of the World*; Boyden, *Biology of Civilisation*.[60,61,62]

이에 따라 인류의 과도한 지구 환경발자국은 훨씬 더 커지고 있다.[56,57] 인간의 총수요가 지구의 '생물학적 용량'을 처음으로 초과한 것은 1980년경이다. 생물학적 용량이란 먹이 공급, 물질 제공, 재생, 자급자족과 폐기물 흡수에 필요한 지구의 용량을 말하는데, 오늘날 인간의 총수요는 1.5개의 지구가 필요한 수준이다.

최근 1인당 에너지 사용량 증가의 대부분은 화석 연료에서 추출한 막대한 에너지 공급에서 비롯된다. 초기 농업시대 농부들이 1인당 하루에 약 20메가줄(육체노동)의 에너지를 사용했던 반면, 오늘날 북미인들은 매일 적어도 평균 1000메가줄의 에너지를 사용하고 있으며, 현재 세계 평균은 북미인의 약 4분의 1이다.[58,59] 오늘날 지구상의 인구수는 초기 농업시대의 1400배이며 전 세계 에너지 총사용량은 거의 2만 배 증가했다(**그림 1.4**).

지구의 운영체제

시스템 과학은 복잡한 시스템의 특성과 작동을 전체적으로 다루는 과학적 사고와 탐구 방식을 말하며, 완전히 조립된 복잡한 구조가 어떻게 작동하는지 이해하고자 한다.[63] 자연계 대부분이 지구물리학적, 생태학적 시스템으로 구성되어 있다는 사실에서 과학적 연구 방법과 시스템의 동적 작동을 모델링하는 통찰력을 얻을 수 있다. 실제 전개되는 과정은 환원주의 과학의 엄격한 구성에서 가정된 것보다는 훨씬 복잡하고 변덕스럽다. 시스템 행동을 정확하게 설명하고 측정하기는 쉽지 않으며, 미래의 낯선 조건에서 확실하게 동작을 예측할 수도 없다. 그러나 기후변화 완화와 같은 중요한 정책 결정은 이러한 복잡성과 불확실성을 수용해야 한다.

최근 생물체의 자기 안정적인 행동을 연구하는 것에서 발전된 시스템 이론에 크게 영향을 받아, 지구 시스템 과학이 출현하였다.[64] 생태학자들은 곧바로 이 아이디어를 받아들였고[65] 시스템 이론은 현재 실제 과정을 연구하고 관리하는 많은 분야에서 널리 적용되고 있다. 기후, 농업, 인구 건강 사이의 관계가 간단한 예이다. 기후 조건은 수확량에 영향을 미치고, 수확량은 식품 가격과 인간의 영양에 영향을 미친다. 기후 스트레스로 수확량이 감소하면 질소 비료를 더 많이 사용하게 되고, 이로써 토양에서 주요 온실가스인 아산화질소의 배출이 증가하게 된다. 온난화는 약간 증가하고 수확량은 조금 더 감소한다. 농경지를 늘리기 위해 삼림 지대를 더 개간하여, 잘라낸 나무들이 타거나 썩으면서 대기로 이산화탄소가 대량으로 방출된다. 한편, 영양 부족 상태의 농촌 농업 인구는 노동 효율이 떨어져 수확량은 더 감소하여 건강과 생계가 어려움에 빠진다.

생명 유지 장치: 생태학적 틀

생명체를 지원하고 보호하는 시스템에는 기후 시스템, 자외선을 차단하는 성층권의 오존층, 해양의 순환과 생산성, 식물의 성장, 숲의 생명력, 물 순환과 습지의 여러 기능, 토양의 재생 등이 포함된다.

인간 집단의 건강은 항상 이러한 시스템의 지속적인 기능과 생산성에 좌우되었다. 이 시스템과 관계성은 스티븐 보이든(Stephen Boyden)이 말하는 생물 사적 맥락 안에서 가장 잘 이해될 수 있다.[66]

인류는 지난 150년 동안 스스로 잘 번영해 왔으나, 그 이익의 공유는 매우 불균등했다. 예를 들어, 세계의 많은 지역(특히 부유한 지역)에서 기대 수명은 두 배로 증가했지만, 일부 지역(사하라 이남 아프리카 등)에서는 미미하게 증가하였고 역사적으로 전쟁, 기근, 감염병 유행으로 위협을 받았다. 전 세계 인류의 건강 수준 향상은 환경을 희생하여 이루어졌고, 이제 우리는 예상치 못한 엄청난 비용을 청구받고 있다.[67] 기술 낙관론자들은 인간은 매우 영리해서 방대한 양의 태양 에너지를 이용할 수 있다고 항변할 수도 있다. 또 이들은 인간은 이 에너지로 해수를 담수화하고, 인공 단백질을 합성하는 거대한 새 공장에 전력을 공급하고, 유전자 조작 식물을 재배하고, 모든 운송과 건물의 에너지 수요를 공급하는 데 사용할 수 있다고 한다. 기술로 이룩한 미래의 텃밭은 자연 텃밭보다 더 안전하고 병충해 없는 곳이 아닐까? 글쎄 … 아마도 그럴 것이다. 그러나 실현 가능성은 차치하고라도, 그런 첨단 기술을 바탕으로 한 "멋진 신세계"를 개발하기까지는 긴 시간이 필요하다. 지구 환경 조건이 빠르게 변화함에 따라, 과학자들과 정책 입안자들은 지구의 생명 유지 능력을 유지하려면 금세기 안에 해결책을 찾아야만 한다.

기후변화가 인간에 미치는 영향에서 경로의 복잡성, 그 영향의 규모와 미래 장기화할 가능성을 볼 때 다음의 두 가지가 명확해진다. 첫째, 이것은 인간-생태계의 무질서라는 거대한 문제, 즉 인간의 건강, 문화, 사회가 의존하고 있는 자연계와의 관계가 엉망이 된 것이다. 둘째, 이처럼 인류에게 예사롭지 않은 대형 재난의 위험에 대해 지역사회와 정부의 비상한 대응이 필요하다는 것이다. 게다가 오늘날 우리는 생물권의 복잡한 생명 유지 시스템의 변화로 인해 전례 없이 질적으로 다른 유형의 위험에 직면해 있다. 2009년, 한 선구적인 연구에 의하면 이러한 위협의 성격을 분석하여 아홉 개의 중요한 '지구 위험 한계선'을 넘는지에 대한 판단을 도출했다.[68] 생물다양성 소실, 지구 질소 순환의 장해, 지구 기후변화라는 세 가지는 인류의 미래 안전 수준을 이미 넘어선 것으로 평가되었다[나머지 시스템의 변화는 성층권 오존의 고갈, 대기권 하층부의 에어로졸 축적, 인 순환(질소 순환과 함께 한계의 일부)의 장해, 해양의 산성화, 토지 이용 변화 및 경작지의 황폐화, 담수의 과소비, 새로운 화학 오염물질의 확산 등이다].* 미래 세대를 위해 지구의 공간을 확보하려면, 전 세계 인구가 지구 환경에 미치는 과도한 압력을 줄여야 한다. 다만 저소득 국가들은 만족할 만한 물질적·사회적 발전을 이룰 수 있도록 충분한 자원과 에너지 '공간'을 이용할 수 있어야 한다.

 이러한 지구의 한계를 넘어서는 시점이 곤란하게도 오늘날 세계의 저소득 국가들이 시급한 개발 및 보건 향상 프로그램 시행 시점과 맞물려 있다.

 요약하자면, 기후변화는 인류세의 주요 환경적 특징으로, 인간에 의한 지구 시스템의 변화로 나타난 광범위한 증후군의 한 부분이다. 기후변화는 때때로 그 자체만으로 작용하기도 하지만, 흔히 다른 체계적인 환경 변화에 동반된 스트레스에 의해 강화, 보완되어 작용한다. 예를 들어, 물 부족이 농작물 성장에 미치는 영향은 기온뿐 아니라 토양의 질소 함유량에 따라서도 달라진다. 생물다양성의 소실, 질소 순환의 영양 과잉, 해양 산성화는 기후변화와 함께 작용하여 인류의 건강과 복지의 생태학적 기반을 훼손하는 대규모 교란의 예들이다.

---

* 2009년 처음으로 발표된 지구 위험 한계선은 2015년과 2023년에 업데이트되었다. 한계를 넘어선 항목으로 2015년에는 인(P) 순환의 장해, 토지 이용 변화와 경작지의 황폐화가 추가되었고, 2023년에는 담수의 과소비, 새로운 화학 오염물질의 확산이 추가되어, 9개 중 6개가 되었다. (출처) https://www.stockholmresilience.org/research/planetary-boundaries.html (접근일 2024. 7. 21)

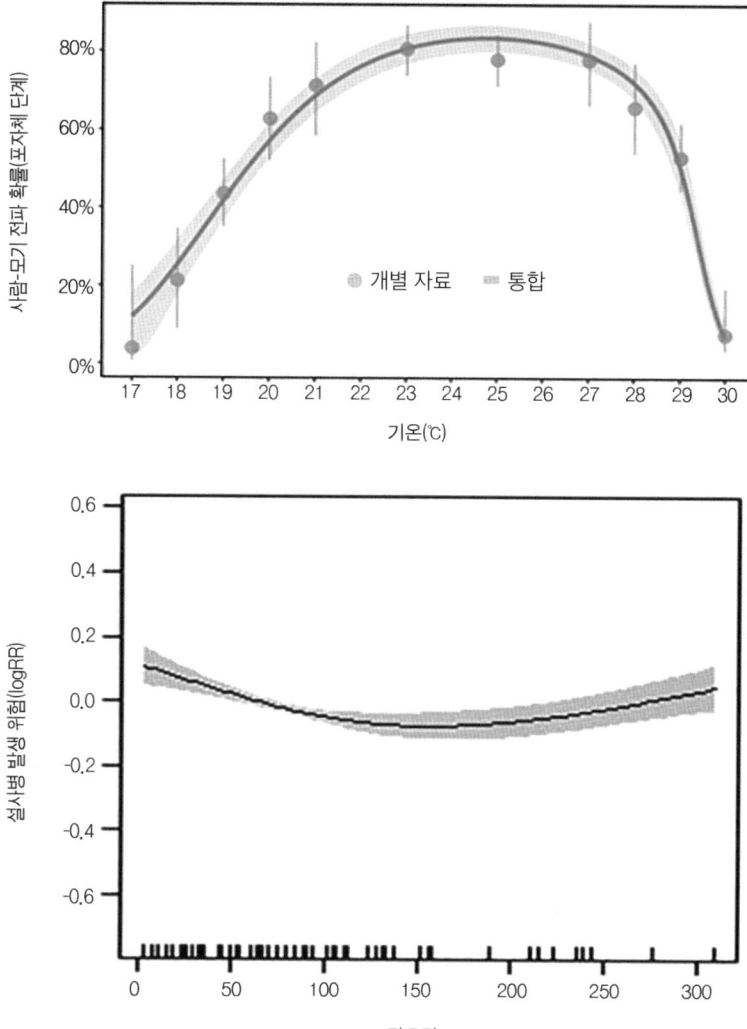

그림 1.5 기온과 말라리아 전파 확률 간 관계(위).
자료: Figure 3-b, Suh, E., Stopard, I.J., Lambert, B. et al. Estimating the effects of temperature on transmission of the human malaria parasite, Plasmodium falciparum. Nat Commun 15, 3230 (2024). https://doi.org/ 10.1038/s41467-024-47265-w
강우량과 설사병 발생 위험 간 관계(아래).
자료: Figure 8-3rd. Fang, X., Ai, J., Liu, W. et al. Epidemiology of infectious diarrhoea and the relationship with etiological and meteorological factors in Jiangsu Province, China. Sci Rep 9, 19571 (2019).https://doi.org/10.1038/s41598-019-56207-2

골디락스 존과 파우스트의 거래

인간은 모든 생명체와 마찬가지로 기후 조건이 '딱 맞는' 골디락스 존(생명체 거주 가능 영역)인 특정 기후 범위 내에서 번성한다. 이것은 생명체들이 생물학적으로, 인간의 경우는 문화적으로도 진화해 왔던 기후 및 환경 조건의 범위이다. 그 범위를 벗어나면 생물학적 장애, 기능 장애, 질병이 발생한다. 기온이 너무 높고 건조하거나, 너무 춥고 습하면 농작물은 망한다. 모기의 생존과 말라리아 전파도 비슷한 반응을 보인다. 이러한 생명체 거주 가능 영역에 '딱 맞는' 그림은 일반적으로 U자형을 보인다. 사람에게 질병을 옮기는 곤충과 미생물 벡터에 대한 두 개의 그래프(그림 1.5)에서 이를 잘 나타내고 있다.

만일 기후 조건이 인간의 신체, 사회제도, 자연적인 생물리적 환경 내에서 여러 생물 종과 시스템이 적응하는 범위를 벗어나면 스트레스가 발생할 것이다. 실제로 환경 조건이 크게 변화하면 개별 종의 생물학적 건강과 번식력, 심지어 생태계와 생태학적 과정에서 생존 가능성도 상당히 빠르게 변할 수 있다.

인간은 문화적이고 행동적인 변화를 통해 종종 기후 조건의 큰 변화를 완충하여 견딜 수 있다. 하지만 인간이 의존하는 많은 생물 종과 생태계는 기후변화에 더 취약하다. 이 현상은 행성에 지표수가 있어 생명체를 지탱할 수 있는 좁고 "너무 덥거나 춥지 않고 딱 알맞은" 영역인 천문학자들이 말하는 생명체 거주 가능 영역(골디락스 존)과 유사하다.[70] 각 특정 사회의 식량 생산량, 물 공급, 감염병 발생의 안정성과 기타 기본적인 필요를 유지하는 기후 쾌적 지대는 놀랍게도 기온과 연간 강우량에서 그 범위가 매우 좁다. 장기적인 지역 평균에 비해 1~2℃ 이상의 냉각이나 온난화, 강우량 부족이나 과다는 미세하게 조정되는 자연계를 교란하고 인간의 건강과 생존에 필요한 주요 지지대를 위협할 수 있다.

평생토록 지식과 부와 권력을 얻는 대신 악마에게 영혼을 바치는 사람의 이야기인 괴테의 걸작 파우스트에서, 악마 메피스토펠레스는 의기양양하게 선언한다.[71]

제1장 서론

> 너는 이미 내 손아귀에 들었다.
> 운명이 그에게 준 영혼은
> 제멋대로 맹렬히 앞으로만 돌진하는 것이라
> 그 성급한 노력은
> 지상의 기쁨을 보지도 않고 뛰어 넘는구나.*

그 마지막 두 줄은 불편하게도 친숙하게 들린다. 이 틀 안에서 볼 때, 인간이 초래한 기후변화는 그 오래된 거래로 인한 말기 증상이다; 산업화한 세계는 실제로 자연 세계의 한계를 뛰어넘었고 골디락스 영역을 벗어나고 있다.

더 따뜻하고 기후적으로 덜 불규칙한 홀로세 세계에서 살았던 초기 농업시대 사람들은 충분한 식량, 더 안전하고 편안한 삶을 점진적으로 달성하는 방법을 획득함으로써, 예기지 않게 인구 증가, 재산 획득, 부의 축적, 다양한 에너지원의 확보, 기술력의 발전을 가속했다.

우리 인간종들은 그 자체로 지질학적 변화를 초래하는 힘이 되었고, 과열된 상황이 위협적으로 다가옴에 따라 파우스트의 거래는 틀어지고 있는 것으로 보인다. 이제 자연(Nature)이 받아들일 수 있는 조건으로 재협상을 할 때다.

---

* 요한 볼프강 폰 괴테. 『파우스트』 제1부.

제2장 불안정한 기후

가정용 기기를 새로 샀을 때 사용 안내서를 보는 것은 지루한 일이다. 그러나 안내서 없이 기기 조립에 뛰어든다면 그 결과는 뻔하다. 같은 이유에서, 기후 시스템과 이 시스템에 영향을 미치는 힘에 대해 기본적으로 이해하면 앞으로 이 책을 읽는 데 큰 도움이 된다. 기후 시스템에는 상호작용하는 많은 부분이 있는데, 대기, 해양, 육지, 빙상 간의 관계와 같은 것들이다. 태양에서 지구로 오는 에너지는 대기와 해양이 일차적으로 받아들여 열의 형태로 있다가 대부분 수증기, 바람, 해류를 통해 전 지구로 분배된다.

세계적으로 기후는 지구 시스템의 일부를 이루는데, 항상 변화하고 있다. 기후 시스템의 내부 역학은 복잡하고 지역적으로 특이하며, 단기간에 혼란스러운 변화가 일어나기도 한다. 반면, 더 큰 힘도 작용하고 있다. 대륙이 합쳐졌다가 흩어지고, 거대한 산맥이 하늘로 솟구치고, 태양 주위를 도는 지구의 타원 공전 궤도의 이심률이 변하고, 지축의 기울기와 흔들림이 변하고, 태양 흑점의 수와 크기가 변하고, 대양에 기반을 둔 지역 기후 주기(태평양 엘니뇨 남방 진동, 인도양 쌍극자 진동, 북대서양 10년 주기 진동 등)가 변동하고, 화산 폭발로 인해 하층 대기가 화산재로 뒤덮이는 등 ─ 세계의 기후는 수천만 년에서 단 몇 년에 이르기까지 다양한 시간 척도에 따라 변화한다.

기후 시스템의 주요 엔진인 대기는 여러 지역 순환의 하위 시스템으로 구성되어 있으며, 종종 해양과 상호작용하거나 해양과 '연동'한다. 지역 규모에서는 기원전 세 번째 천 년에 있었던 메소포타미아의 강우량 감소나 2013~2014년 겨울 미국 북동부 대부분 지역에 큰 한파를 일으킨 북극 소용돌이의 남하와 같은 기후 변화를 설명하는 다양한 지역 순환 시스템의 조합이 존재한다. 이 책의 목적상 기후 역학의 복잡한 세부 사항은 기술하지 않겠지만 엘니뇨 남방 진동, 북대서양 진동, 계절성 몬순, 위도대에 따라 주로 부는 바람의 방향이 다른 점과 같은 기후의 주요 하위 시스템에 대해 이해하게 되면 선조들이 겪었던 일과 앞으로 겪어야 할 일, 그리고 인간의 영향이 전 세계에 고르게 미치지 않는 이유에 대해 더 분명하게 이해할 수 있다. 또 지구의 공전 궤도 및 자전축의 변화가 기후에 미치는 장기적인 영향이나 태양 활동과 화산 활동의 단기적인 영향에 대해서도 이해할 필요가 있다.

'기후'와 '날씨'의 차이점은 무엇인가? 한 지역의 기후는 단기적인 날씨 패턴의 장기 평균이다. 다음과 같은 말이 있다. 기후는 우리가 기대하는 것이고 날씨는 실제로 나타나는 것이다. 더운 여름을 예상한다면 어떤 날 하루쯤은 오후에 천둥 번개가 치는 날이 있을 수 있다. 날씨는 며칠 또는 몇 달에 걸친 대기 변화와 관련되어 있는데 여기에는 강우량, 기온, 풍속과 기압이 포함된다. 기후학자들은 일반적으로 한 지역의 기후를 30년 동안의 평균적인 날씨 패턴으로 정의한다. 기후의 변화는 여러 세대 간 또는 수천 년에 걸쳐 연구할 수 있다.

처음에는 …

46억 년 전 우주 잔해들이 합쳐져 지구가 생긴 이래로 지구의 기후는 롤러코스터를 타고 있다. 우주의 주기는 질서 정연하나 거대한 지질학적 균열과 파열로 인해 지구의 기후는 불안정하게 되었다. 화산 폭발, 폭풍, 번개로 인해 대기 불안정이 격렬해져 지구의 기온은 매우 불규칙하고 큰 폭으로 변동해 왔으며,

온난기와 빙기가 번갈아 가며 나타났다 사라졌다.

처음 20억 년 동안 대기에는 산소가 거의 없었다. 약 38억 년 전, 대기와 바다에 있던 산화되지 않은 단순한 탄소 화합물로부터 새로운 분자가 형성되면서 초보적인 자기 복제를 할 수 있는 원시 생명체가 등장했다. 무작위로 조립된 분자 중에는 우연히 유전자의 구성 요소인 단순한 핵산도 있었다. 이들은 혜성 충돌로 주변에 뿌려진 아미노산 분자와 결합하여,[1] 견본을 가지고 자기 복제를 하는 데 도움이 되는 분자 환경이 만들어질 수 있었다.[2] 찰스 다윈(Charles Darwin)이 말한 '원시 불꽃'이 무언가 중대한 움직임을 시작한 것이다.

원시 단세포 조류와 같은 유기체는 결국 철과 황 화합물과 같은 반응성 화학물질에서 얻은 에너지로 유지되는 혐기성 생물로 진화했다. 신진대사의 에너지 효율이 높을수록 생존에 유리하므로 태양 에너지를 사용하여 초보적인 광합성을 하는 세포 유기체가 나타났다. 이 광합성 유기체들은 '폐기물' 가스로 산소를 대기로 방출하기 시작했다. 이러한 산소화 대사건은 20~30억 년 전 시작됐다.[3] 혐기성 생물은 산소 독성으로 인하여 점점 사라지고 산소를 에너지원으로 하는 호기성 생물이 그 자리를 차지하기 시작했다. 대기 중에 있던 상당량의 메탄은 산화되어 온난화 효과가 상대적으로 더 약한 물과 이산화탄소로 분해된 탓에 지구는 급격히 냉각되었다.

지질학적 변화와 생물학적 진화가 일어나는 데는 매우 긴 시간이 걸렸다. 10억 년 전에는 단세포 조류와 원시 박테리아만이 유일한 호기성 유기체였다. 하지만 7억 년 전에는 수중 환경의 산소 농도가 높아지면서 산소를 포집하며 근육을 움직이는 단백질로 진화가 일어나, 움직이는 다세포 생물이 등장하기 시작했다.[4] 그리고 5억 4000만 년 전에는 엄청난 캄브리아기 생물대폭발이 일어나면서 (우리가 보기에) 기괴한 생물들이 대거 출현했다.

4억 년 전에는 대기 중 산소(O_2)가 오존(O_3)으로 충분히 전환되어 생물학적으로 해로운 태양 자외선을 차단하는 성층권 보호막이 만들어졌다. 이제 생명체들은 물에서 육지로 나와도 안전했다. 먼저 식물이 등장했고, 다음에는 식물을 먹이로 하는 물고기처럼 생긴 척추동물들이 등장했다. 육지 표면은 탄소가 풍부해졌고, 1억 년 후 그 탄소의 대부분은 퇴적층에 묻혀 화석 태양 에너지의 거대한 저장고인 "병에 담긴 햇빛"이 될 운명이었다. 약 2억 5000만 년 전, 온난한 환경에서 작은 파충류 척추동물이 번성하기 시작했고 이들은 조만간 공룡 왕조를 구축하였다. 이후의 연대표는 우리에게 상당히 잘 알려진 내용이다.

기후에 미치는 우주와 지질의 영향

약 1억 년 전 공룡이 살았던 세계는 기온이 지금보다 8~10°C 더 높아서, 우리 같은 영장류가 살 수 있는 환경이 아니었다. 그 후 6500만 년 동안 냉각이 진행되었으나 이것은 길고 굴곡진 기후의 역사적 여정에서 보면 아주 짧은 기간이다.

자연적인 지구 기후의 변화는 다양한 시간 범위에 걸쳐 일어났는데, 대륙이 충돌할 때 발생하는 지각 변동으로 일어난 기후변화는 수억 년에 걸쳐 일어났고, 태양을 도는 지구의 궤도와 축의 주기가 조합되는 양상에 따른 기후변화는 수만 년에 걸쳐 진행되었다. 기후변화를 발생의 시간 범위가 긴 것에서 짧은 순으로 나열하면, 적도 태평양에서 뜨거워진 심해수가 느리게 움직이는 해양 컨베이어 벨트에 의해 전체 바다로 확산하여 생기는 변화,[5] 상대적으로 약한 영향을 미치는 태양 플레어 활동의 변동,[6] 엘니뇨 남방 진동(ENSO)과 같은 지역 순환 진동의 다년간의 영향 등이 있으며, 가장 급작스럽게 일어나는 기후변화는 화산 활동에 의한 것이다.

일부 지질학자와 고기후학자들은 최근 세계적인 기온 상승은 기후적으로 항상 불안정한 지구에서 흔히 볼 수 있는 현상일 뿐이며, 인간에 의한 것이 아니라고 주장한다.

그러나 이러한 "이것 아니면 저것" 식의 주장은 옳지 않다. 이 문제에 대한 제대로 된 질문은 늘 존재하는 자연적인 기저 변화에 인간의 활동으로 추가적인 기후에 대한 영향이 더해져서 일어난 변화 전체가 어떠한가이다.

기후 시스템의 작동

기후 시스템은 대기와 해양을 통해 태양 에너지를 재분배한다. 즉, 태양은 에너지를 공급하고 기후는 이를 분배한다. 선구적인 영국 물리학자 존 틴달(John Tyndall)은 1872년에 이렇게 썼다. "지구와 대기는 거대한 증류 장치로 구성되어 있는데, 적도 해양은 보일러, 북극과 남극의 추운 지역은 콘덴서 역할을 한다."[7]

태양이 지구를 덥히면서 흡수된 태양 에너지의 일부는 적외선으로 지구 표면에서 바깥으로 재방사된다. 대기를 다시 통과할 때는 대기 하층에서 자연적으로 발생하는 '온실' 가스(주로 이산화탄소)를 통과해야 하는데, 이 가스는 그 에너지의 일부를 포집하여 지구 표면에서 열로 나타난다. 포집된 열 중 90%는 해양에 흡수되고, 약 7%는 육지와 빙상에 흡수되며, 대기 하층에는 3%만 흡수된다.

적도 지역은 극지방보다 태양 복사량이 더 많다. 적도와 극지방 사이의 온도 편차로 인해 대기가 순환하고 해양 심해류가 생겨 열에너지가 재분배된다. 이 순환 시스템에는 상호작용하면서 함께하는 많은 부분이 있다. 여러 단기적이고 국지적인 순환 진동 외에도 바닥에는 긴 주기의 순환 진동이 작동한다. 여기에는 200년 주기인 데브리스/수스 순환과 2300년 주기인 홀스타트 순환처럼 수 세기에서 수천 년에 이르는 순환이 있다. 더 근저에서 더 긴 시간 범위에서 미치는 것으로는 영향력이 큰 지구 공전궤도 및 자전 축에 의한 세 가지 밀란코비치 주기가 있다(그림 2.1). 이 모든 주기가 동시에 작동하기 때문에 어느 한 시점에서 지역의 우세한 기후 조건은 특정 주기들의 일시적인 구성에 따라 달라진다.[8]

밀란코비치 주기는 거의 한 세기 전에 세르비아의 천문학자 밀루틴 밀란코비치(Milutin Milanković)가 기하학적, 수학적으로 확인하여 설명한 것이다(주기의 철자는 영국식 철자법). 여기에는 세 가지 주기가 포함된다.

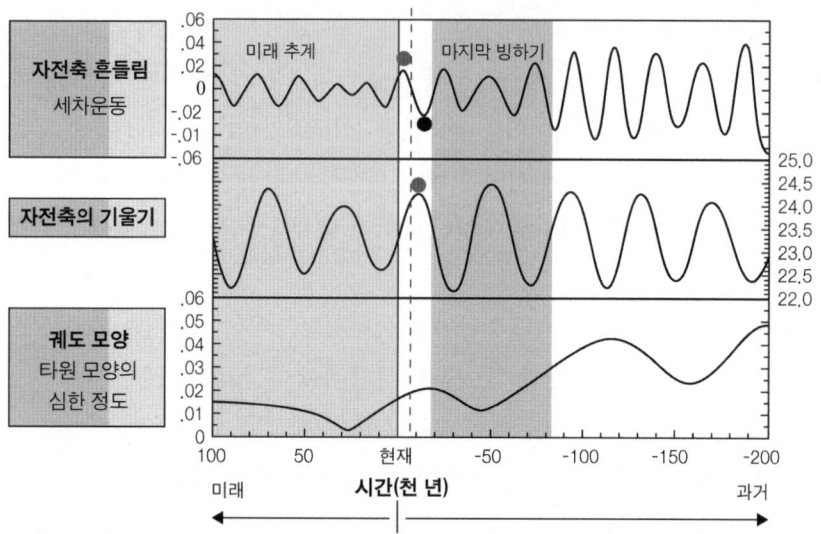

그림 2.1 지구 궤도 및 축 기하학에서 밀란코비치 주기.
자료: 위키미디어 커먼즈 그래프에서 각색, 작성자의 주석 및 점선 포함.[9]

- 태양 주위를 도는 지구의 연간 공전 궤도의 타원 모양이 변화하는 주기는 약 10만 년. 현재 지구의 공전 궤도는 가장 원형에 가까워 남반구와 북반구의 계절별 기온 차이가 가장 적다.
- 지구의 자전축이 공전면에서 기울어진 각도가 변화하는 주기는 약 4만 1000년.
- 지구의 현재 기울어진 축 주위로 지구가 흔들리는 주기는 2만 3000년.

시계의 시침, 분침, 초침이 다양하게 조합될 수 있는 것과 마찬가지로 이 세 가지 주기의 다양한 조합이 가능하다. 밀란코비치 주기의 조합이 끊임없이 변화하면서 수천 년에서 수십만 년에 걸쳐 지구의 기후에 영향을 미친다. 예를 들어, 축 흔들림/춘분점 세차 주기를 고려할 때, 현재는 지구가 1년 주기로 태양에 가장 가까이 있을 때 북반구가 겨울이다. 그러나 1만 3000년 전에는 지구가 태양에 가장 가까웠을 때 북반구가 여름이었으며, 당시 여름은 더 따뜻하고 겨울은 더 추웠다.

그림 2.1의 검은 점은 약 1만 3000년 전에 워블(축 흔들림) 지수가 바닥을 쳤음을 보여준다. 밀란코비치는 이러한 변화가 빙상과 빙하가 크게 변동하는 데 영향을 미쳤다고 했다. 밀란코비치 주기가 조합되는 방식에 따라 서로 다른 기후 조건이 만들어지는데, 예를 들어, 8000년 전 북반구에서 홀로세 기후 최적기가 시작된 시기는 축 경사가 최대(24°)였고, 높은 양의 '워블값'(회색 점)에 의해 증폭되었으며, 여름철 최대 태양 노출은 북반구의 높은 위도에서 일어났다.

기후 시스템: 순환 패턴, 주기, 진동과 바람

지구 표면이 동쪽을 향해 회전함에 따라 승객인 우리는 서쪽으로 지는 태양을 뒤로 하며 지구를 타고 '여행'한다. 적도 부근의 사람들은 극지방의 사람들보다 훨씬 빠르게 이동한다. 이 책을 쓰는 동안 호주 캔버라(남위 34°)에 앉아 있는 저자는 눈에 보이지는 않지만 시속 약 1200km로 여행하고 있다.

대기도 회전하고 있지만 회전하는 지구 표면을 따라가지 못한다. 대기가 뒤처지기 때문에 지표면 여행자는 일반적으로 바람이 서쪽으로 '분다'고 느낀다. 적어도 이동 속도가 빠른 적도 지역에서는 서쪽으로 향하는 강한 바람, 즉 편동풍이 잘 알려진 무역풍이다(**그림 2.2**).

그러나 보이는 것이 전부는 아니다. 위도가 높을수록 지표면 여행자는 편서풍을 만나게 된다. 어떻게 남북 위도 40~50°의 대기 하층이 동쪽으로 회전하는 지표면보다 동쪽으로 더 빨리 이동할 수 있을까? 그 이유는 적도에서 극지방으로 열을 재분배하는 대기의 영향과 위도 40~50° 지역에 있는 사람들이 둘레가 더 큰 적도에 있는 사람들보다 동쪽으로 더 느리게 이동한다는 사실로 설명되고 있다. 따라서 적도에서 극지방으로 열을 운반하는 공기는 원래 적도에서 더 빠르게 동쪽으로 이동하던 모멘텀을 가진 채로 위도 40도 부근에 도착하는데, 이 속도는 위도 40도에서 지표면이 동쪽으로 이동하는 것보다 더 빠르다. 따라

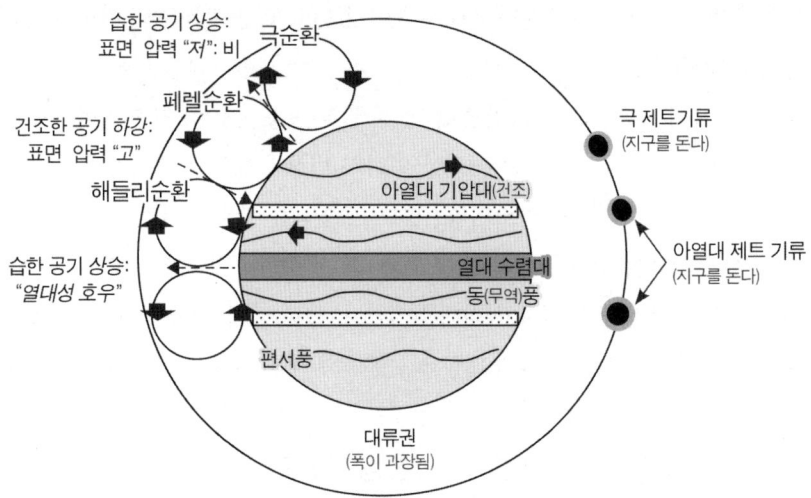

그림 2.2 해들리(3 순환) 순환과 주풍, 고기압 및 저기압 영역을 개략적으로 나타낸 도식. 이는 지구 자전과 적도 극지방의 열 및 수분 분포가 결합된 결과. 제트 기류는 지구 대기 상공에서 빠르게 흐르는 바람으로, 차가운 기단과 따뜻한 기단의 이동에 영향을 미쳐 날씨 패턴에 영향을 줄 수 있음. 저자 그림.

서 중위도 지표면 여행자는 동쪽으로 부는 서풍을 경험하게 된다.

적도에서 극지방으로 열을 재분배하는 중요한 위도 재분배의 구조는 매우 흥미로운데, 이를 해들리 순환이라 한다.[10] 재분배는 해들리, 페렐, 극 순환 등 연속적으로 순환하는 세 개의 대기 순환(**그림 2.2**)을 통해 이루어진다. 이들 순환이 작용하는 방식은 서로 맞물려 돌아가는 세 개의 톱니바퀴와 비슷하다. 해들리 순환은 열대 수렴대(ITCZ)와 아열대 능(아열대 고기압) 등을 포함하여 뒤에서 다룰 여러 현상들을 설명해 준다.

인접한 두 개의 해들리 순환(북반구 및 남반구)에 속한 기류는 각각 적도를 향해 순환 경로의 바닥을 가로지르면서 열대 해양 표면의 따뜻한 수분을 흡수한다. 그런 다음 수분을 머금은 공기가 상승하면서 냉각되어 많은 양의 비를 내리는 열대 수렴대에 모인다. 이제 더 건조하고 고도가 높아진 공기는 적도에서 멀어진 후 위도 30°에서 하강한다. 한편, 페렐 순환과 해들리 순환은 서로 마주

보는 방식으로 돌아가고 있다. 극지방의 지표면 공기 흐름은 극지방 기단과 60° 지점에서 상승하면서 해양에서 가져온 수분을 방출하고, 건조하고 고도가 높아진 페렐 공기는 위도 30°로 돌아와 해들리 기단의 건조한 공기 기둥과 함께 하강한다. 30°에서 수렴하여 하강하는 두 개의 건조한 공기 기둥이 아래쪽으로 압박하면서 기상학적으로 '고기압대'를 생성하며, 이에 따라 남, 북 반구의 위도 약 30°에서 지구 표면을 따라 건조한 사막 풍경의 띠가 형성된다. 이 띠들이 아열대 능인데, 셰익스피어의 한여름 밤의 꿈에서 주인공 퍽이 발 빠르게 날아다니는 통로인 '지구를 감싸는 띠'를 닮았다.

진동 및 계절 시스템

전 세계 주요 대양에는 적어도 하나 이상의 주요한 기압 기울기가 존재한다. 5년에서 수십 년에 걸쳐 해양과 대기의 상호작용이 변화함에 따라 각 기압 기울기는 '진동'을 일으킨다. 주요 진동으로는 태평양 10년 주기 진동과 그 주요 구성 요소인 엘니뇨 남방 진동(ENSO), 북대서양 진동(NAO) 및 대서양 다년 진동, 인도양 쌍극자(**그림 2.3**)가 있다.

인도양 쌍극자(IOD)는 인도양 연안 국가의 가뭄과 홍수 빈도에 상당한 영향을 미친다. 금세기 초 인도양 서부의 온난화 현상은 소말리아의 강우량에 영향을 미쳐 심각한 가뭄과 식량 위기를 초래했다. 오랫동안 극심한 엘니뇨 남방진동 현상의 일차적인 피해자로 인식되어 온 호주 역시 인도양쌍극자의 영향을 받고 있다. 실제로 예상되는 기후 변화 조건에서 이러한 영향은 금세기 후반까지 가뭄, 산불, 홍수의 빈도를 3배로 증가시킬 것으로 예상된다.[11]

1890년 페루의 지리학자 페데리코 페제(Federico Pezet)가 엘니뇨 현상에 대해 최초로 공식적인 설명을 제시하였지만, 엘니뇨 현상은 수년 전부터 페루의 어부와 선원들이 잘 알고 있었고 이미 엘니뇨라고 부르고 있었다.[12] 엘니뇨 현상의 부모격인 엘니뇨 남방 진동은 1900년대 초 영국의 기상학자 길버트 워커(Gilbert Walker)에 의해 명명되었다. 인도에서 방대한 양의 기상 기록을 보관

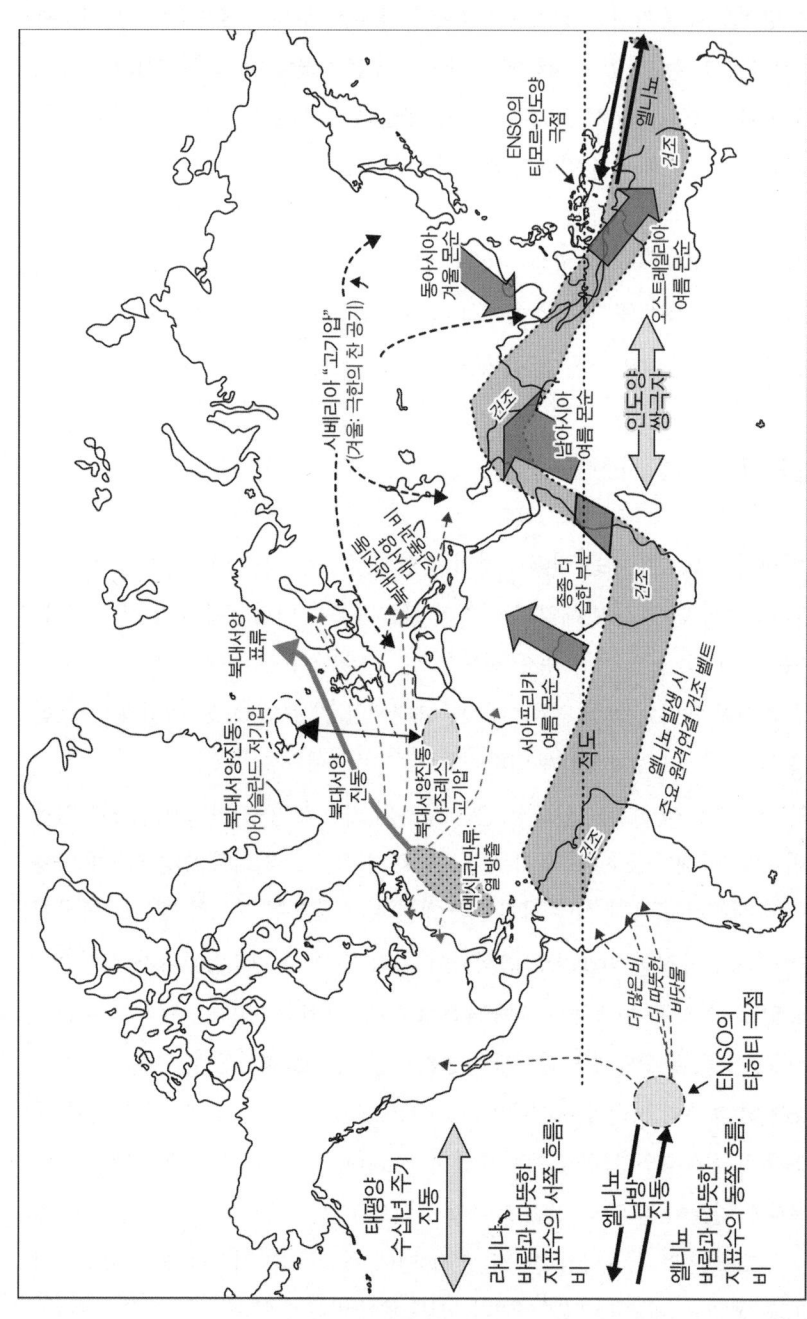

그림 2.3 세계 기후진동 지도. 저자 그림

기후는 어떻게 인류를 지배해 왔는가

하고 있던 워커는 해마다 혼란스럽고 종잡을 수 없는 남아시아 몬순의 질서를 찾아내기 위해 노력했다. 그 결과 태평양에서 발생하는 더 큰 기후 변동, 즉 엘니뇨와 라니냐의 두 가지 극단을 가진 엘니뇨 남방 진동(ENSO)을 발견했다.

엘니뇨 남방진동과 북대서양 진동은 각각 먼 곳의 기후에까지 영향을 미친다. 아래에서 자세히 설명하는 이 두 가지 큰 해양-대기 진동은 숱한 역사적인 기후조건의 변동에 영향을 미쳤으며, 그 결과 인간의 생활과 안녕에도 영향을 미쳤다.

해양의 열 순환 엔진에서도 많은 일이 일어나고 있다. 해양에 기반을 둔 북대서양 열염 순환은 걸프 해류를 통해 유럽에 풍부한 온기와 습기를 공급하는 것으로 가장 잘 알려져 있다. 그 결과 유럽 서부, 영국 제도, 스칸디나비아 남서부 지역은 같은 위도에 있는 대서양 반대편 뉴펀들랜드보다 약 5°C 더 따뜻한 기후를 누린다. 지구의 거대한 태양 전지판인 태평양에서 발원하여 느리게 움직이는 심해 해류는 전 세계 바다의 열을 재분배한다. 이러한 해류 중 하나는 아프리카대륙의 남쪽 끝에서 대서양으로 분기되어 멕시코만에서 해수면으로 올라온다. 이 따뜻한 해류는 북동쪽의 북극해로 향하면서 열과 수분을 방출하는데, 이것이 바로 유명한 멕시코만류이다. 따라서 해표수는 염분이 더 많아지고, 더 북쪽으로 가서는 그린란드 빙상이 녹은 밀도가 낮은 물의 영향을 받고 가라앉아서 남쪽으로 돌아오기 시작하는데, 이를 '열염분(열-염) 순환'이라고 부른다.

또 다른 중요한 기후 영향은 위도 약 45~60°에서 지구를 둘러싸는 편서풍 벨트인 남반구와 북반구의 '환형 모드'에서 비롯된다. 대서양을 횡단했던 초기 항해자들은 저위도 편동풍을 타고 서쪽으로 이동했다가 중위도 편서풍을 타고 동쪽으로 되돌아오는 방법을 알고 있었다. 남반구에서는 남극해 주변을 거침없이 휩쓸고 지나가는 이 편서풍을 오랫동안 '포효하는 40°대'라고 불렀다. 19세기 유럽인들의 상상 속에서 이 바람은 남반구에서 가장 잘 알려진 바람이었다.[13] 프랑스 역사가 장르네 바니(Jean-René Vanney)는 이 거대한 남반구의 바람을 청각적 용어로 설명하기를, 위도 40도에서는 포효하고, 50도에서는 비명을 지르고, 60도에서는 휘파람을 분다고 기록했다.[14] 이 벨트의 위도 변화는 한랭전선과 태풍 시스템의 강도와 진로, 따라서 강우에 영향을 미친다. 남반구 환형 모드(남극진동)는 남극해 주변을 따라 운행하는데, 위도의 기복이 심하게 변할 경우 호주 남부, 뉴질랜드, 남미에 비를 가져오는 저기압 폭풍 경로에 영향을 미친다.

지구가 따뜻해지면서 이 환형 기류는 점차 극지방으로 이동하고 있다. 이에 따라 '정상적으로는' 밀의 발아가 겨울 강우에 따라 이루어지는 호주 남동부 및 남서부 지역에서 우려가 점점 더 커지고 있다. 최근 수십 년 동안 남반구의 겨울철 육상 강우량이 10~20% 감소했다. 이 거대한 남반구의 바람과 날씨 띠가 극쪽으로 이동하여 남극 대륙을 더 강하게 장악함에 따라 대륙 중부 아열대 건조대가 남쪽으로 더 뻗어 호주 남부, 아프리카 남동부 및 칠레 남부의 늦가을 강우량을 줄인다.[15] 일부 지역에서는 강우량이 감소하고 있으나, 온난화로 지표수의 증발이 증가하면서 세계의 연간 총 강우량은 증가한다. 다만 일부는 따뜻한 대기 중에 수증기로 남아 있다. 따라서 지구 온난화로 인해 물순환이 강화되고 습도가 상승하며 폭우가 증가할 것이다.[16]

한편, 대중적 기후 토론장에서 기온과 강우량에 의해 언제나 신데렐라처럼 가려졌던 세계의 바람 시스템은 기후변화의 핵심 요소이다. 여름과 겨울에 들어오는 태양 복사의 각도가 각각 덜 비스듬하거나 더 비스듬하게 변하기 때문에 지리적 온도 편차에 자연적인 주기적 변화가 생기고 이 때문에 바람의 세기와 방향이 바뀐다. 특히 몬순 계절풍과 이 바람이 가지고 오는 습기는 이 바람의 영향을 받는 많은 나라에서 1년 단위의 주기를 따르는 인간의 생활, 농업 및 식량 공급에 결정적인 역할을 한다.

엘니뇨와 북대서양 진동: 간략한 이력

태평양에 기반을 둔 엘니뇨 남방 진동(ENSO)은 지역 기후에 단기 변동을 일으키는 거대한 글로벌 엔진이다. 이 진동은 환태평양 연안 국가 대부분은 물론

이고 놀랍게도 중저위도의 많은 지역에도 영향을 미친다.[17] 이 진동은 타히티와 티모르-인도네시아 사이의 태평양을 가로지르는 대기압 편차가 오르내리는 것인데, 전형적으로 5년에서 7년의 주기를 가진다.

엘니뇨가 발생하면 페루 연안의 대기가 '저기압'을 형성하여 따뜻한 표층수가 태평양 동쪽으로 몰려가고, 습한 공기가 육지에 비를 내리게 한다. 한편, 태평양 서부에서는 높은 기압과 차가운 표층수가 일시적으로 해수면을 낮추고 강우량을 감소시키며 지역의 온도를 낮춘다. 라니냐 단계에서는 이 과정이 본질적으로 역전된다. 온도 편차는 바람의 세기와 적도 태평양의 표층 해수의 흐름에 영향을 미치는데, 엘니뇨 단계에서는 서쪽에서 동쪽으로, 라니냐 단계에서는 동쪽에서 서쪽으로 흐르게 한다.

1992년 초, 수천 개의 장난감 고무 오리를 실은 한 홍콩발 화물선이 태평양 중부 북위 45도 부근에서(심한 폭풍으로 배 일부가 파손되어) 고무 오리들을 바다로 떨어뜨렸다.[18,19] 처음에는 아북극해류와 편서풍에 의해 동쪽으로 이동하던 오리떼의 약 4분의 3이 1~2년 동안 적도 해역으로 남하했다가 다시 항로를 바꾸어 서쪽으로 돌아갔다. 이러한 반전은 아마도 1995~1997년 라니냐의 따뜻한 열대 표층 해류가 서쪽으로 흘렀기 때문일 것이다. 해류에 대한 이 의도하지 않은 실험을 통해 많은 것을 연구하고 싶었던 해양학자들은 해변에 떠밀려 온 고무 오리를 가져오는 사람에게 포상금을 제공했다. 이러한 비실험적 연구를 할 경우 일반적으로 약간의 배경 '노이즈'를 처리해야 하는데, 인간의 본성에 따라 많은 사람들이 "해변에 떠밀려 온" 장난감 고무 오리라며 들고 나타났지만, 조사 결과 자기 집 욕조 물에서 놀던 오리들이었다.

거의 전 지구적으로 영향을 미치는 엘니뇨 남방진동 현상은 광활한 태평양이 태양열을 흡수하는 데 큰 영향을 미친다. 이 현상은 50여 개국의 강우량, 홍수, 가뭄, 온난화, 냉각 패턴에 정기적으로 영향을 미치고 나아가 식량 수확량, 물 공급, 신체적 안전, 일부 모기 매개 감염병 발생에도 영향을 미친다.

라니냐 단계에서는 따뜻한 연안 해수가 증발하여 구름을 형성하고 이로 인한 폭우가 호주 동부와 서태평양 제도에 쏟아진다. 한편, 페루 해안에서는 서쪽으로 나가는 표면 해류가 북쪽으로 더 깊게 흐르는 훔볼트 해류에서 영양분이 풍부한 찬물을 수면으로 끌어와 페루의 멸치 어업에 영양을 공급한다. 멸치 어장은 호황을 맞는다. 엘니뇨로 들어서면서 주기가 역전되면 따뜻한 표층 해수가 습한 바람과 함께 동쪽으로 흐른다. 그러면 안데스 산맥의 서쪽 산록에 폭우가 쏟아져 농사와 지역 물 확보에 큰 도움이 된다. 하지만 그다지 반갑지 않은 일도 생기는데, 따뜻한 연안 표층수가 몰려들면서 한류에 기반한 페루의 어류 양식장이 위협받게 되는데, 엘니뇨가 매우 강해지면 큰 피해로 이어진다.

엘니뇨 현상은 반대편 서쪽으로도 멀리까지 확장되는데 호주 동부에서 동남아시아를 거쳐 인도, 남부 아프리카, 남아메리카 북동부에 이르는 광활한 아열대 지역에 걸쳐 더 덥고 건조한 날씨와 가뭄을 초래한다. 하지만 엘니뇨가 발생한다고 해서 건조하고 따뜻해지는 것만은 아니며, 적도 동부 아프리카와 북미의 남부에서는 강수량이 증가하고 겨울이 더 추워진다. 강한 엘니뇨가 발생하면 지중해 동부 지역과 남부 유럽도 영향을 받아 더 서늘해진다. 이집트의 연간 나일강 수위에 대한 고대 기록에 따르면 지난 2000년 동안 나일강 수위는 종종 엘니뇨 조건의 등락에 따라 아프리카 대륙의 북동부와 에티오피아 고지대의 강우량이 줄어들어 거기서 발원하는 청나일강의 유량을 감소시켰음을 알 수 있다.

북대서양 진동(NAO)을 생성하는 대기압의 기울기는 엘니뇨 남방진동과 달리 남북의 자오선 축을 따라 놓여 있다. 북쪽 끝은 북위 약 60°N의 아이슬란드 지역 상공에, 남쪽 끝은 북위 30°N의 포르투갈 서쪽 아조레스 제도 상공에 있다. 보통 양의 상태는 아조레스 제도의 고기압과 아이슬란드 제도의 저기압 사이에 강한 기압 기울기가 발생할 때다. 엘니뇨 남방진동과 달리 북대서양 진동은 규칙적으로 진동하거나 실제로 반전하지 않으며, 대신 이 기압 기울기가 크게 약해질 때가 음의 상태이다.

북대서양 진동이 양의 상태면 서유럽과 중부 유럽, 지중해 동부, 러시아 서부에서 서풍이 강하고 여름은 시원하며 겨울은 온화하다. 이는 메소포타미아와 이집트에서 농경 사회가 초기에 부상하는 데 중요한 역할을 했으며, 북대서양 진동이 양의 모드로 오래 지속된 것이 장기간에 걸친 홀로세 기후 최적기 온난화의 상당 부분을 설명할 수 있었다. 그러나 남부 유럽 연안에서는 북대서양 진동이 양의 모드일 때 강우량이 감소하는 반면, 북미 대부분 지역에서는 겨울이 더 따뜻해진다. 음의 모드에서는 북대서양 진동으로 인해 서풍이 약해지고 중부 및 서부 유럽은 더 추운 겨울을 경험하게 된다. 또한 바람이 남쪽으로 더 멀리 불어 남부 유럽과 북아프리카에 강우량이 증가한다.

때때로 적도와 극지방 사이의 온도 기울기가 약해지면 아이슬란드 대기압이 강해지고 구불구불한 아극 제트 기류가 느려진다. 이 때문에 북대서양 고위도 지역에서 유럽과 스칸디나비아로 따뜻한 멕시코만류의 공기가 유입되는 통상적인 흐름이 차단되어 북극의 차가운 공기가 중부 및 서유럽으로 남하할 수 있다. 중부 유럽에서 극심한 추위로 수백 명의 노숙자들이 사망했던 2012년 초와 같이 치명적으로 추운 겨울이 발생할 수 있다.

북대서양 진동이 서풍의 범위와 강도에 미치는 영향은 중동의 겨울철에 특히 중요하다. 일반적으로 중동은 겨울은 서늘하고 습하나 여름은 덥고 건조하다. 수자원이 부족한 이 지역에서 목초지와 농업의 생존 가능성은 북대서양 진동으로 인해 튀르키예에 내리는 겨울철 강우량에 달려 있다. 튀르키예에 내린 비는 남쪽으로 흐르는 여러 강들, 특히 티그리스-유프라테스 강 유역에 인접한 농경지에 물을 대주기 때문이다. 북대서양 진동은 기원전 6000년, 3000년, 1000년 대와 지난 1000년의 소빙하기 동안 발생한 장기간에 걸친 지구 냉각, 건조, 기후 불안정에서 핵심적인 역할을 했다.

지역 몬순 바람

계절성 몬순 바람은 매일 불어오는 육지와 바다의 산들바람과 같은 원리로 설명된다. 물은 암석이나 토양보다 열용량이 크므로, 육지는 바다보다 낮에는 더 빨리 따뜻해지고 밤에는 더 빨리 차가워진다. 따라서 오후에 부는 바닷바람은 낮 동안 따뜻해진 지표면에서 따뜻한 공기가 상승하고 남은 빈 '공간'을 채우기 위해 바다에서 육지로 공기가 흐르면서 생긴다. 반대로 밤새 육지는 빠르게 냉각되고 아직 따뜻한 해수면 위로 따뜻한 공기가 상승하여 육지에서 바다로 산들바람이 분다.

여름 몬순은 거대한 바닷바람이 불어오는 것이다. 여름철에는 움직이지 않는 육지의 표면이 계속 더워지는 것과는 달리 바다는 해류에 의해 열이 분산된다. 따라서 공기의 흐름은 바다에서 육지로 이동한다. 몬순은 흔히 하늘이 물바다로 변하는 극심한 장마라고 생각하기 쉽다. 사실 몬순은 육지와 바다 사이의 계절적 온도 차이로 인해 생기는 수분을 머금은 대규모의 바람 현상이다. 인구가 많은 목축·농업 지역에 계절 강우량의 중요한 원천이 되는 가장 큰 두 개의 몬순 시스템은 남아시아와 서아프리카 여름 몬순이다. 그 외에도 열대 및 아열대 지역에는 계절이 바뀌는 시점에 발생하는 국지적인 몬순이 많다.

적도 지역에 있는 싱가포르의 지역 해상 무역의 역사는 계절에 따라 바람의 방향이 전환되는 것을 잘 보여주고 있다. 19세기 초 매년 12월과 1월에는 중국 남부의 항구에서 설 명절 물건을 싣고 밝은 색으로 칠한 대형 정크선 무리가 싱가포르에 도착했다. 이 시기에는 중국 남부의 추운 땅덩어리에서 상대적으로 따뜻한 남중국해와 벵골만을 향해 남쪽으로 육지풍에 해당하는 지역풍이 불었다. 바람을 타고 운항하는 정크선들은 바람의 방향이 바뀔 때까지 싱가포르에서 한두 달을 기다렸다가 고향으로 돌아갔다.

남아시아의 여름 몬순은 아라비아해와 인도양에서 시작되어 북동쪽으로 불어 이란, 파키스탄, 인도와 방글라데시의 대부분 지역으로 습한 공기를 운반한다. 7~9월 여름철에 발생하는 이 계절풍은 이 지역 연간 총강우량의 4분의 3을 가져 오며 방글라데시, 인도, 네팔, 파키스탄의 농업, 생계, 생활에 매우 중요한 역할을 한다. 온난화로 인해 몬순 시스템은 예년에 비해 약화되어 조금 더 늦게 시작될 가능성이 높고 강우량은 더 불규칙해질 것이다.[21,22]

서아프리카 여름 몬순의 성격은 남아시아 몬순과 비슷하다. 6월부터 9월 사이 기니만에서 시작되어 남서쪽에서 몬순이 온다. 이 계절풍은 사헬 지역 대부분을 포함하여 북위 10~20° 부근의 내륙으로 습기를 운반한다. 아프리카는 열대 수렴대가 연중 남북으로 오르내리므로 여름과 겨울에 바람과 강우량이 현저한 차이를 보인다.

지금으로부터 6~7세기 전 강성했던 말리 왕국이 오랫동안 지배했던 서아프리카에서 몬순 시스템의 장기적인 이동에 따라 영토 전쟁의 성패가 결정되었다. 서기 800~1700년에 서아프리카 사헬 지역('말리 지역')은 여러 차례 다른 기후 시기를 경험했다.[23] 기원전 800년 이후 처음 몇 세기는 상대적으로 습했고, 1100~1450년에는 점차 건조해졌다가 몇 세기 동안 다시 습한 시기로 돌아간 것으로 추정된다.[24] 서아프리카의 기후와 인구 사이의 관계를 이해하는 데는 세 가지 사항이 중요하다. 첫째, 기온이 아닌 강우량이 식량 수확량을 결정하는 중요한 요인이다. 둘째, 주식인 기장과 사탕수수는 건조한 조건에 잘 적응하는 강건한 작물이지만 수확까지 기간이 길고 수확량이 적다. 셋째, 사바나의 남쪽 경계는 체체파리 서식지의 북쪽 경계이다. 감염된 체체파리가 사람을 물면 피부를 통해 혈액 속으로 트리파노조마를 주입하여 수면병을 유발한다. 말과 소, 인간이 이 남쪽의 기후 장벽을 넘으면 수면병으로 사망할 위험이 높았다. 몬순 조건이 약해져 이 기후장벽(체체파리 서식지 경계)이 남쪽으로 100~200킬로미터 더 이동하자 삼림과 숲에 거주하던 부족은 말의 힘이 좋아져서 군사력과 기동성이 향상되는 혜택을 얻었다. 동시에 말라리아 감염 지역이 남쪽으로 내려가 위축되면서 더 많은 혜택을 누릴 수 있었다.

9세기 동안 서아프리카의 사헬 제국인 가나, 말리, 송하이 제국은 흥망성쇠를 거듭하면서 영토가 상당 부분 겹치고 시기적으로도 일부 겹쳤다. 가나 제국(현대의 가나와는 지리적으로 거의 겹치지 않음)이 서기 1230년에 붕괴된 후, 그 후계자인 말리 제국은 14세기 중반까지 확장되고 번성하다가 이후 점점 약화되어 16세기 후반에 멸망하였다.

14세기 초 말리의 통치자들은 니제르강 바로 북쪽, 사하라 횡단 무역로 연결망에 위치하여 전략적으로 중요한 도시인 팀북투에 웅장한 궁전을 지었다. 한편 사하라 사막은 남쪽으로 확장되고 있었다. 사막과 함께 북쪽에서 내려온 아랍 낙타 유목민 투아레그족은 자치를 요구했다. 1483년, 팀북투는 투아레그의 손에 넘어갔고, 니제르강 동쪽 가오 인근에 기반을 둔 이슬람 송하이 제국을 병합했다. 송하이 제국은 15세기와 16세기에 걸쳐 남북 교역로가 발달한 덕분에 1591년까지 존속했다.

말리 남부에서는 15세기 후반부터 세 번째 우기 동안 큰 홍수가 여러 차례 발생했고 팀북투가 침수되었다. 이 홍수는 여름철 몬순 강우가 북위 12° 이상까지 도달하지 못하고 대신 기니 서부 해안 근처의 니제르강 상류 북위 11도 지역에 비를 쏟아 부은 것이 원인이었다. 말리 남부 지역에서는 극심한 홍수로 사망자와 이재민이 발생하였으나, 북부에서는 가뭄과 기근이 17세기 내내 지속되어 많은 사헬 북부 주민들이 물을 찾아 남쪽으로 이주했다.[25] 사헬 지역에서는 지난 500년 동안 최대 20년에 이르도록 가뭄이 자주 반복되었지만, 최근 수십 년 동안의 가뭄과 식량 부족은 예전보다 훨씬 심각하다.[26] 실제로 1970년 이후 사헬지역은 기후 조건의 변화로 지난 2세기 동안 전 세계에서 가장 극심하고 장기적인 가뭄을 기록하였다.

열대성 저기압, 폭풍우와 가뭄

인도양 지역의 열대성 저기압인 사이클론은 점점 더 활발해지는 기후 시스템에서 흔히 볼 수 있는 현상이다. 사이클론은 따뜻한 열대 해수에서 에너지를 흡수한 다음 해표면수의 증발, 응축을 통해 강풍을 일으켜 사이클론의 중심(눈)에서 수백 킬로미터까지 뻗어나갈 수 있다. 해수면 온도가 조금만 상승해도 사이클론의 풍속과 강우 강도는 큰 영향을 받는다. 예를 들어, 2013년 말 필리핀을 강타한 사이클론(또는 '태풍') 하이옌은 평소보다 단지 1~2도 더 따뜻한 적도 해역에서 에너지를 얻었다.

회오리바람(토네이도)과 우박을 포함한 육상의 심한 폭풍우는 대기 하층의 에너지 수준이 높아진 따뜻한 곳에서 발생할 가능성이 더 높다. 예를 들어 1999년 4월 호주 시드니 교외는 폭풍우로 막대한 피해를 입었다. 최대 직경 9cm(테니스공 크기)의 우박이 쏟아져 한 시간 만에 약 17억 달러의 보험 손실이

발생했다.[27]

가뭄은 이 책 전반에 걸쳐 반복적으로 나오는 주제이다. 가뭄은 쉽게 이해할 수 있는 용어로, 비가 오지 않고, 건조한 환경이 지속되며, 식량 수확과 하천의 흐름에 위협이 된다. 가뭄은 왔다가 가는 반면, 건조는 장기적인 상태이다. 가뭄은 서로 배타적이지 않은 세 가지 유형으로 나타난다.

- 평년보다 낮은 강우량과 (종종) 높은 기온을 동반하는 기상학적 가뭄. 임계 기준에 따라 정의되며, 식량 수확량에 반드시 영향을 미치는 것은 아니다.
- 강우량(연간 또는 계절별) 감소와 증발량 증가로 인한 농업적 가뭄. 농작물 수확량과 가축의 수가 감소한다.
- 하천의 유량이나 저수량이 장기적으로 위태로운 수준 이하로 떨어지는 수문학적 가뭄. 이 가뭄은 종종 천천히 진행되다가 '건기'가 끝나면 빠르게 해소될 수 있다.

우리는 역사적으로 농업적 가뭄이 식량 수확량과 가격 그리고 인류의 건강과 사회, 정치적 안정에 어떤 영향을 미쳤는지에 관심을 둘 것이다. 기후 모델은 지구 온난화 환경에서 극도로 더운 해가 더 자주 발생하고, 강우량의 변동성이 커지며, 일부 강우 시스템이 변화할 것으로 예측한다.[28] 가뭄에 관한 모델링은 불확실성이 있으나, 지역별 가뭄의 빈도와 강도가 증가하고 영향을 받는 토지의 면적이 증가할 것으로 예측한다.[29,30] 특정 지역의 영구 사막화는 놀랍도록 빠르게 발생할 수 있다. 약 6000년 전 사하라 사막은 수 세기에 걸쳐 서서히 말라갔지만, 홀로세 초기 수천 년 동안 사해(Dead Sea) 지역의 기후변화는 불과 수십 년 내에 사막화를 초래했다.[31]

새로운 증거에 따르면 사하라 사막에서 멀지 않은 스페인 남부는 장기적인 건조가 진행 중이다. 이런 반갑지 않은 놀라운 일이 온대 및 아열대 지역의 여러 인구 밀집 지역과 곡창 지역에서 진행되고 있을 수 있다. 12세기에서 14세기 사이에 미국 남서부에서 발생한 대규모 가뭄은 식생, 물의 흐름, 푸에블로

원주민 지역에 거주하는 아나사지족과 그 이웃들에게 악영향을 미쳤다. 현재 이곳은 미국에서 매우 빠르게 성장하는 지역으로 물 수요가 급증하고 있어, 이 지역에 대규모 가뭄이 재발하면 환경적·경제적·사회적으로 재앙적인 결과가 초래될 수 있다.

온실 효과

지구에 도달한 태양 에너지는 바람, 해류, 증발과 강우, 유기물을 생산하는 식물 광합성 등 지구 시스템에 동력을 공급한다. 이렇게 포집되어 유기물이 된 에너지의 대부분은 약 2억 5000만 년 전 지구의 지각에 묻혔다. 즉 거대한 숲에서 해조류까지 수조 톤의 죽은 식물이 퇴적물이 되면서 석탄, 석유, 가스 등 탄소가 풍부한 화석 연료가 형성된 것이다.

지구에 도달한 태양 에너지의 대부분은 처음에 열로 지구 표면에 물리적으로 흡수된 후 장파장의 적외선으로 우주에 재방사된다. 하지만 모든 태양 에너지가 지구를 벗어나는 것은 아니다. 일부는 하층 대기(대류권)에서 온실가스 분자에 의해 차단된 후 열로 분산되어 하층 대기와 지구 표면을 덥힌다.[32] 자연적으로 발생하는 온실가스에는 이산화탄소(CO_2), 수증기, 소량의 아산화질소, 그리고 메탄과 오존과 같이 수명이 짧은 강력한 '열 방출' 화합물이 포함된다. 이산화탄소는 전체 공기 부피의 1/1000도 안 되지만 가장 중요한 온실가스이다. 산업혁명 이전에는 이산화탄소의 농도가 270ppm이었으나 현재는 400ppm을 넘어섰고, 지난 1500만 년(유인원의 계통이 출현한 시기) 동안 그 어느 때보다 높은 농도를 보이고 있다.

인간의 활동은 이러한 자연 발생 가스의 대기 중 농도를 증가시켰을 뿐 아니라, 여기에 산업용 할로겐화탄소 가스 및 블랙 카본(그을음) 미립자를 포함한 여러 가지 물질을 추가했다. 이러한 대기 중 온실가스들은 효능과 수명이 매우 다르다. 불활성 기체인 이산화탄소는 지구 표면의 장기적 온도 변화에서 가장 길게 지속되면서 가장 강력한 결정 요인이므로, 하층 대기의 지구 온난화 잠재력을 측정하는 유용한 단일요인 지표로 쓰인다.

우리 지구인들은 그간 운이 좋았다.[33] 우리가 숨 쉬는 대류권은 이산화탄소와 수증기가 열을 가두는 덕분에 지구 표면을 덮는 담요 역할을 한다. 오늘날 지구의 자연적인 온실효과로 인한 온난화는 지표면 온도를 32°C만큼 상승시킨다. 지구에 대기가 없다면 평균 표면 온도는 -18°C이고 지구는 거대한 얼음 덩어리가 될 것이다. 이와 대조적으로 금성의 대기는 이산화탄소로 꽉 차 있고 표면 온도는 440°C이다. 지구의 자연적인 온실효과는 지표수가 존재할 수 있는 기온을 형성하였고, 적어도 우리가 현실적으로 상상할 수 있는 한, 생명체가 탄생할 수 있는 차별적인 환경이 되었다. 그러나 인류가 그간 이산화탄소 배출량을 증가시킨 탓에 이제는 바다가 더 많은 양의 이산화탄소를 계속 '흡수' 하는 능력이 점차 줄어들게 된 것이 인간이 유발한 기후변화의 주요 원인이다.

지난 백만 년 동안 이산화탄소 농도가 증가하는 것이 기온 상승과 밀접히 관련되어 있다는 '불편한 진실'에 대해 많은 논쟁이 있었다. 어느 것이 어느 것의 원인인가? 사실, 이것은 기온 변화를 유발하느냐 혹은 유발되느냐 하는 단순히 일방적인 문제가 아니다. 둘 간의 관계는 실제 양방향이다. 이산화탄소와 기온의 시간적 추세는 서로 영향을 주고받으며, 각 빙하-간빙기 주기의 여러 단계에 따라 상대적인 우위가 달라진다.[34] 대략 밀란코비치 주기로 10만 년마다 빙상 형성이 촉발되어 빙결(새로운 빙하기)이 시작되었으며, 이 빙상은 지구에 도달하는 태양 에너지를 더 많이 반사한다. 냉각된 바다가 더 많은 이산화탄소를 흡수함에 따라 온실효과가 감소하고 냉각이 강화된다. 한편, 밀란코비치 주기의 구성이 바뀌고 빙상이 물러나면서 냉각 과정이 약해져 빙하기가 끝난다.[35] 그런 다음 바다는 따뜻해져 이산화탄소를 대기로 다시 방출하고(차가운 맥주 한 잔을 실온에 방치하여 따뜻해지면 거품이 줄어들 듯이), 이는 빙하기 이후의 온난화를 가속한다. 따라서 밀란코비치 주기가 재편성되는 동안 더 따뜻한 간빙기라는 새로운 평형 상태가 일시적으로 확립된다.

이에 따르면 오늘날 우리는 간빙기의 한가운데에 있지만 이제 인공적 온난화라는 새로운 주요 요소가 추가되었다. 탄소가 풍부한 화석 물질을 태움으로써, 매장되었던 고대 보물, 저장된 태양 에너지를 방출하여 우리 인류는 생물권에서 순환하는 이산화탄소의 양을 증가시켰다. 여기에 토지 개간을 통해 식생과 토양에서 방출되는 육상 탄소가 더해졌다. 서기 1800년 이후 화석 연료 연소와 토지 개간으로 인해 5000억 톤 이상의 탄소가 방출되었으며, 이를 2세기 동안의 평균으로 단순하게 계산하면 연간 20억~30억 톤에 해당한다. 실제로 지난 20년간 연간 총 탄소 배출량은 약 80억~90억 톤이었으며, 그 수치는 계속 증가하고 있다. 이는 육지와 해저의 화산 활동으로 자연적으로 방출되는 양보다 200배나 많은 수치이다. 따라서 우리는 새로운 지질시대, 인류세의 창립 멤버가 될 자격이 충분하다.

기후변화 과학: 우리가 알고 있는 것

> 불확실하다는 것은 마음에 안 들지만, 확신하는 것은 어리석은 일이다.
>
> 볼테르(Voltaire)

우리 조상들에게 하늘은 감히 인간이 범접할 수 없는 신의 영역이었다. 200년 전의 과학자들은 20세기 후반이 되면 인간이 지구의 대기와 기후를 변화시키기 시작할 것이라는 생각을 비웃었을 것이다. 그러나 호모 사피엔스가 8000세대를 거친 이후 오늘날의 인류는 하층 대기의 조성, 동력 및 작동 방식에 걸쳐 인간이 유발한 변화가 확실하게 시작되는 것을 목격하고 있다.

선구자, 기후과학, 그리고 기후변화에 관한 정부 간 패널

인간이 기후에 미치는 영향에 대해 처음으로 과학적 통찰의 섬광이 비친 때는 1820년대로 거슬러 올라가는데, 다재다능한 프랑스 수학자이자 물리학자인 장 밥티스트 푸리에(Jean Baptiste Fourier)가 지구 대기의 표면 온난화 효과를 처음으로 산출한 것이다.[36] 1859년 영국의 물리학자 존 틴달(John Tyndall)은 이산화탄소와 수증기가 적외선을 흡수한다는 사실을 실험적으로 확인했다.[37]* 이 복사 에너지가 대기 중 이산화탄소와 수증기에 흡수되면 대기 하층을 덥혀서 지구 표면을 따뜻하게 유지한다. 틴달은 대기의 이러한 자연적인 열 가두기 효과가 없다면 "우리 들판과 정원의 온기는 하염없이 우주로 흩어져 버리고, 태양은 서리가 철옹성처럼 둘러싼 섬 위로 떠오를 것"이라고 결론지었다.[38]

1859년은 찰스 다윈의 『종의 기원』이 출간되었을 뿐 아니라, (존 틴달의 발견으로) 영국 과학계에 큰 획을 그은 해이기도 하다. 하지만 이 두 사람은 업적이 같은 해에 발표되었다는 것을 넘어 깊이 연관되어 있었다. 존 틴달은 신비한 이름의 모임인 X클럽을 주도한 인물이었는데, 이 모임에서 과학자와 사상가들이 정기적으로 만나 아이디어를 교환하였다. 그들은 제도화된 종교적 교리를 넘어선 과학적 합리성을 장려하고자 했으며, 다윈의 사상과 밀접하게 일치하는 부분이 많았다.[39] 실제로 다윈의 가장 강력한 대중적 지지자였던 조셉 후커(Joseph Hooker, 식물학자)와 토머스 헉슬리(Thomas Huxley, 생물학자이자 다윈 수학자)는 작지만 정치적으로 영향력 있는 이 단체의 창립 멤버였다.

아이러니하게도 1859년은 값싸고 고밀도로 저장된 에너지의 미래에 대한 기대가 높았던 해이기도 하다. 미국 동부 펜실베이니아에서 최초의 상업용 유전 시추가 있었고, 이로부터 40년이 지나지 않아 초보적인 자동차가 도로를 달리게 되었다. 실제 1896년 런던의 크리스털 팰리스 근처에서 브리짓 드리스콜이라는 사람이 걷다가 시속 약 7km로 '과속'하던 자동차에 치여 사망하는 최초

---

* 수증기와 여러 종류의 기체를 담은 용기를 태양광에 노출시켰을 때, 이산화탄소가 담긴 용기의 온도가 가장 높이 오르고, 가장 느리게 식는다는 실험 결과는 1856년 미국 여성과학자 유니스 푸트(Eunice Foote, 1819-1888)가 *American Journal of Arts and Science*에 발표하였다. 이것은 존 틴달이 이산화탄소의 자외선 열 효과를 규명한 논문을 *Proceedings of the Royal Society*에 발표한 1859년보다 3년 더 앞선다. 존 틴달의 논문에서 유니스 푸트의 연구 결과는 언급되지 않았다. 이 사실은 2010년 지질학자 레이 소렌슨(Ray Sorenson)이 발견하여 공개되었다.

의 교통사고가 있었다. 검시관은 다시는 이런 끔찍한 일이 일어나지 않기를 바란다고 말했다.*

19세기 후반 스웨덴 과학자 스반테 아레니우스(Svante Arrhenius)는 대기 중 이산화탄소 농도가 두 배로 증가하면 지구 표면 온도가 상승할 것으로 추정했다. 그의 최종 최고 추정치는 약 5°C로, 현대 기후과학에서 추정하는 2~3°C의 약 두 배이다.[40] 영국의 과학자이자 엔지니어인 가이 칼렌더(Guy Callendar) 등이 온실 아이디어에 깊은 감명을 받아 1940년대에 수행한 연구가 새로운 관심을 불러일으키면서 온실 아이디어는 점차 수용되게 되었다.[41,42]

1960년대에 찰스 킬링(Charles Keeling)은 하와이 마우나로아 천문대에 있는 자신의 연구시설에서 산 정상의 공기를 지속적으로 포집하여 대기 중 이산화탄소 농도가 시간이 지남에 따라 뚜렷한 상승 추세를 보인다는 사실을 확인했다. 이것의 원인은 인간의 활동으로 추정되었다. 이 마우나로아 데이터는 기후변화과학에서 상징적인 위치를 점하고 있으며, 미국 부통령이었던 앨 고어가 1970년대 학생 시절에 킬링의 그래프를 보고 우려를 가지게 되었다고 회상하면서 더욱 빛을 발하고 있다. 2014년 마우나로아의 연간 이산화탄소 농도는 산업화 이전의 275ppm보다 40% 이상 높은 400ppm에 달했다.

1970년대 후반 지구온난화 추세가 뚜렷해지면서 세계 기후 추세에 대한 논의는 온실가스 배출량 증가에 점점 더 집중되었다.[43] 1985년에 소집된 유엔 기후 회의는 온실가스의 추가 배출이 향후 심각한 지구온난화를 야기할 가능성이 높다는 결론을 내렸다. 그래서 우선적인 조치로서 유엔의 틀 안에 기후변화에 관한 정부 간 패널(IPCC)을 설립했다. 이 패널은 과학 기반의 기구로, 보험, 토지 관리, 에너지 시스템과 같은 분야의 국제적 전문지식을 활용하여, 그간 발표된 모든 연구 결과를 공식적으로 검토, 평가하고 각국 정부에 기후변화의 과학, 위험과 영향에 대한 자문을 제공하지만 실제 정책을 권고하지는 않는다.

---

* 실제로 영국에서는 세계 최초의 도로교통법인 증기기관차법을 공포했는데 붉은 깃발법으로 알려진 1865년 2차 개정 법률에 의하면 증기자동차의 최고 속도를 시내에서 시속 2마일(3.2 Km), 교외에서 4마일(6.4 km)로 제한하였다.

제 2 장 불안정한 기후

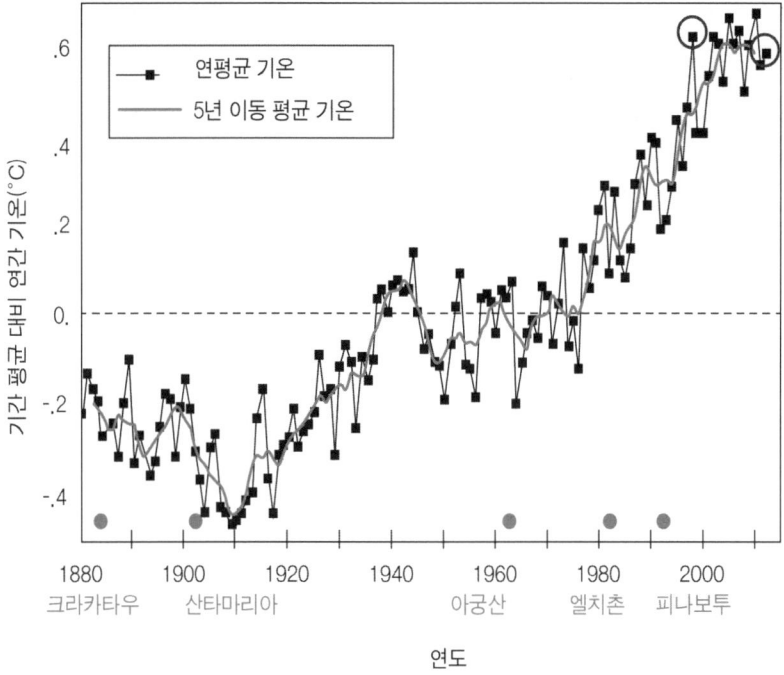

그림 2.4 1880~2012년의 전 세계 육지-해양 표면 온도 추이. 1951-1980년 지구 평균 온도와의 차이로 나타냄. 주요 화산폭발은 회색점으로 표시되어 있음. 오른쪽 상단의 동그라미로 표시된 두 해는 임의의 연도 선택이 온난화 또는 냉각(이 경우는 후자)을 부적절하게 입증하는 데 사용될 수 있음을 보여줌.
자료: United States NASA, "Global Land-Ocean Temperature Index."를 각색함.[44]

1988년에 시작된 이러한 포괄적이고 지속적인 평가 프로세스를 통해 주요 보고서들이 연속적으로 발표되었다. 기후변화 과학에 대한 공식적인 국제 평가의 새로운 모델이 시작되었고, 기후변화를 의심하거나 부정하는 사람들에 대한 대응의 질도 높아졌다.

세계 온도 측정하기

과학자들은 기온 추세를 제대로 보기 위해 자연적으로 발생하는 단기간 변동, 즉 기저 '노이즈'를 최소화하려면 수십 년 단위의 분석이 필요하다고 한다. 지구의 연간 기온은 엘니뇨 주기, 화산 폭발, 태양 활동 등의 영향을 받는다. 그림 2.4에 두 원으로 표시된 것처럼 두 연도를 임의로 선택해서 볼 경우 지구의 온도 추세에 대한 잘못된 결론을 도출할 수 있다(두 지점을 연결하면 온도가 약간 감소하는 경향을 보임).

1970년대 이후 지구의 평균기온은 약 0.7°C 상승했다. 온난화가 계속됨에 따라 1880~2010년의 130년 기간에서 알 수 있듯이 지표면 온도는 단순히 직선으로만 상승하지는 않을 것이다(**그림 2.4**). 예를 들어, 1945~1975년 사이에 태평양과 북대서양의 열을 배분하는(단순하게는 방출 또는 저장) 수십 년 주기의 두 가지 주요 진동과 동시에 약간의 냉각기간이 있었다.[45] 제2차 세계대전 후 도시와 산업발전으로 대기오염이 급속하게 심해지고 이 때문에 태양 에너지의 유입이 차단된 것도 영향을 미쳤을 수 있다. 2000년대 이후 지표면 온난화가 정체한 것(그림 2.4)으로 인해 논란과 혼동이 있었는데, 이는 동서 방향의 바람이 강해지면서 태평양과 대서양의 10년 진동 모두에서 지구에 흡수된 태양열이 더 깊은 해양층으로 이동하는 자연 냉각기의 영향으로 추정된다.[46,47,48]

훨씬 더 중요한 질문은 1970년대 중반 이후 장기적인 기온 상승을 어떻게 설명할 것인가 하는 것이다. 화산 폭발, 태양 활동, 대기 중 에어로졸 오염물질 농도에 대한 정보와 함께 전 세계 온실가스 농도의 시간 추세에 대한 기록을 분석한 결과, 인간이 배출하여 대기 중 온실가스가 증가한 것이 가장 큰 영향을 미친 것으로 나타났다. 또한 고위도가 저위도보다, 육지가 바다보다, 겨울이 여름보다 더 큰 온난화 현상을 나타내, 온실가스로 인한 온난화를 뒷받침하는 '지문'과 같은 명확한 증거도 있다.

생명체 세계에 미치는 영향

한편, 생물계도 전반적인 신호를 보내고 있다. 전 세계적으로 수백 건의 연구에서 최근 식물(개화 시기, 성장률, 지리적 분포의 변화)과 동물(둥지, 번식, 먹이, 이동)에서 기후와 관련된 변화가 보고되었다.[49,50] 온대 지역에서는 수십 년 전에 비해 봄이 약 2주 일찍 찾아온다.[51] 이는 새, 벌레, 곰, 새싹에 걸쳐 폭넓은 영향을 미친다. 예를 들어, 출산과 부화 시기가 계절에 따른 먹이원이 출현하는 시기와 달라지는데, 박쥐의 경우 봄이 일찍 시작될수록 새끼의 암컷 비율이 높아진다.[52] 많은 곤충과 거미 종은 적정 기후대 확보를 위해 서식지의 분포를 바꾸고 있다. 지난 25년간 영국은 온난화로 인해 거미, 나비, 딱정벌레, 메뚜기가 10년에 평균 11m씩 고지대로, 17km씩 북쪽으로 이동했다.[53] 물론 이와 같은 하나의 관찰로 생물계 변화의 원인이 온난화임을 증명할 순 없으나, 수백 가지 관찰에서 나타나는 전반적인 패턴은 다른 것으로 설명하기는 어렵다.

금세기 말까지 평균 3~4°C의 지표면 온난화가 발생한다면,[54,55] 이는 많은 동식물의 서식 범위와 생존을 위협할 것이다. 특히 고위도와 고지대의 온난화는 훨씬 더 심각할 것이다. 대부분의 식물과 많은 대형 동물 종이 극지방쪽 혹은 산 위로 이동하는 속도는 온난화의 속도를 따라잡지 못한다. 정상에 도달한 후에는 어디로 갈까? 남아프리카에서는 남부지역의 독특한 토종 핀보스 초목이 더 남쪽으로 이동하려다 남극해에 다다라 사라질 것이라는 우려가 커지고 있다. 미래 온실가스 배출량 중상위 시나리오에 따르면, 아메리카 대륙 포유류의 약 10분의 1은 기후변화의 속도를 따라잡지 못할 것으로 추정된다.[56] 이미 멸종위기에 처한 타마린, 거미원숭이, 마모셋, 하울링 원숭이를 포함한 많은 영장류 종은 안전한 기후 피난처를 찾기 어려울 것이다.

전 세계적으로 분명해지고 있는 기후변화의 또 다른 중요한 측면은 온난화가 대부분의 극한 기상 현상의 빈도, 강도와 특성에 영향을 미친다는 것이다.[57,58] 해양과 대기의 온난화는 더 덥고 더 거칠고 더 습한 극한 날씨를 만들고 있다. 현재 10년 주기로 발생하는 비정상적으로 심한 폭염이 금세기 중반에는 일상화될 것이다.[59] 예를 들어, 호주와 방글라데시에서는 지난 40년 동안 연간 매우 더운 날이 눈에 띄게 증가하고 있다. 서부 열대 대서양에서는 사이클론(허리케인)의 발생 빈도는 차이가 없지만 강도가 더 높아졌다.[60]

금세기에 예상되는 온난화

2000년대 초반, 세계적으로 많은 과학자와 여러 정부 간에 어렵게 합의된 견해는 지구 평균기온이 1990년대 수준보다 2°C 이상 상승하면 지구가 위험해진다는 것이다.[61] 10년이 지난 지금, 배출량이 계속 증가함에 따라 지구의 온도 상승이 이 범위를 넘어갈 가능성이 점점 더 커져 이는 실제로 거의 확실해졌다.

이산화탄소만 문제가 아니다. 인간이 만들어낸 다른 온실가스(특히 메탄, 아산화질소, 블랙카본 입자[62])의 증가로 인해 총 대기 중 이산화탄소 환산량(CO_{2-e}) 농도는 약 440ppm으로 높아졌다. 이러한 기후 활성 오염물질은 이산화탄소 자체의 온난화 잠재력에 1/3을 더 더했다.[63] 이미 대기에 유입된 총 혼합물의 양은 지구 평균기온을 2°C 올리는 데 충분하며, 효과적으로 대응하지 못한다면 그 이상일 수도 있다. 실제로 인간이 생성한 에어로졸(주로 황산염 입자와 미세먼지)의 냉각 효과는 전체 온실효과를 약 1/3 정도 줄인다.[64] 금세기 초 중국과 인도의 석탄 화력 발전소에서 배출되는 황 배출량이 급증하면서 온실 마스킹 효과에 크게 기여했으며,[65] 다른 많은 개발도상국도 이에 기여하고 있다.

대기오염으로 인해 매년 전 세계적으로 약 100만 명이 사망하므로*, 각국 정부는 대기오염 개선에 대한 압박을 받는다. 대기질이 개선되면 대기오염으로 인한 초과 사망자가 줄지만 아이러니하게도 대기오염으로 인한 태양복사열 차단 효과도 줄어들게 된다.

대략적인 기준으로, 금세기 동안 대기 중 이산화탄소 농도가 500ppm에 도달하면 50%의 확률로 지구 온도가 3~4°C 상승, 600ppm은 4~5°C 상승, 700ppm은 더 큰 온난화를 초래할 수 있다. 현재 우리는 금세기 말까지 약 500~600ppm으로 향하고 있는 것으로 보이며,[66] 이로 인한 지구 온도상승은 적어도 지난 2000만 년 동안 볼 수 없었던 것이다. 2100년 이후에도 소위 최고

---

* 세계보건기구에 의하면 대기오염(실내공기오염 제외)으로 전 세계에서 연간 약 420만 명이 조기 사망하며, 이 중 89%는 중·저소득국가에서 발생한다. (출처)https://www.who.int/news-room/fact-sheets/detail/ambient-(outdoor)-air-quality-and-health (접근일 22July2024)

수준의 배출 시나리오(본질적으로 "지금까지 해오던 것처럼"* 미래를 상정하는 시나리오)에서는 배출량과 온도는 계속 상승할 것이다. 지구는 단순히 위험한 지역이 아니라 인간이 살 수 없는 외계인의 영역이 될 수도 있다.

이러한 미래 온난화 추정치는 여러 가지 가능한 배출 시나리오에 따라 신중하게 구성하고 검증을 거친 기후 모델에서 나온 것이다. 물론 수십 년 후의 미래 기온을 수정 구슬을 들여다보듯 예측하는 것은 불가능하다. 대신 과학자들은 이전에 관측된 관계와 기후 시스템이 대기 구성의 특정 물리적, 화학적 변화에 어떻게 반응하는지를 이해하여 모델을 만들고 측정된 과거 현실과 비교하여 검증해야 한다. 예를 들어, 미국항공우주국 과학자들은 1992년 피나투보 화산 폭발 사례로 기후모델을 검증한 결과, 화산 에어로졸에 의해 잠시 가려지는 현상으로 관찰된 지구의 냉각을 정확하게 예측할 수 있음을 확인했다. 모든 모델과 마찬가지로 기후모델도 현실을 단순화하고 몇 가지 가정을 한다. 실제로 우리의 정신 모델도 매일 비슷한 방식으로 작동한다. 우리의 뇌는 이전 경험과 관찰(데이터)을 사용하여 달려오는 버스보다 먼저 도로를 가로질러 갈 때의 위험을 빠르게 추정하지만 도로에 깔린 기름에 미끄러지거나 버스 운전자가 과속할 가능성은 쉽게 고려할 수 없다. 과학적 지식이 축적되고 모델이 발전함에 따라 예측 능력도 향상된다.[67]

피드백 루프

특히 기후 조건이 기록된 경험의 범위를 벗어나면 이후에 다양한 피드백 루프가 생길 것이다. 증폭(또는 강화) 피드백과 감쇠(또는 안정화) 피드백, 빠른 피드백과 느린 피드백이 있다. 균형적인 측면에서 볼 때 피드백은 온난화 과정을 늦추기보다는 가속할 가능성이 높다.

먼저 **증폭 피드백**을 살펴보자. 가장 잘 알려진 한 가지는 지구 표면 온난화

---

* Business as usual(BAU)

로 인해 북극 해빙이 녹을 때의 '빠른' 증폭 피드백이다. 이러한 얼음 손실은 지구의 알베도(반사율)를 감소시켜 북극해 표면이 더 어두워지는데, 이로 인해 태양으로부터 들어오는 에너지를 더 많이 흡수할 수 있게 되고, 바닷물이 더 따뜻해지면 얼음은 더 빨리 녹는다. 장기적으로 보면, 해양이 대기에서 더 많은 이산화탄소를 흡수함에 따라 해양의 '흡수' 능력이 점차 포화상태가 되어 이산화탄소 흡수가 느려지고 온실 온난화가 증가한다. 이것은 '느린' 증폭 피드백이다.

더 위협적인 피드백은 지속적인 온난화로 인해 현재 얼어붙은 툰드라, 영구 동토층, 극지방 해저 퇴적물에 묻혀 있는 막대한 양의 메탄이 방출되는 것이다. 이 얼어붙은 북부 지형에 잠재적으로 이동 가능한 탄소가 갇혀 있는 양은 이미 전 세계 대기에 존재하는 탄소 양의 최소 두 배에 달할 것으로 추정된다. 이 과정이 일단 시작되면 증폭된 온실이 주도하는 온난화는 아마도 수세기 동안 계속될 것이다. 한편, 저위도에서는 온난화로 인해 전 세계 토양에서 유기 탄소 화합물(낙엽 쓰레기 및 기타 공급원)의 생물학적 호흡이 증가하여 토양 탄소가 대기 중으로 방출되는 속도가 빨라질 것이다. 이미 토양에 의해 방출되고 실제로 재활용되는 연간 탄소의 양은 화석 연료 연소로 인해 새로 방출되는 탄소의 양보다 약 8배나 많다.[68]

증폭 피드백 대차대조표의 반대편에는 **감소 또는 안정화 피드백 장부**가 있다. 세계 최대의 이산화탄소 흡수원인 바다를 예로 들 수 있다. 바다는 추가로 대기 중으로 방출되는 이산화탄소의 약 4분의 1을 흡수한다. 육지에서는 개간이나 가뭄으로 초목이 사라지면 벌거벗은 지표의 반사율이 증가하여 해당 지역 지표면의 온난화가 감소한다. 이 밖에도 여러 가지 새로운 피드백이 발생한다.

마지막으로 지역 기후는 종종 겉보기에는 역설적인 방식으로 작동한다. 이것은 기후 시스템의 복합적인 특성과 다양한 지역 순환 하위 시스템의 범위와 강도의 변화로 설명할 수 있다. 다음 두 가지 예를 생각해 보자.

금세기 초까지 남아메리카 아래를 중심으로 극지 둘레의 절반 정도에 걸쳐 있는 서남극은 4~5°C 따뜻해진 반면, 동남극의 일부 지역은 2~4°C 냉각되었다.[69] 또한 서쪽에서는 연안 해빙이 줄어들고 있으나 동쪽에서는 해빙이 증가하고 있다. 가능한 설명으로는, 극지방 온난화와 관련된 남극 강설의 지리적 변화, 남극해 주변의 에너지가 더 높아 '포효하는 40°대'와 같은 편서풍(따뜻한 심해의 융기 증가), 거대한 동남극 빙상 아래에서 금방 녹은 차가운 물이 빠르게 바다로 유입되는 것 등이 있다. 지구온난화는 균일하게 일어나지 않는다. 북극을 둘러싼 지역과 양쪽 반구의 아열대 지역에서 눈에 띄는 온난화가 처음 시작되었으며, 현재까지 누적된 온난화의 영향이 가장 큰 지역은 실제 북반구 중위도 지역이다. 세계 일부 지역에서는 냉각이 발생했다. 예를 들어, 1910년부터 1980년까지 전 세계가 온난화되는 동안 적도 남쪽의 안데스 산맥 근처 일부 지역은 1990년대 중반까지 냉각되었다.[70]

2014년 초, 미국 북동부 대부분 지역은 폭설과 영하 20~30°C의 치명적인 기온이 몇 주 동안 지속되는 혹독한 날씨를 겪었다. 이 지역 사람들이 경험해 본 적 없는 추운 날씨였다. 온난화된 세상에서 어떻게 이런 일이 일어날 수 있을까? 최근 수십 년 동안 북극이 상대적으로 빠르게 온난화되고 해빙이 소실되면서 북극 제트 기류의 '기상학적 울타리' 기능이 약해짐에 따라 비정상적으로 많은 양의 극지방 소용돌이 공기가 정상적인 경계를 넘어 남쪽으로 빠져나가 장기간의 극심한 추위와 폭설을 가져왔고[71,72] 이러한 현상은 금세기 들어 유럽과 미국 북부에 점점 더 자주 발생하고 있는 것으로 보인다.

결론

기후 시스템의 불안정은 지구 표면이 보유한 태양 에너지를 재분배하고 수분을 재분배하는 기후의 역할에 영향을 미친다. 복잡한 시스템인 기후는 단편적인 방식으로 연구할 수 없다. 단순한 선형 예측도 불가능하다.

주요 온실가스인 이산화탄소의 농도는 이미 50년 내에 지구 온도를 2°C 상승시킬 수 있는 범위에 있다. 한편, 연간 온실가스 배출량은 계속 증가하여 2100년까지 3~4°C 상승할 가능성이 높다. 그리고 정치적 차원에서 효과적인 조치가 늦어질수록 경제적, 사회적 비용은 걷잡을 수 없이 증가한다.

다음 장에서는 기후 조건이 인간의 건강과 생존에 어떤 영향을 미치는지 살펴본다.

제3장 기후가 만드는 건강과 질병

 인간이 처음으로 하늘을 바라보며 구원을 구한 이래, 기후는 기도하고, 제를 지내며, 제물을 바치는 것 외에는 인간의 힘으로 어찌할 수 없는 것으로 여겼다. 현대사회에 와서도 기후가 질병과 생존 패턴에 미치는 영향을 연구하는 데는 크게 관심이 없었다. 기후는 노력하면 줄일 수 있는 흡연과는 달리 인간의 힘으로 바꿀 수 없기 때문이다. 정확히 말하면 바꿀 수 없다고 생각했다. 그러나 오늘날은 인간으로 인한 기후변화가 현재와 미래에 인간의 건강에 어떤 영향을 미칠 것인지에 대해 새롭게 관심이 일어나고 있다.
 기후변화로 인한 인간의 건강 위험은 1장에서 본 것과 같은 폭염, 화재, 홍수, 모기 증식으로 이미 잘 알고 있는 수준의 위험을 훨씬 뛰어넘는다. 국지적으로는 기후는 농작물 수확량과 가축의 생산성에 영향을 미치고 기아, 영양실조, 어린이의 발달장애를 초래할 수 있으며 여러 가지 감염병의 확산, 계절적 발생 양상과 발생률에 영향을 준다. 극심한 기상이변은 가난하고 인구가 밀집된 지역사회에서 콜레라 발병을 부추기고, 잦은 재해는 생존자에서 외상 후 스트레스, 장기간의 우울증과 죄책감 등 파괴적인 결과를 가져올 수 있다.[1,2]
 이뿐 아니다. 농촌의 가뭄과 기후로 초래된 인구 이동, 이주, 자원 분쟁은 신체적·정신적 건강 모두에 영향을 미친다. 1950년 이후 이미 2°C의 온난화가 발생한 캐나다와 북극지역과 이웃한 알래스카에서는 연안 해빙과 영구 동토층이 소실되면서 이누이트족은 전통적인 방식의 사냥을 더 이상 할 수 없게 되었다.[3] 물개나 순록과 같은 사냥감을 구할 수 없게 되면서 신체 활동 수준이 감소하고 칼로리가 높은 수입 가공식품에 대한 의존도가 높아졌다. 그 결과 비만, 심혈관 질환, 제2형 당뇨병이 증가하고 있다.[4,5]

향후 수십 년에 걸쳐 기후변화가 더욱 심해진다면 식량 수확량 감소, 담수 공급 고갈, 산호초나 맹그로브, 숲이 제공하는 물리적 보호 기능 상실과 같은 간접적인 영향으로 인해 건강에 미치는 악영향이 점점 더 커질 것으로 예상된다. 과거에는 특정 지역에서 수 세기에 걸쳐 온난화가 진행되는 동안 농작물 수확량과 인구가 증가하는 경우가 많았다. 그러나 앞으로의 세계는 금세기 후반에 이르러 최근의 어느 시기보다 훨씬 더 더워질 것이며, 이는 단지 이전보다 좀 더 따뜻하게 생활할 수 있는 정도의 온도를 크게 상회할 것이다.

기후변화는 초기에는 일부 지역에서는 건강상의 이득을 가져오기도 하지만, 전체적 장기적으로는 인구집단의 건강에 결정적으로 나쁜 영향을 미칠 것이다.[6] 그러나 기후변화의 초기 단계에서도 보건 시스템이 취약하고 회복력이 낮은 빈곤국과 중간소득국가들은 설사병과 영양실조 같은 기존 질병의 발생률이 상대적으로 높아, 기후변화로 인한 건강피해가 가장 크게 나타났고 앞으로도 그럴 것이다.

넓은 스펙트럼

기후변화가 건강에 영향을 미치는 여러 경로 중 명확히 직접적인 것은 폭염으로 인한 사망, 매우 더운 작업장에서 일하는 사람들의 열 스트레스와 장기 손상, 기온 상승으로 인한 도시 대기 오염 악화 등이다. 잘 알려지지는 않았으나 더 심각한 것은 생물권의 생명 유지 시스템의 붕괴로 인해 인구집단의 건강과 생존이 위협받는 것인데, 이는 특히 식량 수확량과 물 자급률, 감염병 발생 양상, 물리적 환경의 안정성이 영향을 받기 때문이다. 또한 환경의 파괴와 악화로 인해 종종 실직, 빈곤, 이주, 폭력적 분쟁이라는 경제적·사회적 결과로 이어지며,[7] 이 모든 것은 손상과 질병, 영양 부족, 불행, 우울증, 조기 사망의 원인이 된다.

일반적으로 기후변화가 새로운 건강 장애나 질병을 갑작스럽게 유발할 가능성은 낮다. 그러나 동물, 조류, 곤충 매개체, 인간의 밀도와 이동에 변화가 생기면서 종 간 미생물의 이동이 늘어나 새로운 감염병이 나타날 수 있다. 예를 들어 박쥐 무리는 기후나 먹이 조건의 변화로 인해 서식지를 자주 변경한다. 박쥐는 무수히 많은 공진화 바이러스*를 보유하고 있으며, 이 중 일부는 인간을 자기 복제를 위한 숙주로 삼아 니파 바이러스와 같은 질병을 유발하는 것으로 밝혀졌다.[8,9] 니파 바이러스 집단발병이 처음으로 보고된 것은 1998년 말레이시아에서 강력한 엘니뇨 현상으로 극심한 산불과 열, 연기로 삼림이 파괴되어 야생 과일이 줄어들었을 때다.[10] 숲에서 먹이를 찾던 박쥐들은 대신 돼지 농장에 인접한 과수원에서 먹잇감을 찾았고, 잡식성인 돼지는 박쥐가 먹다 남긴 과일을 먹고 감염되었다. 돼지는 사람을 감염시켜 100명 이상의 사망자가 발생하는 결과를 낳았다.

기후변화는 설사병, 작업장 온열 질환, 아동 발육부진 등 기존의 건강 문제를 악화시키는 위험 증폭자로 작용하는 경우가 많다. 기후변화의 영향은 특정 장기의 질환을 넘어 영양 결핍, 면역체계 장애, 신체적 외상, 재난 후 정신적 트라우마 등 그 범위가 넓다.

폭염과 건강

인간은 주로 신체적·사회적·행동적·문화적 적응을 통해 매우 다른 기후에서도 생존한다. 장기간에 걸쳐서는 생물학적 진화도 중요한 역할을 한다. 따라서

---

* 공진화(coevolution)는 두 생물 종이 서로 영향을 주고받으며 함께 진화하는 것을 말한다.

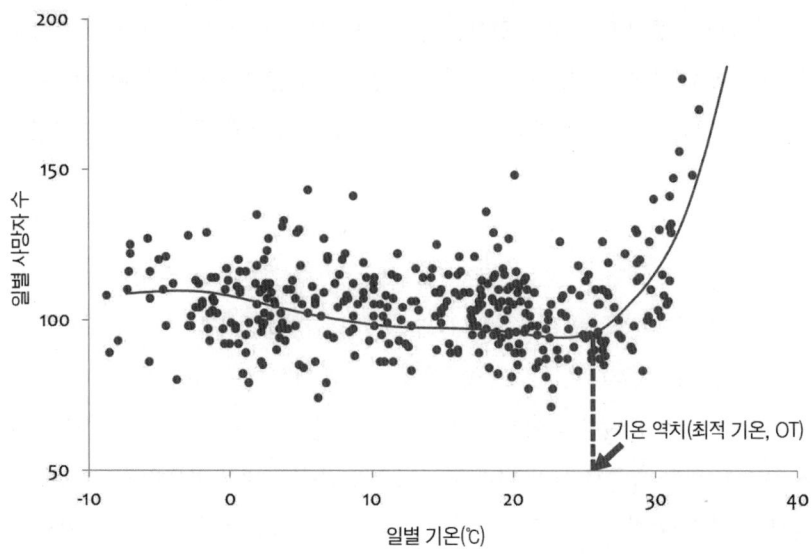

그림 3.1 서울의 일별 평균기온과 사망자 수, 1994. 자료: Cheong (2015) 정해관 작성.

이누이트, 베두인, 에티오피아 사람들은 해부학적, 생리적, 문화적으로 각기 매우 다른 기후 체계에 적응해 왔다. 하지만 자동차 엔진이 한겨울에는 멈추고 매우 더운 날에는 과열되는 것처럼 극심한 추위와 더위에 대처하는 인간의 생리적 능력에도 한계가 있다.

대부분의 온대지역과 선진국에서는 일별 기온 대비 사망률 그래프가 대략 U자형이다(그림 3.1). 기온이 더 내려가거나 올라가는 양쪽에서는 사망률이 상승하고 가운데에는 쾌적 지대가 있다. 호주의 두 주요 도시인 브리즈번과 멜버른이 이러한 관계를 보여준다. 그러나 브리즈번 주민들은 따뜻한 북부 기후에 거주하기 때문에 서늘한 남부 멜버른보다 쾌적 지대가 2°C 더 높다.[11] 지형, 주택의 질, 연령 구조, 응급 서비스의 적절성 등 지역적 영향으로 인해 쾌적 지대는 지역에 따라 많은 차이가 있다.[12]

일반적으로 더운 날씨에는 생리적 대처 능력이 떨어지기 때문에 사망 위험이 더욱 가파르게 상승한다. 극심한 더위에서 신체의 정상 심부 온도를 37°C로 유지하는 것은 주로 땀의 증발로 인한 냉각 효과에 의한 것인데, 더 따뜻하고 습한 환경에서는 이 효과가 떨어진다.[14] (개는 피부가 털로 덮여 있어 촉촉한 혀를 할딱거려 증발 냉각 장치로 사용해야 한다.) 반대로 일일 기온이 낮아짐에 따라 사망률이 증가하는 원인은 더 복잡하다. 겨울철 인플루엔자 발생, 심장 기능에 영향을 미치는 식단 변화, 햇빛 노출 감소로 인한 비타민 D 수치 감소 등 온도 외적인 요인도 크게 작용하기 때문이다.[15,16,17] 금세기 동안 기온이 상승함에 따라 더위 노출 증가로 인한 사망과 기타 건강상의 악영향이 추위 노출 감소로 인한 건강상의 이점을 점차적으로 상쇄할 것으로 예상된다.[18]

온난화가 진행됨에 따라 폭염이 더 자주 발생할 것이며, 이는 지난 10년 동안 더욱 뚜렷한 추세로 나타나고 있다. 온대지역에 있는 나라에서 극심한 폭염 발생 빈도는 2050년까지 5배에서 10배까지 증가할 것이다. 그러므로 도시 환경을 근본적으로 개선하여 기후변화에 대비하지 않을 경우 인구는 고령화되면서 녹지가 없어 에어컨이 필요한 도시 주변 지역으로 몰려 결과적으로 건강 위험이 더 커질 것이다. 콘크리트와 아스팔트, 벽돌로 지은 건물이 밀집한 도시 환경이 열 덫, 즉 '도시 열섬'이 되어 도시 외곽이나 도시에 인접한 교외에 비해 폭염 시 기온이 수 °C씩 더 올라간다. 또한, 밀집된 도심 환경의 거대한 뜨거운 공기덩어리는 밤새도록 열을 유지하므로 사람들이 밤잠을 설치게 된다.

이로 인한 건강 위험은 고령자와 만성 기저 질환이 있는 사람 외에도 노숙자, 부실한 주택에 사는 사람, 지나치게 더운 작업장에서 일하는 사람 등 더위에 가장 직접적으로 노출되는 사람들에게서 가장 크게 나타난다. 대부분의 폭염 관련 사망은 심장마비, 뇌졸중, 호흡 부전으로 인해 발생한다. 생활 및 근무 환경이 더워지면서 고혈압, 관상동맥 질환, 만성 폐질환과 같은 기저 질환이 있는 사람들이 더 쉽게 입원 및 사망으로 이어진다. 예를 들어, 1981년부터 2012년까지 매년 열리는 런던 마라톤 대회에서 탈수와 심각한 심부 체온 과열로 인한 심혈관 스트레스로 11명의 선수가 사망했다. 2016년 로스앤젤레스에서 열린 미국 올림픽 팀 선발전 마라톤 대회는 선발전 역사상 가장 더운 날로 높은 기온과 습도로 인해 70%의 선수들만 완주했다.

2003년 8월, 유럽은 열흘 동안 지속된 극심한 폭염으로 5만 명 이상의 초과 사망자*가 발생했으며[19] 특히 프랑스에서는 곡물 수확량의 약 3분의 1이 손실되었다. 파리에서는 이 폭염으로 인해 사망자 수가 한 달 전의 일반적인 여름 폭염 때보다 거의 10배나 늘었다.[20] 8월의 폭염은 더 덥고 길었으며, 고온에서 더 빨리 형성되는 대기 중 오존농도가 높아짐에 따라 피해가 가중되었다. 이로부터 3년 후, 캘리포니아에서는 2주간 지속된 극심한 폭염으로 600명 이상의 초과 사망자가 발생하고 수천 건의 응급 호출 및 입원이 발생했으며 주 정부는 54억 달러의 비용을 지출했다.[21] 다음 세대에는 이보다 더 막대한 비용이 발생할 수 있다.

폭염의 영향이 가장 크지만, 한편으로 평균기온의 상승 추세도 건강에 영향을 미친다. 예를 들어 1980년부터 2009년까지 스톡홀름에서는 평균기온이 상승하면서 온난화가 발생하지 않았을 때보다 조기 사망자가 수백 명 더 늘어난 것으로 추산된다.[22] 미국에서는 135개 도시에 거주하는 만성 질환자 400만 명을 대상으로 장기간에 걸쳐 추적 조사한 결과, 여름철 기온이 평균 이상으로 올라간 해에는 사망률이 지속적으로 높았으며 특히 당뇨병, 만성 폐질환, 심장 질환이 있는 사람, 가난하고 녹지 공간이 부족한 도시 지역에 거주하는 취약한 사람들에게서 그 영향이 더 컸다.[23]

일반적으로 논의되는 폭염 피해는 대부분 지역사회 수준의 위험에 국한된 경우가 많다. 그러나 직업 환경에서는 더 극심한 폭염에 노출되어 건강, 행동, 업무 능력에 특별한 위험이 초래되는 경우가 발생하고 있으며 앞으로도 그럴 것이다. 건설, 도로 공사 또는 농업 분야의 실외 작업자와 열대 국가에서 여전히 흔히 볼 수 있는 덥고 환기가 되지 않는 공장 안에서 일하는 작업자는 특히 취약하다.[24] 니카라과의 덥고 습한 환경에서 열악한 임금을 받는 지팡이 절단공들은 하루에 최대 9~10리터의 수분 손실이 올 수 있다.[25] 심각한 탈수는 신장

---

* 초과 사망자(excess mortality)는 폭염이나 팬데믹 등의 사건으로 특정 기간 동안 평소에 예상되는 것보다 늘어난 사망자 수를 의미한다. 조기사망자(premature deaths)는 기대수명보다 일찍 사망한 것을 의미하는 데 대기오염 등 특정 요인이 기여한 사망자 수를 산출하는 데 사용된다.

기능 손상과 신부전,[26] 물리적 사고 증가, 충동성 행동 등의 건강 문제를 초래할 수 있다. 또한 온열 스트레스가 증가하면 경제적으로는 생산성이 떨어진다.[27] 예를 들어 2050년 동남아시아에서는 오후 근무 시간의 절반 이상이 휴식 시간으로 손실될 수 있다.[28] 실제로 한 연구에 따르면 미래에 지금보다 기온이 4~6°C 높은 더운 계절에는 세계적으로 대부분의 전일 작업장 생산성이 절반으로 감소할 것으로 예상됐다.[29]

인간만 고통 받는 것이 아니라 동식물도 폭염에 취약하다. 폭염 기간 중 조류는 체중이 시간당 최대 5% 감소하여 탈수증에 걸릴 수 있다. 2009년 1월 서부 호주에서는 기온이 45°C를 넘는 폭염으로 수천 마리의 새, 주로 금화조와 잉꼬가 죽었다.[30] 지난 수십 년 동안 폭염은 종종 가뭄과 결합하여 호주 코알라를 대량 폐사시키고 개구리의 번식을 방해했으며 호수에 남조류가 번성하고 외래종이 확산되는 결과를 초래했다.[31,32,33,34]

기후가 증폭시키는 대기오염과 공기 중 알레르겐

지상 대기의 오염은 오래전부터 산업화와 자동차 보급이 가져온 대표적인 산물이었다. 대기오염은 특히 동아시아와 남아시아의 인구 밀도가 높고 오염이 심한 도시에서 매년 200만 명 이상의 사망자를 발생시키고 있다.[35] 중국 정부는 2008년 베이징 올림픽 때 선수들에게 숨쉬기 좋은 공기를, 관광객들에게 푸른 하늘을 제공하기 위해 지역의 공장 가동을 중단하고 자동차의 도심 진입을 통제해야 했다.

기후 조건은 여러 가지 대기오염물질의 형성과 농도에 영향을 미치는데, 이 중 특히 오존은 호흡기 및 심혈관계에 손상을 준다.[36,37] 새로 형성된 오존이 공기의 흐름을 따라 확산되면 주변 농지의 농작물에도 피해를 준다. 온도와 습도, 대기 중 이산화탄소 농도가 높으면 식물이 과도하게 자극을 받아 꽃가루와 포자의 생산과 방출이 증가하여 호흡기 알레르기가 악화된다.[38,39] 이는 핀란드의 자작나무 꽃가루 시즌이 더 길어지고,[40] 미국 북부의 돼지풀(*Ambrosia artemisifolia*) 꽃가루 시즌과[41] 스페인의 알레르기성 풀 꽃가루 시즌의 알레르겐 농도가 높아지는 원인으로 작용할 것으로 추정되고 있다.[42]

기후변화는 강우 패턴과 풍속에 영향을 미쳐 먼지 폭풍과 산불, 그리고 그로 인한 거대한 비산 먼지와 연기를 증폭시킨다. 호주 시드니에서는 최근 10년 동안 수십 차례의 산불로 인한 연기 노출로 비사고성 사망, 특히 심장 및 혈관 질환으로 인한 사망이 5~10% 증가했다. 때때로 심한 산불로 인한 먼지 폭풍이 시드니를 뒤덮을 때는 입원 및 사망자가 약 6분의 1 증가한다.[43]

극한 기상 : 기후변화가 범인인가?

기초적인 기후과학이 예측한 대로 많은 지역에서 극한 기상 현상과 재해가 더 빈번해지고 더 큰 피해를 입히고 있다.[44,45] 지난 반세기 동안 극한 지질학적 현상(지진, 쓰나미, 화산 폭발)에는 뚜렷한 추세가 없었던 반면, 극한 기상기후 현상(사이클론, 홍수, 가뭄, 폭풍, 산불)은 급격하게 증가하는 추세이다.[46] 기후과학자들은 이러한 증가세가 적어도 부분적으로는 온난화, 즉 기후 시스템이 더 큰 에너지를 가지게 되었기 때문으로 확신하고 있다.[47]

이러한 재해로 인한 건강 악영향 중 어느 정도가 기후변화로 인한 것인지 추정할 수 있을까? 그렇다, 다만 확률로만 추정할 수 있다. 물론 "최근 큰 홍수의 발생 증가가 기후변화로 인한 것일 가능성이 매우 높다"와 같은 일반적인 진술만으로는 충분하지 않다. 인간이 유발한 온난화로 인해 더 극단적인 사건이 발생할 확률이라는 개념은 많은 사람이 이해하기 어렵다. 그러나 자연의 극한 기후는 지속적으로 발생할 것이나, 에너지 수준이 더 높아진 기후 시스템은 이러한 재해의 빈도와 강도를 더 높인다. 이것은 이거냐 저거냐의 문제가 아니다. 이제부터는 모든 유형의 극한 기상의 빈도나 강도가 온난화된 기후의 영향을 받을 가능성이 높다. 따라서 향후 10년 또는 20년 동안 더 크고 잦아질 기상이변으로 인해 사망과 부상, 설사, 피부 및 호흡기 감염, 식량 부족, 외상 후 스트레스 장애 등이 대표적인 기후변화의 건강영향이 될 것으로 예상된다.[48]

기후, 식량 수확량, 물 공급

식량 부족과 영양실조, 기아는 농업의 역사를 통틀어 가장 많은 인명을 앗아갔기에 말 그대로 저승사자라고 할 수 있다.[49] 이러한 위기와 기근의 대부분은 자연적인 기후변화로 인해 촉발되거나 증폭되었다. 식량 수확량과 담수의 흐름은 기온, 강우량 및 기타 기후 조건에 크게 좌우되며, 관개 시스템과 물 흐름 관리는 세계 여러 지역의 식량 안보의 측면에서 매우 중요하다. 농업이 여전히 강우에 의존하는 사하라 이남 아프리카의 많은 지역은 이미 산발적인 식량 부족으로 인해 질병과 사망, 내전이 발생하기 쉬운 지역이 되었다. 따라서 이 지역은 미래 기후변화에 대하여 전반적으로 매우 취약하다.

하지만 인과 관계는 더욱 복잡하다. 기후변화로 인한 식량 수확량의 변화는 인간의 건강, 사회 안정, 지정학적 안보에 결정적으로 중요하지만, 식량 수확량은 토양 황폐화, 지하수 부족, 해충 발생, 수확물의 바이오 연료 생산으로의 전환 등 다른 많은 요인에 의해 영향을 받기 때문에 식량 수확량의 변화 중 얼마만큼이 지역의 기후변화로 인한 것인지는 대략적인 추정만이 가능하다. 2008년 세계 식량 가격이 상승하면서 유엔 세계식량계획은 최근의 기후가 식량 수확량에 악영향을 끼칠 가능성에 주목한 바 있다.[50] 그 이후 기후변화와 기상이변이 일부 지역의 식량 수확량에 영향을 미치고 있으며,[51,52,53] 이는 충분한 영양 섭취, 아동 발달, 전반적인 건강 및 활력뿐만 아니라 나아가 생존까지 위협한다는 인식이 확산되고 있다.[54] 그러나 기후변화, 식량 수확량과 인류 건강 사이의 연결고리를 찾기 위한 사회적 논의는 대부분 더디게 진행되었다. 많은 경제학자, 정치인, 식품 기업들은 여전히 농업 생산을 인간이 건강과 생존을 위해 찾거나 생산해야 하는 것이 아니라 기본적으로 경제적 실체로 간주한다. '식품'은 점점 더 시장에 나온 상품이 되고 있다.

기후는 특정 지역의 식량 가용성에 영향을 미치고 이는 사람의 영양섭취 요구량과 건강 수준에 영향을 미친다는 것은 잘 알려져 있지만, 미래의 특정한 기상 조건에서 이 영향을 정량적으로 예측하는 것은 어렵다. 런던 위생열대의학

대학원의 한 연구진의 연구는 이러한 복잡한 문제를 어떻게 해결할 수 있는지 보여준다.[55] 이들은 다단계 연계 모델을 사용하여 중간 수준의 온난화 시나리오를 적용하면 기후변화가 없는 경우에 비하여 2030년 영양 부족으로 인한 아동 사망자가 9만 5000명 더 늘어날 것으로 추정했다.[56] 이 모든 모델링은 식물과 가축이 기후에 반응하는 방식을 특징짓는 알려진 또는 가능성 있는 비선형 관계를 고려해야 하며, 많은 경우 이 둘의 관계는 '골디락스' 유형이다. 관계를 선형으로 가정하는 것은 적합하지 않은 경우가 많다. 예를 들어, 강수량이 너무 적거나 많으면 토양의 미량 원소 및 기타 미네랄 농도가 낮아지고 식물 성장에 장애가 생긴다. 건조한 토양에서는 암석에서 미네랄이 용출되지 못하지만, 매우 습한 토양에서는 미네랄 함량의 대부분이 침출된다.[57] 이처럼 주의할 점이 있음에도 불구하고 런던 대학원의 연구는 추세와 위험이 어디로 향하고 있는지에 대해 정책적으로 유용한 추정치를 제공해 주므로, 점쟁이나 기술만능주의자의 확신에 의존하는 것보다는 낫다.

    물의 양과 질이 저하되면 식량 공급에 차질이 생긴다. 담수는 기본적으로 식량 수확량에 영향을 미치는 것에 그치지 않고 여러 가지 이유로 건강과 생존에 필수적이다. 물은 안전한 식수, 기본적인 개인위생, 위생시설 및 폐수 관리에 필수적이다. 홍수 때 물이 넘치면 지역의 식수와 텃밭이 오염되고 특히 가난한 지역사회에서 콜레라, 이질 및 기타 설사병의 유행을 촉발한다. 현재 설사병으로 인한 사망의 절반 이상이 적절한 식수, 위생시설 및 청결 부족으로 인한 것이므로 설사병은 기후변화의 일차적인 표적이다.[58]

    더 큰 규모로 보면, 지역 강우량이 부족하거나 산의 적설량이 줄어들어 강의 유량이 줄거나 상류의 물줄기가 바뀌어 하류에 도달하는 수량이 감소하면 물을 둘러싸고 같은 수계 상하류에 있는 국가 간 긴장이 발생할 수 있다. 이는 기아와 분쟁, 난민, 그리고 그로 인한 여러 가지 건강상의 악영향으로 쉽게 이어질 수 있다. 남아시아와 동남아시아에서는 히말라야산맥 북쪽 경사면에서 발원하는 많은 강이 고산지역의 빙하가 줄어들면서 유량이 감소할 운명에 처해 있다.[59] 국가의 물 부족이 심해지면서 티베트 고원에서 흘러나오는 이 강들에

댐이 건설될 가능성이 높고, 그렇게 되면 하류 관개, 강 생태계와 어획량에 지장을 줄 수 있다. 메콩강 흐름의 오랜 계절적 리듬은 캄보디아 민물고기 어획량의 주요 원천인 톤레삽 호수 시스템의 양방향 유입과 유출의 수리학과 생태에 매우 중요하다.[60]

끝으로 기후가 콜레라에 미치는 영향은 더욱 흥미로운 점이 있다. 방글라데시 해안 지역사회에서 콜레라 발병은 해안가 물이 따뜻해지는 시기에 자주 발생한다.[61] 질소와 인이 풍부한 농업과 폐수 유출로 따뜻해진 물과 영양염류로 인한 부영양화는 조류의 번식을 촉진한다. 특정 조류는 자연 수생태계에 잠복해 있는 콜레라 박테리아의 숙주 역할을 하며, 조류를 먹는 어류가 이 박테리아를 섭취한다. 콜레라 박테리아가 먹이사슬을 따라 올라가면서 대형 어류가 감염되고 나아가 해안 지역사회에 콜레라가 유행하게 된다.

감염병

사람들은 경험적으로 세균성 식중독은 더운 여름철에 잘 발생한다는 것을 알고 있다. 실제 식중독을 일으키는 박테리아뿐 아니라 미생물은 일반적으로 더울수록 더 잘 증식한다. 일부 감염병은 사람에서 사람으로 전파되지만, 다른 감염병은 모기, 진드기, 벼룩과 같은 '매개체'를 통해서, 인수공통감염병은 동물에서 사람으로 직접 또는 매개체를 통해 전파되며, 보통 사람 간 전파는 없다. 이러한 모든 경우에서 온도, 강우량, 습도는 감염 미생물, 즉 병원체의 성장과 증식에 영향을 미칠 수 있으며, 매개체의 생물학적 특성, 수명, 무는 행동에도 영향을 미칠 수 있다. 체온조절 능력이 없는 절지동물 매개체는 온도에 매우 민감하며, 건조한 환경에서는 탈수 상태가 되기 때문에 더 자주 흡혈해야 한다.

기후와 관련된 매개체 매개 감염병 중 말라리아는 여전히 논란의 여지가 있지만 상징적인 위치를 점하고 있다. 이 주제는 이 장의 뒷부분에서 자세히 살펴보겠지만 먼저 간단히 설명하면, 말라리아 원충이 모기 장내에서 발달하고 증식할 수 있을 만큼 따뜻할 때, 기온이 1°C 더 올라가면 성숙에 필요한 시간이 절반으로 줄어 모기에 물려 감염될 수 있는 시기가 더 빨라진다. 이론적으로 약간의 온도 증가도 말라리아 전파 주기가 빨라져 지역적 집단발병 가능성을 높일 수 있다.[62] 온난화는 모기 수를 크게 증가시켜, 고열, 발진, 심한 두통과 몸살이 특징인 뎅기열을 비롯한 다른 매개체 매개 감염병의 전파 속도를 높일 수 있다. 뎅기열은 현재 열대 및 아열대 지역에서 널리 발생한다. 매년 약 3억 9000만 명이 뎅기열 바이러스에 감염되는 것으로 추정되며, 이 중 약 4분의 1이 증상을 나타낸다.[63] 인구 증가, 도시화, 국제 무역과 여행의 증가, 기후변화의 복합적인 영향으로 1960년대 이후 뎅기열이 30배 증가했다.[64,65]

인수공통감염병의 경우, 병원체의 자연 숙주 종의 번성은 종종 기후변화의 영향을 받는다. 강우량, 기온, 식생의 변화는 병원소-숙주의 밀도에 영향을 미친다. 예를 들어 진드기가 매개하는 라임병의 자연 숙주는 유럽과 북미 북동부의 사슴과 숲쥐이고, 호주의 로스강 바이러스는 캥거루와 왈라비이며, 아시아와 일부 지역의 벼룩 매개 페스트는 땅굴 속에 서식하는 야생 설치류 자연 숙주종이다. 이들이 없으면 야생에서 감염 유병률이 줄고 사람으로 전파도 줄어든다.

매개체의 도움 없이 사람 간에 전파되는 감염 역시 대부분은 기후 조건에 민감하다. 인플루엔자 바이러스는 차가운 공기에서 더 잘 생존하며, 인플루엔자는 대부분 겨울철에 유행한다. 최근 살모넬라 위장염의 다국적 시간 추세에서 알 수 있듯이, 음식에 있는 살모넬라균과 기타 박테리아가 더 빠르게 증식하는 따뜻한 시기에는 일반적으로 위장염(설사병) 발병률이 증가한다.[66,67] 여행자에게 골칫거리인 설사병은 세계가 온난화되면서(그리고 항생제 방어 효과가 떨어지면서) 더욱 악명을 떨칠 것으로 보인다. 예를 들어 2004년 여름, 알래스카 연안의 유람선에서 장염비브리오균에 오염된 해산물로 인해 위장염이 집단으로 발병했다. 지난 10년 동안 여름철 연안 해수는 점점 따뜻해졌고 2004년에는 여름철 내내 굴 껍질 안에서 박테리아가 증식할 수 있는 온도가 지속되었다.[68] 또한 해수면 온도가 상승하면 산호초가 시구아테라 독소를 비정상적으로 많이 함유하게 되고 이곳에 서식하는 물고기를 섭취하여 특히 태평양 섬 지역사회에서 시구아테라 중독이 많이 발생한다.[69,70]

제 3 장 기후가 만드는 건강과 질병

북극에서 멀리 떨어진 저위도 지역에서는 배설물 식품 오염의 주범인 집파리가 더 따뜻해진 환경에서 번성한다. 아프리카 남부의 보츠와나에서 진행된 연구에서는 기후변화의 중·저배출 시나리오에 따르면 집파리 수가 크게 증가할 것으로 예측했다.[71] 결과적으로 설사병이 증가할 것이다. 그러나 모든 위장 병원균이 따뜻한 환경에서 증식하는 것은 아니다. 노로바이러스와 로타바이러스(어린이 설사병의 중요한 원인)의 감염은 각각 겨울과 봄에 최고조에 달한다. 이것이 순수한 온도 효과라면 이들 질병은 온난화된 세상에서는 사라질 수 있다.

이제 중요한 질문을 하자. 기후변화가 감염병의 패턴에 영향을 미쳤을까? 비록 일부 질병에서는 근거가 불확실하나, 감염병의 지리적 범위는 지역 온난화와 함께 확실히 바뀌었다. 말라리아가 아프리카 동부 고지대에서 더 높은 고도로 확산된 것(아래에서 설명), 진드기 매개 뇌염과 라임병의 패턴 변화 등이 그 예이다.[72] 1980년대와 1990년대 스웨덴에서는 겨울 기온이 상승하면서 진드기가 점차 북쪽으로 확산되었지만,[73] 온난화가 먼저인지 확산이 먼저인지는 다소 불분명하다.[74,75] 1980년대 초부터 따뜻해진 발트해에서 수중 비브리오 박테리아 농도가 증가하고, 발트해 연안 지역사회에서 비브리오 감염의 집단발병이 더 잦아졌다.[76]

물론 기후변화로 인해 감염병 위험의 증가가 인간에게만 일어나는 것은 아니다. 가축에게 치명적인 청설병 바이러스와 매개체인 진드기는 유럽에서 기온의 상승과 함께 북상하고 있다.[77] 일반적으로 기후변화로 인해 많은 병원균의 서식 범위가 확장되고 더 잘 증식함에 따라 식물과 가축 모두 감염에 더 취약해질 것이다.

이러한 관계에 대한 이해가 높아지면 더 좋은 생물학적 기반 질병 전파 모델을 구축하여 확산 범위와 발생률의 변화를 예측할 수 있다. 예를 들어, 진드기가 매개하는 라임병은 캐나다와 유럽 모두에서 북쪽으로 더 확산될 가능성이 높다.

중국 중동부 지역에 대한 유사한 연구에 따르면 향후 반세기 동안 온난화로 인해 고대 질병인 주혈흡충증(마오쩌둥 주석이 '역신'이라고 불렀음)의 전파가 확대될 것으로 예상된다. 주혈흡충증의 자연 중간 숙주인 물달팽이는 한겨울 결빙 지역 이북에서는 생존할 수 없다. 주혈흡충증(Schistosoma japonica)의 병원소-숙주 동물은 물소인데, 소변으로 초기 단계의 병원체를 배설하여 물달팽이를 감염시키고, 병원체가 자유롭게 헤엄치는 성충으로 성장한 후 피부 접촉을 통해 인간에게 감염된다. 이 고대 질병은 내부 장기가 손상되어, 배가 부어오르며, 쇠약해져 사망하기도 하는데, 최근 물소 대신 트랙터가 이용되면서 감소하고 있지만 중국의 시골에서는 여전히 중증 질환으로 남아 있다.

이 개괄에서 염두에 두어야 할 몇 가지 중요한 측면이 있다.

첫째, 기후 조건은 생물학적 경로와 사회적 경로를 통해 감염병 발생에 영향을 미칠 수 있다. 기온 저하와 온난화는 모두 중요하다. 기온 저하는 병원균 증식을 늦출 수 있지만 사람과 가축이 실내에 머무는 시간이 길어지는 등 전파 기회를 증가시킬 수 있으며, 온난화는 박테리아, 모기, 숙주 종의 증식을 증가시키고 접촉 패턴(예: 수영장 이용)과 야외 식사와 같은 행동 양식 등에 영향을 미칠 수 있다.

둘째, 온도도 중요하나 강우량과 습도, 바람도 중요하다. 영국 식민지 시절 인도의 기록에 따르면 천연두는 덥고 건조한 지방에서 가장 빈번히 발생했다.[78] 사하라 이남 아프리카에서는 여름철 강우량의 연간 패턴이 모기의 웨스트나일열 바이러스 감염률과 사람에서 집단발병률에 영향을 미치며,[79] 베네수엘라에서는 말라리아의 집단발병이 모기의 번식과 생존에 도움이 되는 폭우 이후에 발생하는 경향이 있다.[80] 북태평양 지역의 가와사키병에서 바람의 역할은 특히 두드러진다. 이 신비한 질병은 심장 근육에 혈액 공급을 방해하며 주로 어린이에게 발생한다. 흥미롭게도 일본에서는 다른 나라에 비해 20배나 더 자주 발생하는데, 이는 아마도 러시아 남동부와 몽골에서 불어오는 강한 편서풍 때문일 것이다.[82,83] 이 바람은 장거리를 비행하면서 감염성 박테리아나 바이러스가 달라붙을 수 있는 작은 먼지 입자를 운반한다.[84] 월별 편서풍 세기를 일본의 월별 가와사키병 발병률에 겹쳐서 보면 분명한 상관관계가 보인다(**그림 3.2**). 이는 남서태평양에서 북상하는 또 다른 강한 바람이 캐나다를 향해 동쪽

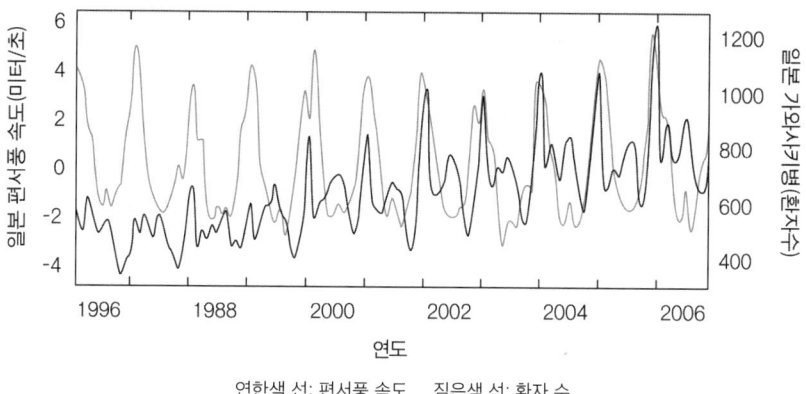

그림 3.2 일본에서 편서풍의 강도와 일본 가와사키병 발생률, 1996~2006년.
자료: Rodo et al. 2011.[81]

으로 향하기 전에 먼지를 동반한 편서풍과 교차하는 시점에 일본, 하와이와 캐나다 서부에서 가와사키병이 동시에 발생한다는 관찰 결과와도 일치하는 소견이다. 한 기류가 다른 기류를 감염시키는 것으로 보인다.

기후가 계속 변화함에 따라 바람의 패턴도 변화하며, '바람에 날리거나' '철새에 실려 가는' 미생물의 확산도 변할 것이다.

해수면 상승

18,000~11,000년 전 빙하가 녹으면서 바다의 수위는 40층 건물 높이인 약 125미터 높아졌다. 금세기 초의 해수면 상승 속도는 10년에 약 3cm이었는데, 온난화로 인해 바닷물이 팽창하고 육지의 빙하가 녹으면서 지난 100년 동안 상승률이 두 배 가까이 높아졌다. 바닷물의 팽창과 해빙이 각각 약 절반씩 해수면 상승에 기여한다.

해양 층 전체에 걸쳐 열의 재분배가 천천히 일어나기 때문에 금세기에 지구 온난화를 억제하더라도 바다 온도는 적어도 1000년 동안은 계속 상승할 것이다.[85] 먼 과거에 단서가 있다. 약 500만 년 전, 지구의 평균기온이 지금보다 약

2°C 높았던 플라이오세 때에는 해수면이 지금보다 약 10미터 높았다.[86] 이보다 더 짧은 기간인 2100년까지 4°C의 온난화가 발생하면 향후 몇 세기 동안 5미터 이상 해수면이 상승할 가능성이 있다.[87]

해수면이 상승하면 저지대의 작은 섬나라와 해안 지역은 식량 생산과 담수 공급, 물리적 안전이 위험해 진다.[88] 해수면 상승과 강풍이 결합하면 많은 해안 지역은 심각한 폭풍 해일과 홍수를 겪을 수 있다. 인구 밀도가 높고 7000km에 달하는 저지대 해안선이 있는 인도와 이웃의 방글라데시는 해수면 상승에 취약한 지역이다. 이미 많은 해안의 논이 침수와 염분 침착으로 위험해지고 있는데, 수면이 1m 상승하면 방글라데시는 전체 논 면적의 거의 절반이 침수되어 식량 자급률과 건강이 위협을 받게 된다. 2013년 6월, 태평양 저지대의 마셜 제도는 재앙적인 거대 해일로 인해 1000명 이상의 이재민이 발생하고 가옥과 농작물이 파괴되었으며 많은 사람이 생계 수단을 잃었다. 외무부 장관은 "온실가스를 많이 배출하는 나라들이 배출을 줄이려는 노력을 전혀 하지 않고 있는 동안 마셜 제도는 금세기가 끝나기 전에 말 그대로 지도에서 사라질 것이다"라고 호소하였는데, 이는 마셜 제도의 영토와 국민, 문화가 영원히 사라진다는 것을 의미한다.[89] 2015년 파리 기후 회의를 앞두고 섬이 수몰되거나 파괴될 처지에 놓인 태평양 섬나라 지도자들은 각국 정부의 조치를 호소했다.

기후 난민: 이재민, 이주, 그리고 건강

수백만 년에 걸쳐 생물 종은 기후변화에 따라 이동해 왔는데, 때로는 계절에 따라, 때로는 장기간에 걸쳐 이루어졌다. 많은 종류의 조류와 고래가 1년 단위로 장거리 이동을 한다는 것은 잘 알려져 있다. 고산의 수목한계선은 오랜 기간에 걸쳐 기온의 상승 또는 하강에 따라 올라가거나 내려간다. 농경 생활을 하지 않았던 인류의 조상들도 먹이와 물을 찾아 이동했다.

인류 이동의 역사는 동토의 국경의 변동이나 가뭄, 홍수, 기근과 같은 자연 현상의 변화만큼이나 오래되었다.

호모 에렉투스는 약 100만 년 전 아프리카 밖으로 이주하기 시작했는데, 이는 아마도 장기적인 지구 냉각화와 수천 년에 걸쳐 변동하는 빙하기의 시작으로 서늘하고 건조해진 동부 아프리카의 식량 자원이 감소함에 따른 것으로 보인다. 현대에 더 가까운 약 5000년 전에는 사하라의 건조가 시작되자 사하라 동부의 유목민 부족들은 비옥한 나일강 계곡으로 이주했다.

기후변화로 인해 향후 수십 년 동안 수백만 명의 사람들이 이주하게 될 것인데,[90] 이는 영양 결핍, 감염병 위험, 신체적·정신적 외상 등의 기전을 거쳐 많은 사람의 건강에 영향을 미칠 것이다.[91,92] 대부분의 이주는 세계의 빈곤 지역에서 일어나며 때때로 해당 국가 내로 제한되지만, 많은 사람이 자의로 또는 불가피하게 국경을 넘게 될 것이다. 세계 인구의 5분의 1은 해수면 상승과 자연재해의 위험에 노출된 해안 지역에 살고 있으며, 실제로 투발루, 키리바시, 몰디브, 카리브해 일부 지역의 섬 주민들은 이미 대규모로 이주해야 할 위기에 직면했다. 2012년 아시아개발은행에 따르면, 금세기 초부터 아시아 및 태평양 지역에서 기상이변이 빈번해지면서 폭풍과 홍수, 혹한, 가뭄, 해수면 상승으로 인한 이재민 수가 크게 늘었다.[93] 아프리카의 뿔(대륙 동쪽의 소말리아 반도)과 같은 지역에서는 수천 명의 이재민이 장기 체류 난민이 되어 불안정한 식량과 비위생적인 환경에서 생활하면서 자녀들은 교육받지 못하고 정신건강 장애와 절망에 빠지기 쉬운 처지다.[94]

이주에는 인구의 강제 이동이나 계획적 재정착 또는 의도적인 이주가 있을 수 있다. 이들은 유형별로 서로 다른 건강 위험을 일으킨다.[95] 대규모 강제 이주는 감염병의 집단발병과 식량 부족의 위험을 높인다. 계획적 재정착은 일반적으로 토지와 생계 수단, 삶의 터전을 잃는 등 사회적으로 부정적인 결과를 수반하며 식량 불안과 정신건강 악화로 이어진다. 도시 안팎의 임시 정착지에 거주하는 가난한 난민 지역은 홍수나 산사태와 같은 기후변화로 인한 재난 발생 위험이 높은 곳에 위치한 경우가 많다.

정신건강 및 심리적 장애: 보이지 않는 부담

정신건강은 일반 인구집단에서 질병 및 장애로 인한 질병부담의 큰 부분을 차지하나 대부분의 나라에서 공중보건학적 연구나 예방의 대상으로 다루어지지 않는다. 뇌는 기능에 문제가 있어도 겉보기에는 정상으로 보이는 경우가 많아 혈압을 재는 것과 달리 기능장애를 측정하기가 훨씬 어렵고 진단 기준도 더 모호하다. 극심한 홍수나 화재, 사이클론 및 다른 재난들이 더 잦아지면 가족과 친구, 재산 및 공동체를 잃은 후 우울증이 찾아오는 것과 함께 외상 후 스트레스장애도 더 증가하게 될 것이다. 호주의 경험에 따르면 극심한 기상이변 후에 최대 5분의 1의 사람들이 심한 스트레스, 정서적 상처, 절망감에 시달리는 것으로 나타났다.[96]

어린이 역시 불안과 스트레스 장애에 취약하다. 기후변화와 그 결과에 대한 대중의 인식이 높아짐에 따라 많은 어린이가 기후변화에 대한 오랜 기간의 불안정과 불안감으로 인해 특별한 스트레스에 직면할 것으로 예상된다.[97] 이 어린이들의 미래는 어떻게 될까? 아동기의 만성 불안은 코티졸(스트레스 호르몬)의 혈중 농도를 증가시키고 신경 호르몬의 기저치를 변화시킨다. 이러한 호르몬 및 대사 변화는 장기적인 질병 진행 과정에 영향을 미치는데, 예를 들어 혈압이나 심장 기능, 인슐린 반응에 따른 에너지 저장 등에 영향을 미쳐 제2형 당뇨병이 생길 수 있다. 기후변화가 인간 건강에 미치는 영향은 온난화와 해빙 간의 관계와 같은 물리적 변화에 비해 훨씬 더 복잡하다.

기후변화는 궁극적으로 부나 지위, 국경을 가리지 않으며, 그 강도와 결과는 다르나 어디에서나 인구집단에 영향을 미친다. 방글라데시는 빈곤과 식량 불안정이 만연하며, 해안에 거주하는 인구가 많고, 열대성 질환 감염률이 높으며, 히말라야 빙하가 녹아 흘러 강 상류가 범람할 위험이 있는 등 여러 면에서 취약하다. 부유한 국가라 할지라도 인구집단 내 취약성의 격차가 존재한다. 예를 들어, 미국에서는 1995년 시카고 폭염과 2005년 뉴올리언스를 내습한 허리케인 카트리나가 건강과 사망에 미친 영향이 인종과 사회경제적 집단에 따라 현저한 차이를 보였는데, 저소득층과 주거 취약계층이 가장 큰 위험에 처했다.

일반적으로 부유층은 기후변화 대응능력이 더 높으나 기후변화가 심해져 대응능력을 넘어서게 되면 부유층도 취약해진다. 열대성 저기압이나 다른 기상재해가 점점 더 강력해지면 빈곤 수준과 관계없이 모두가 피해를 보게 된다.[98]

2012년 12월 뉴욕 인근 지역에서 일어난 고위력 슈퍼태풍 샌디의 무차별적 파괴는 거대한 기후변화 앞에서는 누구나 평등하다는 것을 보여준다.

말라리아와 기후변화

말라리아는 오래되고, 유서 깊은 인간의 적이다. 이집트, 메소포타미아, 중국, 인도의 초기 기록에도 말라리아에 대한 언급이 있으며 그리스와 로마인들도 이 질병을 잘 알고 있었다. 이 질병의 이름은 습지주변의 습하고 '나쁜(mal) 공기(aria)'를 의미하는 이탈리아어에서 유래되었다. 주요 증상은 발열과 오한, 떨림, 발한, 구토 등이다. 모기가 옮기는 말라리아 원충은 감염된 사람의 간에서 증식한 후 혈액을 통해 퍼져나가 미량 영양소 철분을 함유하고 있는 적혈구를 감염시킨다. 제때 치료하지 않으면 뇌를 포함한 중요한 장기에 혈액 공급을 방해하여 생명을 위협할 수 있다. 말라리아 원충의 단백질은 5000년 전의 이집트 미라에서도 발견됐다.[99] 당시 고대의 의학 교과서로 전해져 온 에드윈 스미스 파피루스*에는 나일강 계곡 문명을 강타한 '올해의 역병'이라고 불리는 연례 감염병이 묘사되어 있다.[100] 이는 매년 발생하는 반갑지 않은 사건을 묘사한 것으로, 전문가들은 말라리아의 집단발병이 해마다 나일강의 홍수기에 일어났

---

* Edwin Smith Papyrus는 기원전 1501년에 집필된 고대 이집트 의학 문서로 가장 오래된 외상에 관한 외과 논문으로 알려져 있다. 미국의 이집트 학자 에드윈 스미스(1822~1906)는 1862년 룩소르의 상인에게서 22페이지 분량의 두루마리를 구입하였으나, 무덤 탐험 사업에 몰두하느라 방치되었다가, 사후에 그의 딸이 뉴욕 역사학회에 이 두루마리를 기증하였고, 이 학회에서 1920년에야 역사가 제임스 브레스트에게 번역을 의뢰했다. (출처) *BMJ* 2011; 342:d1598.

을 가능성이 높다고 말한다. 분자생물학적 분석 결과, 화려한 장식으로 둘러싸여 매장된 투탕카멘 왕의 미라에서도 말라리아의 흔적이 발견되었다. 이 소년 파라오는 기원전 1324년 19세의 나이로 사망했으며, 근친 유전으로 인해 발생한 다발성 하지 및 척추 기형에 시달렸으며 왕족 혈통의 부모는 남매 사이였던 것으로 밝혀졌다. 면역체계가 약해진 그는 열대열 말라리아의 치명적인 질병인 중증 뇌 말라리아로 사망했을 가능성이 있다.[101]

약 5300~3500년 전 홀로세 기후 최적기의 두 번째 온난기에는 습한 편서풍이 더 꾸준하고 멀리 불어서 지중해 동부 지역까지 말라리아가 쉽게 퍼졌을 수 있다. 메소포타미아의 고대 설형문자 점토판 문서에는 말라리아의 특징적인 48시간 주기의 열이 기록되어 있다. 메소포타미아 석상에 새겨진 감염병의 여신은 새로운 감염병의 위용을 과시하고 있다.

말라리아는 오늘날 덥고 습한 지역, 특히 사하라 이남 아프리카, 남미, 남아시아, 동남아시아에서 주로 만연하는 건강 재앙일 뿐 아니라 경제 발전의 장애물이다. 매년 2억~3억 명의 환자가 발생하여 이 중 약 70만 명이 사망하고 있으며, 사하라 이남 아프리카에서는 전체 어린이 사망원인의 5분의 1을 차지한다.[102] 최근에는 좋은 소식과 나쁜 소식이 모두 있었다. 살충제 살포와 모기장 보급, 지표수 관리 등 지역사회와 가정 단위에서 취한 조치가 성공적으로 작용하여 말라리아 발생률이 감소했다. 그러나 그 사이, 말라리아는 자신의 생존을 위해 진화하여 예방과 치료에 쓰이는 주요 약물에 대한 내성을 획득했다. 즉 수백만 년 전부터 시작된 진화 전쟁이 계속되고 있는 것이다(**글상자 3.1**).

오늘날 인류를 숙주로 하는 말라리아의 대표적인 두 종은 기후와 생물학적 프로필이 매우 다르다. 더 치명적인 열대열 말라리아는 모기의 몸 안에서 성장하고 증식하기 위해서 더 높은 온도가 필요하며, 대부분 더운 열대 지역에 국한되어 있다. 이에 비해 독성이 낮은 삼일열 말라리아는 다른 사람에게 바이러스를 전파할 모기가 없는 겨울철의 서늘한 기후에서도 생존할 수 있도록 진화했다. 삼일열 말라리아 원충은 일단 감염된 후 사람의 간에서 조용히 겨울을 나며 더운 날씨의 시작을 알리는 생화학적 신호를 기다렸다가 혈류로 다시 침투한다. 세계 지도에서 보면 말라리아는 열대성 질병처럼 보인다. 하지만 19세기에는 추위에 적응한 삼일열 말라리아가 유럽 북부로 퍼져 여름철에는 스웨덴과 러시아 북서부의 북극권까지 도달했다.

말라리아는 감염병과 기후변화에 대한 소모적인 논쟁의 중심이 되어왔다. 사회경제적 발전이 말라리아의 범위를 결정하는 주요 요인일까? 설사 이것이 사실이라 할지라도, 그리고 이 명제를 뒷받침하는 증거가 있다 할지라도,[104] 기후의 영향을 배제할 수는 없으며, 실제로 기후의 영향은 앞으로 올 훨씬 더 온난화된 세상에서 더 중요해질 수 있다. 모기는 질병 전파에 필수적인 매개체이며, '최적' 온도 범위 내에서 더 따뜻하고 더 습한 조건에서 가장 잘 번식하며,

---

글상자 3.1 말라리아: 긴 진화의 역사

찰스 다윈의 반대자들은 말라리아의 이처럼 복잡한 전파 방식이 어떻게 지적 설계의 도움 없이 진화할 수 있었는지 의문을 제기했을 것이다. 시간은 진화의 조력자여서, 말라리아의 생물학과 전파가 진화하는 데 수없이 많았던 난관들은 사라진 지 오래다. 말라리아의 진화적 기원은 수억 년 전으로 거슬러 올라가 매개체가 필요 없는 단순한 기생 생물에서 시작했다. 이후 환경이 변화함에 따라 진화를 거듭한 결과 단계적으로 현재의 말라리아 모기와 인간으로 연결되는 감염의 배열이 만들어졌다. 인간 집단에서 오랫동안 지속되어 온 대부분의 감염병은 유인원/호미닌 혈통에서 유래했거나 가축화된 동물이나 거주지역을 공유하는 야생동물(설치류, 조류, 박쥐)과의 접촉에서 비롯되었다. 말라리아 유전자를 통해 인류에게 적응한 말라리아가 적어도 5000~6000년 전에 출현했음을 확인할 수 있다. 실제로 삼일열 말라리아는 100만 년 전 영장류에서 초기 호모 혈통으로 유입되었을 수 있다. 치명적인 열대열 말라리아의 기원은 확실하지 않지만, 치명률이 높은 것으로 미루어 볼 때 중서부 아프리카에서 숲을 개간하는 농경민들이 말라리아에 감염된 모기와 접촉하면서 상대적으로 더 최근에 인간에게 유입된 것으로 추정된다.[103]

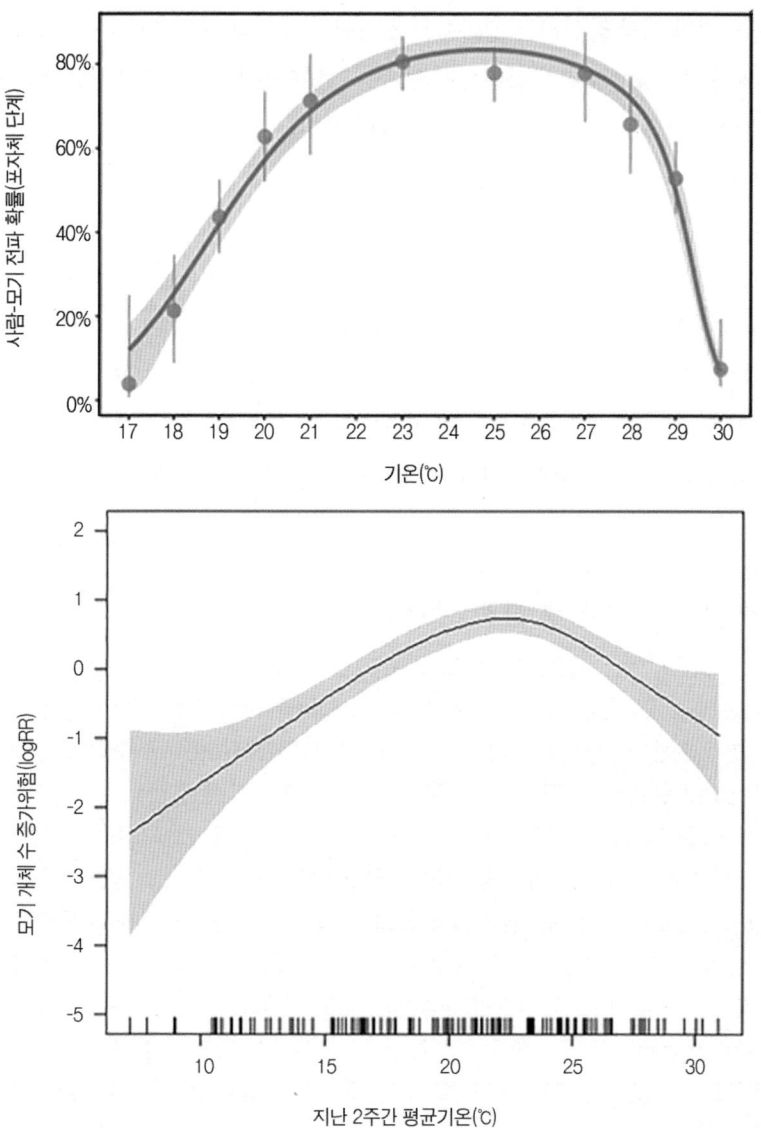

그림 3.3 기온과 말라리아 전파 확률 간 관계(위). 자료: Figure 3-d, Suh, E., Stopard, I.J., Lambert, B. et al. Estimating the effects of temperature on transmission of the human malaria parasite, Plasmodium falciparum. Nat Commun 15, 3230 (2024). https://doi.org/10.1038/s41467-024-47265-w
기온과 광주광역시 유문동에서 포집된 빨간 집모기 개체 수(아래). 자료: 정해관 등(2022). 기후변화 매개체 전파 감염병 예측 모델 및 평가연구(HG18C0025). 방역연계범부처감염병 연구개발사업.

온도가 높을수록 모기 체내의 미성숙한 열대열 말라리아가 더 빠르게 자란다 (그림 3.3).

먼저 유럽의 기후변화와 관련된 말라리아의 최근 역사에 대해 알아보겠다.

말라리아: 최근의 역사

지난 2000여 년 동안 많은 유럽 지역을 괴롭혔던 '여름철 열병'은 대부분 삼일열 말라리아에 의한 것이다. 삼일열 말라리아는 유럽의 겨울에도 생존할 수 있었지만, 이보다 더 치명적인 열대열 말라리아는 따뜻한 시기에 가끔 남부 유럽에 침입했다. 11세기와 12세기에 기온이 따뜻해지면서 유럽에서 인구가 증가하고 농업이 확대됨에 따라 말라리아 모기의 활동 범위가 더 북쪽으로 확장되었다. 이 질병은 유럽 전역에 걸쳐 재앙을 가져왔다. 네덜란드 해안과 잉글랜드 남동부의 습지대는 여름철 열병으로 악명이 높았으며 프랑스 루아르 계곡의 하류도 마찬가지였다.[106] 남쪽으로 더 내려가면 20세기 중반까지 이탈리아 중부 평야에서 말라리아는 2000년 동안 수천 명의 농장 노동자들을 쇠약하게 만드는 폭압적인 압제자로 군림해 왔다.

소빙하기(1300~1850년경) 동안 말라리아는 북쪽에서는 사라졌지만 유럽에서 여전히 그 세력이 상당 수준 유지되었다. 1660년대 런던에서 존 그론트(John Graunt)의 사망진단서에 기재된 사망원인 중 '열병과 발열'은 세 번째로 흔한 원인이었다. 이 질병 범주에서 가장 큰 비중을 차지하는 것은 말라리아였을 것이다. '열병'이라는 단어는 급성 발열을 뜻하는 라틴어 페브리스 아쿠타(febris acuta)의 약어에서 유래했다. 유럽에서 가장 추웠던 소빙하기 시대에 살았던 윌리엄 셰익스피어를 비롯해 문학 작품에서 발열과 열병이 자주 언급되었다. 태양이 습지에서 땅속의 증기를 끌어올려 이 특정 열병을 퍼뜨린다는 믿음이 널리 퍼졌다. 『헨리 4세』 1막(4.1)에서 핫스퍼는 이렇게 불평한다.

3월의 태양보다 더 심하게,

이 찬사는 오히려 열병을 키우는구나.

1611년에 발표된 셰익스피어의 마지막 희곡인 『템페스트』(2.2)에서 분노한 노예 칼리반은 주인 프로스페로를 저주한다.

> 태양이 늪지, 습지, 평원에서 빨아들이는
> 모든 감염병이 프로스페로에게 내리길 …

소빙하기가 끝나고 얼마 지나지 않은 추운 17세기 런던에서 올리버 크롬웰과 찰스 2세 국왕은 모두 말라리아에 걸렸다. 열렬한 개신교 신자였던 크롬웰은 '가톨릭'의 퀴닌 가루로 치료받는 것을 거부했는데, 이것은 페루의 스페인 예수회 선교사들이 아메리카 원주민들이 전통적으로 사용하던 해열제를 말라리아 치료제로 새롭게 발견한 것이다.

크롬웰은 1658년에 공식 사망했다. 그러나 1679년 가톨릭 신자였던 찰스 2세는 왕실 의사였던 로버트 탈보(Robert Talbor) 경이 처치한 퀴닌 치료법을 받아들였다. 왕은 살아남았고, 로버트 경은 이후 유럽 귀족들에게 페루의 이 경이로운 약을 성공적으로 투여하며 프랑스 국왕 루이 14세의 아들을 완치시키고, 『영국식 치료법: 탈보의 놀라운 질병 치료 비법(1672)』을 출판하는 등 큰 성공을 거뒀다.[107]

16세기 후반과 17세기 후반의 소빙기에는 유럽 일부 지역의 기온이 북반구의 홀로세 평균기온보다 3°C 정도 낮았으며,[108] 이때 북유럽에서는 풍토성 말라리아가 사라졌다.[109] 이 추운 시기에 유럽 대부분 지역에서 삼일열 말라리아가 매년 활발하게 전파되고 있었다는 사실은 기후 외적 요인이 작용하였음을 나타낸다. 예를 들어, 농민 가족은 종종 양, 소와 함께 실내에서 숙식을 공유하며 밀집하여 살았다. 이 한 지붕 아래서 모기는 온기와 풍족한 먹이를 얻으며, 가축의 피를 선호하면서도 사람을 더 많이 무는 경우도 있어 지역사회의 감염률이 유지되었다.

19세기에는 토지 이용과 농축산업 관행의 변화로 유럽에서 말라리아의 감소가 가속화되었고 "말라리아는 쟁기보다 먼저 달아난다"는 속설을 입증했다.[110] 가족의 주거 공간과 가축 축사를 물리적으로 분리했을 때 모기는 주로 소와 양을 따라 새 축사로 이동하여, 사람의 감염위험이 크게 줄었다. 다행히 동물들의 피는 염도가 높아 말라리아가 생존하기 적절하지 않아서 동물들이 모기에게 자유롭게 피를 제공하는 동안에는 사람은 감염되기 어려웠다. 따라서 인간과 동물이 분리되면서 말라리아는 줄어들었고, 또 습지와 늪지대가 사라지면서 말라리아는 더욱 줄어들었다.

20세기 전반, 1897년 로널드 로스(Ronald Ross)가 모기가 말라리아를 매개함을 발견하여 새로운 통찰력을 얻게 되고, DDT를 사용하여 모기를 박멸하는 경험을 하면서 많은 고소득 국가에서는 말라리아가 퇴치되었다. 영국과 북미에서는 1950년대 초에, 네덜란드와 호주에서는 1960년대 초에 말라리아가 퇴치되었다.*

말라리아는 어린이 사망과 저소득 국가의 경제적 부담을 초래하므로 국제적 관심이 높아 기후변화와 관련된 우려와 연구의 초점이 되고 있다. 기후 조건은 풍토성(항상 존재하는) 말라리아가 발생할 수 있는 지리적 및 계절적 경계를 설정하지만, 그 경계 내에서 말라리아가 실제로 어디에서 발생하는가는 다른 요인들에 의해 결정된다. 국지적인 기후 변동으로 인해 말라리아가 이 경계를 넘어 면역력이 취약한 이웃한 인구집단에서 일시적으로 유행할 수도 있다. 그러나 앞서 언급한 더 큰 의문이 있다. 지구가 더워지고 많은 지역이 더 습해지면 말라리아 출현 범위가 더 넓어질 수 있을까? 그리고 서아프리카 일부 지역과 같은 몇몇 지역이 모기가 서식하기에는 너무 덥거나 건조해지는 시점은 언제

---

* 우리나라는 1970년대 산업화가 진행되고 농촌인구가 줄고 농촌환경이 변화한 데 힘입어 1970년대에 말라리아가 자연 소멸되었다. 그러나 1993년 서부전선에 인접한 지역에서 군인의 발병을 시작으로 남북에서 시간을 두고 재출현하여 2000년에는 환자수가 남한 4000명, 북한 30만 명을 넘었으나 이후 남북 공동퇴치사업에 힘입어 크게 줄었지만 최근까지도 국내 발생은 연간 500여 명 수준에서 더 줄어들지 않고 있다.

일까?[111] 그리고 고소득 국가에서 말라리아가 재확산할 수 있는 임계치를 좌우하는 것은 무엇일까?

1990년대 사하라 이남 아프리카, 남아시아, 남미에서 진행된 초기 연구에서 기후의 단기적 변화가 말라리아 집단발병 양상에 영향을 미친다는 사실이 확인되었다. 르완다에서는 지난 세기 말 국지적 온난화 기간에 말라리아 발생률이 증가했고,[112] 남아시아와 베네수엘라 일부 지역에서는 엘니뇨 현상과 관련하여 말라리아가 유행했다.[113,114] 하지만 장기적인 온난화 추세는 어떤 영향을 미칠 것인가?

케냐, 에티오피아, 콜롬비아 고지대에서 최근 지역의 온난화 추세에 따라 말라리아가 출현하는 고도가 올라가는 경향을 보이고 있다.[115,116] 에티오피아와 콜롬비아 모두 고지대에서 말라리아 출현 고도가 매년 변동하는데 이것은 기온의 변동과 밀접하게 연관되어 있다. 케냐 서부 고원지대에 위치한 대규모 케리초 차 재배 단지는 특히 관심을 끌었는데, 1979년부터 2009년 사이 말라리아 발생률 증가가 실험실 검사로 확인되었기 때문이다.[117,118] 이곳 차 단지에서 나온 자료와 같이 질 높고 장기적인 기록은 드문데, 이 자료는 이 지역 기온이 10년간 0.2°C가 조금 넘게 상승했음을 보여준다. 핵심 질문은 이 두 가지의 추세(말라리아 발생률과 기온)가 서로 연관되어 있는지이다. 해당 지역에서 예방 및 치료수준이 개선되어 이 지역의 말라리아 발생률이 감소했을 수 있지만,[119] 말라리아 환자가 더 높은 고도에서 발생한다는 사실은 기후와의 관련성을 분명히 나타낸다.

기후변화가 미래의 말라리아 패턴에 얼마나 영향을 미칠 것인지는 각국이 가진 부, 자원, 위험관리 역량에 달려 있다.[120] 수천 년 전, 인간은 숲을 벌채하고 농업을 시작함으로써 아프리카에서 말라리아가 영장류까지 숙주의 범위를 확장할 수 있게 만들었다. 지금 우리가 초래한 기후 및 환경 변화는 말라리아의 지속성과 확산 가능성을 높이고 있는 것일까? 아마도 그럴 것이다.

과거로부터 기후와 건강 관계에 대한 해석

지난 1만 년 간 기후의 변화는 좋을 때도 있었으나 나쁠 때도 있었다. 인간의 기대 수명은 오르내렸고 출산율도 마찬가지다. 그러나 역사적 기록은 비대칭적이어서 나쁜 사건을 더 자세히 다룬다. 극심한 기근은 기록되었을 가능성이 매우 높으나, 기후가 온화하고 식량 수확량이 많고 감염병 유행이 크게 없었던 시기는 확실하게 기록되지 않았을 가능성이 높다. 그 외 다른 분명한 제한점은 수 세기에 걸친 정보의 질이 일관되지 않고 들쭉날쭉하다는 것이다. 문자 기록물은 초기 메소포타미아 점토판과 이집트 기록까지 약 5,000년 이상 거슬러 올라가지 않으며, 다른 지역에서는 있다고 해도 훨씬 더 늦게 문자 기록물이 등장했다.*

물리적 대리 측정 방법을 사용함으로써 과거 기후를 재구성하는 데 급속한 발전을 이루었으나 과거 인구집단의 건강에 대한 대리 측정법은 부족하다. 건강과 질병에 관련된 대부분의 기록과 지표는 유럽, 동부 지중해, 중국, 인도, 그리고 그보다 훨씬 늦게 북미와 호주에서 나왔다. 대부분의 역사적 경험은 현대의 의학 지식과 특정 질병에 대한 분류체계가 만들어지기 이전의 것이므로, 초기 증거는 대부분 거칠고 비특이적이며, 영양 부족과 기아, 감염병('역병' 및 '열병'), 기상이변과 자연 자원을 둘러싼 분쟁으로 인한 손상과 사망에 관한 것이다. 이 세 가지가 오랫동안 중증 질환과 조기 사망의 주요 원인이었다. 다른 정보로는 고고학적 및 화석 증거를 통해 얻을 수 있다. 골격 유해는 어린이와 청소년의 영양부족, 발육부진, 높은 사망률의 징후를 보여준다.

이집트와 유라시아에서 발생한 주요 질병 유행에 대한 기록은 3000~4000년 전으로 거슬러 올라가나 기후 조건에 대한 언급은 없다. 더 믿을 만한 기록은 아테네 역병(기원전 5세기)과 로마역병(각각 서기 2세기와 3세기에 발생한 안토니

---

* 우리나라에서도 기록을 통하여 오래 전부터 말라리아가 있었음을 확인할 수 있는데 최초의 기록은 고려사절요(서기 1123년)에 등장하며 이후 조선왕조실록과 승정원일기에서 총 303건의 기사를 확인할 수 있다.

우스 역병과 키프로스 역병), 동로마 제국에 영향을 미친 유스티니아누스 역병(서기 6세기)에 대한 것이다. 질병 유행에 대한 정보는 중세 이후 유럽과 중국에서 점차 구체적으로 기록되어 최근 몇 세기 동안 훨씬 더 상세해졌다.

최근 분자생물학적 기법이 발전하고 과거 자료에서 DNA 분석을 통해 감염원을 식별할 수 있게 됨으로써 논쟁의 여지가 있던 진단 문제를 해결할 수 있게 되었다.[121]

기근과 열병: 영양과 감염의 관계

식량 부족과 열병은 서로 무관한 결과가 아니다. 각자 서로에게 영향을 미칠 수 있다. 수 세기 동안 심각한 영양실조와 기아가 발생하면 감염병이 창궐하는 경우가 많았다. 19세기 중반 아일랜드의 감자 기근 당시에는 이가 옮기는 발진티푸스로 대부분 사망하였다. 19세기 후반 인도의 대가뭄은 대규모 기아와 말라리아의 급증을 초래했다. 14세기 초 유럽의 극심한 기후변화와 그로 인한 대기근은 인구집단의 취약성을 높이고 30년이 지나 흑사병이 닥쳤을 때 감염과 사망의 수준을 더 높이는 결과를 초래했을 것으로 추정된다. 영양 부족과 약화된 면역체계는 종종 감염에 대한 취약성을 높인다.[122] 오늘날 빈곤한 지역사회에서 어린이의 만성 설사병은 영양 결핍의 흔한 원인이며, 어린이 성장 지체의 주된 원인이다.[123]

사회경제적인 파탄 시기에는 간혹 유행병이 사회적 불안정을 초래하기도 한다. 서기 542년에 시작된 유스티니아누스 역병과 14세기 흑사병 등 두 차례의 페스트 범유행 이후 유럽의 농촌 인구가 급격히 감소하면서 식량 부족이 발생했다.

기아로 사망자가 증가할 때는 사회적 자원을 가동하여 충분히 유행병을 막을 수 있으나,[124] 풍토병을 가지고 있는 인구집단은 일반적으로 기근 후에 오는 주요 감염병 유행에 더 취약하다. 예를 들어, 기존의 홍역은 오늘날 사하라 이남 아프리카의 많은 지역에서 기근 발생 후 치명적인 질병으로 발병하는 경우가 많다.[125] 그러나 여기에는 단순한 자연법칙이 존재하지 않는다. 실제로 증식을 위해 철분이 많이 필요한 말라리아 원충은 적혈구의 철분 함량이 적은 숙주를 싫어하는 것으로 추정되는데, 이와 같이 영양결핍 상태에 있는 사람은 일부 병원체에게는 덜 매력적일 수 있다. 궁극적으로 병원체의 목표는 병원체의 자손을 다른 인간 숙주에게 전달할 수 있을 만큼 충분한 영양분과 에너지의 공급원을 숙주에서 찾는 것이다.

기아와 유행병의 관계는 상황에 따라 달라진다.[126] 1690년대 영국에서는 흉년이 들어 식량 가격이 치솟았으나 감염병으로 인한 사망은 크게 늘지 않고 안정적으로 유지되었다.[127] 그러나 한 세기 전인 1597년 혹독한 기근 직후 컴벌랜드와 웨스트모랜드 카운티에서 집단으로 감염병이 유행했다.[128] 이들 카운티의 많은 굶주린 사람들이 먹을 것을 찾아 인접한 노섬벌랜드의 뉴캐슬로 이동했으나 그곳에서도 감염병이 창궐했다. 이듬해에는 컴벌랜드와 웨스트모랜드에서 감염병이 발생했는데, 아마도 이 무서운 질병과 맞서며 먹을 것을 찾아 다른 지역을 돌아다녔던 사람들이 옮겨온 것으로 추정된다. 더 최근의 사례가 있다. 1944~1945년 나치 독일 점령기 네덜란드에서 극심한 '배고픈 겨울'에 태어난 아이들이 생애 초기에 심각한 영양실조를 겪고 성인이 되었을 때 면역체계의 기능은 떨어지지 않았던 반면,* 서아프리카 감비아의 한 마을에서는 해마다 찾아오는 배고픈 계절에 태어난 아이들이 특히 감염병으로 사망할 확률이 최대 10배까지 높았다.[129]

기아와 감염 관계에서 생물학적 측면만을 강조하면 사회적 조건의 역할이 모호해질 수 있다. 오늘날 감염병은 전 세계의 빈곤층, 소외계층, 인구 밀집 지역에 압도적으로 집중되어 있다.[130] 감염병의 확산은 낮은 문해력, 열악한 위생, 비효과적인 위생시설, 종종 무질서한 사회적 관계를 반영하며, 이 모두가 기후변화라는 조건에서 미래의 건강 전망에 영향을 미친다. 근대화의 어두운

---

* 이 책이 집필된 이후 보고된 연구에 의하면 모체의 태내에서 '배고픈 겨울'을 겪은 후 출생한 사람들은 후성 유전체의 변형이 초래되어 성인기에 들어선 이후에 심혈관질환 등 퇴행성질환의 발생위험이 더 높은 것으로 나타났다(Tobi 등, *Nature Communications*, 2014;5:5592).

이면에 세계에서 가장 가난한 10억~20억 명의 인구가 있으며, 이들 중 상당수는 여전히 지역 자급자족 경제에 의존하며 수백 년 전과 크게 다르지 않은 환경에서 살아가고 있다. 이러한 인구 중 상당수는 앞으로 더 따뜻해질 수십 년 동안 전근대적 자급자족 공동체와 비슷한 유형의 기후-환경 스트레스와 건강 위험에 직면하게 될 것이다.

서아프리카 사헬 지역의 니제르가 그 예이다. 만성적인 가뭄에 시달리는 이 내륙 국가는 2005, 2010, 2012년에 심각한 식량 부족을 겪었다. 이 문제는 지역 분쟁, 허약한 정부, 만성적인 영양부족(니제르 아동 사망률이 높은 주된 이유)으로 인해 더욱 나빠졌다. 여성 한 명당 평균 7명이 넘는 출산율은 분명 지속 가능하지 않은 수준이지만 단시일 내 감소할 것 같지 않다. 유엔의 예측에 따르면 현재 1700만 명인 인구가 2050년에는 3배인 5500만 명으로 증가할 것이다. 먹여 살려야 할 입이 늘어나는 동안 니제르와 서아프리카 전체는 심각한 온난화를 겪게 될 것이며, 사헬 북부에서는 강우량 감소와 가뭄이 더욱 심해질 것이다. 기니만에서 발원하여 북위 20°(니제르 북쪽 끝)까지 도달하는 서아프리카 여름 몬순은 최근 수십 년 동안 약해지고 더 남하하고 있다. 세계 기후가 변화함에 따라 기아와 불안정, 난민이 더 많이 발생하고 있다.

기후변화의 방향은 중요한가

마지막으로 기후변화의 방향은 과거의 식량 위기와 향후 세계 기후변화에 대한 시사점을 해석하는 데 있어 매우 중요하다. 기온이나 강우량 변화의 방향은 일반적으로 식량 수확량이나 감염에 대한 기후 관련 영향의 크기를 결정하는 주요 요인이 아니다.

방향보다는 기후변화의 규모가 더 중요하다; 즉 "딱 맞는" 골디락스 환경이 존재한다. 농작물과 동물 종은 자연선택과 인위적인 생물학적 선택에 의해 해당 지역의 기후에 맞게 조정된다. 따라서 과도한 온난화와 냉각, 과도한 비 혹

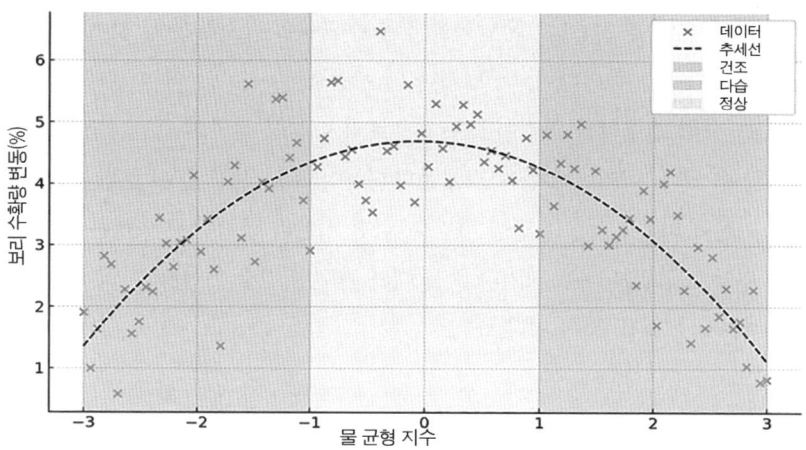

그림 3.4 물균형지수와 보리 수확량 변동(%) 간의 상관관계. 자료: ISIMIP/AgMIP GGCMI Phase 2 작물 수확량 산출물; CRU TS v4 월별 기후 자료(0.5° 격자). 물균형지수(WBI)는 4-6월 강수량에서 Hargreaves PET proxy를 뺀 값으로 계산하였으며, 표준화(z-score)함. 수확량 변동률(BYV, %)은 "정상 구간"($|WBI| ≤ 1$)의 평균 수확량 대비 편차(%)로 정의함. AI의 지원을 받아 작성함.

은 기온 변화를 동반한 가뭄 조건에서는 식량 수확량이 줄어들 수 있다.

20세기 중반 이후 체코의 연간 봄 보리 수확량이 좋은 예다(**그림 3.4**). 보리는 중서 유럽에서 재배되는 가장 중요한 봄철 곡물이며, 봄철 강우량이 작물이 적응할 수 있는 정상 범위를 벗어나 더 건조하거나 더 습한 조건 모두 수확량을 크게 떨어뜨릴 수 있다. 겨울 밀 수확량 그래프도 매우 유사하다.

그러나 이 주제에 대한 연구는 대부분 곡물에 대한 기후변화의 영향에 초점을 맞추었고 뿌리, 덩이줄기, 원예 작물 및 사료 작물에 대해서는 더 많은 연구가 필요하다. 따라서 열대 기후보다는 온대 기후에서의 수확 반응 패턴이 더 많이 알려져 있다.[132] 미국의 경우, 옥수수 수확량은 비정상적으로 낮은 온도에서 감소하고 29°C까지는 온도가 상승함에 따라 수확량이 증가하며, 대두 수확량은 30°C까지 증가한다. 온도가 이러한 최적 수준을 넘어서면 수확량은 감소한다.[133] 이러한 관계를 비가 충분히 내린다고 가정한 상태에서 아프리카의 미래 온난화 시나리오에 적용하여 모델링한 연구에 따르면 현재 아프리카 옥수수

재배 지역의 3분의 2가 1°C 온난화할 경우 수확량이 감소하게 될 것이다.[134]

식량 수확량과 관련하여, 더 덥거나 더 추운 날씨에, 생물학적-생태학적 요인 또는 사회-인구학적 조건이 교란됨으로써 감염성 질환의 집단발병 위험이 증가할 수 있다. 이러한 일반적인 패턴의 다른 예로는 적정 온도 범위를 벗어난 일별 기온에 따른 U자형의 일별 사망률, 극한 기온과 관련된 모기 생존율, 대부분의 영양소 섭취가 너무 적거나 많을 때와 관련된 건강 위험 및 편익(버트랜드의 법칙으로 알려짐) 등이 있다.[135]

지금까지의 논의 정리

초반의 세 장에서는 오늘날의 심각한 환경 문제가 발생한 맥락을 다뤘다. 지구적 규모에서 이런 환경 문제로 인한 압박의 양상을 지구 운영체계의 교란으로 인간과 다른 종이 당면한 위험의 측면에서 다뤘고, 기후 시스템의 작동과 인간이 주도하는 기후변화의 과정, 기후변화가 인간의 웰빙, 건강, 생존에 영향을 미치는 다양한 방식에 대해 논의했다.

다음 장에서는 기후 시스템의 변화가 초기 인류와 그들의 건강, 안전, 사회적 안정에 어떻게 영향을 주었는지를 다룬다.

제4장 캄브리아기 생물 대폭발에서 농부의 출현까지

_ 기후는 어떻게 우리를 인간으로 만들었는가?

수백만 년의 시간을 거슬러 올라가면 세부적인 내용은 흐릿해지지만 그럼에도 이야기의 윤곽은 매우 명확하다. 지난 200~300만 년에 걸쳐 우리의 호미닌* 조상들은 점점 더 변덕스럽고 차가워지는 기후에 대처해야 했다. 10만 세대에 걸친 호모속의 계보를 보면 종의 생존과 번식은 끊임없이 변하는 기후와 환경 조건에 맞춰 생물학적 행동적 적합성을 유지하는 데 달려 있었다. 따라서 현대인의 뇌 기능의 몇 가지 독특한 측면을 포함하여 생물학적 다양성과 적응성 대부분은 인류의 조상 집단에서 선택적으로 진화된 결과이다. 번식 능력이 가장 뛰어난 생존자의 유전자가 우리의 유전적 유산으로 오늘날까지 이어져 내려오고 있다.

기후변화가 자연선택 압력의 주요 원천이라는 것은 예전부터 잘 알려져 있었다. 찰스 다윈의 후배이자 자연선택에 의한 진화의 공동 발견자이지만 다윈의 그림자에 가려져 있는 알프레드 러셀 월리스는 새로운 세대마다 나타나는 변이 중에서 항상 맞닥뜨리는 기후, 식량, 적의 변화에 대응하면서 가장 적응을 잘한 형질이 살아남았다고 말했다.[1] 생물학적 진화는 현재 생존하는 데 초점을

---

* 호미닌은 침팬지와 인류의 마지막 공통조상 이후 현생 인류 계열로 진화한 인류의 모든 조상 종들을 총칭하는 용어이다.

맞추고 있지, 미래는 염두에 두고 있지 않기 때문에 멸종이 되지 않는다고 보장할 수 없다. 그럼에도 불구하고 인류의 다재다능한 두뇌는 문화적 행동적 적응과 전략적이고 전향적인 사고가 가능하여 환경변화에 잘 대응할 수 있었다. 실제로 호모속 조상들은 지난 200만 년 동안 끊임없이 변화하는 기후 조건에서 충분히 잘 적응하여 최소 한 종의 호모종이 현재까지 생존을 이어오고 있다. 앞으로 200 년, 우리 종은 더 규모가 크고 더 빨리 진행하며 더 오래 지속될 것이 분명한 기후변화라는 새로운 도전에 직면하고 있다.

지난 5억 년

약 5억 4000만 년 전 캄브리아기 생물 대폭발로 새로운 생명체가 출현한 이래로 다섯 번의 대규모 멸종과 여러 차례의 그보다 작은 멸종이 있었다.[2] 이후 멸종 사건보다는 덜 파괴적이었지만 다세포 생명체에 닥친 가장 초기의 멸종 사건은 약 5억 1000만 년 전에 발생했다. 이것은 호주 북서부의 화산폭발로 인해 유황 구름이 순식간에 대기를 뒤덮어 기온이 떨어지고, 산소결핍이 생긴 때문으로 보인다.[3] 이런 재앙적 과정이 일어나는 경우를 보면 대부분 극단기후, 화산활동, 해양의 화학적 변화, 특히 얕은 해안가의 급속한 산성화와 같은 특징이 있다. 세 번의 대멸종은 혹한이 지속된 시기에 일어났고 두 번의 대멸종은 혹서가 지속된 시기에 발생한 것으로 보인다.[4,5] 첫 번째 혹서가 지속된 시기는 2억 5000만 년 전 페름기 말기로 이때의 '대멸종'으로 이후 공룡이 번성할 수 있는 환경이 조성되었고, 두 번째 혹서 시기는 6500만 년 전에 나타나 공룡들을 멸종시켰다(그림 4.1).

기온의 영향은 복합적이다. 많은 멸종 사건들이 화산폭발 또는 소행성 충돌로 생긴 재로 인하여 햇빛이 대기를 투과하지 못해 지구가 급속히 냉각되어 발생했고, 그 이후에는 엄청난 양의 이산화탄소 배출로 인해 장기간의 온난기가 이어졌다. 재앙적 대멸종 사건에서 수백만 년에 걸쳐 90% 이상의 종이 사라졌

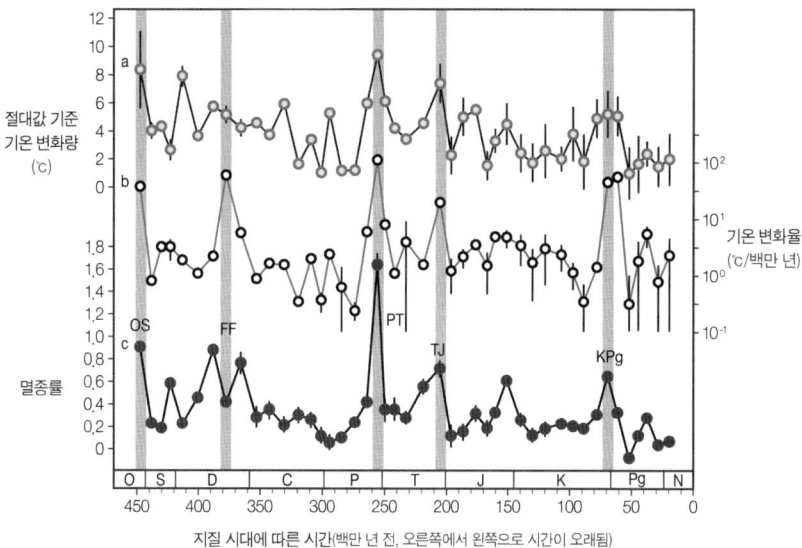

그림 4.1 지난 4억 5000만 년 동안 기온변화와 멸종률. 5대 멸종 사건은 모두 기온 변화량 또는 기온 변화율이 컸던 오르도비스기 말(OS: Ordovician-Silurian), 데본기 말(FF, Frasnian-Famennian), 페름-트라이아스기 경계(PT: Permian-Triassic), 트라이아스-쥐라기 경계(TJ: Triassic-Jurassic), 백악기-팔레오기 경계(Cretacecus-Paleogene)에 발생.
자료: Nature Comm, DOI: 10.1038/s41467-021-25019-2

는데, 대멸종의 중요한 원인은 판게아를 만든 지각판의 충돌로 인한 지속적 화산활동이 대기 중 이산화탄소 농도의 급속한 상승을 초래하고 그로 인해 산소가 고갈된 해양이 온난화·산성화되면서 생긴 현상으로 추정되고 있다.[7] 멸종 이후 회복과 대체에는 수백만 년이 걸렸다.[8]

공룡과 익룡이 멸종한 6500만 년 전의 대멸종은 멕시코 유카탄반도 지역의 대규모 소행성 충돌과 그에 따른 기온과 대기의 극심한 변화 때문인 것이 거의 확실하다. 이 장대한 사건은 이전 수백만 년에 걸친 인도 아대륙의 격렬한 화산활동에 따른 기후변동으로 공룡의 수가 감소하던 차에 결정적 한 방이 된 것으로 보인다. 초식공룡이 먼저 사라졌고 이어서 "이빨과 발톱이 붉은" 육식공룡이 종말을 고하게 되었다.[9,10,11] 그 이후로 지금까지는 기후가 상대적으로 안정화되어 지구 전체에 걸쳐 종의 활력, 생존, 생물학적 진화에 긍정적 영향을 미쳤다.

생물 종과 생태계의 손실이 이전의 자연 멸종보다 더 빠르게 일어나고 있는 오늘날의 여섯 번째 대멸종은 인간이 7만 년 전 전 세계로 퍼진 후 조용히 정점을 향해 가고 있다. 이 과정은 농업의 발달과 함께 점차 가속화되었으며 산업화로 인한 농지의 과다한 확장과 서식지 파괴로 생물권에 가해지는 압력이 커지고 있다.[12] 인류는 지구 생물의 삶의 조건을 바꾸는 것에 그치지 않고 전체적인 삶의 양상을 바꾸고 있다.

지난 600만 년: 플라이오세와 플라이스토세

공룡의 멸종으로 중생대가 끝나고 현재의 신생대(포유류의 시대, 6500만 년 전부터 현재까지)가 시작되면서 지구의 평균기온은 8°C 정도 떨어졌다.[13] 최초 10만 년 동안 기온이 약간 상승한 팔레오세 이후, 이어지는 에오세, 올리고세, 미오세, 그리고 지난 600만 년의 플라이오세와 플라이스토세(260만 년 전부터)까지 기온이 계속 내려갔다. 지난 1만 1000년 동안 우리는 현재 진행 중인 빙하기의 빙기에 이은 비교적 따뜻한 간빙기인 홀로세를 지나고 있다(**그림 4.2**).

공룡시대 이후 신생대의 냉각 현상은 향후 지구의 기후에 대한 인간의 영향과 지구의 미래에 대해 생각할 때 시사점이 있다. 배경 온도가 지금보다 6°C 더 높았던 신생대 초기 팔레오세와 에오세의 교차점에서 지구의 기온은 지질학적으로는 짧은 기간인 수천 년 동안 5°C 상승했다. 이 "팔레오세-에오세 최대온난기"(PETM: Paleocene-Eocene Thermal Maximum)는 아마도 북대서양 해저의 균열로 메탄이 거대하게 분출하여 일어났고 이때 이산화탄소도 같이 방출되었을 것으로 추정한다. 이로 인한 극심한 온난화와 해양 산성화로 인해 작은 해저 동물성 플랑크톤('유공충류')의 절반이 멸종했다.[15] PETM을 2100년까지 3~4°C 상승할 것이라는 오늘날의 끔찍한 전망과 비교할 때 실제로 놀랍고 중요한 차이점은 현재 진행되는 온난화가 100배나 빠른 속도로 일어난다는 점이

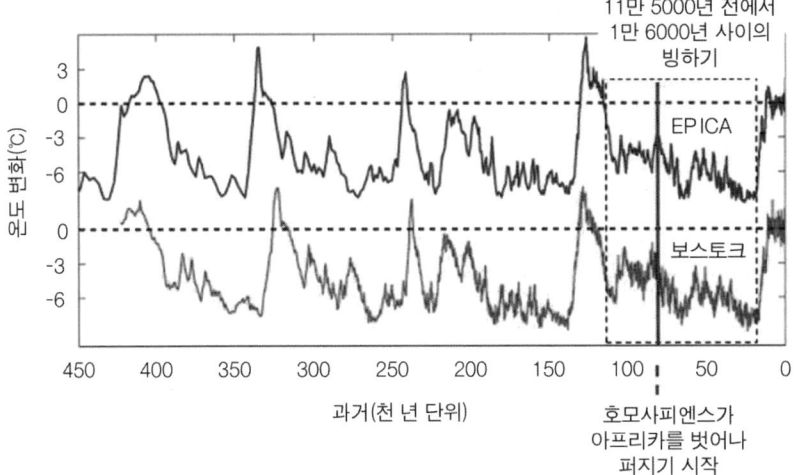

그림 4.2 지구 기온의 시간 추세(남극 빙하 코어 두 개의 측정 결과. 자료: EPICA와 보스토크 기지) 및 지난 45만 년 동안의 전 세계 빙하량 추이. 4번의 빙하기와 4번의 간빙기 동안의 변화를 보여준다. 자료: R. A. Rohde, "Ice Age Temperature Changes."의 원본을 각색함.[14]

다. "홀로세-인류세 최대온난기"(HATM: Holocene-Anthropocene Thermal Maximum)에 대한 지질학적 기록은 미래의 고기후학자들을 놀라게 할 것이다. 도대체 20세기와 21세기에 화석연료를 태우는 사람들은 무슨 생각을 했을까? 지난 200만 년 동안 지구의 온도는 전반적으로 냉각되면서 점점 더 큰 폭의 변화를 겪었다. 이는 세 가지 밀란코비치 주기의 상대적 세기가 느리게 변화하여 지표면에 도달하는 일사량에 영향을 미쳤기 때문이다.[16] 지난 200만 년 동안 지구 기온 변동에는 세 번의 서로 다른 단계가 있었다. 첫 번째는 2만 3000년 주기의 세차운동이, 다음은 4만 2000년 주기의 자전축 경사도가, 그리고 지난 100만 년은 10만 년 주기의 공전궤도 이심률 변화가 기온 변동을 주도했다. 그래서 현재까지 대략 10만 년 주기의 빙하기가 연이어 나타났다.

기후와 호미닌의 출현

우리와 같은 과에 속하는 유인원은 지구 평균기온이 지금보다 약 3°C 높았던 약 1500만 년 전 미오세에 영장류의 한 갈래로 등장했다.[17] 냉각이 계속되면서 약 600만 년 전에 북극에 빙하가 형성되기 시작했고, 동부 아프리카에서는 침팬지와의 공통 조상에서 초기 호미닌 계통이 갈라져 나오는 중요한 진화적 사건이 발생했다.[18]

환경이 호미닌의 계통 분리에 미친 영향에 대해서는 다양한 이론이 있고 그중 상당수가 기후 조건의 변화와 관련이 있는데 이 중에는 확인된 것도 있고 가능성만 제시된 것도 있다.[19] 가장 간단한 초기 이론은 장기간에 걸친 지구 냉각과 건조 추세가 동부 및 남부 아프리카에 사바나 환경을 만들었고 유인원이 이 개방된 환경에서 생존하기 위해서는 예전과는 다른 특성이 필요해졌다는 것이다. 이런 생각은 최근 지역적으로 600~800만 년 전에 건조한 기후로 개방된 지형의 식물 군집 구성도 변화했다는 증거가 뒷받침하고 있다.[20] 화석 뼈의 화학 동위원소 프로파일에 의하면 시간이 지남에 따라 초기 호미닌들이 파피루스와 물밤과 함께 나중에 사바나에서 진화한 (C4) 풀과 사초를 더 많이 먹었음을 보여주고 있다. 약 600만 년 전 호미닌의 출현은 밀란코비치 이론에서 2만 3000년 주기로 변하는 세차운동으로 변동이 심한 열대성 폭풍우가 생성된 시기의 영향을 받기도 했다.[21]

지역 지형과 기후의 차이도 선택 압력에 영향을 미쳤을 수 있다. 강력한 후보 중 하나는 에티오피아와 모잠비크 사이의 동부 아프리카에서 남북으로 이어지는 리프트 계곡 형성으로 생긴 기후 조건 변화이다. 지구 표면의 이 거대한 균열은 아프리카판이 소말리아판과 누비아판으로 나뉘지는 지각 파열의 결과이다. 두 덩어리의 지구 맨틀이 분리되면서 그 사이에 있는 육지 표면의 대부분이 가라앉아 거대한 계곡이 형성되었고 계곡의 서쪽 벽의 산등성이는 위로 밀려 올라갔다. 이 산맥 서쪽의 오르막 경사면의 꼭대기는 계곡 바닥보다 1km 이상 높아서 수분을 머금은 바람이 계곡에 비를 뿌릴 수 있고, 비 그림자를 드리울 수도 있다. 이에 따라 계곡 서쪽 숲에 사는 유인원들의 삶은 정상적으로 계속되었지만, 숲이 사라지고 개방된 초원지대가 만들어진 동쪽 지역에서는 나무에 살던 유인원의 삶은 지속이 될 수 없었다. 이제 사바나를 횡단하고 지상에서 식물성 먹이를 찾기 위해서는 더 효율적이고 빠른 직립 이동이 필요했다. 이에 따라 다리가 길어지고 시야가 넓어지면서 스캔 능력이 향상되어 고양이과 포식자의 공격을 더 잘 피할 수 있게 되었다. 나무에 오르는 일이 줄어들면서 팔은 짧아지고 직립보행은 더욱 향상되었다.

지상에 거주하는 이 새로운 유인원 분파의 출현으로 인한 장기적인 결과는 당시로서는 예측할 수 없는 것이었다. 항상 그랬듯이 다윈적 진화는 알 수 없는 미래를 대비하는 것이 아니라 현재의 생존을 모색하는 것이었다. 그 '미래'의 한 자락에서 되돌아보면, 약 600만 년 전의 지역적 기후변화가 그 이후 지구의 생태계에 엄청난 영향을 미친 것을 볼 수 있다. 현재 지배종인 현생 인류는 적어도 2100년까지 지구의 온도를 미오세 기온으로 다시 올려놓을 것으로 보인다. 그렇다고 유인원 시대의 행성으로 다시 되돌릴 수는 없다. ― 우리는 진화를 되돌릴 수 없다 ― 하지만 지구 온도가 3℃ 이상 증가한 상태가 수 세기에 걸쳐 지속되면 우리 후손이 물려받을 환경과 생태계는 오늘날의 세계와는 알아볼 수 없을 정도로 크게 달라질 것이다.[22]

플라이오세 동안 냉각이 계속되면서 동부 아프리카의 지형 변화는 초기 유인원과 유사한(피테신[23]) 호미닌의 진화에 영향을 미쳤다. 화석 발견으로 400~500만 년 전의 여러 종의 아르디피테쿠스와 그의 후손인 "남쪽 유인원" 오스트랄로피테쿠스가 확인되었다, 최초의 오스트랄로피테쿠스는 과일과 덩이줄기 등 사바나의 전형적인 식물성 먹이를 먹는 채식성이었다.[24] 에티오피아에서 발견된 그 유명한 '루시'(오스트랄로피테쿠스 아파렌시스)로 대표되는 후기 오스트랄로피테쿠스 종은 약 350만 년 전에 존재했다. 시간이 흐르면서 루시의 후손은 잡식성 동물이 되었고 때로는 석기 도구를 사용하여 긴뼈를 긁어내거나 시체의 긴뼈를 부수어 에너지 함량이 높은 골수를 꺼내 먹는 육식 동물이 되었다.[25]

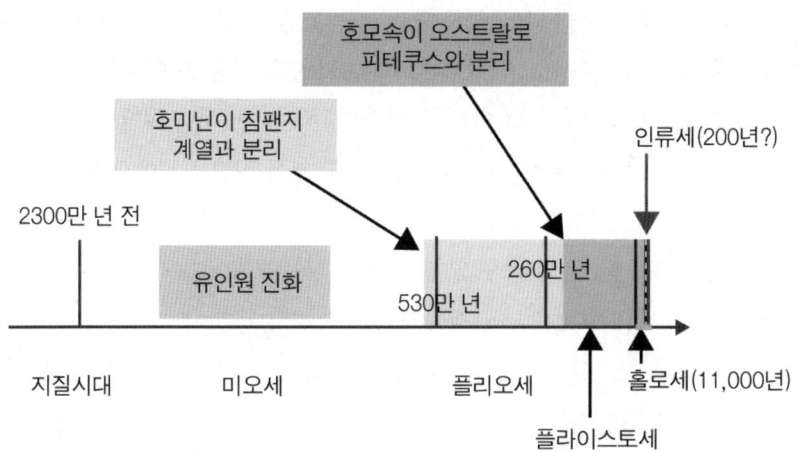

그림 4.3 호모속의 진화. 저자 그림

약 240만 년 전 플라이스토세 초기에 호모속이 등장했다(**그림 4.3**). 오스트랄로피테쿠스에서 먼저 턱과 치아 배열에 변화가 일어났고 뇌가 커지기 시작했다. 기후가 차가워지고 건조해지면서 숲이 사라지고 식량 공급원도 계속 변화했다. 영양 및 기타 우제류는 270만 년 전에 다양하게 분화되기 시작했는데, 죽은 동물고기를 먹는 육식성 호미닌이 점차 흔해졌고, 여러 가지 과일과 열매를 맺는 덤불과 나무가 더 흔해졌다.[26,27]

인간의 생물학적 진화에 미치는 기후의 영향

> 기후의 어떤 변화나, 토양의 어떤 교란, 지역의 기존 식생에 대한 어떤 간섭이든지 모두 일부 종은 희생되고 다른 종에는 이롭다.
>
> 요셉 후커[28]

장기간에 걸친 플라이스토세 냉각기간의 온도 변동은 다양한 측면에서 인간의 생물학적 진화에 영향을 미쳤다. 기후변화의 영향은 자연선택에서 지향적이고 가변적인 형태로 작용하여 그 결과가 오늘날 우리 인류의 뼈, 장, 뇌에 남아 있다. 가변성이란 행동과 생리적 기능의 유연성에 대한 선택적 선호를 의미하는데, 이는 270만 년에서 200만 년 전 사이의 매우 변동이 심한 기후에서 생존 가능성을 높일 수 있었던 적응적 특성이라 할 수 있다.[29] 비록 호모속과 그 조상인 오스트랄로피테쿠스 속은 이후 100만 년 동안 평행하게 두 갈래로 나뉘어 생존했지만, 오스트랄로피테쿠스는 점점 더 추워지는 세상에 적응하지 못했고 더 효율적이고 점점 더 잡식성으로 변해가는 경쟁자를 따라잡을 수 없었다. 곧 멸종이 다가왔다. 보다 직접적이고 구체적인 종류의 선택 압력도 초기 호모 계통에 영향을 미쳤다. 식량 공급원의 변화에 대응하여 턱과 치아의 변화, 에너지 집약적인 두 기관인 장과 뇌 사이의 명백한 균형 등 새로운 식단에 더 적합한 해부학적 및 대사적 특징을 가짐으로써 생존에 더 유리한 위치를 점할 수 있었다.[30] 고기를 소화하는 데는 섬유질이 많은 잎채소나 덩이줄기 1~2kg을 씹어 소화할 때 보다 훨씬 적은 에너지가 필요했다. 따라서 초기 호모속 식단에서 육류의 함량이 증가함에 따라 이전보다 짧은 장으로도 충분히 소화할 수 있었고, 여분의 대사 에너지가 더 많아져 에너지 집약적인 뇌를 사용할 수 있었다. 커진 두뇌는 사냥과 도구 제작 능력을 향상시켜 생존 가능성을 높였고 다시 뇌의 진화를 촉진하는 되먹임 사슬이 시작되었다.

이후 호모 에렉투스가 100만 년 전부터 불을 사용하면서 동물성과 식물성 식품을 조리할 수 있게 되었고, 치아 크기는 더욱 작아졌다. 실제로도, 지향성 선택으로 장과 뇌 사이에 크기-에너지 교환이 더욱 촉진되었다. 인류학자 리처드 랭햄(Richard Wrangham)은 그의 저서『불의 사용: 요리는 어떻게 우리를 인간으로 만들었는가』[31]에서 조리과정을 통하여 단백질은 소화가 더 쉬운 형태로 되고 인체는 조리된 음식에서 더 많은 영양소와 에너지를 이용할 수 있게 되면서 뇌 크기가 지속적으로 커졌다고 주장했다. 유인원과 초기 고생인류는 오늘날의 초식동물처럼 깨어 있는 시간 대부분을 야생의 날것을 채집하여 씹는 데 보내는 데 반해 인류의 조상들은 더 좋은 도구를 만들고, 전략을 세우고, 더 좋은 먹이를 찾고, 더 안전한 은신처를 만들고, 동족들과 수다를 떨 수 있는 여유 시간이 더 많이 생겼으며, 이 모두가 피드백을 통해 뇌의 진화를 촉진했다.

플라이스토세의 한랭화는 지난 100만 년 동안의 빙하기가 이어지면서 절정에 달했다. 빙하기 때는 기온이 5~6°C 떨어졌다가 그 이후 급격한 반등에 따라 짧은 간빙기 동안 온난화 양상을 띠는데, 이 기간 동안 호모 사피엔스 계통으로 진화가 일어났다. 오래 살아남은 우리의 오래된 친척 호모 에렉투스는 180만 년 전부터 아프리카를 벗어나 궁극적으로 유라시아 전역과 동남아시아로 퍼져 나갔다. 이후 나중에 진화한 여러 호모종들이 새로운 식량 공급원을 찾아 아프리카를 떠났고, 근동 지역을 거쳐 소아시아와 남부 유럽으로 퍼져나갔다.[32] 한편, 전 세계의 기후는 점점 더 춥고 건조해져서 더 많은 물이 거대한 빙상과 빙하에 갇히게 되었다.

호모 사피엔스 계통 내 분기의 유형과 시기에 대한 세부 사항은 새로운 발견이 나올 때마다 조정되고 업데이트되지만, 그 줄거리는 상당히 잘 정립되어 있다. 약 50만 년 전, 네안데르탈인(호모 네안데르탈렌시스)은 부분적으로 얼음으로 덮여 있던 유럽에서 호모 에렉투스의 직계 후손 호모 하이델베르겐시스의 한 분파로 갈라졌다. 이어서 수십만 년 전에 호모 에렉투스의 또 다른 후손으로 초기 호모 사피엔스(고인류)가 진화하였는데 이들에 대한 구체적인 사항은 아직 잘 알려지지 않았다. 적당한 시기에 고인류는 우리 종, 즉 해부학적 현대 호모사피엔스에 유전적 자원을 제공했을 것이다.

네안데르탈인은 춥고 건조한 중동, 중앙아시아 서부 지역, 얼음이 없는 유럽 지역까지 광범위하게 분포했다. 그들은 진화하면서 춥고 빙하로 덮힌 북쪽의 기후에 적응하였다. 두꺼운 두개골, 큰 코, 통통한 몸은 추운 환경에 맞서 흡입한 공기를 덥히는 데 도움이 되었다.[33] 유럽의 중기석기시대에 네안데르탈인은 기본적인 무스테리안 칼날과 긁개 등의 석기 기술을 갖추고 야생 열매, 과일, 대형 동물을 먹이로 삼았다, 기후 조건이 변하고 거대한 빙하가 수축과 확장을 반복함에 따라 자주 이동하였다. 이탈리아에서 발견된 골격 유적은 네안데르탈인의 수명이 짧았음을 보여준다. 네안데르탈인 5명 중 2명은 15세 전에 사망

했고, 성인의 4분의 3은 40세 전에 사망하였다.[34]

동쪽으로 멀리 떨어진 곳에서 또 다른 호모 분파가 유라시아 동부의 춥고 변동이 심한 기후에 대처하며 생존하고 있었다. 이 데니소바인(호모 데니소바)은 시베리아 남부의 데니소바 동굴에서 발견된 조각난 유골에서 처음 잠정적으로 확인되었다. 이들의 독자적인 종으로의 지위는 불확실하지만, DNA 분석 결과 약 50만 년 전까지 공통 조상의 혈통을 공유했던 네안데르탈인과 밀접한 관련이 있는 것으로 나타났다.[35] 네안데르탈인은 동서축을 따라 유럽과 서아시아에 주로 거주한 반면, 데니소바인은 유라시아 대륙의 동쪽 시베리아에서 동남아시아로 이어지는 남북축을 따라 유라시아의 동쪽 지역을 차지하였다.[36]

플라이스토세 전 기간에 걸쳐 기후변화는 인간의 생물학적 진화에 또 다른 유형의 선택적 압력을 가하여 시간이 지남에 따라 다양한 호모종이 급속하게 출현하는 데 기여했다. 변화가 심하고 차가워진 기후로 인해 여러 집단이 지속적으로 이동했는데, 이는 기후적으로 불안정한 플라이스토세 동안 기록이 잘 되어 있는 특정 포유류 종의 진화 및 이동과 유사했다.[37] 심한 추위와 식량이 부족한 상황에서 서로 다른 호모종들이 다양한 지역을 피난처로 선택한 것이 다윈의 갈라파고스 제도의 핀치새의 경우처럼 생존 확률에 영향을 미치고 아마도 진화 적응의 과정을 미세 조정했을 것이다.

현생 호모 사피엔스의 출현

대략 20만 년 전, 지구가 다시 8만 년에 걸친 빙하기에 접어들던 시점에 해부학적으로 현생 인류와 같은 호모 사피엔스가 아프리카의 고인류로부터 출현했다.[38] 초기 현생 인류는 사하라 사막 이남의 아프리카에서 처음 10만 년의 대부분을 춥고 건조한 세상에 대처하면서 보냈다. 종족의 숫자는 많지 않아 총 5만 명 정도가 가족 단위로 흩어져 살았다. 석기 도구는 여전히 원시적이었고, 언어는 구문을 갖춘 수준으로 진화하지 못했다. 각 계절을 잘 넘겨 살아남는 것이 가장 중요한 과제였다. 오늘날 이스라엘의 동굴에서 발견된 약 10만 년 전의 유골은 네안데르탈인과 현생 인류가 같은 지역을 번갈아 가며, 아마도 겹쳐서 살았던 시기가 있었다는 것을 시사한다.[39] 기온 변동이 심해져 11만 5000년 전부터 기온이 떨어지기 시작했다.[40] 두 종 모두 식량을 구하기 위해 더 먼 곳으로 모험을 떠났다.

호모속의 생존경쟁에서 누가 살아남았을까? 발이 빠른 아프리카 호모 사피엔스, 눈썹이 굵은 유럽 네안데르탈인, 더 동쪽에 살았던 그들의 사촌 데니소바인, 인도네시아 플로레스섬에서 뼈가 발견된 작은 '호빗'인 호모 플로레시엔시스, 아니면 더 오래되고 두뇌가 작은 호모 에렉투스의 지역적으로 특화된 몇몇 아종들. 이들은 모두 13만 5000~11만 년에 걸친 이전 에미안 간빙기 동안 살았었다. 간빙기가 끝나면서 이 호모종들은 이제 다음 빙기를 맞이했다. 초기의 급격하지만 들쭉날쭉한 냉각기를 거친 후 다음 빙기는 약 8만 년 전부터 본격적으로 시작되었고 1만 8000년 전 가장 추운 시기인 마지막 빙하기의 극점에 도달했다.

추위가 심해지면서 인간은 모피와 가죽을 입기 시작했는데, 이는 해부학적으로 현생 인류가 인지 능력이 향상되고 현대적으로 행동하기 시작한 초기 신호일 수 있다.[41] 이로 인해 몸에 기생하는 이에게 새로운 생태적 틈새가 열렸고, 그 결과 페디쿨루스 휴머누스(*Pediculus humaninus*)라는 인간에 특화된 이가 등장했다. DNA 분석에 따르면 인간에 적응한 이 몸니는 약 7만~10만 년 전에 영장류를 감염시키는 머릿니(*Pediculus schaeffi*)의 모계 혈통에서 분리된 것으로 밝혀졌다.[42] 이 새로 진화한 이가 털이 거의 없는 인간의 몸에서 모피와 가죽 덕분에 번성할 수 있었다.[43] 훨씬 후에 이 몸니는 종종 치명적인 감염병인 발진티푸스의 매개체가 되었는데, 요즘에는 '전쟁열'과 '감옥열'로 알려져 있다. 최근 몇 세기 동안, 이가 옮기는 발진티푸스는 빈곤, 인구 밀집, 사회적 혼란, 전쟁 등의 환경에서 번성하여, 셀 수 없이 많은 목숨을 앗아갔다.

기후의 변화는 인간의 생물학, 해부학, 행동학적 영역에 많은 중요한 측면을 형성하였을 뿐만 아니라 인류를 괴롭히는 다양한 감염 병원체와 매개체의 진화에도 영향을 미쳤다.

아프리카를 벗어나다: 디아스포라의 시작

동부 아프리카의 냉각 및 건조의 시작과 그에 따른 식량 공급원의 변화는 인류가 더 멀리 떨어진 곳으로 이동하는 계기가 되었다. 이것은 알려진 운명을 향한 계획된 이주가 아니었고 단 한 번 일어난 대규모 이동도 아니었다. 수만 년에 걸쳐 다양한 부족 집단이 일상적인 지평을 넘어 더 나은 환경을 찾아 모험을 떠날 때 마다 일어났다. 실제 이주 시기는 불확실하며 추정치는 그마저도 자주 수정된다. 보다 확실한 것은 약 7만 년 전 다양한 무리가 중동이나 서아시아 등 북동쪽으로 향했고, 다른 집단은 인도양 해안선을 따라 동쪽으로 향했다.

이러한 이동의 시기를 추정하는 것은 우리 몸의 세포에 있는 유전적 분자시계에 크게 의존한다. 미토콘드리아라고 하는 모든 세포에 있는 작은 에너지 생성 소기관에는 세포핵 안에 있는 주류 유전자와는 완전히 분리된 작은 유전자 패키지가 들어 있다. 미토콘드리아 유전자의 무작위 돌연변이는 일정한 속도로 생기므로 두 집단 간의 미토콘드리아 DNA 차이의 크기는 두 집단이 대략 얼마나 오래전에 갈라졌는지를 나타낸다. 오늘날 다양한 지역의 인구집단의 혈구 세포에서 미토콘드리아 DNA를 분석한 결과, 초기의 소규모 이주에 이어 7만 5000년에서 6만 년 전에 아프리카를 벗어나 더 많은 수가 널리 퍼져나갔고, 이는 지구의 온도가 특히 낮았던 6만 5000년 전과 같은 시기였음을 알 수 있다.[44,45,46]

이주의 서막을 알리는 더 앞선 시기 이동도 있었다. 실제로 고기후학적 증거와 고고학적 증거에 따르면 약 12만 년 전에 몇몇 집단이 물이 풍부한 통로를 따라 사하라 사막을 통과하여 북아프리카의 지중해 연안으로 이동한 것으로 나타났다.[47] 또한, 아라비아반도 남부에서 발견된 석기 유물은 약 12만 년 전에 인도양 연안을 중심으로 한 초기 동쪽 방향 이주가 있었음을 보여주는데, 아마도 이들이 파푸아뉴기니, 호주, 동남아시아의 태평양 연안에 도착한 선구자였을 것이다.[48] 아라비아반도를 가로지르는 이동은 에미안 간빙기에 기온이 따뜻하고 습도가 높아서 사하라-아라비아 사막이 단기적으로 녹지가 되면서 사막 횡단에 대한 장애가 줄어든 시기에 일어났다.⁴⁹ 나중에 빙하기에 들어서면서 다른 그룹은 빙상이 확장되어 바닷물을 가둬서 홍해와 페르시아만의 해수면이 낮아지자 동쪽으로 탐험하기 시작했다.

초기에 동쪽으로 이동한 일부 집단은 어려움을 겪으며 그 수가 줄어들었고, 어쩌면 모두 사망했을 수도 있다. 다른 집단은 훨씬 더 큰 집단에 흡수되었을 수도 있다. 비록 구체적인 사실은 알 수 없다고 할지라도 미토콘드리아 DNA 증거를 바탕으로 볼 때 한 번의 주요한 아프리카대륙 외부로의 이동이 있었다는 가설이 아프리카 밖의 모든 현대 인류가 유사한 유전적 프로필을 가지고 있다는 사실을 가장 잘 설명한다. 가능성은 낮지만 이러한 놀라운 유전적 유사성은 이동하는 집단들이 아프리카를 떠나자마자 심각한 도태 과정을 거친 후 적은 수의 생존자와 유전자 풀을 남겼기 때문일 수도 있다. 비록 논쟁의 여지가 있지만, 한 가지 놀랍고 그럴듯한 도태 가능성이 있다.

토바 산 분화: 아슬아슬한 순간?

약 7만 4000년 전, 엄청난 규모의 토바 화산 폭발은 지구 기후를 변화시켰다. 적도 수마트라에서 발생한 이 대규모 분화는 지난 200만 년 동안 알려진 것 중 가장 큰 규모였다.⁵⁰,⁵¹ 분출된 용암의 양은 에베레스트산의 두 배에 달했고, 엄청난 양의 암석, 황산염 입자와 화산재가 하늘로 퍼졌다. 화산재와 산성 황산염 에어로졸 구름이 전 세계로 퍼져 어둡고 추운 '화산재 겨울'을 만들었다. 특히 북반구의 저위도 지역의 육지 온도는 5~10°C 정도 급격히 떨어졌고 냉각 상태는 5년 정도 지속된 것으로 추정된다.⁵² 대기 낙진의 산성도는 특히 더 치명적이었는데, 수소 이온 농도가 그린란드와 남극의 얼음 코어에서 5~10배 증가했다. 일부 지역의 식물들과 야생동물은 집단으로 죽었다. 최대 1미터 두께의 화산재 층이 인도와 말레이시아의 여러 지역에서 발견되었고 일부 지역에서는 수 미터 두께의 층이 발견되었다.⁵³ 인도 아대륙*이 화산재에 가장 많이 노출된 것이 분명하다.

제 4 장 캄브리아기 생물 대폭발에서 농부의 출현까지

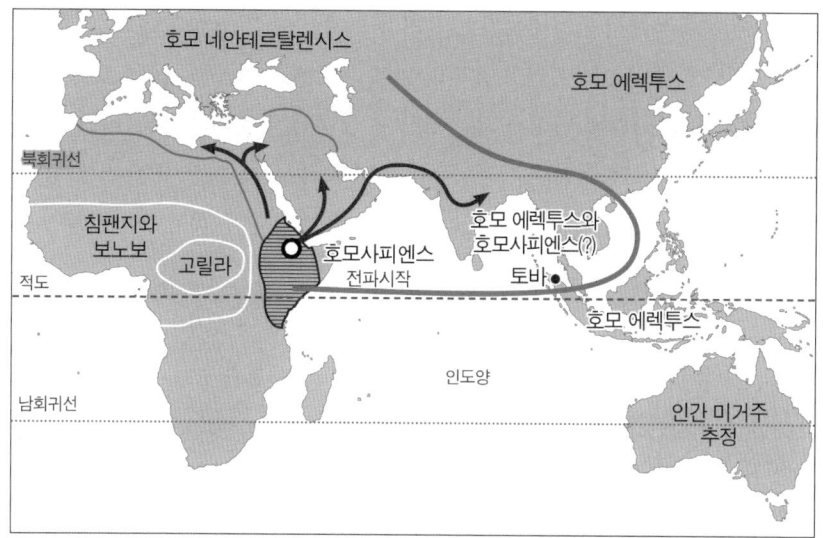

그림 4.4 7만 4000년 전 토바 화산 폭발의 극심한 피해를 입었을 것으로 추정되는 지역 지도 U자 안의 지역. 자료: Weber "Toba-Aftermath: Climate and Environment"에서 수정[60]

이 분화가 이미 널리 분포되어 있던 고대 호모 사피엔스와 호모 에렉투스의 집단에 미친 영향은 빠르고 치명적이었을 것이다.[54,55] 특히 동아시아와 남아시아, 중동, 아프리카 동부(그림 4.4의 피해 지역 참조)에 있는 개체군은 상당한 위험에 처했을 것이다.

여러 지역에 흩어져 있던 현대 호모 사피엔스가 어느 정도 영향을 받았을지, 따라서 우리 종의 미래 유전적 프로필에 어떤 영향을 미쳤을지는 매우 흥미로운 질문이다.[56,57] 우리 종의 일부 집단이 실제로 추위와 굶주림으로 전멸했을까? 인도양 해안 지역은 위험에 처해 있었고 인도에 있던 인류의 선조들은 분명 멸종위험에 닥쳤을 것이다. 최근의 고인류학 연구에 따르면 세계에 산재해 있는 호모 사피엔스 집단 대부분은 화산폭발 이후인 약 65,000~60,000년 전에

---

* 인도 아대륙(Indian subcontinent)은 히말라야 산맥에서 인도양으로 남쪽으로 돌출된 인도판 위에 주로 위치한다. 지리적으로 방글라데시, 부탄, 네팔, 인도, 파키스탄, 스리랑카, 몰디브, 영국령 인도양 지역에 걸쳐 있다. 남아시아(South Asia)와 동일한 용어는 아니나 종종 혼용하여 사용한다.

아프리카 북동부에서 아라비아반도를 거쳐 퍼져 나간 것을 나타내고 있다.[58]

그럼에도 불구하고 아프리카 동부의 원조 사피엔스 인구는 서쪽으로 향하는 화산 기둥 바로 아래에 있어서 나쁜 운명을 맞이했을 것이다. 극단적인 경우, 동부 아프리카에 국한하자면 생존자 수는 매우 적어 토바 화산 폭발 전 총 10만 명의 4분의 1도 채 되지 않았을 것이다.[59] 만약 그렇다면, 아프리카 북동부의 사피엔스 생존자 그룹은 이어진 6만~7만 년 전의 주요 외부 이동의 새로운 원천 인구가 되었을 것이다. 이에 따르면, 우리 지배적인 유전자의 기반은 약 7만 4000년에 불과하다. 한편, 수마트라섬 남쪽에는 자바섬과 플로레스섬이 있다. 자바섬의 고생인류인 호모 에렉투스 솔로엔시스와 플로레스섬의 몸집이 작은 호모 플로레시엔시스는 북쪽에서 터진 토바 화산재의 먼지와 연기를 맞고도 살아남을 수 있었을 것이다.

인간 무리는 남아시아 해안 지역을 중심으로 계속 퍼져나갔고, 결국 서부, 중부, 남부, 그리고 동아시아에 도달했다. 6만 년 전에는 해수면이 충분히 낮아져 지금은 바다인 곳을 육지 다리를 통해서 건너는 것이 가능했다. 오늘날의 에리트레아와 예멘 사이의 바브 엘 만데브 해협을 통해 홍해를 걸어서 건너는 것이 가능했다. 5만 5000년 전, 호주 원주민의 조상 중 첫 번째 이주 집단은 이미 대륙의 북쪽에 도달했을 것이며, 다른 인류의 분파는 동남아시아에서 동아시아로 북쪽으로 이동했을 것이다. 약 4만 년 전부터 일부 분파는 서아시아와 아시아 대초원에서 다시 유럽으로 들어가는 순환경로를 따라가기도 했다. 다른 한쪽, 유라시아의 동쪽 끝에서는 해수면이 지금보다 120m나 낮았던 마지막 빙하기 즈음에 몇몇 큰 친족집단이 아직 드러나 있는 베링해의 육지 다리를 건너 동쪽으로 이동하기 시작했다. 이 다리는 일시적으로 태평양의 북쪽 가장자리를 따라 러시아 북동부 모서리와 알래스카 북서부를 연결했다.[61] 그 이야기는 이 장의 뒷부분에서 다시 다룬다.

기온은 인류의 모든 여정에서 지속적으로 변동했는데, 여기에는 7만 2000년 전과 4만 5000년 전에 발생한 급격한 냉각 현상과 같은 몇 차례의 주요 급락과 반등이 있다.[62] 4만 5000년에서 3만 년 전에는 기온이 특히 불안정했다. 부분적으로는 남부 유럽과 코카서스 주변의 화산활동 증가로 인한 급격한 냉각 사건 때문인데 식생 패턴은 숲에서 트인 초원 환경으로, 그리고 다시 숲으로 변했다. 포유류의 분포도 지형의 변화에 따라 비슷하게 변동했다.

이러한 기후 변동성, 특히 8만 년에서 4만 년 전까지 집중 호우 시기가 주기적으로 반복되면서 인구가 폭발적으로 증가하고 기본적인 문화의 진화가 발전하였다. 이러한 서식지, 인구수, 사회관계의 변화는 아프리카에서 기술적 혁신과 현대 인간의 행동양상을 형성한 확실한 핵심 요인이다.[63]

새로운 병원체와의 만남

미생물의 밀도는 따뜻한 저위도 지역에서 더 높다. 따라서 열대 지역의 수렵 채집인들은 리슈마니아병(감염된 샌드플라이에 의해 전파됨) 그리고 적도 아프리카의 트리파노소마중 또는 '수면병'(체체파리에 의해 전파됨)과 같은 다양한 기생충 감염에 노출되었다. 이러한 감염병의 전파에는 지역 매개체인 곤충이 필요했기 때문에 지리적 범위가 제한적이었다. 이와는 대조적으로, 식품 내 살모넬라균, 아메바성 이질, 연쇄상구균성 관절염, 그리고 다양한 대형 장내 기생충을 포함한 많은 사람 사이의 감염은 지역의 부족이나 가족 내에서 순환할 수 있고 매개체 없이도 인구집단과 함께 이동할 수 있다. 이들 감염병은 현생 인류가 퍼지기 훨씬 전에 주로 동부 아프리카에서 사람에게 옮겨와서 후손에게 전파되는 감염이 되었다.[64] 여러 세대를 걸친 후에 이러한 감염병은 초기 농경민에게까지 전달되었다.

인류가 존재하는 동안 많은 신종 감염원이 자연계의 동물 숙주에서 인간을 숙주로 하는 감염병이 되었다. 오늘날 이렇게 동물에서 기인한 감염병은 인간에서 발생하는 모든 감염병의 거의 3분의 2를 차지하며, 지금도 계속 늘어나고 있다.[65] 현재 인간에게 새로 발생하는 동물 기인성 감염 중 인간이 만든 환경에서 번성하고 증식하는 '인류친화적' 종의 비율이 증가하고 있다.[66] 구석기시대의 수렵 채집인들은 야생동물로부터 산발적으로 이러한 '인수공통감염병'에 걸렸다. 야생동물을 도살하여 고기를 먹고 남은 동물 가죽을 의복과 보금자리를 만드는 데 사용하면서 더 많은 종류의 세균 및 식품 매개 간흡충, 장내 기생충, 포충 낭포와 접촉하게 되었다.

장에 기생하는 촌충은 매우 오래된 기생충으로, 자연선택에 의해 특화되어 독자적으로는 생존할 수 없다. 대신, 이들은 숙주의 장을 통과하는 영양분을 수동적으로 흡수한다. 진화를 통해 '위장' 능력도 갖추어서 새로운 인간 숙주의 면역체계 감시와 방어 반응을 피할 수 있었다. 초기 인간은 이러한 다세포 장내 기생충을 덜 익히거나 날고기를 먹는 과정에서 자주 접했을 것이다.

병원체의 관점에서 볼 때 인수공통감염병은 항상 성공과 실패를 반복하는 일이었다. 감염된 동물을 사냥하거나 소비하는 인간은 보통은 다른 사람에게는 전파하지 않는 우발적인 '막다른' 숙주로 끝났다. 이러한 경우, 인간은 생물학적으로 기생충 번식에 부적합한 숙주이거나, 아니면 유목민의 규모가 작아서 면역이 형성되지 않은 감수성이 있는 사람의 수가 충분하지 않아 자체적인 전파고리가 이어질 수 없는 상황이 된다. 인간이 자연에서 새로운 감염을 획득하는 이야기는 다음 장에서 계속된다.

호주 선주민과 마지막 빙하기의 정점

동남아시아에서 호주 북부로 이주한 사람들은 최소 5만 5000년 전에 인류 역사상 최초로 대양 횡단에 성공했다. 8000년 전까지만 해도 호주는 파푸아뉴기니와 육지로 연결되어 사훌이라는 큰 땅덩어리를 이루고 있었다. 하지만 해수면이 가장 낮았을 때조차도 티모르와 사훌 사이의 바다로 이동해야 하는 거리는 최소 90km였다. 초기 선구적 이주자 그룹은 일찍이 떠났으므로 홍역, 천연두, 수두, 인플루엔자, 콜레라같이 인구가 밀집한 곳에서 발생하는 전형적인 군중 질병이나 동물 매개 감염병이 없었다.[67] 그러나 플라이스토세 후기 빙하기의 정점을 향해 가면서 지구가 냉각됨에 따라 이들도 극도로 적대적인 환경에 직면했다. 북반구에서는 약 2만 6500년 전에 빙상이 최대치에 달했지만, 남반구에서는 이 시기가 극심한 건조기였다.[68] 장기간의 가뭄으로 인해 사람들은 점차 물을 구할 수 있는 산기슭과 강변으로 후퇴했다. 인구 밀도는 감소하고 사회적 관계망은 조각났다. 호주 중부에서는 많게는 10~25%의 인구가 사망하였을 것으로 추정된다.[69] 고고학자 피터 솔리(Peter Thorley)는 "빙하기의 정점은 인간이 극심하게 건조한 환경에 적응하는 데 있어 최초이자 최악의 시험대가 되었다"[70]고 썼다. 호주의 원주민들은 건조 지대가 대륙 대부분 지역으로 확장되면서 심각한 환경적, 사회적 스트레스에 직면했다.

이 시기의 유골을 보면 이 춥고 건조했던 시기에 사막의 바람이 눈 감염병과 트라코마 같은 안구 질환을 일으켰음을 시사한다. 고생물학자 스티븐 웹(Stephen Webb)은 1만 년에서 2만 5000년 전 호주 내륙의 변두리 지역은 매우 건조하고 먼지가 많으며 바람이 많이 불어 이런 질병이 전파되는 데 최적의 환경을 제공했을 것이라고 했다.[71] 원주민이 그때까지 직면한 가장 심각한 기후 변화에서 살아남을 수 있었던 필수적인 수단은 쉽게 이동하는 것을 포함한 문화적 및 사회 경제적 적응 방식이었다. 비록 인명 손실이 없지 않았고, 질병이 증가하고, 강제 이주, 문화 및 사회 시스템에 대한 심각한 혼란은 있더라도 말이다.

네안데르탈인에게 나쁜 소식: 호모 사피엔스가 유럽에 들어가다

호모 사피엔스 집단이 중동과 아시아 대초원에서 유럽 지역으로 퍼져 나가기 시작한 것은 약 4만 5000년 전이었다. 그들은 돌, 사슴뿔, 뼈로 정교하게 연마된 도구를 만들기 시작했고, 이는 오리냐크기* 기술이 한 단계 더 발전해 나갈 것을 예고했다. 유럽에서 발견되는 상징적 동굴 벽화는 새로 도착한 호모 사피엔스(크로마뇽인)의 작품일 가능성이 크다. 붉은 황토 원반과 스텐실과 같은

---

* 오리냐크기(Aurignacian): B.C 30,000~ B.C. 2만5000년경까지 이어진 유럽의 구석기시대로 프랑스의 오트가론의 지명인 오리냐크(Aurignac)에 연유하여 명명.

스페인 동굴의 초기 상징 예술이 작성된 시기는 약 4만 년에서 3만 5000년 전으로 거슬러 올라간다.[72] 시기적으로는 네안데르탈인의 초기 벽화 장식일 가능성을 배제할 수는 없지만, 그림의 다른 요인들을 보면 진일보한 창의성이 크로마뇽인의 특징이었음을 나타낸다. 그들의 얼굴 특징은 눈썹 융기가 줄어들고 머리가 둥글어졌으며 눈구멍이 덜 깊어졌다. 테스토스테론 수치의 영향을 받는 이러한 특징들은 공격적인 행동이 줄어들고 협동심, 연민, 창의성 등의 특성이 서서히 나타나고 있음을 시사한다.[73]

한편 네안데르탈인은 계속되는 추위, 얼음과 툰드라의 남하, 기후 변동성 증가, 그리고 먹이 종의 감소 등과 같은 환경 압력에 최선을 다해 적응했다. 그들도 더 정교하고 더 큰 돌날을 만드는 기술을 개발하고 사냥 도구를 개선했다. 3만 년 전에는 네안데르탈인은 대부분 남서부 유럽으로 이동하여 오늘날 스페인과 포르투갈 남부의 탁 트인 삼림지대에 거주했다.

네안데르탈인이 언제, 어디서, 왜 멸종했는지는 확실하지 않다. 일부 DNA 증거에 따르면 네안데르탈인은 3만 년 이전에 스페인 남부의 피난처에서 멸종했을 수도 있다. 비록 지브롤터 해안 주변에서 수천 년 정도 생존했을 수도 있지만 말이다.[74,75,76] 그 무렵에 급격한 기온냉각으로 인해 남서부 유럽에 심각한 가뭄이 있었고 이로 인해 네안데르탈인의 식량이었던 포유류 종의 일부가 멸종함에 따라 살아남은 네안데르탈인의 먹거리가 고갈되었을 것이다. 그들의 수는 유전적 다양성의 점진적인 감소에서 알 수 있듯이 약 5만 년 전부터 점차 감소하고 있었는데 기후변화는 아마도 마지막 결정타가 되었을 것이다.[77]

우리는 때때로 네안데르탈인을 아둔하고 거칠어서 현대 사회와 잘 어울리지 않는 조상으로 생각하기도 한다. 사실 네안데르탈인은 현대 호모 사피엔스가 생존해 온 기간보다 두 배 이상 더 오래 버텨왔으며 네 번의 빙하기 동안 거주지와 생활방식을 적응시켜 왔다. 기후변화가 그들의 최종 종말에 기여했다면, 적어도 그들이 만든 기후변화는 아니었다. 그들의 사촌이고 겉으로 보기에 호미닌 계의 성공담인 우리 인류가 앞으로도 20만 년을 더 살아남을 수 있을까? 우리의 약간 더 발전한 두뇌와 행동이 지구 기후에 선제적으로 대응하는 것이 아니라 오히려 지난 1000만 년에서 1500만 년 동안 지속되었던 것과는 다른 기후를 스스로 만들어가면서 말이다.

네안데르탈인은 흔적 없이 사라지지 않았다. 일부 현대인은 네안데르탈인의 유전자를 가지고 있다. 일부 연구자들은 호모 사피엔스와 네안데르탈인이 남부 유럽과 인근 서아시아에서 삶의 공간이 겹친 기간 동안 이종 교배가 일어났다고 주장한다. 아프리카 이외의 지역에서는 평균적인 사피엔스 개체 유전자의 약 2%가 네안데르탈인의 유전자에서 온 것으로 알려져 있는데 이는 아프리카를 최초로 벗어난 직후 소규모의 교배가 이루어졌다고 보는 것이 합리적인 설명이 될 수 있다.[78,79] 그러나 획득한 실제 유전자는 모든 사람에서 동일한 표준적 형태가 아니고 개인마다 들쑥날쑥하다. 오늘날 현대인에게 남아 있는 네안데르탈인의 유전자는 붉은 머리카락, 추운 환경에 적응하는 피부 형태, 그리고 '이종 아미노산'[80]과 같은 것을 감지할 수 있는 면역 관련 유전자, 그 외에도 간경변증, 크론병(염증성 장 질환), 제2형 당뇨병에 대한 취약성에 영향을 미치는 유전자 등이 있다.

데니소바인 또한 오세아니아로 퍼져나간 호모 사피엔스 지파와 교배했을 수 있다. 유라시아 지역의 기후 변동에 따라 거주지를 옮기는 과정에서 세 호모종의 접촉으로 이종 교배가 촉진되었을 것이다. 전반적으로, 아프리카 외 지역 인구에서는 평균적으로 개별 인간 게놈 중 약 3~4%는 다른 두 호모종과의 교배에서 비롯된 것으로 추정된다. 전체적으로 보면 네안데르탈인과 데니소바인 유전자의 약 3분의 1이 사피엔스 인류에게 전달된 것으로 보인다.

예를 들어 오늘날의 티베트인들은 네안데르탈인과 데니소바인으로부터 적혈구 헤모글로빈의 산소 흡수 능력이 강화되어 높은 고도에서 인간의 생존을 쉽게 하는 유전자 변이체를 획득한 것으로 보인다.[81] 호모 사피엔스의 면역체계는 이 교배의 특별한 수혜자로 볼 수 있는데, 네안데르탈인과 데니소바인이 모두 새로 도착한 호모 사피엔스와 접촉하기 전 유라시아 환경과 그 지역의 미생물에 수만 년 동안 적응해 왔기 때문이다. 외부 미생물 침입자에 대한 항체를 만드는 데 결정적인 역할을 하는 이 두 사촌 종이 갖고 있던 HLA 유전자는 오

랜 기간에 걸쳐 지역의 병원체들에 대항하면서 정교하게 진화해 왔다.[82]

인류의 새로운 모습: 플라이스토세-홀로세 이행과 농업의 부상

빙하기는 약 1만 8000년 전에 끝났고, 이후 온난화로 세계는 홀로세로 진입하게 되었는데, 그때까지 있던 5개의 호모종 중에서 하나만 살아 남았다. 호모 에렉투스의 화석은 유라시아에서 최대 7만 년 전에 발견되었으며, 한 종류의 하위 분파가 자바에서 약 3만 5000년 전까지 생존했다.[83] 네안데르탈인은 2만 5000년 전에 사라진 것으로 추정된다. 데니소바인도 거의 같은 시기에 멸종했다.[84,85] 몸집이 작은 호모 플로레시엔시스는 약 1만 7000년 전에 플로레스 섬의 꼬마 코끼리인 스테고돈과 함께 멸종했다.

빙하기 이후 온난화기간에 수 킬로미터 두께의 거대한 빙상이 유라시아 북부와 북미에서 사라지기 시작했다, 점점 더 높은 위도에서도 눈 대신 비가 내리기 시작했고, 초목이 우거진 먹이터가 동물들에게 열렸다. 동물의 수가 늘어나면서 수렵 채집인의 수도 증가했으며, 얼어붙은 강이 녹고 해빙과 해안선 확장으로 어족 자원이 증가하고 어업 인구가 번창했다. 사냥꾼에게는 좋은 시절이었지만, 거대동물에게는 그렇지 않았다. 거대동물이 멸종한 것이 기후변화 때문일까, 아니면 호모 사피엔스의 '걷잡을 수 없는 번성' 때문일까?

빙하기 이후의 기후변화는 부분적으로는 마지막 빙하기 정점 이후에 단백질이 풍부한 (오늘날의 클로버와 같이 꽃이 피는 허브) 광엽초본(잎사귀가 넓고 큰 풀)의 감소가 거대동물의 멸종에 영향을 미친 것이 분명하다.[86,87] 특히 털복숭이 매머드를 포함한 단백질 의존성 거대동물의 멸종을 앞당겼다.[88] 한편, 이 장기간의 해빙과 온난화 기간에 크로마뇽인이 사냥하던 털코뿔소와 거대 사슴 같은 유럽 지역의 많은 중대형 동물이 사라지고 붉은 사슴, 멧돼지, 야생 소 등 더 작고 흩어져 있는 동물들이 사냥감이 되었다. 거대동물의 멸종은 다른 대륙에서도 일어났다. 풍부한 식량을 제공했던 거대동물군이 사라짐에 따라 많은 다른 식량 공급원의 지리적 분포도 변화해 인간의 식단과 관련 행동에도 점차 변화가 왔다. 일부 지역에서는 수렵과 채집 수확량이 수렵채집인들이 필요로 하는 만큼을 채우지 못했을 것이다.[89] 새로운 식량 공급원과 식량을 구할 방법을 찾아야 했다. 급격한 변화의 시기가 다가오고 있었다.

나투피안과 영거 드라이아스*

약 1만 4000년 전부터 나투피안이라고 불리는 작은 공동체들이 오늘날의 이스라엘, 팔레스타인, 요르단, 레바논, 시리아의 대부분을 포함하는 '비옥한 초승달' 지역의 일부인 레반트에 정착하기 시작했다. 야생에서 얻는 식량은 이제 유목 생활이 아닌 정착 생활에 기반한 수렵과 채집에서도 충분했다. 가장 초기에 알려진 나투피안 정착촌은 오늘날 시리아 북부의 유프라테스 강 상류에 있는 아부 후레이라에 있었다.[90] 다른 정착지들은 지중해 동부 해안 지역을 따라 레바논을 지나 팔레스타인 남부까지 이어졌다. 일부 정착민들은 채취한 수확량 많은 야생풀의 씨앗이 우연히 파종되면서 수확량이 비슷하게 많은 식물이 다시 자라는 것을 발견했다.[91] 그러나 나투피안들이 체계적으로 '농경'을 했다는 증거는 없다.

한편, 가까운 이집트에서는 비옥한 나일강 계곡을 따라 초기 정착촌이 형성되고 있었는데, 나일강 계곡은 풍부한 어족 자원과 유역에 영양가 많은 씨앗을 품은 풀 덕분에 정착지에서 사냥과 채집이 쉬워졌다. 플라이스토세 후기, 세계가 온난화되고 덜 건조해지면서 나일강 발원지인 에티오피아 지역(청나일)과 동부 아프리카(백나일)의 강우량이 증가했고 매년 유량이 늘어나면서 범람도 잦아지기 시작했다. 실제로, 1만 3000년 전에 폭우, 몬순 벨트의 북쪽 확장, 재

---

* 드라이아스는 고산 툰드라에서 서식하는 야생식물의 학명(*Dryas octopetala*)에서 따온 것으로 영거 드라이아스 시기에 호수 퇴적물에서 이 식물의 꽃가루가 많이 발견되었기 때문에 이 시기를 지칭할 때 사용되었다. 드라이아스기에는 발생 시기에 따라 올디스트 드라이아스기, 올더 드라이아스기, 영거 드라이아스기로 구분되는데 영거 드라이아스기의 한랭화가 가장 심했다.

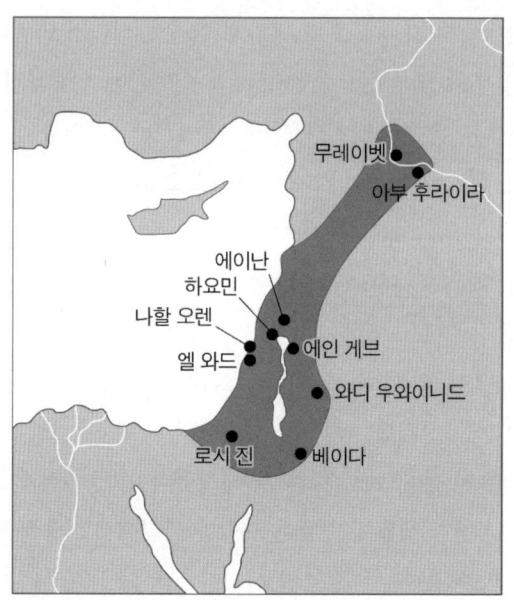

그림 4.5 동부 지중해 연안의 나투피안 정착지. 자료: 위키피디아[92]

양적인 홍수가 발생했던 격동의 '거친 나일' 시기가 있었다.[93] 식량 공급이 불안정해졌고 많은 정착지가 버려졌다. 하지만 이게 끝이 아니었다.

갑자기 세계적으로 기후 추세가 역전되었다. 약 1만 2800년 전, 북반구의 평균기온은 불과 몇 세기 만에 3~4℃나 급락했다. 빙하기의 상습적인 추위가 다시 몰아닥친 영거 드라이아스 한랭기는 1000년 이상 지속됐다.[94] 이 시기는 북미와 유럽의 거대동물 멸종과 북아메리카 남동부의 클로비스 구석기 인디안의 문화적 변화와 일치했다. 이 짧은 한랭기는 로렌타이드 빙상[95]이 녹아서 생성된 광대한 캐나다 내륙 호수의 민물이 대서양으로 갑자기 방출된 결과 유럽과 중동지역을 따뜻하게 해주는 멕시코만류의 흐름이 방해를 받으면서 생겼을 수 있다(제2장). 한편, 이 갑작스러운 한랭화는 1만 2900년 전 캐나다 상공에서 발생한 것으로 추정되는 대규모 혜성 폭발로 촉발되었을 수도 있는데, 혜성 폭발로 인해 하늘이 뿌옇게 변하고, 기온이 급감하고 거대동물의 멸종률이 높아졌다.[96,97]

제 4 장 캄브리아기 생물 대폭발에서 농부의 출현까지

이 추위로 세계적으로 식량 공급에 문제가 생겼다. 이집트 나일강 계곡에서는 이 기간에 정착지 수가 극적으로 줄었다. 발굴된 많은 인간 유골에서 두개골이 산산조각 나 있는 것을 볼 수 있는데 이것은 폭력의 증거이다. 이는 갑작스러운 한랭화와 건조화에 따라 물고기와 야생 곡물이 줄어 식량을 차지하기 위한 치열한 경쟁이 있었음을 반영하는 것으로 추정된다.[98] 대영박물관 고대 이집트 전시관에는 산산이 부서지고 구멍이 뚫린 두개골을 특별히 전시하고 있는데, 시기가 1만 3000년 전으로 거슬러 올라간다. 남부 아프리카에서는 이 기간에 안정된 정착촌의 수가 절반으로 줄었고,[99] 북부의 비옥한 초승달 지대에서는 식량 부족으로 인해 많은 나투피안 정착촌이 해체되었다. 살아남은 나투피안 정착촌은 더 계획적으로 작물을 재배하기 시작했는데 추위에 잘 견디는 호밀 풀을 재배하였다,[100] 이들은 1만 1500년 전쯤에 홀로세가 시작되어 안정적인 기후로 전환되면서 정착 농업으로 진화하는 선구자가 되었다.[101]

북아메리카에서는 석기 기술을 가진 인간 집단이 도착해 확산하면서 또 다른 이야기가 전개되고 있었다.[102] 위에서 언급했듯이, 여러 대가족 집단이 동쪽으로 이동하면서 마지막 빙하기가 끝날 무렵 유라시아와 북아메리카 사이에 일시적으로 형성된 베링해 육교를 가로질러 흘러 들어왔다. 그 후 오늘날의 캐나다를 덮고 있던 빙하가 녹아 남북 통로가 열리면서 일부 인간 집단은 따뜻한 기후를 가진 남쪽으로 이동했다. 다른 사람들은 동쪽으로 이동하여 북극에서 아메리카 원주민의 생활 방식을 확립했다.

구석기 아메리카 원주민은 약 1만 4000년 전 북아메리카 대륙 두 빙상 사이에 남북 통로가 열리면서 북미 대륙 남동부에 처음 도착했다.[103] 더 많은 이주가 이루어지고 더 넓은 평원에 거주하면서 약 1만 3500년 전에는 북미 남동부 지역의 지배적인 클로비스 문명을 이루었다. 이어서 급격한 영거 드라이아스 한랭기가 시작되면서 북아메리카의 마스토돈, 낙타, 검치호랑이를 포함한 북미의 거대동물이 모두 사라졌다.[104] 환경이 변화하고 작은 동물, 뿌리 및 열매를 주식으로 하는 수렵 채집 생활 방식이 등장함에 따라 클로비스 문화의 분화와 분열도 일어났다.[105]

1만 1500년 전부터는 기온이 다시 상승하여 보다 따뜻하고 변동이 적은 홀로세 기후를 맞이하게 되면서 농업의 시대가 열렸다.

원시농업의 등장

플라이스토세 말기 곡물 재배는 초기에 수렵채집의 보충적인 역할로 시작하였으나 이후 곡물 및 가축 사육 시스템으로 서서히 진화하였다. 비옥한 초승달 지역 주변에 새로운 정착지가 확산함에 따라 곡물 재배는 체계화되었다. 하지만 식량을 안정적으로 확보하는 것은 여전히 요원한 일이었다. 우선, 플라이스토세 말기에서 홀로세 시대로 넘어가면서 식용 식물의 범위가 크게 변했다. 예를 들어 시리아 북부에서는 호밀과 범람지에서 자라던 식물이 점차 보리, 엠머밀, 콩류, 렌즈콩, 완두콩, 잠두콩, 그리고 살갈퀴 등으로 대체되었는데, 그중 많은 것들이 그 지역에서 향후 성공적인 농경 생활의 기반이 되었다.[106] 일부 지역에서는 지역의 조상 식물이 다시 자리 잡았지만, 이제 더 따뜻해진 기후로 인해 수확량은 아마도 1000~2000년 전보다 줄었을 것이다. 농경 생활로의 전환은 매끄럽지 않았으며, 시행착오를 겪어야 했다.

왜 이런 급격한 생활 방식 전환이 일어났는지는 여전히 복잡하고 아직 해결되지 않은 의문으로 남아 있다. 불과 2000년이라는 짧은 시간 동안에 서로 접촉하지 않았던 전 세계 6곳의 주요 중심지에 농업이 등장했다는 사실은 홀로세의 새로운 기후 환경 조건에서는 캐고 채집하는 것보다는 심고 수확하는 것이 더 유리하다는 것을 의미한다.

일단 초보적인 농경이 등장하자 주사위는 던져졌고 이제는 되돌아갈 수 없었다. 그전 200만 년 동안 육식을 하고 이후에 불을 사용하여 요리, 난방, 사냥을 하면서 영양과 생존에 큰 진전이 있었다. 여기에 더하여 농업이 시작되면서 일상 식단, 필요 노동력, 사회관계, 정치제도, 기술, 사유재산에 대한 관념(그로 인한 전쟁), 그리고 건강과 생존에 이르기까지 훨씬 더 급진적이고 포괄적인 변화가 일어났다. 수확량이 점진적으로 증가하고, 식량 저장 시설이 설치되고,

농사법에 대한 지식이 공유되면서 초기 농업은 매력적인 선택지가 되었다.[107] 특히 가축화하기에 적합한 야생 동물과 기르기 쉬운 야생 식물이 있는 곳에서 더욱 그러했다.

한편 자연은 계속해서 무작위적으로 유전적 변종을 만들어냈다. 농업이 시작된 초기 몇 세기 동안 이 지역의 몇 가지 밀 싹은 우연히도 전체 유전체가 자연적으로 몇 배로 늘어나 '다배체'가 되었다. 초기 이집트인들이 재배한 다섯 종류의 밀 중 4종 - 이머, 듀럼, 스펠트, 빵밀은 다배수체 형이었다.[108] 이러한 크기가 큰 곡물은 수확과 이후 다시 파종할 가능성이 있고, 이로 인해 주식의 총 수확량이 많아지고 이에 따라 일일 식품 에너지 섭취량이 증가했다. 이러한 종류의 다배수체 돌연변이는 모든 곡물 풀과 다른 품종에서 자연적으로 일어났으며 선택적 재배를 통해 현대가 물려받은 고수익 품종의 조상이 되었다.[109,110]

빵만으로 살기

후기 플라이스토세에서 홀로세 기후로 전환되면서 새로운 환경에 대응하여 출현한 농업은 장단점이 있었다. 식량 생산량과 비축량이 증가했지만 초기 농경 식단은 재배 가능한 식품만을 기반으로 했기에 영양소 함량이 충분하지 않았다. 초기 농경민들의 유골을 보면 곡물 등의 섭취로 식이 다양성이 감소하면서 뼈 성장이 둔화되고 치열과 전반적인 건강 및 일상 활동 패턴에 변화가 생겼다.[111] 바닷가 인근의 일부 지역에서는 농업 전환 이후에도 키가 줄지 않았다. 그러나 대부분의 연구에 따르면 농경으로 전환하면서 신체 성장과 키 성장이 저해되어 성인 키가 15cm까지 줄어들었다.[112] 호주에서는 비옥한 머리강 유역에서 홀로세에 접어들면서 인구밀도가 높아지고 식량 생산이 늘어나기 시작했는데 식단이 고단백 식품에서 고탄수화물 식품으로 전환되었다. 이러한 영양 섭취의 변화는 이 지역 유골에서 명백하게 나타나는 빈혈의 원인으로 추정되고 탄수화물은 치아에 잘 붙어 플라크와 충치를 만들었다.[113] 스티븐 웹은 인구 밀집과 좌식 생활로 인해 호주에서 중앙 머리 지역의 비특이적 감염 빈도가 증가했다고 주장했다.[114] 전 세계적으로 여러 인구집단에서 농업으로 전환하면서 비특이적 골 감염이 발생했다.[115]

 기후의 영향으로 예전의 수렵채집인이 풍부하게 고기를 얻을 수 있었던 매머드, 털코뿔소, 거대 사슴 및 기타 동물 등 거대 육류가 사라지면서 식품의 품질이 나빠졌고, 그로 인해 농경 생활의 첫 2000년 동안에는 건강과 활력도 나빠졌다. 이에 따라 동물성 식품을 더 쉽게 얻을 수 있는 방법을 찾게 되었다. 무리지어 생활하는 동물이 가축화된 것은 약 1만 500년 전 티그리스강 북동부 자그로스 산악 지역에서 등장했다.[116] 특히 지표수가 드문 곳에서 무리를 지어 이동하는 양과 염소, 우제류가 가장 먼저 가축화되었고, 멧돼지와 돼지가 그 뒤를 따랐다. 약 1만 년 전부터는, 소(야생 오로크에서 유래)가 무리를 지어 가축화되었다. 가축이 무리를 지어 우리에 갇히게 되면, 선택적 도태 과정에서 크기가 작고, 통통한 고기를 제공하고, 온순한 동물이 선호되었다. 우유, 양털, 가죽도 중요했다. 농경 식단에 고기와 우유를 추가하는 것이 점차 비옥한 초승달 지대 전역과 그리고 북부 아프리카로 확산되면서[117] 보다 확실하고 질 높은 단백질이 공급되었다.

 식물을 길들인 다음 육상 동물을 식용으로 길들이기 시작한 것은 수천 년 전의 일이다. 농업은 새로운 형태의 생활과 사유재산, 그리고 사회계층을 만들어 냈고 질병이 발생하고 외부인의 약탈이 증가하면서 지역사회의 안녕과 안전에 새로운 위험이 초래되었다. 농업 활동은 토양, 물, 그 밖에 많은 자연환경에 점점 더 많은 피해를 입혔다. 오늘날 우리는 세계 식량 자원을 독차지하면서 바다의 자연 자원을 고갈시키고 양식업에 의존하고 있다. 전반적으로 인간은 지구의 주요 광합성 산물 중 4분의 1 이상을 자신의 식량으로 독점하고 있다.[118] 인류가 풍요로움을 달성하기 위한 기회와 자원의 제공이라는 파우스트 거래를 받아들인 결과로 세계 식량 시스템 환경 기반에 부하가 점점 커지면서 새로운 한계로 내몰리고 있다.

결론

약 1만 1000년 전 레반트 지역에서 초기 농경이 등장할 때, 세계의 기후는 평균기온이 마지막 빙하기가 끝났을 때보다 6°C 더 따뜻해졌다.[119] 1만 8000년 전에는 기온이 1000년 당 평균 1°C 상승했는데 이것은 지질학적 기준으로 매우 빠르게 상승한 것이지만 이번 21세기 100년 동안 상승할 것으로 예상되는 3°C와 비교하면 1/30에 불과하다. 홀로세 기간 중 지구 평균기온은 15°C 근처에서 상당히 안정적으로 변동했다. 세기 단위로 볼 때, 지역적으로 기온은 1°C 범위 내에서 변동했으며, 더 큰 변동이 종종 있었지만 국지적이고 일시적인 변동에 그쳤다.[120] 이러한 기후 조건의 상대적 안정성은 농업의 등장과 확산을 촉진했고 그 결과로 마을과 도시, 그리고 문명의 성장이 뒤따랐다.

비옥한 초승달 지대는 오랫동안 농업의 발원지로 알려졌다. 그러나 지역의 주식 식물의 유전적 조상에 대한 연구와 고고학적 발견에 따르면 농업은 이전에 생각했던 것보다 훨씬 더 비슷한 시기에 세계 각지에서 출현했다.[121,122,123] 실제로, 영거 드라이아스 한랭기는 중동에서 명확하게 나타났지만 그 외 다른 곳에도 영향을 미쳐서 중국, 파푸아뉴기니 고원, 중앙아메리카, 안데스-아마존 지역의 공동체들이 더 안전한 식물성 식품 공급을 위해 진력하였다.[124] 이 다섯 지역의 경우, 주식(밀, 쌀, 타로 및 기타 덩이줄기, 옥수수, 오이 등) 재배에 대한 가장 오래된 증거는 1만 500년에서 8000년 전 사이에 있다.[125]

약 7000년 전부터 북아프리카와 서부 아프리카에서 당시 습하고 초목이 우거지고 인구가 많은 사하라 지역 일부는 기장, 수수, 동부콩의 곡물화가 가능했다. 하지만 이 지역 대부분에서 열악한 토양과 적은 강수량 그리고 작물의 칼로리 함량이 상대적으로 낮아 주식으로 재배되기는 어려웠다. 약 6300년 전 5세기에 걸친 장기간의 건조 기간에는 특히 그러했다. 기장, 수수, 완두콩의 재배는 서아프리카의 사헬 지역 안팎으로 확산되었지만 수확량이 충분치 않아 인구가 크게 증가하지는 않았다. 실제로 약 4000년 전까지는 몬순에 의존하는 남부 지역에서는 농업을 위한 본격적인 개간이 이루어지지 않았다.

한편, 이집트의 비옥하고 물이 풍부한 나일강 계곡에서 농경이 발달하여 곡물, 과일, 그리고 나중에는 채소도 재배하기 시작했다. 이집트와 인근 메소포타미아 남부의 정착촌에서 사회가 통합되고 우리가 문명이라고 부르는 특징을 가지는 사회로 진화하였다.

홀로세 시기의 안정된 기후로 인해 지역에 적합한 식물을 길들이는 방법을 익히고 선택적 교배를 통해 씨앗과 줄기를 크게 만들 수 있었다. 또한, 식물이 씨앗을 퍼트려야 하는 자연의 요구와는 반대로 종자를 보관하는 방법을 배우기에 충분한 시간이 주어져 농업의 발전이 촉진되었다. 야생 동물 무리의 가축화도 비슷하게 진행되었다. 실제로 수렵 채집에서 정착된 농경 생활로의 전반적인 문화적 전환은 기후의 안정성 덕분에 주거지 건설, 정착지 마련, 가축 사육, 농기구 개선, 물물교환 경제의 발전, 문화적 가치와 사회적 관계 재편 등의 과정이 시행착오를 겪으면서 진행될 수 있었다.

전반적으로 이 과정은 아메리카 대륙에서는 유라시아 지역보다 수천 년 이상 더 오래 걸렸다.[126] 축산업을 포함한 농업 자원이 유라시아에서 더 풍부했을 뿐만 아니라 유사한 동서 기후대를 가로지르는 유라시아의 지리적 조건이 남북의 서로 다른 기후대와 숲이 우거진 지형을 가진 아메리카와 동부 아프리카보다 아이디어, 기술, 식품 등을 교류하기가 더 쉬웠다는 제러드 다이아몬드(Jared Diamond)의 결론과 일치한다.[127]

처음에는 수확량도 적고 비, 온도, 햇빛에 의존하는 야생풀과 기타 작물을 심는 일은 노동 집약적이고 위험했다. 소수의 종에 식량을 의존하는 것은 본질적으로 대부분의 기후 조건에서는 야생에서 계절에 따라 다양한 동식물 종에서 식량을 얻는 것보다 본질적으로 탄력성이 떨어지는 전략이었다. 상대적으로 안정된 홀로세 기후로 인하여 이 새로운 식량 생산 시스템이 성공했다. 그 후 수천 년 동안 예측불허 날씨와 기후의 변화는 반복되었고 때로는 재앙적이고 치명적인 피해를 입히기도 했지만, 농업은 계속 유지되었다.

제5장 농업의 확산, 새로운 질병, 그리고 문명의 출현

_ 홀로세 기후 최적기

마지막 빙하기의 정점을 지나 지구가 따뜻해지면서 기온이 크게 변동하였다. 기원전 9700년경, 기온이 다시 급격히 상승하고 안정화되면서 새로운 지질 시대인 홀로세가 시작되었다. 풍경은 계속 변화했지만 한 세대의 인간이 알아차릴 수 있을 정도로 빠른 변화는 아니었다. 유라시아에서 빙상과 툰드라가 줄어들고, 시간이 지남에 따라 수렵·채집민과 초기 농경목축민 모두 더 따뜻한 환경과 달라진 강우 패턴에 삶의 방식을 맞춰나갔다.

기원전 8500년에서 6000년 사이에 극지방을 제외한 모든 대륙, 특히 북반구에서는 소규모 농경과 목축이 등장했고, 인구는 점점 증가했다. 이러한 환경 조건의 큰 변화와 그에 따른 문화적 관행은 식량의 양과 질, 물 공급, 병원체와의 접촉, 정착 방식, 사회적 관계 등 인류의 건강과 생존의 기반에 지대한 영향을 미쳤다. 인류가 중심이 되는 생태계라는 새로운 시대가 다가오고 있었다. 농업으로 식량 생산은 늘어났지만, 몇 가지 주식에 의존하게 되면서 식단의 다양성이 줄어들고 해마다 짓는 농사에 의존하게 되어 기후 변화에 더 취약하게 되었다. 동물과 밀접하게 접촉하고, 관개 농업 환경으로 물을 가두어 두고, 주거지에 인구가 밀집되면서 미생물, 병원균, 바이러스, 기생충이 종간 벽을 넘어 인간을 감염시키고 집단으로 확산되었다.

기원전 9700년에서 6000년 사이의 초기 홀로세 때 지구는 높은 복사열과 여전히 대규모로 빙상이 녹아내리는 이중의 스트레스를 받고 있었다. 기원전 6000년경부터 빙상의 해빙 속도가 줄어들면서 지구의 기후는 안정화되어 홀로세 기후 최적기(기원전 약 6000~3000년경)로 들어가게 되었다. 이는 3000~4000년에 걸친 기후변화였다. 온난화는 북반구에서 가장 뚜렷하게 나타났는데, 이는 2만 3000년 주기로 일어나는 밀란코비치의 '세차운동'에 따라 수천 년 동안 북반구의 고위도에서 태양 복사열이 높은 수준을 유지했기 때문이다. 밀란코비치 주기에 따라 비를 머금은 열대 수렴대가 더 북쪽으로 올라갔다.[1] 북반구의 온난화는 인구집단에 다양한 영향을 미쳤는데, 식량 공급원의 변화로 섭취하는 영양성분이 변했고 이후에는 정착지가 확장됨에 따라 가축화된 동물과 도시-해충 원천인 동물에서 유래하는 새로운 감염원에 노출되었다. 반면, 이 단계에서는 적도 남태평양의 온난화는 감소하여 엘니뇨의 세력이 수그러들면서 유라시아 대륙에 대한 건조화 영향도 줄어들었다.[2]

정착 농경 생활로 출산율이 증가하였다. 젖먹이들이 더 일찍 모유를 떼고 시리얼과 우유를 먹게 되면서 여성들이 더 빨리 다음 임신을 할 수 있게 되었고, 떠돌아다니는 유목 생활에서 벗어남에 따라 가족 규모가 더 커질 수 있었다. 이제 생명과 재산이 조금 더 안전해졌다. 하지만 농사를 짓는 데는 비가 필요하므로 변덕스러운 날씨는 농경민들에게는 상존하는 위험이었다.

인류, 자연적 산물이 아닌 농업 식단에 적응

홀로세 기후 최적기에 접어 든 초반에는 유럽의 대부분 지역에서 주로 여름철에 주기적으로 홀로세 평균기온보다 1~2°C 더 따뜻했다.[3] 북대서양 진동이 양의 상태로 유지되면서 날씨는 상대적으로 안정되었고 강한 편서풍이 대서양에서 더 많은 비를 몰고 왔다.

이처럼 기후 조건이 호전되면서 농경이 일찍이 지중해 동부 지역에서 발칸 반도로 확산하였다. 이후 기원전 4500년경부터 짧은 기간 동안 지중해 양쪽이 건조해지는 등 기후 조건이 불리해지면서 남동부 유럽의 농경민들은 더 습한 기후를 찾아 유럽 북서쪽의 숲과 삼림지대로 퍼져나가면서 농경은 더욱 확산되었다.[4] 비옥한 초승달 지대에서 서쪽과 북서쪽으로 확산됨에 따라 적은 수의 수렵·채집민들이 흩어져 살던 숲 지역이 점차로 농경 정착촌과 개간지로 바뀌었다. 이것은 농경민이 수렵·채집민을 침략해서 압도해 버린 것이 아니었다. 대규모 농부들의 무리가 아니라 농경이라는 당시에는 혁신적인 기술이 확산된 것이었다.[5] 농경이라는 신기술이 가진 명백한 이점이 인기를 끌고 점차로 농경지가 확산하면서 유럽 전역에서 수렵과 농경 생활 방식이 섞여서 나타나기 시작했다.

유럽, 서아시아, 북아프리카로 농업이 확산하면서 야생 먹거리에 대한 의존도가 낮아지고 곡물과 가축을 통해 바로 얻을 수 있는 육류와 우유로 대체되었다. 특히 주식에 대한 의존도가 높아지고 식품의 다양성이 감소하면서 식단은 점점 더 농작물로 채워지게 되었다. 이는 계절 별로 다양한 야생 식량 공급원이 있는 환경에서 진화해 온 플라이스토세 수렵·채집민에게는 생리적으로나 대사적으로 부담이 되었다. 이제, 다시 한번 자연선택이 작용했다. 글루텐 단백질이 함유된 곡물과 유당을 포함한 새로운 식단을 더 효율적으로 소화할 수 있는 유전적 특성을 가진 개체가 자연적 산물이 아닌 농작물로 구성된 식단에서 가장 잘 살아남았다.

유당 소화가 흥미로운 예다. 유아는 소화 효소인 락타아제 덕분에 모유에 들어 있는 유당을 자연스럽게 소화한다. 젖을 뗀 후에는 락타아제 생산을 조절하는 유전자가 발현을 멈추는데, 원래 젖을 먹지 않는 성인 포유류의 경우 이제 불필요한 유전자를 작동하기 위해 대사 에너지를 사용할 필요가 없기 때문이다. 하지만 낙농업의 출현으로 모든 것이 바뀌었다. 이제는 유당을 소화하는 능력을 유지하는 것이 잠재적인 이점이 있기 때문에 락타아제 활성 상태를 유지하는 유전적 변이가 무작위로 발생한 후 자연선택을 받게 되었다.[6] 이들이 바로 '유당 내성' 개체들이다. (유당을 소화하지 못하는 '유당 불내성'은 질병이 아니라 고대 포유류로부터 전해 내려온 자연스러운 특성이다.)

오늘날 유럽 전역에 걸쳐 유당 내성 인구의 비율에서 지리적인 차이가 있는데, 밀에서 추출한 글루텐에 대한 내성도 마찬가지다. 이러한 차이는 농업이 유럽 북쪽과 서쪽으로 확산함에 따라 각 특정 지역에서 이러한 새로운 식단에 처음 노출된 시점의 차이를 반영한다.[7,8] 인구에서 노출 기간이 짧거나 강도가 낮을수록 소위 '불내성'으로 남아 있는 사람들의 비율이 높아진다. 따라서 글루텐 불내성(또는 '셀리악병')은 오늘날 발칸 반도나 튀르키예보다 영국에서 더 흔하다.

스칸디나비아 사람들은 유럽에서 유당 내성이 가장 높은 인구집단이다. 유럽 인근의 비옥한 초승달 지대에서 처음 시작된 농경이 스칸디나비아 지역에는 한참 후에 전파되었기 때문에 우유를 가장 먼저 마신 것은 아니지만 추운 기후로 인해 곡물을 구할 수 없었고 동물성 식품에 대한 의존도가 높았으므로 유당 내성률이 높다. 여기서 한 걸음 더 나아가 또 다른 생물학적 건강 요소가 유당 내성을 선호하는 선택을 압박했을 것이다. 햇볕에 노출되면 피부가 비타민 D를 합성하도록 자극하고 비타민 D는 식이 칼슘 흡수를 촉진하는데, 칼슘이 없으면 뼈가 약해진다. 위도가 높을수록 햇빛 노출이 줄어드는데, 유제품에는 칼슘과 비타민 D 전구물질이 모두 풍부하므로 고위도 지역에서는 유당 내성이 뼈 성장에 도움이 되었을 것이다.[9] 사지 뼈가 약해지는 것도 심각한 문제지만 고관절 주머니는 매일 안쪽으로 압력을 받기 때문에 칼슘과 비타민 D가 부족하면 여성 골반이 뒤틀릴 수도 있다. 뒤틀어진 골반은 출산을 위협하게 되는데, 변형된 좁은 골반 입구에 태아의 큰 머리가 걸려 빠져나가지 못할 수 있다.[10,11] 북극권 위에 사는 아메리카 원주민이 석기시대 조상의 짙은 피부색을 그대로 유지하고 있는 것은 역설적으로 보일 수 있다. 하지만 어류와 해양 포유류 식단은 비타민 D를 충분히 공급하고, 얼음으로 뒤덮인 지면의 강렬한 자외선에 옅은 색소의 피부는 손상된다. 언제나 실용적인 자연선택은 두 가지 위험의 균형을 맞추는 역할을 한다.

락타아제 활성의 유지는 유럽 인구에만 국한된 것이 아니다. 중동에서 소가 일찍부터 가축화되면서 목축업이 북부 아프리카로 이동하고 확산하였다.[12] 홀

제5장 농업의 확산, 새로운 질병, 그리고 문명의 출현

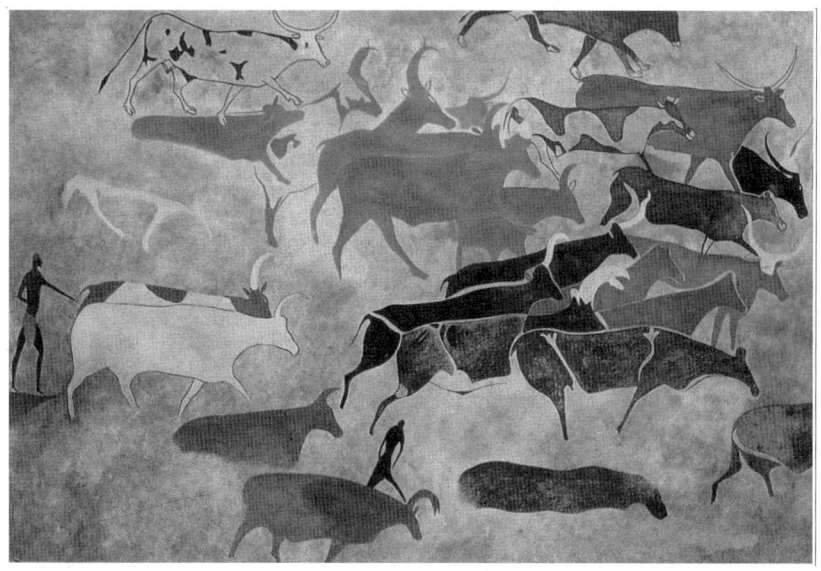

그림 5.1 알제리 남부의 타실리 나저르(Tassili n'Ajjer) 지역의 암각화. 이 흔적은 사하라 지역의 유목민이 소를 키웠음을 보여준다.
자료: Showcaves.com. https://www.showcaves.com/ english/other/caves/TassiliNAjjer. html(UNESCO-MAB Biosphere Reserve, Public Domain)

로세 초기 온난화 기간에 아라비아 반도 북부와 시나이 사막에 걸쳐 펼쳐진 땅은 푸르렀고 목축업에 적합했다. 팔레스타인에서 이집트와 북부 아프리카로 가축을 몰고 이동할 수 있게 된 유목민들에 의해 유당 내성 유전자가 북부 아프리카로 옮겨졌을 수도 있고, 동부 아프리카의 마사이족, 사헬지역의 풀라니족, 말리의 투아레그족 등 여러 아프리카 유목민 부족 사이에서 산발적으로 락타아제를 보유하는 돌연변이가 일어났을 수도 있다.[13] 동물 화석을 보면 8000년 전부터 소, 양, 염소가 사하라 사바나 전역에 널리 퍼져 있었음을 알 수 있다.[14] 중동에서 가축 기르기에서 젖짜기로 빠르게 발전한 것을 고려할 때 북아프리카에서도 초기에 낙농업이 충분히 발생했을 수 있다. 알제리 남부의 타실리 나저르 등 사하라의 여러 지역에서 발견되는 암벽화에서 소의 젖을 짜는 그림이 이를 뒷받침한다(**그림 5.1**). 또한, 화학 동위원소 분석 결과 7000년 전에 만들어

진 리비아의 초벌구이 토기의 음식 잔여물에서 유지방의 흔적이 발견되었다.

젖소 목축은 사하라 지역 유목민들이 식량을 안정적으로 확보할 수 있는 기반을 넓혔다. 그러나 기후가 장기적으로 안정된 것은 아니어서 얼마 지나지 않아 지역 기후대가 이동하면서 사하라 지역의 기온이 내려가고 건조해지기 시작했다.

건조해진 사하라: 식량과 물 부족

수천 년 전 아프리카 사하라 지역은 오늘날 우리가 알고 있는 사하라 사막보다 훨씬 더 습하고 푸르렀다. 기후대가 일시적으로 북쪽으로 이동하면서 기니만에서 불어오는 서아프리카 몬순이 내륙 깊숙이까지 비를 내렸기 때문이다.[16,17,18] 그 결과 물, 곡물, 사냥 동물이 풍부해져 홀로세 초기 사하라 지역의 수렵·채집민들은 도자기를 제작한 것에서 알 수 있듯이 어느 정도 정착 생활을 할 수 있었다.

기원전 6000년 전후 몇 세기 동안 사하라 지역이 건조해져 초목과 야생동물이 줄어들고 막 가축화된 소를 먹일 목초지가 줄어들었으며, 여러 수렵 채집 및 목축 부족이 건조하지 않은 남쪽의 사하라 경계 지역으로 이동했다. 습한 기후가 돌아와 사바나와 같은 초목이 다시 자라나고 강과 물웅덩이, 많은 대형 동물 종이 활기를 되찾자 사하라 지역에 다시 사람들이 살기 시작했다.

6500년 전, 북반구에서 500여 년 동안 지속된 강력한 냉각 및 건조 시기가 나타나면서 홀로세 중기 기후 최적 상태가 중단되었다. 이는 2300년 주기의 홀스타트 태양 사이클의 약화와 일치했는데, 기원전 2300년, 기원전 350년, 서기 1600년(소빙하기의 정점) 무렵의 북반구의 후속 냉각기에 영향을 준 것과 동일한 태양 사이클이다.[19] 이제 비가 내리는 적도 열대수렴대와 지중해 남부 해안 지역의 건조한 아열대 능선이 점진적으로 남쪽으로 이동하여 막 녹음이 우거진 사하라를 포함하는 넓은 지역이 건조화되었다. 이미 정착하였던 유목민 공동체와 가축들은 식량과 물 부족이 심해져 더 습한 사하라의 경계 지역으로 이주하였다.

사하라의 사막화가 심해지면서 기원전 일곱 번째 천 년* 후반에는 사하라 동부의 차드 분지까지 건조해져 대부분의 땅에서 사람이 살 수 없게 되었다. 이 유역을 떠난 집단은 동쪽으로 더 멀리 이동하여 나일강 중류로 이주했고, 그곳에서 그들은 대를 이어 목축과 농업을 혼합한 공동체를 발전시켰다. 이들 중 이집트 남서부의 반사막 지역인 나브타에서 온 한 특정 이주민 집단은 나일강 유역에 정착할 때 발전된 천문학, 거석문화, 복잡한 사회체제도 함께 가져왔다. 이들을 포함한 여러 이주 집단들은 비옥한 나일 계곡의 초기 농업에 문화적·기술적 깊이를 더했다.

테네레아인

건조기가 지속되던 시기에 사하라 동부의 테네레아 사람들의 역사에서 기후변동에 대응하는 생물사회적 진화와 문화적 적응의 복잡한 양상을 잘 이해할 수 있다.[20] 사하라 지역에서 녹화와 건조화의 반복은 홀로세 기간 중 가장 극단적인 기후 변화의 하나였다. 현재 니제르에 해당하는 지역의 고대 호수였던 고베로 유적 발굴을 통해 이 지역에 거주했던 사람들에 대해 많은 사실이 밝혀졌다. 고고학자들은 여러 세대에 걸친 인간 매장지를 포함하여 수많은 정주 유물을 발견했다. 최초의 주민들은 기원전 6200년경 호수가 마르면서 이곳을 떠났고, 약 1000년 후 습한 기후가 돌아오고 호수가 다시 채워지면서 테네레아인으로 추정되는 사람들이 이곳을 차지했다. 연구자들은 이들의 식량 공급원, 골격 크기와 건강, 유물, 매장 관행에 대한 정보를 수집했다. 고베로 유적지에서는 54종의 동물, 20종의 교목, 30종의 관목, 풀, 해조류 등의 식별 가능한 잔해물이 발견되었다.

---

* 기원 전 일곱 번째 천 년은 기원전 6000년에서 기원전 7000년 사이를 의미

패총에서 주로 발견되는 조개, 뼈, 치아 등의 음식 잔해는 조개, 메기, 틸라피아, 그리고 상대적으로 적지만 영양, 하마, 악어, 거북이 등 다양한 동물을 잡아먹었던 것을 보여준다. 가뭄이 항상 기근으로 이어지지는 않았다. 차드 분지의 고베로에서 발굴된 유적은 기원전 5500년경부터 기원전 3000년경까지 지속되고 이후 건조화된 시기에 테네레아 사람들이 어떻게 적응했는지 보여준다.[21] 길들인 가축은 덜 먹었는데, 이는 어업, 사바나 척추동물 사냥, 일부 야생풀에서 곡물 채집 등에 의한 자급형 경제를 기반으로 한 식단이 주를 이루었음을 시사한다. 건조가 시작된 후의 생활상은 고베로 패총의 바뀐 내용물에 반영되어 있는데, 건조화가 되면서 식이 공급원이 다양해졌음을 보여준다. 같은 시기 사하라 서쪽에서도 기후가 변화하고 건조해지면서 이와 유사하게 식품 공급원이 다양해지고 영양 상태가 나빠졌다는 유골 증거가 발견되었다.[22]

사하라 지역에서는 다른 중요한 역사적 가뭄과는 달리 세 가지 이유로 인해 가뭄에 따른 기근을 경험하지 않았다. 첫째, 사하라 지역의 건조화는 500년 이상에 걸쳐 서서히 진행되었다. 둘째, 영향을 받은 사람들은 재산을 유지하면서 인접한 토지를 이용할 수 있는 이동 유목민이었기 때문에 점진적으로 인근 지역으로 이주할 수 있었다. 셋째, 이주민들은 식품 공급원과 선호도에 있어 융통성을 발휘할 수 있었는데, 이 점은 주식의 수확을 비와 태양에 운명적으로 의존해야 했던 기원전 3000년경 메소포타미아, 이집트, 인더스 계곡의 정착 농경민들과는 다른 장점이었다.

이집트와 수메르: 강, 강우, 초기 문명

이집트와 메소포타미아의 초기 정착촌은 큰 강과 지역적 몬순 기후의 혜택을 받았다. 이집트의 인구는 나일강 계곡을 따라 분포되었고, 초기 수메르의 인구집단은 티그리스강과 유프라테스강 사이에 정착했다.

초기 문자는 기원전 3000년경 두 사회에서 모두 나타났는데, 이집트에서는

제 5 장 농업의 확산, 새로운 질병, 그리고 문명의 출현

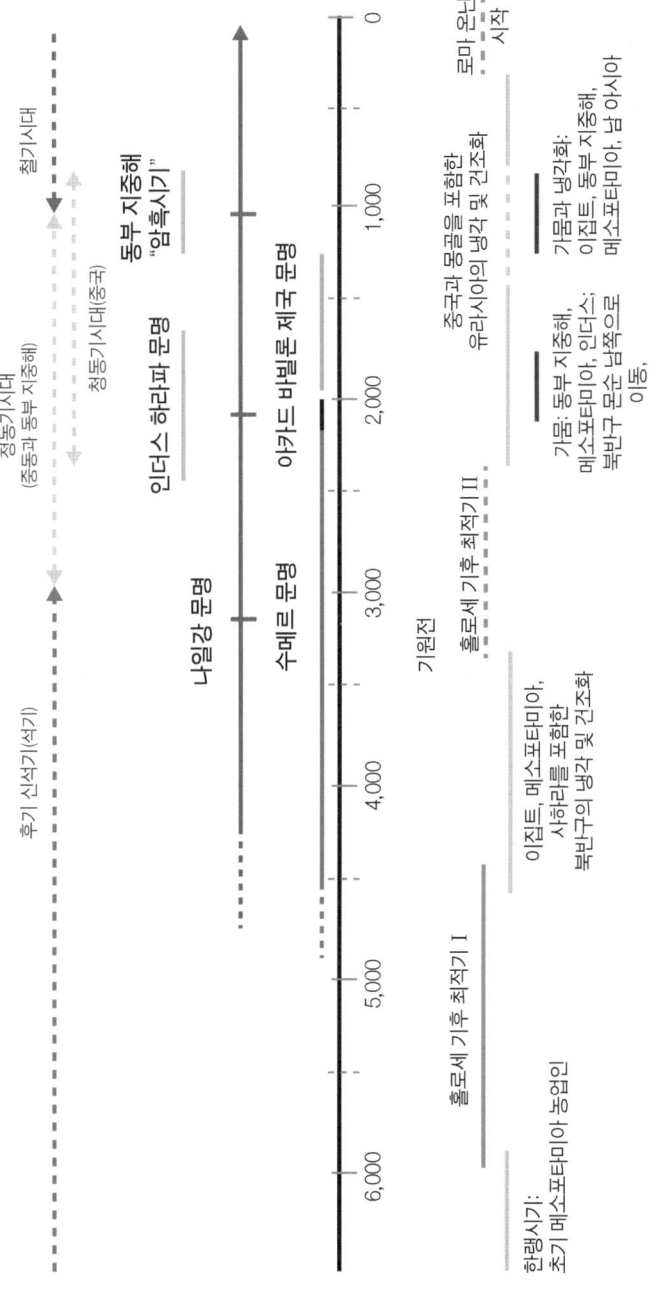

그림 5.2 기원전 6000~0년까지 기후변화(유라시아와 이집트), 초기 문명의 성장과 기술발전 시대에의 연대표. 저자 그림

주로 행정 목적으로, 수메르에서는 회계와 교역을 위해 사용되었다. 그림 5.2는 기원전 6000년에서 기원전 0년까지 홀로세 기간의 타임라인을 보여준다.

나일 계곡: 초기 격동

홀로세 중반이 시작될 무렵에는 이미 녹음이 우거진 나일 계곡에 정착지가 형성되고 있었다. 건조해진 동부 사하라 사막에서 이주민이 유입되면서 더욱 활성화되었다. 일상과 정치는 더욱 복잡해졌다. 공동체 간의 경쟁이 시작되었고, 얼마 지나지 않아 지역 왕국들이 영토와 패권을 놓고 경쟁을 벌였다. 기원전 3300년경에는 강력한 이집트 문명의 토대가 형성되고 있었다.[23] 나일강 계곡 정착민들은 비옥한 강변 환경의 혜택을 받았다. 늦여름과 초봄에 이 거대한 강이 범람하여 농경지 위에 풍부한 토사를 얇게 덮어주면 들판은 매년 활력을 되찾았다. 일 년을 주기로 청나일과 백나일의 상류가 공급하는 영양분은 이후 3000년 동안(그리고 실제로 오늘날까지) 이집트 문명이 성장하는 데 밑거름이 되었다. 그리스의 역사가 헤로도토스는 이집트의 '나일강의 선물'이 지중해 사람에게 큰 부러움의 대상이 되었다고 썼다.

그러나 나일강 역시 예측할 수 없었고, 그 변덕스러운 강물 흐름은 이집트에 기근과 죽음의 위기를 가져왔다. 이 연례 주기에 영향을 미치는 기후적 요인은 엘니뇨 남방 진동으로 청나일의 발원지인 에티오피아 고원과 에티오피아 북부의 강우량에 영향을 미쳤다. 엘니뇨가 발생하는 동안 남아시아 여름 몬순(및 연관된 동아프리카 몬순)의 범위와 강도가 영향을 받아 고지대에 내리는 비가 줄어들었다.

나일강의 유량은 기원전 3400년경에 잠깐 줄어들었고, 몇 세기 후에는 현저하게 감소했다. 이로 인한 식량 위기와 굶주림은 긴장을 고조시켜 지역 왕국 간의 갈등을 야기했다. 이 문제가 해결되면서 아스완에서 나일 삼각주의 남쪽 경계까지 북쪽으로 뻗어 있는 상 이집트의 정치적 통일이 이루어졌다. 새롭고 강력한 통치자들은 나일 삼각주의 농작물 수확량에 대한 위험을 줄이기 위해 강

제 5 장 농업의 확산, 새로운 질병, 그리고 문명의 출현

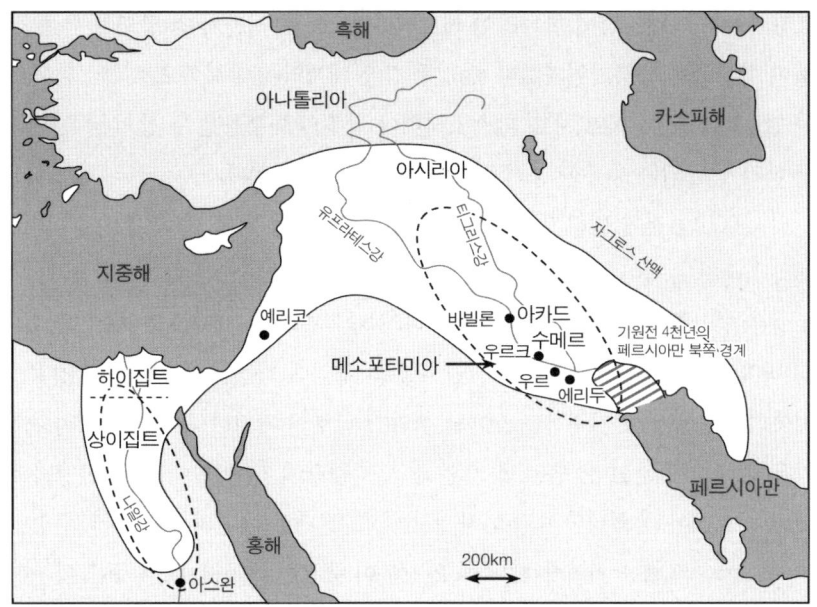

그림 5.3 비옥한 초승달 지역. 초기 이집트와 메소포타미아 문명은 타원형 점선 안에 있음.
자료: Free Maps에서 각색.[24]

물의 흐름을 중앙에서 조직적으로 관리하도록 했다. 그 무렵 점토판을 이용한 간단한 그림 문자가 사용되기 시작했는데, 주로 수계 관리 요건을 규정하는 등 기록과 지시를 위해 사용되었다. 나일강의 변화무쌍함과 식량 생산의 수력학에 대한 중앙 집중식 통제의 필요성은 기원전 3200년경부터 이집트가 정치적으로 통일되고 사회적으로 계층화되는 데 큰 자극이 되었다. 제1왕조가 등장하고 다음 천년 중반에 이집트의 고대 왕국이 세워졌다.

메소포타미아: 도시 문명의 시작

메소포타미아 남부에서 홀로세 초기 기후 최적기 직후에 형성된 소규모 농경 공동체가 성장하고 있었다. 홀로세 중기의 더 차갑고 건조한 시기에는 강물을 관개에 활용하는 것이 촉진되었다. 메소포타미아 남부의 중심부는 티그리

스강과 유프라테스강이 합류하여 페르시아만으로 흘러들기 전 강의 하류에 강물이 범람하는 농경지였다(그림 5.3). 두 강은 대서양에서 북쪽으로부터 불어오는 겨울비로 물이 채워지고, 메소포타미아 남부의 농부들은 두 강의 남쪽 하류를 따라 공급되는 풍부한 충적토를 이용해 농사를 지었다.

약 6,000년 전에 빙하기 후 해수면 상승이 정점에 달해 현재보다 해수면이 대략 1m 정도 높아지고 페르시아만이 일시적으로 내륙으로 확장되었을 때 이 토양은 영양분이 더욱 풍부해졌다.[25] 다시 채워진 만은 내륙으로 수백 킬로미터 더 확장되어 미래 수메르 도시인 우르의 고지대 가장자리까지 이어졌다.[26] 시아파 무슬림들이 거주하는 오늘날 이라크 남부의 저지대 습지는 일시적으로 얕은 해저의 일부였다. 홀로세 기후 최적기 중간에 1,000년에 걸친 한냉화로 인해 페르시아만 최상단이 후퇴하면서,[27] 그 결과로 예전의 하구 삼각주였던 지역 ─ 지금은 해안 지역이 된 ─ 에 영양분이 풍부한 강 하층토가 층을 이루며 남게 되었다.

메소포타미아의 기후는 북대서양 진동에 의한 대서양 순환(서풍, 따뜻함, 계절성 비), 건조한 고기압 아열대 지역의 위도 변화, 서남아시아 여름 몬순, 시베리아 고기압의 주기적인 차고 건조한 공기 등 계절적으로 변화하는 복잡한 기상 시스템의 산물이다.[28,29] 거의 2000년 동안 홀로세 기후 최적기의 긍정적인 대서양 기상 패턴이 지속되었다. 이러한 기후조건과 강을 이용한 관개 방법의 지속적인 발전으로 인해 메소포타미아 남부 삼각주 지역과 북부 지역 모두에서 농업이 점진적이고 성공적으로 확산되었다. 기원전 5000년경 메소포타미아 남부 수메르의 전형적인 풍경은 수천 명의 인구로 구성된 작은 도시들이 점점이 흩어져 있고, 각 도시는 소규모 농촌 공동체로 둘러싸여 있었다. 수메르는 도시들이 연결된 무역 네트워크를 기반으로 세계 최초로 지역 단위의 농업으로 부상하고 있었다.

여기에는 홀로세 후반에 뒤따를 인구 증가의 흐름에 대한 암시도 있다. '많은 식량 = 더 많은 인구'라는 등식이 탄력을 받기 시작했다. 인구가 증가하고 수메르의 농경지 경계가 바깥으로 확장하면서 관개가 점점 더 필요해졌다. 관개가 진행되고 게다가 홀로세 중기 동안 강우량이 감소했음에도 불구하고 인근 습지와 대초원이 있는 충적 평야는 야생 조류와 사냥감의 원천으로 여전히 매력적인 토지였다. 따라서 강 상류의 많은 농경 집단과 마을 사람들이 남쪽으로 이주했고, 우르와 우루크 같은 대도시가 형성되면서 메소포타미아 문명의 토대가 마련되었다.30

농경 정착: 식단, 미생물, 그리고 인간의 건강

이처럼 새롭게 진화하는 농업 환경에서 지역의 기후 추세와 변동은 일상 및 계절별 작업 양상과 식단 구성과 영양가에 지속적으로 영향을 미쳤다. 수렵에서 농업으로 전환은 부분적으로 (사냥한) 고기를 곡물로 대체하는 것을 의미하므로 식단에 단백질은 적어지고 탄수화물은 더 많아졌다. 식량 공급원의 다양성이 감소하면서 미량 영양소(비타민, 철분 및 기타 미량 원소, 단백질 형성에 중요한 일부 아미노산)의 종류와 섭취량이 감소했다. 전 세계 여러 지역에서 발굴된 유골을 연구한 결과를 보면 농경으로의 전환은 뼈의 강도와 미세 구조(골다공증 유발)에 영향을 미치고 다양한 결핍 장애를 초래하고 치아 성장과 구강 건강, 시력, 다양한 대사 및 호르몬 활성에 해로운 영향을 미치는 것으로 나타났다. 또 다른 건강 문제로는 철결핍성 빈혈과, 감염에 대한 취약성이 커진 것을 들 수 있다.31 이러한 영양 결핍은 특히 어린이 청소년의 성장과 성인의 전반적인 건강, 근력, 수명에 영향을 미쳤다.

왕족, 사제, 농부: 신분과 키

메소포타미아, 이집트 및 기타 농업 발전의 중심지에서는 초기 정착지와 마을이 성장하여 무역 네트워크로 연결된 더 큰 도시로 서서히 발전했고, 더 높은 수준의 도시 국가와 문명이 출현했다. 유골 분석을 통해 각 사회계층의 키와 뼈 건강에 대한 정보를 알 수 있는데, 정착지가 중앙집권화되고 정치 네트워크가 강화됨에 따라 사회계층화가 심해졌음을 보여준다. 통치자, 사제, 전사, 상인, 노동자, 소작농 등이 정치구조, 권력, 그리고 특권의 기반이 형성되었다. 사회 계층이 더 높을수록 식량에 대한 접근성이 높아졌다. 성인 키는 도시 부유층이 농촌 노동자보다 컸다. 일부 유골은 감염병으로 빈곤층과 농민이 가장 큰 피해를 입었음을 보여준다. 예를 들어, 뼈 염증(골염), 결핵, 치과 질환은 불우한 계층에서 더 많이 발생했다. 이러한 계층 간 건강과 성장의 차이는 대부분 영양 부족과 관련이 있지만, 일부는 만성적이고 반복적인 감염 때문일 가능성이 있다.

    키와 건강의 차이는 농경민과 수렵·채집민의 비교에서도 분명하게 드러난다. 초기 농경민에게는 거의 같은 시대의 수렵·채집민에 비해 초기 성장 발육 부진, 성장 지체(기근과 관련된 것으로 추정), 뼈의 미세 구조 약화, 성인 키 감소의 징후가 있다. 빙하기 이후 약 1만 6000년에서 1만 2000년 전 사이의 온난화 기간에 동부 지중해의 넓은 지역에서 수렵·채집민들의 키는 초기 농경 사회(약 1만년 전에 형성됨)의 사람들보다 평균 약 5cm 더 컸다.[32] 흥미롭게도 수렵·채집민들의 키는 빙하기의 정점이었던 2만~1만 8000년 전의 유골에서 관찰된 것보다 더 컸는데, 이 시기는 남동유럽에서 가장 춥고, 힘들며 식량이 가장 부족했던 시기로 여겨진다. 빙하기의 정점에서 남성과 여성 모두 키가 약 10cm 정도 작아진 데에는 다른 요인도 영향을 미쳤을 수 있다. 먹이감이었던 많은 동물과 기타 식량 공급원의 지리적 분포가 바뀌고 그 수가 감소하고 있었으며, 인간은 이용 가능한 식량과 에너지의 양에 신체 크기를 맞추는 "미시적 진화적 적응 과정"을 거쳤을 것이다.[33]

    유리한 기후 조건에서는 토지 단위당 식량 수확량이 높아진다. 이로 인해 가족의 규모가 커져 인구가 증가했고, 농부들은 더 많은 토지를 농지로 만들었다. 그러나 모두 장밋빛이었던 것만은 아니었다. 농경 생활은 들판에서 오랜 시간 일해야 했고, 계절별 강우량이 결정적으로 중요했으며, 관개 시설이 발전하면서는 매년 강의 유량에 의존하게 되었다. 해마다 자연적인 기후 변동이 있다는 것을 감안하면 빈번한 식량 부족이 발생할 것으로 예상되는데, 실제로 이후 1만 년 동안 주기적인 식량 위기가 이어졌다.

이것이 인류 진화의 원동력이 되었다. 기후의 변화는 농경 인구의 건강과 생식 능력에 반복적인 위험을 초래했다. 영양 부족 시기에 생식력을 유지하는 데 도움이 되는 신체적 또는 대사적 적응을 할 수 있는 유전적 변이가 우연히 출현할 수 있을까? 다낭성 난소 증후군(PCOS)은 흥미로운 예다. 이 난소 이상과 관련된 변이 유전자(PCO 대립유전자)의 유병률이 성인 여성에서 매우 높다는 것은 오랫동안 수수께끼였다(다양한 지역 인구에서 일반적으로 30~45%). 난소에 여러 개의 낭종을 유발하는 명백히 해로운 유전자가 수천 년 동안 보존되어 온 이유는 무엇일까? 결국, 과체중이 많은 현대인에서 PCO 유전자형을 가진 여성은 인슐린 저항성이 증가하여 제2형 당뇨병과 난소 불임으로 이어질 가능성이 훨씬 더 높다. 그러나 저체중 여성의 경우 같은 PCO 유전자형이 평균보다 높은 수준의 생식력을 갖는다는 것이 변이 유전자가 존속하는 이유를 설명하는 핵심이다.

저자가 속한 소규모 연구진이 기존의 역학 및 실험 연구를 조사한 결과, 과거 기후로 인해 식량 부족과 체중 감소가 심각했던 시기의 농경사회에서는 PCO 유전자형을 가진 여성이 임신과 출산에 더 유리했을 것이라는 결론을 내렸다.[34] 생식력과 출산 능력이 높을수록 더 많은 개체를 남기므로 이러한 생식적 이점은 강력하게 선택되었을 것이다. 따라서 농업 식량 부족에 대한 진화의 선택적 반응에 깊은 역사적 뿌리를 둔 '생식력 우선' 가설은 PCO 대립유전자의 유지를 설명할 수 있는 근거라고 할 수 있다. 한때는 부족이나 공동체의 자산이었지만, 비교적 최근에 시작한 현대식 생활환경에서는 부담이 되고 있는 것이다.

미생물: 종의 경계를 뛰어 넘다.

놀랍게도 대부분의 심각한 전염병은 메소포타미아, 이집트, 인더스 강 유역의 곡창지대에서 농작물을 재배하여 문명이 발달한 도시 국가에서 유래했다.

토머스 맥코운(Thomas McKeown), 『인간 질병의 기원』(1988)[35]

농경, 토지 개간, 축산업, 밀집 거주, 교역이 확산하면서 인간과 미생물 간의 접촉 양상이 변화하기 시작했다. 홀로세 기후와 환경의 도래로 인해 사람들은 가축 또는 설치류와 같이 국지적으로 번식하는 해로운 종으로부터 새로운 감염원에 더 가까이 노출되는 생활 방식을 갖게 되었다.[36,37] 이러한 인간 생태계의 급격한 변화는 약 7000년 전에 시작되었다. 농경시대에 새로운 전염병이 유입된 것은 이러한 모든 질병이 초기 석기시대 수렵채집시대에서 비롯되었다는 오랜 가정과 상충된다.[38] 4세기 전 토머스 홉스(Thomas Hobbes)에 따르면 구석기시대 수렵채집시대의 삶은 "고립되고, 가난하고, 지저분하고, 야만적이고, 수명이 짧았다."[39] 물론 아프리카의 초기 수렵·채집인들은 도살, 육식, 가죽을 통해 많은 동물 유래 기생충 감염을 얻었으나 촌충, 간흡충, 수면병을 옮기는 원충은 다른 사람에게 직접 전염되지는 않았다. 그러나 수렵·채집인들은 요충, 살모넬라균, 포도상구균과 같은 몇 가지 감염성 병원체는 있었지만 홀로세 농경민에게 있었던 사람 사이에 또는 여러 세대에 걸쳐 전염될 수 있는 감염병은 거의 없었다.

감염 현상을 생태학적으로 간단하게 설명하는 것이 이해에 도움이 될 것이다. 많은 미생물에게 있어 다른 생명체를 감염시키는 것은 그들의 삶의 방식일 뿐이다. 생존과 번식을 위해 미생물도 자연의 식탁에서 한 자리를 차지하는 방법을 찾아야 한다. 다른 생명체에 침입한 미생물은 영양분을 섭취할 수 있고, 대사의 필요성이 없는 바이러스의 경우 감염을 통해 바이러스가 숙주의 세포 유전 시스템에 연결되어 복제할 수 있으면 된다. 일반적으로 감염이 되어도 실제 감염성 질병을 일으키는 것은 아니며, 대부분의 감염 미생물은 더 은밀하게 숙주 안에 머물러 있는다. 숙주에서 실제 감염성 질병이 발생했다면 특정 미생물과 인간의 관계가 진화적으로 비교적 최근에 형성되었거나 재채기, 기침, 설사 등을 유발하여 숙주의 행동과 기능에 영향을 미침으로써 다른 사람에게 전염시키는 방법으로 진화했다는 것을 의미한다.

기원전 3000년대와 2000년대 사이에 농경 기반 공동체가 확산하고 인구 규모와 밀도가 증가했으며, 이후 도시가 발달하면서 동물 유래 미생물(종종 우연한 돌연변이의 도움으로)이 종의 장벽을 뛰어넘어 새로운 숙주인 호모 사피엔스에서 발판을 마련할 수 있는 조건이 조성되었다.[40] 소수의 미생물은 대규모 인간 집단 내에서 지속하여 순환하며 보다 안정적으로 생존할 수 있게 되었다. 극소수의 선구자적 미생물만이 성공했고, 이들은 홀로세 후기 인류 집단에서 현재 잘 알려진 감염병의 조상이 되었다.

홀로세 중기에 인류는 홍역, 천연두(현재는 멸종), 수두, 유행성이하선염, 감기, 인플루엔자, 장티푸스, 말라리아 등 새로운 감염병을 얻었다.[41] 홍역 바이러스는 가장 먼저 종 간 장벽을 넘어 인간 집단에서 풍토병이 된 감염병 중 하나일 것이다. 유프라테스강 유역 관개 지역의 6200년 된 무덤에서 물달팽이를 통해 소로부터 전염되는 주혈흡충증의 증거가 발견되었다.[42] 가장 강력하고 끈질기게 생명을 앗아간 병원체 중 하나인 결핵의 기원은 아직 확실하지 않다. 아메리카 대륙에서는 페루와 칠레 북부 해안에서 사냥을 하던 바다표범과 바다사자로부터 신대륙 결핵이 전파되었을 가능성이 있다.[43] 인간의 결핵과 밀접한 관련이 있는 소의 결핵균(*Mycobacterium bovis*)은 홀로세 초기 농경-목축업자들이 가축을 사육하면서 접촉한 것이 인간 질병의 기원으로 오랫동안 알려져 왔다. 그러나 50만 년 전의 호모 에렉투스 유골에서 결핵 병변이 발견되었기에, 초기 인류가 처음에 이 질병을 소에게 전염시켰을 가능성도 있다.[44,45]

지난 25년 동안 독성이 강한 신종 인플루엔자의 출현과 2003년 사스(중증급성호흡기증후군, 식품 거래를 위해 중국 남부에서 포획된 야생동물에서 유래한 치명적 바이러스성 질환)는 이 오랜 역사의 연장선에 있다. 현대의 가장 재앙적이었던 사례는 20세기 초 중앙아프리카의 야생동물고기 거래를 통해 유입된 것으로 추정되는 원숭이 면역결핍 바이러스(SIV)가 유전적 돌연변이를 거쳐 인간에게 전파된 인간 면역결핍 바이러스(HIV)로 인한 후천성면역결핍증(HIV/AIDS)이다.[46]

물론 인류는 대부분의 감염병을 포유류와 조류로부터 얻는데 이들 자체가 오랜 진화 역사에서 후기 단계의 숙주이다. 박테리아, 바이러스, 그리고 이들의 플라스미드와 파지는 다세포 생명체의 진화보다 20억 년 이상 앞서 있다. 이들은 유전 물질 패키지를 직접 교환할 수 있는데, 바이러스학자들은 이 과정을 "바이러스의 채팅"이라고 부른다. 이것은 무작위 돌연변이와 함께 자연의 항생 물질, 그리고 현대 의학에서 사용하는 항생제에 대한 신속한 적응(즉 내성 발현)을 가능하게 한다.

기후가 동물에서 유래하여 새로이 인간에게 적응한 감염병의 출현에 영향을 미친다는 구체적인 역사적 증거는 없다. 그러나 금세기에는 더 빠르고 실질적인 기후 변화가 다양한 자연 감염 동물(조류 포함) 숙주 종의 수, 지리적 범위, 이동 패턴에 영향을 미치고 이에 따라 가축 및 인간과의 접촉에 영향을 미치면서 그 양상이 달라질 수 있다.[47]

결론

홀로세 중기 수천 년에 걸쳐 최적의 기후 조건이 지속되면서 북반구 대부분 지역은 정착 농경생활로 성공적 전환을 할 수 있었다. 정착 농경생활이 시작되고 유라시아 일부 지역으로 급속히 퍼지면서 파우스트적 거래가 암묵적으로 받아들여졌다. 식량 공급이 늘어나고, 정착 생활의 기본적인 안락함을 누리고, 영토를 장악하고, 더 야심 차고 계획적인 사람들에게는 새로운 부와 권력을 독차지할 수 있는 기회가 생겼지만 아무런 대가 없는 순수한 이득이 아니라는 것이 금방 드러났다. 식량 작물과 가축은 나쁜 날씨, 장기적으로는 기후 변동의 영향을 받았다. 식량 부족과 기근이 자주 그리고 심하게 닥쳤다. 후기에는 특히 점점 더 밀집도가 높아지는 도시 환경에서 때로는 치명적인 새로운 열병이 나타났지만, 수천 년 동안 미생물에 의한 감염이라는 것을 알지 못했다. 다음 장에서 살펴볼 것처럼 홀로세 중기 기후 최적 조건에 의해 촉진된 농업의 발전으로 또한 갈등과 전쟁, 정복이 심해졌다.

제6장 유라시아 청동기시대

― 불안정한 기후시대

 이제 이야기는 홀로세 중반을 지나 후반으로 넘어간다. 기원전 4000년경에는 세계 여러 지역에서 자족이 가능한 농경 정착지가 출현했다. 더 많은 인구를 부양할 수 있었을 뿐만 아니라, 농부들이 수고하여 생산한 잉여 식량 덕분에 노동과 사회계층의 분화가 이루어졌다. 정착지가 확장되고 교역이 이루어졌으며 더 큰 규모의 정치체제가 형성되었다. 정보와 의사결정의 수평적 흐름이 수직적 권위와 권력으로 대체되기 시작했다.
 그러나 변덕스러운 기후가 변수였다. 농경 사회는 주식인 곡물 수확에 대한 의존도가 높아지면서 스스로 궁지로 몰리고 있었다. 또한, 인구가 증가하고 정착지가 서로 합쳐지면서 가축이나 도시 해충에 있던 미생물의 돌연변이체가 종간장벽을 뛰어넘어 인간으로 전파되기도 하였다. 홍역을 포함한 몇몇 바이러스는 새로운 유행병을 일으켰을 뿐만 아니라 집단 발병 사이사이에도 지속적으로 발생하여 인구집단 내에 항상 존재하는 '군중질환*'으로 자리 잡게 되었다. 미생물 입장에서 볼 때 성공 사례인 홍역은 오늘날에도 여전히 우리 곁에 있다.

---

* 군중질환(crowd disease): 사람과 사람 사이에 전파되는 감염병으로 사람 간 접촉이 증가하거나 사람 간의 밀접한 접촉이 늘어나는 경우 늘어나는 질환을 의미한다.

이웃에 재산, 식량 저장고, 점령지가 나타나니 전쟁과 정복 활동이 잦아지고, 이로 인해 건강과 생존에 여러 가지 피해가 발생했으며 때로는 피비린내 나는 결과가 초래되기도 했다.

메소포타미아의 건조화: 아카드 문명의 흥망성쇠

기상학적으로 중동의 교차로에 해당하는 지역에 위치한 수메르의 기후 조건[1]은 기원전 네 번째 천 년의 1/3이 지난 기원전 3600년경부터 변하기 시작했다.[2] 홀로세 기후 최적기의 첫 번째 단계가 끝나면서 아이슬란드 저기압과 시베리아(아시아) 고기압 순환이 강화되어 더 차가운 공기가 남쪽으로 몰리면서 북반구는 전반적으로 춥고 건조해졌다.[3] 메소포타미아 남부에서는 비를 머금은 적도수렴대(그림 6.1)와 지역 몬순이 남쪽으로 내려가서 강우량이 감소했다.

서쪽으로는 사하라 사막이 녹색에서 갈색으로 변해가고 이집트 농업은 흔들리고 있었다. 강우량이 감소하고 비가 내리는 시기가 늦어지면서 농사짓기가 더 어려워졌다. 농부들은 두 번 수확을 하는데, 휴경 기간이 짧아져서 일 년 내내 일을 해야 했다. 수메르인들은 관개 시스템을 확장함으로써 또 다른 문제를 야기했다. 수 세기에 걸친 과도한 관개와 삼림 벌채로 인해 이미 토양의 염분 농도가 변했다. 관개 시스템이 늘어날수록 토양의 염분 농도는 높아졌고 수확량은 더욱 줄어서 수메르인들은 밀 대신 염분에 강한 보리를 재배하기 시작했다. 그럼에도 불구하고 식량 부족은 지속되어 굶주림이 만연하고 영양실조가 초래되었으며 일부는 기아 상태에 빠졌다. 지역사회는 약탈로부터 농작물을 보호하기 위해 방어시설을 짓기 시작했고, 일부 외곽 정착촌은 버려졌다.

이러한 기후변화는 서서히 진행하기 때문에 한두 세대 만에 알아차리기는 어려웠을 것이다. 사람들은 이전 세대의 기후와 농작물 수확량의 기준이 될 만한 기록을 남기지 않았다. 문자사용 이전의 신흥 농경 사회는 기후가 장기간에 걸쳐 서서히 변하는 상황에서 기후변화를 인식하지도 못하고 자기 세대의 기

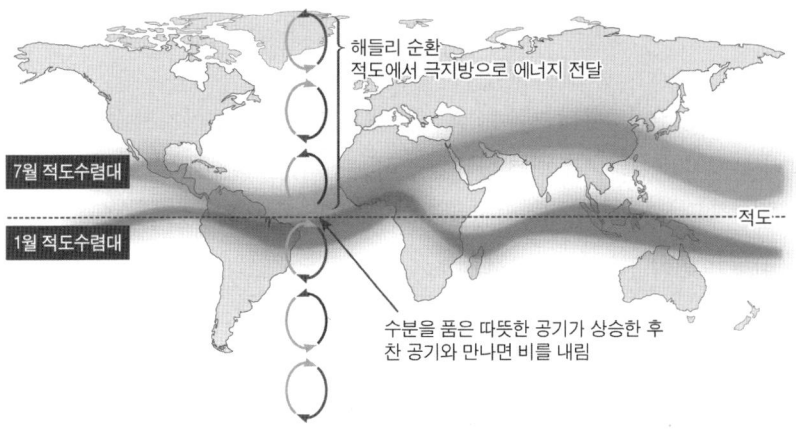

그림 6.1 태양의 계절 간 남북 이동을 따라 여름-겨울로 진동하는 북반구 적도 수렴대(ITCZ)(위쪽 음영선-북반구 여름 위치, 아래쪽 음영선-남반구 겨울 위치). 장기간에 걸쳐 적도 수렴대 진동의 실제 위도 범위도 북쪽 또는 남쪽으로 이동한다. 해들리 순환(반구당 3개의 셀)도 함께 이동하여 다른 기후대의 위도 이동을 유발한다.[5] 저자 그림.

후가 표준이라고 생각했기 때문에 기후변화에 적응할 도리가 없었다. 이런 상황은 오늘날 우리가 직면한 것과는 매우 다르다. 우리는 첫째, 기후 추세가 어디로 향할지 합리적으로 예측할 수 있고, 둘째, 적어도 원칙적으로는 기후변화의 상당 부분을 회피할 수 있다는 것을 알고 있다.

이런 농업 및 안보 불안은 우르를 제치고 수메르의 무역 중심지로 부상한 우루크에 정치적 불안정을 가져왔다. 기원전 네 번째 천 년이 끝나갈 무렵에는 식량 불안과 기아가 증가함에 따라 통치자들의 권위는 약해졌고, 궁핍에 시달리던 농경 공동체는 다른 공동체를 약탈하여 연명하였다. 이웃한 도시 간에 분쟁이 발생했고, 가난하고 굶주린 농부와 목축업자들이 도시로 몰려들거나 기후 스트레스가 덜한 메소포타미아 북부 지역의 강 상류로 이주하면서 전반적인 사회 불안이 커졌다. 이들은 역사상 최초의 대규모 기후 난민 집단이었다. 이번 세기에는 기후 난민이 더 많이 발생할 것으로 예상된다.

도시의 진화: 감염병, 문자, 청동기

기원전 3300년경부터 기후는 더 따뜻해지고 습도가 높아져서 농경과 도시 국가 문명이 발전하기에 더 적합한 조건이 되었다. 이 홀로세 기후 최적기의 두 번째 단계는 1000년간 지속되었고, 이 기간에 메소포타미아 사회에서는 중대한 변화가 일어났다. 특히 신석기(후기 석기)시대가 끝나고 주석, 납을 거쳐 청동기 같은 제련 및 합금 금속이 지배하는 시대로 나아갔다.

홍역 같은 감염병이 가축이나 해로운 야생 동물과의 밀접한 접촉을 통해 획득된 후 어떻게 자리를 잡고 인간 생활의 일부가 되었는지 이미 언급한 바가 있다. 이후 세기에는 무역망과 군사 활동이 넓게 확장되면서 새로이 인간을 숙주로 삼는 감염병에 걸릴 기회가 더 많아졌다. 이 지역의 기후변화는 질병을 유발하는 박테리아, 바이러스와 다른 미생물의 획득과 전파 위험을 높이는 주된 요인은 아니었지만, 미묘하게 영향을 미쳤다. 예를 들어, 기원전 네 번째 천년 중반의 건조화는 메소포타미아의 농업을 강타하여 많은 사람들이 농장과 목초지를 버리고 점점 더 복잡해지는 도시에서 안전과 일자리를 찾게 되었는데, 이 과정에서 우발적인 감염 중 일부가 풍토성 '군중질환'으로 발전하였다.

기원전 3000년경, 동부 지중해 지역에서 문자로 된 기록이 등장했는데, 점토판과 첨필, 그리고 나중에는 돌과 끌을 사용하여 정보와 거래를 기록했다.

점토판의 쐐기문자는 메소포타미아에서 시작된 것으로 보이며, 점토와 돌에 새겨진 초기 이집트 상형문자 기록도 거의 같은 시기부터 시작되었다. 중국에서는 기원전 두 번째 천 년, 상(商)나라 시대에 황하 유역을 따라 문자가 사용되었다. 이러한 상형문자가 발전하는 사이에 금속 광석을 불을 이용하여 제련할 수 있다는 것을 우연히 발견한 후 주석과 구리를 제련하고 주석과 구리를 모두 포함하는 더 단단하고 강한 금속 합금인 청동을 생산하게 되었다.

같은 시기 중동에서도 청동기시대가 도래하여 농기구(쟁기, 도끼, 수레바퀴 등), 주택 건설(톱, 망치 등), 의복 제작 및 가죽 제품(바늘과 칼날 등), 그리고 당연하게 군사 무기도 변화했다. 이러한 상품들은 금속으로 강화된 선박 선체와 함께 상업과 무역을 재편하기 시작했다. 지중해 동부 해안선을 중심으로 항해, 무역, 인구가 증가함에 따라 팔레스타인, 그리스, 크레타섬의 초기 청동기시대 문명은 메소포타미아 및 이집트의 문명과 비교될 만큼 발전했다.

청동기와 글을 새기는 석판이 널리 보급되는 시점에 메소포타미아 남부와 더 넓은 지중해 지역에서 기후변화의 초기 징후들이 나타났다. 북대서양 진동이 음의 방향으로 바뀌면서 습한 서풍의 유입이 줄어 겨울 강우량이 줄어들고, 그 결과 강물의 흐름과 농작물 수확량이 줄었다.[6] 이러한 서늘하고 건조한 조건은 과도한 경작으로 손상된 토양, 지나친 관개 시설, 굶주린 인구, 약해진 정부 등과 맞물리면서 수메르 연맹은 북쪽 이웃인 아카드족 제국에 쉽게 정복되었다. 기원전 2300년경, 아카드족은 메소포타미아 중부 지역과 남쪽의 수메르까지 차지하였다. 야심 차고 군사적으로 유능한 통치자였던 사르곤은 페르시아만에서 유프라테스 강 북쪽까지 뻗은 거대한 제국을 통치했다. 그러나 아카드 제국도 메소포타미아 중부에서 거의 2세기 동안 지속된 극심한 가뭄이 북쪽으로 확산하면서 곧 치명적인 타격을 입었다.

아카드 제국은 기후가 건조해지면서 농업 수확량이 감소하고 기아가 확산되었으며 사회적·정치적 불안이 커졌다.[7,8] 주변 농업 지역에서는 기후변화로 인해 기존의 환경적·문화적·사회적 스트레스가 가중되었다.[9] 아카드의 저주를 쓴 무명의 작가는 다음과 같이 썼다:

> 도시가 건설되고 세워진 이래 처음으로,
> 위대한 농경지에서는 곡물이 생산되지 않았다….
> 모인 구름에서는 비가 내리지 않았고 마스구룸(masgurum)은 자라지 않았다….
> 지붕에서 잠을 자던 사람은 지붕에서 죽었다,
> 집에서 잠을 자던 사람은 장례도 치르지 못했다. 사람들은
> 굶주림에 허덕였다.

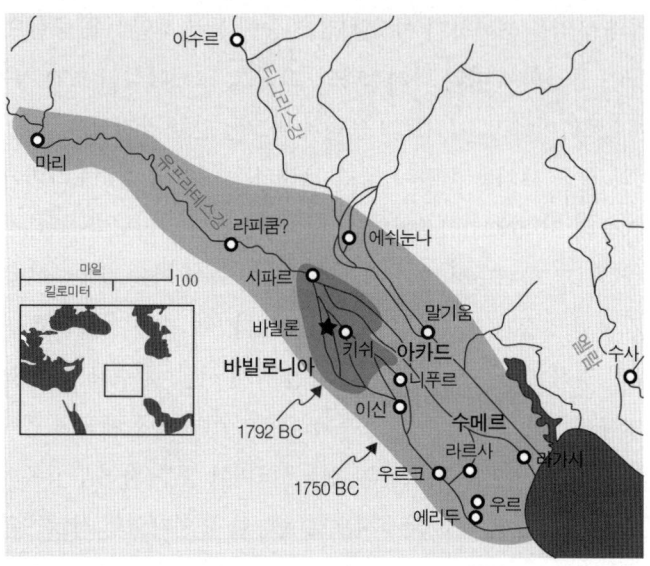

그림 6.2 함무라비의 바빌로니아, 당시 제국의 영토를 보여주는 지도. 그의 즉위(기원전 1792년, 어두운 음영) 및 사망(기원전 1750년, 밝은 음영). 하도(河道)와 해안선은 당시의 것으로 오늘날과는 다르다. 자료: 위키미디어, "함무라비의 바빌로니아".[14]

고고학적 증거에 따르면 사람들이 이주, 분산 또는 생계형 목축업으로 돌아서면서 곡물 생산의 급격한 감소가 지속되고 인구도 줄었음을 보여준다. 물과 목초지를 찾아 많은 북부 아모르족 목축민들이 염소와 양을 몰고 유프라테스 강 계곡으로 내려갔다. 목축민들이 방목하는 가축들이 새로운 경작지에서 먹이를 찾으면서 메소포타미아 남부 농부들과 갈등이 발생했다. 아카디아 제국의 통치자들이 쌓은 성벽이 있었고 통치자들이 위협했음에도 불구하고 유목민과 가뭄 난민의 수가 너무 많아 막을 수가 없었다. 침략자들은 군사적으로 아카드인을 압도했는데, 특히 동쪽 자그로스 산기슭의 구티족이 동쪽으로 침입했다.[10,11] 아카드인과 그들의 농업 기반은 이 지역의 가뭄으로 인해 크게 훼손되었고, 제국은 기원전 2000년 이후 곧 붕괴했다.

메소포타미아는 지형이 다양하고, 내부 교역이 활성화되어 있으며, 지방 정부들은 유연성을 갖추고 있었다. 아카드가 쇠퇴하면서 메소포타미아 동부의 바빌로니아 정착촌은 수메르보다 유프라테스 강 상류에 위치하여 강물의 유량이 풍부하고 강우량도 안정적이었기 때문에 쉽게 뭉칠 수 있었다. 기원전 2000년 이후 강변 도시 바빌론은 메소포타미아의 자신감과 세력의 회복을 주도했다. 기원전 1792년, 바빌로니아 제국의 오랜 통치자이자 성문법으로 유명한 함무라비 왕이 집권했다(그림 6.2).

그러나 메소포타미아 전체는 서늘하고 건조한 기후와 수확량 감소로 계속 어려움을 겪었다. 인구는 절반으로 줄었다.[12] 점토판과 석조 조각에는 비참함, 분쟁, 기아, 전염병 발생에 대한 기록이 남아 있다. 편지와 기타 텍스트는 가뭄과 그 파괴적인 영향을 언급한다.[13] 메소포타미아 중남부의 니푸르에서 발견된 한 편지 조각에는 "젊은이(또는 하인)들이 가뭄으로 죽어서는 안된다"고 호소하고 있다. 고대 바빌로니아의 엔키 신에게 바친 주문의 기록에는 다양한 재앙이 기록되어 있다. "그가 기근, 목마름, 가뭄, 추위, 불행을 내게 내리셨나이다."

이 장기간의 서늘하고 건조한 기간에 엘니뇨 현상이 강해지면서 북반구의 몬순 시스템은 남쪽으로 후퇴했다. 이러한 기후 체계의 변화로 인해 아프리카 서북부의 아틀라스 산맥과, 페르시아만 입구의 오만만, 현재 파키스탄 서부의 인더스 계곡(하라판 문명의 고향), 티베트, 중국 북부의 강우량이 줄어들었다. 지금은 느릿느릿 흘러가는 중국 황하 주변 건조한 농토에 농경 목축민이 이주하면서 남쪽의 오래된 정착촌과 갈등을 빚었다.[15] 기아와 빈곤으로 사망률이 높아지고 인구가 줄어들었다. 반면, 더 남쪽에 위치한 양쯔강 지역의 습식 벼농사 농부들은 오랫동안 구축된 관개 시스템을 통해 건조한 기후에 더 잘 대처할 수 있었다.

북유럽과 동유럽에서는 북반구 한랭화가 확대되면서 여름이 더 습하고 추워졌다. 중북부 유럽(오늘날의 독일 북부와 스칸디나비아 남부)과 흑해 북쪽 우크라이나 동부 지역에서는 마을 기반 농업이 아직 초기 개발 단계에 있었다. 거석문화를 가진 농경 공동체는 대서양의 영향을 받는 서유럽 온대-아열대 기후 체제의 동쪽 가장자리에 위치하여 기후의 변화에 취약하였다. 특히 여름이 더 춥고 습해지는 등 점점 더 궂은 날씨가 이어지면서 가축의 주요 주식인 건초를 충분히 생산하지 못했다. 기후 조건이 작물재배나 목축에 불리해짐에 따라 기아가 확산되었고 이 지역 주민이 연쇄적으로 동쪽과 남쪽으로 이주하게 되었다. 2000여 년 후에 비슷한 기후 압력으로 야만인 부족이 이동하여 서로마 제국을 뒤덮은 사건의 예고편이라고 할 수 있다.

일부 학자들은 기원전 세 번째 천 년 후반부터 시작된 이 이주의 물결에 원시 인도 유럽 민족의 최초 확산이 포함되었을 수 있다고 생각한다.[16] 한 이론에 따르면 이들의 기원은 우크라이나 동부 대초원 지역에 있었다고 한다. 그곳에서 러시아 남부, 아티카, 튀르키예 남동부의 아나톨리아, 이란, 인도 등지로 퍼져 나갔다. 인도 유럽인들이 중국 북서부의 신장에 도달했을 수도 있다고 인류학자와 고고학자들은 주장하는데, 현대인의 얼굴 특징과 의복, 머리카락, 문화적 습관에 대한 역사적 정보를 연구한 결과이다.

인더스 계곡의 기후와 생활

더 멀리 떨어진 인더스 계곡 상류, 오늘날 파키스탄 서부와 인도 라자스탄 사이의 타르 사막에서는 기원전 2500~1700년 사이 하라파 문명이 발전하고 번성했다(그림 6.3). 하라파 사회는 강을 따라 신석기시대 마을 공동체가 서로 연결되면서 형성되었다. 마을들은 토양이 기름지고 몬순 비가 풍부했으며, 히말라야의 만년설이 녹아 연중 강물이 흐르고 있었다. 오늘날 이 지역은 건조하지만 기원전 세 번째 천 년 따뜻한 시기에는 인도 여름 몬순이 더 내륙까지 도달했다. 전성기 시절 하라파 족은 메소포타미아와 이집트 농업 지역을 합친 것보다 더 많은 땅을 경작했다. 밀, 보리, 대추야자, 멜론이 주식이었으며 코끼리, 물소, 코뿔소도 넘쳐났다. 하라파 족은 면화를 성공적으로 재배했고, 직조 기술이 뛰어나서 이 지역의 직물 생산과 무역을 주도했다.

메소포타미아, 이집트, 인도 아대륙 상부의 3대 문명은 모두 북위 28~33° 대에 주로 위치했으며, 기후 체계는 북반구의 건조한 아열대 능선(일반적으로 북

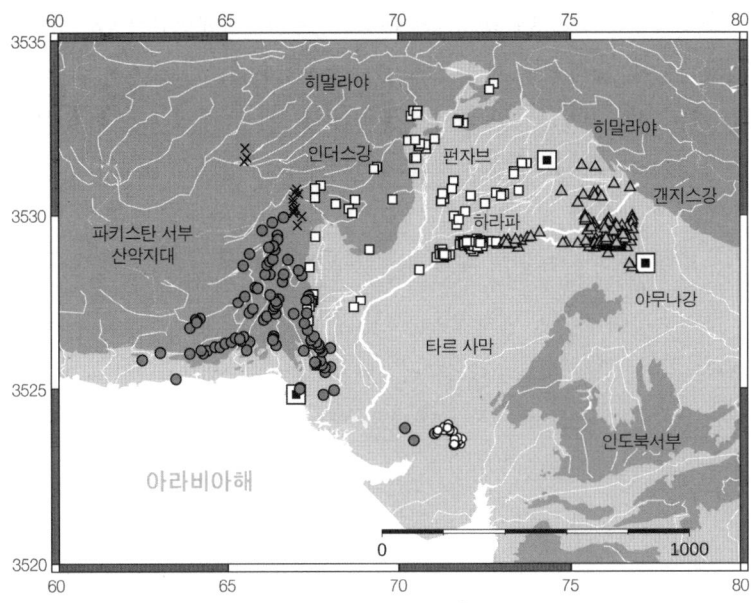

그림 6.3 초기 하라파 유적지(기원전 3200~2600년).
자료: https://commons.wikimedia.org/wiki/File:Early_Harappan_cultures_map_1.png

위 30°를 중심으로)의 영향을 받았다. 따라서 이 지역은 고기압 건조대의 남북 이동에 민감했다. 더 따뜻한 홀로세 최적기의 첫 번째와 두 번째 단계(약 기원전 6000~4500년, 기원전 3300~2300년)에 건조대가 북쪽으로 이동하면서 여름 몬순 비가 더 강하게 내려서 메소포타미아와 하라파의 강과 농경지에 물이 충분히 공급되었다. 반대로 아열대 능선이 북쪽으로 이동함에 따라 중앙아시아의 많은 지역이 건조해졌다.[19] 그리고 기원전 2100년경부터 지구 기후가 엘니뇨 현상의 영향을 점점 더 많이 받아 여름철 몬순이 남쪽으로 수축하면서 이집트 고대 왕국, 아카디아 제국, 미케네와 크레타 문명, 인더스 계곡에 물 부족과 가뭄이 발생했다.

인더스 강 유역의 많은 지역에서 농업은 항상 직접적인 강우와 더불어 매년 강물이 범람하는 것에 의존해 왔다. 기원전 세 번째 천 년 후반에 기온이 떨어지고 약해진 몬순 비가 내리며 습한 대서양 서풍이 약해지면서 하라파인들의 수확량은 줄어들었다.[20,21] 메소포타미아에서와 마찬가지로, 농지를 확장하여 만회하려는 시도는 많은 지역에서 삼림 벌채를 하고 토양 수분의 감소를 초래했고, 강화된 관개 체계는 토양 염분을 증가시켰을 것이다. 하천의 흐름과 홍수 관리를 개선함으로써, 이전에는 홍수가 자주 발생했던 지역에서 이제는 경작할 수 있게 되었다. 하지만 매년 되살아나던 강 유량도 결국 너무 많이 줄어 식량 부족이 초래되었다. 이로 인해 특히 남동부 펀자브를 중심으로 홍수가 잘 발생하는 지역에 도시 정착지가 재편성되었고, 농촌 지역 사회가 농장을 포기하면서 이런 도시 중 상당수가 더 커지고 웅장해졌다. 하지만 이러한 도시 집중화는 또 다른 문제를 낳았다.

이후 몇 세기 동안 하라파가 쇠퇴한 이유는 복잡했다. 지역의 건조화와 강 유량 감소, 환경 악화, 도시 인구 밀집, 감염병(한센병과 결핵 포함) 증가, 사회적 긴장, 두개골을 산산조각 내는 폭력 증가 등이 원인이었다.[22] 하라파 문명은 그 규모와 결속력, 식량 안보가 위축되면서 기원전 1800년경부터 역사의 전면에서 사라지기 시작했다. 몇 세기 후, 거의 버려져 있던 이 지역은 한랭 및 건조가 광범위하게 진행되는 동안 인도 유럽 유목민들이 정착하게 되었다.

지중해 동부: 후기 청동기시대의 붕괴 그리고 해양 민족

청동기시대 말기 동부 지중해 경제는 구리, 금, 상아, 향, 보석, 직물, 의류, 곡물 무역을 중심으로 번영을 누리고 있었다. 그러던 중 기원전 13세기 후반, 지역 전체에 걸친 심각한 기후 변화가 발생하여 기원전 1200~800년에 걸쳐 4세기 동안 지속되었다. 이 파괴적인 한랭 및 건조 기간에 풍부하고 혁신적인 청동기시대 문화와 에게해, 이집트, 시로-팔레스타인, 히타이트 문명의 네트워크가 종식되었고 동부 지중해 지역에 일시적인 '암흑기'가 시작되었다.

북대서양의 차갑고 비를 동반하는 서풍이 약해지면서 유럽에서는 1, 2세기

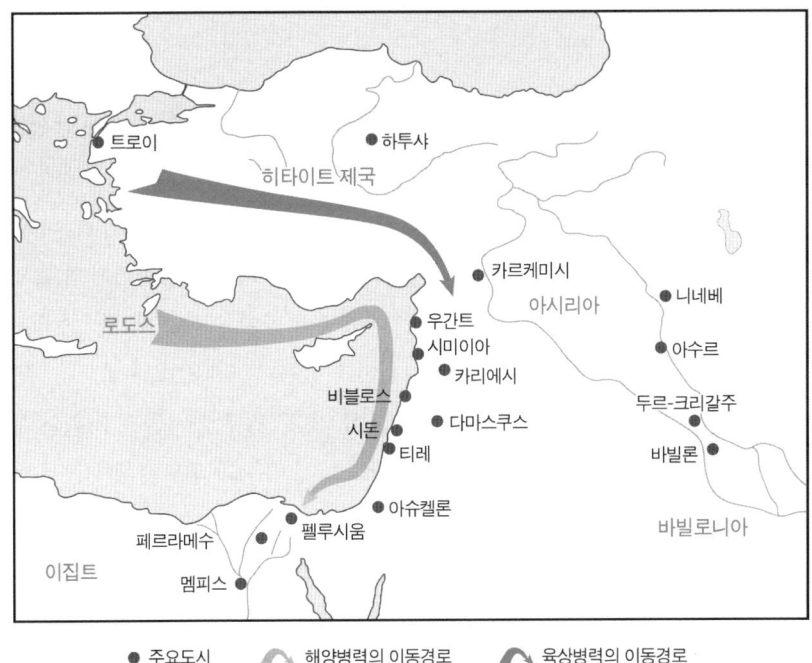

그림 6.4 기원전 두 번째 천 년 동지중해와 그 주변으로의 해양 민족 이동은 고대 역사상 가장 크고 중요한 이동 중 하나였다.
자료: Salimbeti, "The Greek Age of Bronze: Sea Peoples"에서 개작[25]

전부터 더 춥고 습한 조건이 북쪽에 나타났다. 시베리아 고기압의 한랭한 조건이 일시적으로 남쪽으로 확장되면서 따뜻하고 습한 공기가 더 이상 동부 지중해에까지 이르지 못하게 되었다. 이 지역의 연간 강우량은 절반으로 줄었다. 이어진 광범위한 가뭄으로 인해 농사를 망치고, 식량 부족이 심해지고, 지역 전체에 걸쳐 전쟁이 발발하였으며, 그리고 더 멀리 떨어진 곳에서는 위협적인 정체불명의 '해양 민족'의 이주를 포함한 다양한 이주가 발생했다. 동쪽으로는 침략과 경제적, 정치적 혼란이 동부 지중해를 삼켜버렸다. 남아시아도 이러한 기후변화의 영향을 받았다. 여름 몬순 비가 감소함에 따라 북서부 인도 지역(오늘날의 라자스탄)의 농작물 수확량이 감소했고 과거 하라파의 본거지였던 펀자브의 타르 사막의 장기적인 사막화가 가속화되었다.

해양 민족

지중해 동부 지역의 극심한 가뭄으로 인해 광범위한 혼란과 이주가 발생했다. 그리스 역사가 헤로도토스는 극심한 가뭄으로 인해 "리디아 땅 전체에 큰 흉년이 들었기" 때문에 아나톨리아(튀르키예 남동부)를 떠난 리디아인들의 이주에 대해 기술했다. 극심한 지역적 가뭄이 내륙에 큰 타격을 입히면서 육로 또는 배를 타고 지중해 동부 해안을 떠돌던 대규모 난민이 되거나 때로는 해적과 약탈자들로 구성된 소위 해양 민족의 일원이 되었을 수 있다(그림 6.4).

해양 민족의 정체에 대해서는 많은 추측이 있다. 일부 학자들은 기원전 두 번째 천 년이 끝날 무렵 그리스 반도를 포함한 남부 유럽과 튀르키예 서중부 지역으로 이주한 인도유럽어 사용자의 후손이었을 것으로 추정한다.

해양 민족의 이름은 이 지역의 여러 사회가 남긴 기록에서 다르게 나타난다. 이집트어 기록에는 모음이 없기 때문에 역사가들은 누락된 글자를 추론해야 했다. 해양 민족의 주요 그룹은 셰켈레쉬, 티케커, 에케쉬, 펠레셋, 투르샤 등의 이름으로 불렸다.[26]

블레셋은 해양 민족을 구성하는 것으로 생각되는 한 집단의 흥미로운 예이다. 최근 가나안에 정착한 이스라엘 사람들은 이들을 펠레쉬팀이라고 불렀는데, 이 단어는 '블레셋'과 '팔레스타인'의 어원으로 보인다. 고고학자들이 수집한 도자기 조각, 신전의 비문, 도시를 불태운 흔적 등을 통해 블레셋을 약탈하고 침략한 해양 민족 중 하나로 지목했다.[27] 해양 민족의 고고학적 발자국은 흑해와 지중해를 잇는 튀르키예의 마르마라 해안에 처음 나타나는데, 그들은 배에 많은 수의 전사를 태우고 해상과 육로를 통해 이동했다. 그들이 지중해에 도착할 것이라는 소식은 사람들을 공포에 떨게 했다.

한편 동지중해의 극심한 가뭄은 끊임없이 계속되었다. 아나톨리아 북부의 강력한 히타이트 왕국의 백성들은 지난 2세기 동안 왕국이 외교적·군사적으로 큰 번영을 누렸음에도 불구하고 굶주림에 시달리고 있었다. 고대 히타이트 왕국의 편지에는 기근을 피하기 위해 주변 강대국들에게 곡물 수송을 요청하는 내용이 있다.[28] 한 히타이트 왕은 "죽느냐 사느냐의 문제입니다!"라고 간청하는 편지를 보냈다. 왕국 남쪽의 또 다른 왕은 "빨리 식량이 도착하지 않으면 우리는 굶어 죽을 것입니다"라는 SOS를 보냈다. 비석 조각과 점토판에는 시리아와 아나톨리아 남부, 심지어는 적대국이었던 이집트에서도 곡물이 수송되었던 것을 기록하고 있다. 이집트의 파라오 메렝프타는 "하티의 땅을 살리기 위해" 곡물을 보냈다고 기록했다.

그러나 히타이트 왕국은 기아와 사회 무질서로 인해 심각한 타격을 입었고, 곧 소아시아로 향하는 육로를 습격하고 약탈하던 해양 민족 무리에 의해 멸망하였다.

기원전 두 번째 천 년 중반, 고대 그리스의 전신이라고 할 수 있는 지중해 펠로폰네소스 연안의 미케네 문명은 기원전 1600년경의 테라 화산의 대규모 폭발로 인한 낙진에 이어 장기간의 지역 내 전쟁으로 고통 받았다. 몇 세기 후, 미케네와 크레타 섬은 기원전 1200년경 수십 년 동안 동부 지중해를 강타한 연속된 강진과 지역적 가뭄으로 인해 더욱 큰 고통을 겪었다.[29] 약해지고 쇠퇴한 미케네는 기원전 12세기 후반 해양 민족의 쉬운 먹잇감이 되었다. 이러한 재앙이 겹치면서 기원전 두 번째 천 년이 끝나갈 무렵 지중해 청동기시대의 붕괴가 가속화되었다.

청동기시대 후기에 붕괴한 주요 도시들에는 극심한 가뭄이 닥쳤다.[30,31] 이로 인한 기아와 굶주림, 이주, 사회적, 정치적 무질서는 수 세기에 걸친 광범위한 문화적 쇠퇴와 갈등, 전쟁의 시기인 암흑시대로 이어졌다. 이러한 지역적 격변과 더 강력한 무기를 개발하기 위한 노력은 아마도 철기시대가 발달하는 속도를 높였을 것이다. 이러한 문화적·정치적 암흑기 속에서 결국 새로운 문명과 권력 관계가 등장하게 되는데, 처음에는 강력한 아시리아인, 페니키아인, 지중해 연안의 블레셋인(이 두 민족은 정착한 해양 민족에서 유래한 것으로 추정됨), 그리고 나중에는 그리스인과 로마인이 등장한다.

하지만 앞으로 더 큰 혼란이 닥치게 된다. 정착할 곳을 찾던 해양 민족은 큰 격변을 일으켜 도시와 도시 국가를 약탈하고 파괴했으며 해안 지역 주변의 정치 지형을 전반적으로 바꾸었다. 비옥한 나일 삼각주의 땅을 질투하여 기원전 12세기 초 리비아와 연합하여 이집트를 공격했다. 람세스 3세의 군대와 해군은 이 절박하고 결연한 적을 격파하여 그들의 가축을 탈취하고 침략자 수천 명을 사살하는 데 성공했다. 파라오 왕실 기록에는 전사자의 잘린 손과 할례를 받지 않은 성기의 숫자가 집계되어 있다.

결론

농업은 유라시아 청동기시대 문명을 번성하게 했지만, 많은 사회가 기후 변화에 더 취약하게 만들기도 했다. 온화한 기후조건으로 인해 도시 중심지는 육체노동을 하지 않는 사람들로 채워졌다. 이제 몇 가지 주식으로 구성된 식단으로 변화하면서 문명의 성장은 곡물 수확으로 인한 지속적인 잉여에 의존하게 되었다. 야금술의 발전은 보호하고 탐낼 새로운 부와 재산을 창출했으며, 새로운 금속 무기의 개발도 촉진했다. 건조화가 심해지는 등 기후 조건이 변하자 일부 사람들은 그들이 만든 위대한 문명을 떠나 자급자족 목축으로 돌아가 적응했고, 다른 사람들은 다른 곳에서 생계를 꾸릴 기회를 찾아 이주했다.

때로는 변화가 너무 빨라 성공적으로 적응하지 못했는데 그 결과는 기근, 질병, 분쟁으로 나타났다.

기원전 첫 번째 천 년 초기 수세기 동안 유럽과 중국 모두 기온이 계속 떨어졌다.[32] 이 시기는 태양 활동의 호메로스 극소기이기도 했다. 중부 및 북부 유럽은 기온이 약 1℃가량 떨어졌다. 유럽 평원에서는 농작물 수확량이 감소하고 식량 부족과 기아가 발생했다. 그 시기의 두개골 유골을 보면 특히 어린이의 사망률이 높아졌음을 알 수 있다. 알프스 산맥에는 비와 눈이 많이 내리면서 빙하가 확장되고 호수의 수위가 상승했다. 기원전 800년경 취리히의 호숫가 주민들은 정착지를 떠나야 했다.[33] 북유럽 지역에서는 기원전 7세기부터 기온이 떨어지고 강우량이 증가하면서 환경이 나빠져 많은 인구가 마을 단위의 단순한 농경으로 돌아갔다. 지속적인 비로 인해 토양에서 영양분이 침출되고 습지 면적이 증가했으며 농지 생산성이 떨어졌다. 이는 현재 널리 퍼져 있는 켈트족의 이주와 스키타이 침입자들에 의한 남방 무역로의 붕괴와 함께 북유럽 민족의 고립이 심화됐다. 북유럽 민족의 경제적 침체와 유럽 주류 문화와 무역과의 거리감은 유럽에 르네상스 시대가 다시 활기를 띨 때까지 지속되었다.[34]

기원전 마지막 2세기, 중부 유럽의 온난화로 인해 오늘날 독일 남부의 켈트족으로 추정되는 라텐 철기시대 문명은 이후 5세기 동안 중서부 유럽으로 널리 뻗어나갈 수 있었다. 북쪽으로는 발트해 연안까지 농경지를 확장하는 게르만 부족의 움직임이 이어졌다. 게르만족의 수는 이 따뜻한 시기 내내 증가했다. 실제로 이것은 일시적인 현상이 아니었다. 지중해 기후 체제가 북쪽으로 서서히 확장되기 시작하여 약 5세기 동안 계속되었다. 유럽의 고전적 최적 시기는 서기 3세기까지 지속되었다. 이제 매우 안정적인 '지중해' 여름의 따뜻함과 겨울비가 유럽에서 더 북쪽으로 확장되었다. 이 온난화는 더 일찍 그리고 더 긴 기간 지속하여 문명을 일구었던 홀로세 기후 최적기에는 미치지 못한다. 그러나 다양한 역사적 의미를 갖는 중대한 변화를 가져오게 된다.

제7장 로마인, 마야인, 아나사지족
_ 고전기 최적기에서 아메리카의 가뭄까지

로마 제국과 마야인의 이야기는 잘 알려져 있으며 여러 세대에 걸쳐 학자, 예술가, 작가, 역사 애호가들을 매료시켜 왔다. 하지만 기후변화가 이들 문명과 북아메리카의 아나사지 문명의 흥망성쇠에 어떤 영향을 미쳤는지는 잘 알려져 있지 않다. 이 장에서는 세 가지 기후 시대, 즉 따뜻한 고전기 최적기(기원전 300~서기 350년), 추웠던 중세 암흑시대(서기 500~ 800년), 그리고 아메리카 대륙의 가뭄(서기 950~1250년)에 대해 살펴본다. 최근 고기후학의 범위와 해상도가 향상됨에 따라 기후와 건강의 관계를 보다 상세하게 재구성할 수 있게 되었다. 기원전 300년경부터 유럽과 지중해는 장기간에 걸쳐 따뜻하고 안정적인 기후를 보였는데, 이 시기를 로마 온난기라고 부른다. 역사학자 존 L. 브룩은 600~800년 동안 이어진 '놀라운' 온화한 기후 조건을 '고전기 최적기'라고 명명했으며, 그 효과는 전 지구적이었을 것으로 추측했다.[1] 북대서양 진동이 양의 위상에 있는 경우 따뜻한 바람을 서쪽의 스칸디나비아까지 밀어 올렸고 빙하가 후퇴했으며 지중해 지역에는 여름은 건조하고 겨울에 비가 내리는 특징적인 기후가 자리 잡았다. 농업이 확산되고 출산율이 증가하면서 전 세계 인구는 2억 명에 육박했다. 도시는 점점 더 크고 웅장해졌고, 무역로는 확장되었고, 군대와 철제 무기는 더 멀리까지 퍼져나가고 있었다. 감염병도 예외는 아니었다.

중국, 로마, 남아시아, 중동, 북아프리카와 동아프리카 등 대륙을 가로지르는 새로운 교류가 생겨나고 활성화되면서 다양한 감염병도 같이 광범위하게 확산하였다.

이 기간에 지중해는 "고대 역사상 가장 심대한 지형 변화"를 겪었다.[2] 수천 개의 농장이 새로 생겨서 식량을 공급함에 따라 산재해 있던 인구는 요새와 도시로 모여들었다.[3] 그러나 서기 300년경에 이르자 고전기 최적기가 끝나가기 시작했다. 빙하가 녹으면서 북유럽이 추워졌고, 서기 500년경에는 강력한 북대서양진동이 역전되어 큰 추위가 찾아왔다. 기후 조건의 변화는 농업 생산과 인류 건강에 유리한 조건을 제공했던 사회 생태 시스템을 변화시키면서 이를 바탕으로 건설된 문명에 엄청나게 큰 부담을 지웠다.

고전기 최적기

기원전 마지막 천 년의 대부분 기간에 서늘한 기후를 보인 북반구에 고전기 최적기가 시작되었다.[4] 유럽 대륙의 기후는 주로 세 가지 지역 기후 시스템의 영향을 받는다. 북서 유럽의 북대서양 시스템(특히 북대서양 진동이 '아이슬란드 고기압'일 때 해양에서 불어오는 습한 서풍), 북동 유럽의 온대 대륙 시스템(시베리아에서 몰려오는 건조하고 차가운 공기), 남쪽의 아열대-온대 지중해 시스템(북대서양 진동이 '아조레스 제도 고기압'의 양의 위상일 때 강화된 건조하고 따뜻한 서풍).

고전기 최적기에 뚜렷하게 나타난 특징 중 하나가 로마 제국의 운명에 영향을 미쳤다(이로 인해 로마 온난기라는 이름이 붙음). 수 세기 동안 로마의 노지 농경에 적합했던 지중해성 기후는 유럽의 훨씬 더 북쪽 지역까지 확장되었다.[5,6] 고인류학자 캐롤 크럼리(Carole Crumley)는 이렇게 기술하였다.

> 서양 역사에서 결정적인 이 시기는 기후와 사회, 조직 구조, 장기적(longue

durée)* 역사 사이의 관계를 강력하게 보여준다. … 기원전 300년경부터 서기 250년경까지 서유럽은 전역에 걸쳐 지중해성 기후로 따뜻하고 건조하며 이례적으로 안정적이었다. 일반적으로 변동이 심했던 대륙성 기후는 홀로세 중기 이후 어느 때보다 변동성이 적었다.

최근 서로마 제국의 운명에 대한 연구에서 지중해 기후 시스템의 북쪽 확장과 후퇴에 대해 더 많이 다루고 있다.[8,9] 이 지역 기후변화에 대한 정보는 오랫동안 단편적이고 현대 과학적 이해가 부족했다. 1789년, 영국의 역사가 에드워드 기번(Edward Gibbon)은 로마 제국의 쇠퇴와 몰락에 관한 기념비적인 6권짜리 역사서(『로마제국 쇠망사』)를 완성했다.[10] 그는 로마제국의 몰락은 시민 정신과 현명한 정부의 쇠퇴, 로마의 군사력이 약해지면서 야만인들을 용병으로 사용한 것, 내세에 더 나은 삶을 약속하는 기독교가 확산된 것에서 기인한다고 주장했다.

우리는 기원후 초기 몇 세기 동안 유럽의 기후와 환경 변화에 대해 다양한 대리 지표를 통해 훨씬 더 많은 것을 알게 되었다.[11,12] 특히 지중해 기후 시스템이 기원전 250년경부터 수백km 북쪽으로 확장되면서 여름에는 더 따뜻하고 건조하고 겨울에는 온화하고 습한 기후를 가져왔는데, 서유럽, 특히 전성기 로마 제국의 중요 지역인 갈리아 지역이 그러했다.[13,14] 이 시기는 북대서양 진동의 양의 위상이 비정상적으로 길었던 때로 지중해 유역과 남부 및 중부 유럽에 더 강하고 따뜻한 서풍이 불었고, 더 건조한 여름과 더 습한 겨울이 왔다.

성장하는 제국에 식량 공급

국내와 해외의 농업 생산은 로마의 확장과 군사력의 유지에 매우 중요했다.

---

* Longue durée는 프랑스어로, '장기간' 또는 '장기적인 기간'을 의미한다. 역사를 연구할 때 단기적인 사건이나 개별적인 사건에 중점을 두는 것이 아니라, 오랜 기간의 사회, 경제, 문화, 정치적 변화를 우선적으로 고려한다.

주식은 곡물이었는데, 대부분 북아프리카와 이집트에서 생산되었다. 지중해성 기후가 북쪽으로 확장한 덕분에 로마의 농업 방식이 이탈리아 반도에서 알프스를 넘어 남부 및 중부 갈리아로 확산될 수 있었다.[15] 이탈리아 평야에 알맞았던 로마의 곡물 및 와인 농업은 북아프리카, 스페인, 남부 이탈리아에서 로마인들이 수세기 전에 발전시킨 라티푼디아 모델을 기반으로 한 대규모 농장 단일 재배 시스템을 이용하였다. 저임금 또는 노예 노동력을 기반으로 한 이 시스템은 주로 밀과 기장 등 몇 가지 작물에 집중해서 생산량을 최대화했다. 특히 제국이 북서쪽으로 확장됨에 따라 춥고 변덕스러운 북부 기후에서 작물과 가축을 탄력적으로 혼합하여 재배하는 이 지역의 전통적인 켈트 혼합 농법은 로마의 시스템으로 대체되었다.

로마의 주요 해외 곡창지대였던 이집트의 나일강 유역은 로마 온난기의 핵심 시기인 기원전 30년경부터 서기 150년경까지 이례적으로 곡물 재배에 좋은 상황을 맞이했다. 에티오피아 고원지대의 풍부한 강우량으로 인해 나일강은 매년 충분한 수준의 범람이 있었다. 플리니우스는 기원전 1세기에 나일강의 수위가 14큐빗(약 7미터)에 이르면 풍년이 들고, 12큐빗 이하는 흉작과 식량 부족, 기근을 의미한다고 기록했다. 서기 2세기 동안은 로마 제국의 식량 공급은 안정적으로 확보되었다. 충분한 식량을 공급받은 군대는 제국의 경계를 더 확장해서 켈트 갈리아 전 지역과 잉글랜드 남부, 오늘날 독일의 일부, 그리고 동쪽의 다시아(루마니아)와 메소포타미아까지 뻗어 나갔다.

제국의 권력과 재산이 늘어남에 따라 로마의 농업 방식은 더 멀리까지 퍼져 나갔다. 와인 포도 재배는 영국 남부를 포함한 북부 기후대로 확장되었다.[16] 최근 다시 부활한 화이트와인 비오니에는 로마 온난기에 중부 갈리아에 도입된 품종이다. 한편, 제국의 북동부 국경을 넘어 인접한 중부 유럽의 북쪽 지역에서 발트해와 북해의 해안지역까지 따뜻한 기후 덕분에 여러 게르만 부족 집단이 농경지를 확장하고 인구를 늘릴 수 있었다. 동쪽으로 조금 떨어진 슬라브 부족도 마찬가지였다. 그러나 3세기 초부터 북동부 유럽의 기온과 강우량이 서서히 감소하기 시작하자 이 지역의 부족들은 더 나은 농경지를 찾아 제국 국경을 넘어 남서쪽으로 이동하기 시작했다.

서기 300년경부터 강력한 엘니뇨의 영향이 장기간 지속되고 북대서양 해수면이 냉각되면서 한랭화가 시작되었다. 더 춥고 습한 기후가 북동부와 중부 유럽에서 나타났고 이후 서유럽으로 확장되었다. 이러한 변화와 지중해 기후의 남하로 인해 북부 갈리아 지방은 2세기 전보다 1℃ 더 추워졌고 겨울은 더 건조해졌다. 강우량이 줄어들고 날씨의 변동이 심해져서 흉작이 자주 발생했다. 이로 인한 식량 불안은 서기 3세기 제국의 경제, 사회, 군사적 위기를 더욱 악화시켰고, 정치적 불안정으로 인해 서로 경쟁하는 장군들과 독재자들은 권력과 고위직을 차지하기 위해 싸웠다.

서기 350년경에는 기후가 안정되었고, 반세기 동안 적당한 온난화가 북서부 지방으로 확장되었다. 그러나 제국 초기 성공의 사회적·정치적·농업적 기반은 심각하게 흔들렸다. 역사학자 피터 히더(Peter Heather)가 쓴 『로마 제국 최후의 100년』에서 농업 생산량, 인구수, 지역 경제가 4세기에 로마의 북부 유럽 지역인 갈리아 벨기카와 게르마니아 인페리오르에서 먼저 위축되기 시작했고,[17] 남부 지방에서는 나중에 농업 쇠퇴가 나타났다고 지적했다. 그리고 히더는 초기 로마 북부의 쇠퇴는 로마가 농민들에게 부과한 군비 조달 세금을 지역적으로 불균형하게 부과한 것과 함께, 북동쪽 국경을 따라 야만인의 침입이 잦아지면서 악화되었다고 기술했다. 그럼에도 불구하고 북쪽에서 남쪽으로 이어지는 광범위한 지역 쇠락의 지리적 순서는 지중해 기후가 남쪽으로 후퇴하는 양상과 일치한다. 한편, 영국과 중동은 강우량과 기후가 안정적이었으므로 식량 수확량이 높은 수준을 유지했으며, 4세기 후반과 5세기 동안 지역 경제는 번영을 누렸다.

서유럽의 대부분은 역사적으로 볼 때 더 일반적이었던 온대 기후로 되돌아갔고, 로마의 전통적인 농업 방식으로는 제국의 증가하는 도시 인구와 국경 수비대를 먹여 살리는 일이 더욱 어려워졌다. 식민지였던 서유럽 지역, 특히 가난한 농촌 지역의 인구는 식량 부족으로 점점 더 힘들어졌다. 이로 인한 영양 결핍과 체력의 약화로 농업 생산성이 더욱 떨어졌을 것으로 추정된다. 전반적으로 지역 기후변화, 세금 인상, 현지 식량 수확물 징발 등으로 기아와 영양 부족이 만연하였는데, 특히 서유럽 대륙에서 그 양상이 두드러졌다. 심각한 식량 위기가 산발적으로 발생했는데 그중 약 4분의 3은 극심한 기후변화와 그에 따른 가뭄으로 인한 것이었다.[18]

이제 로마의 지도자들은 팽창하는 제국의 도시 시민과 외곽의 군대를 먹여 살려야 하는 정치적으로 중요한 과제에 직면했다. 서기 4세기에 나타난 한랭화로 에티오피아 고원지대의 강우와 나일강 범람이 들쭉날쭉해지면서 이집트의 농업이 주기적으로 흉작을 겪게 되면서 이 문제는 더욱 심각해졌다. 하지만 북아프리카 서부의 제국 영토 일부가 야만인, 특히 반달족의 초기 침입으로 압박을 받으면서 이집트는 이제 유일하게 로마의 대도시 식량 수요를 충족할 수 있는 실질적이고 안전한 곡물 수입원이었다. 한편 감염병으로 인한 사망자 수가 증가하면서 제국의 인력, 사기, 경영 능력은 더욱 고갈되고 있었다. 위기가 다가오고 있었다.

감염병: 국지적 유행, 주요 도시 역병

서기 3세기 후반과 4세기 대부분에 걸쳐 기온이 낮아지고 기후 변동이 심했던 시기에는 인구집단이 더 넓은 지역에서 유행하는 감염병에 노출되었다. 기후도 영향을 미쳤을 수 있지만, 가장 큰 원인은 제국의 먼 곳에서 진행된 군사 작전과 육로와 해로를 통한 장거리 무역의 증가로 인한 미생물의 유입과 재유입이었다. 이 두 세기 동안 지중해 연안 지역에 거주하는 인구가 현저하게 감소하고 감염병의 발생과 영아 사망, 그리고 노인의 사망률은 전반적으로 증가했다. 한랭기 동안 식량 부족, 영양부족, 빈곤, 사회적 불안정과 3세기 후반의 제국의 문제들이 자주 겹치면서 많은 시민들이 감염병에 걸리기 쉬웠을 것이다.

디오니시오스 스타타코풀로스(Dionysios Stathakopoulos)가 서기 284~750년 로마 제국의 기근과 역병에 대해 종합적으로 분석한 결과에는 기후변화, 식량 위기, 유행병 사이에 많은 연관성이 있는 것으로 나타났다.[20] 기록된 200건이상의 유행병 중에는 여러 지역에 걸쳐 발생한 천연두가 몇 건 있었다. 그중 하나는 312~313년 동로마 제국에서 "겨울 강수량 부족으로 인한 기근의 한가운데서" 발생했다. 스타타코풀로스는 "도시 지역에서 유행병과 기근으로 인해 사망자가 많았고, 시골에서는 훨씬 더 많았다. 굶주림에서 벗어난 사람들은 특히 감염으로 인해 더 많이 희생된 것으로 보인다". 농촌에서는 기아의 영향 외에도 초기에 도시의 유행병에 걸리지 않아 면역이 없었던 탓에 취약성이 더욱 심해졌다. 이처럼 끊임없이 발생하는 역병으로 농촌 지역의 에너지와 경제적 생산성이 떨어지고 제국의 시름은 깊어졌다.

서기 166~190년 로마 제국의 전성기에는 최초의 대 유행병인 안토니우스 역병이 수십 년 동안 제국을 휩쓸며 인구수와 군사력, 사회적 안정이 심각하게 약해졌다. 이 역병은 중동에서 처음 발생하여 군대에 의해 로마로 옮겨졌고, 극성기에는 하루에 최대 2000명의 사망자가 발생했다.

마르쿠스 아우렐리우스 안토니우스(이 황제의 이름을 따라서 "안토니우스 역병")를 비롯한 여러 황제가 이 역병으로 사망했다. 파피루스에 새겨진 로마 시대 이집트의 기록에 따르면 당시 인구의 약 5분의 1이 역병으로 사망했다고 한다. 유행병이 제국 전역으로 퍼지면서 일부 지역에서는 인구의 4분의 1 이상, 군대의 6분의 1을 포함하여 700만~1000만 명이 사망했다.[21]

로마 시대의 가장 유명한 의사이자 이 사건의 목격자였던 갈렌(Galen)은 그의 논문 『치료방법(Methodus Medendi)』에서 이 유행병에 대해 설명했다.[22] 그는 이 병이 매우 심각하고 오래 지속되었으며, 감염된 사람들은 일반적으로 열, 설사, 인후염이 있었고 농포성 피부 발진이 발병 9일째 즈음에 나타났다고 했다. 갈렌의 설명이 확실하지는 않은데, 이 질병은 홍역일 가능성이 있지만, 일반적으로 천연두였을 것으로 추정된다.[23] 실제로 남아시아에서 유래한 이 병이 유럽에 처음 등장한 사건일 것이다. 당시에는 병원체에 의해 전염되는 질병의 특성을 이해하지 못했기 때문에, 기록자들이 서로 다른 여러 가지 증상이 각각 어떤 특정 외부 요인이나 나쁜 공기의 영향으로 인해 발생하는지 이해하려 애쓰는 것은 당연한 일이었다.

비록 기후 변동이 천연두가 로마 제국에 실제로 유입되는 것과는 아무 관련이 없다 해도, 천연두는 서늘하고 건조한 조건에서 더 쉽게 퍼지는 것으로 알려져 있다.[24] 로마의 온난화가 물러가고 겨울비가 줄어들면서 서유럽 일부 지역에 이러한 조건이 다시 나타나고 있었고, 이는 천연두의 확산을 촉진했을 수 있다. 그 외에도, 안토니우스 역병은 서기 2세기 트라야누스, 하드리아누스, 마르쿠스 아우렐리우스 안토니우스 황제의 제국 번성 이후 로마 제국이 약해지기 시작하는 데 크게 기여했다.

반세기 후, 250년에서 270년 사이에 키프리안 역병이 발생했다. 카르타고의 키프리아누스(Cyprianus) 주교는 당시 상황에 대해 증언했는데(그래서 그의 이름이 병명이 되었다). 그는 강단에서 다음과 같이 외쳤다. "이 유행병과 역병이 얼마나 적합하고, 얼마나 필요한가. … 의로운 자는 다과로 부름을 받고, 불의한 자는 고문으로 끌려간다." 이 질병은 안토니우스 역병과 유사하며 천연두 또는 홍역이었을 가능성이 있다.[25] 유행이 절정에 달했을 때 로마에서는 매일 수천 명의 사망자가 발생했다. 키프리아누스 주교의 전기 작가는 훗날 이렇게 기록했다.

> … 끔찍한 질병이 집집마다 연속적으로 들이닥쳐 날마다 갑작스러운 공격으로 셀 수 없이 많은 사람들을 데려갔다. … 모두가 떨고, 도망치고, 접촉을 피하고, 친구들을 비정하게 방치하고 외면했다. 마치 역병으로 죽을 것이 확실한 사람을 멀리하면 죽음 자체도 피해갈 수 있는 것처럼.[26]

두 번째 역병은 안토니우스 역병이 초래한 농업 인력과 로마 군대의 부족을 더욱 악화시켜 제국의 행정적 결속력, 재정 준비금, 국경 방어력이 더욱 약해졌다. 서기 4세기에 접어들면서 로마의 사기와 인구는 식량 위기와 역병에 사로잡혔다. 서기 3세기와 4세기에는 변덕스럽고 추운 기후, 그리고 제국의 북동쪽 경계를 넘어 야만족의 침입이 증가하면서 지역 행정이 혼란에 빠져 있는 상황이었다. 이미 복잡한 군사 작전과 방어, 법률, 세금, 여러 단계의 정부 조직과 관료제를 관리하는 데 어려움을 겪고 있던 제국은[27] 이제 영토는 축소되고 군사력은 약해지고 있었다. 역사학자 윌리엄 맥닐(William McNeill)은 안토니우스 역병과 키프리아누스 역병, 그리고 다른 많은 지역 전염병으로 인해 제국의 인구와 경제가 위축되어 거대한 국가 기구와 제국의 군사력을 뒷받침할 사회적 기반이 부족했다고 결론 내렸다.[28] 제국의 서쪽은 계속 쇠퇴하다가 서기 5세기 후반에 갑작스럽게 종말을 맞이했다.

새로운 미생물을 포함한 주요 유행병의 출현은 로마 제국이 더 이상 유라시아에서 고립된 강대국이 아니었다는 사실을 보여준다. 이제는 모든 길이 로마로 통하지 않고 중앙아시아와 중국으로 통하는 길이 많아졌다. 중앙아시아 초원을 가로지르는 장거리 동서 교역이 활발해지고 다른 무역 및 정치적 접촉이 광범위하게 이루어짐에 따라 감염병의 확산과 전파는 대륙을 가로지르는 규모로 확대되었다.

로마의 멸망: 서로마 제국의 쇠퇴

서로마 제국이 멸망하게 된 배경과 원인에 대해서는 이 책의 범위를 넘어서는 복잡한 이야기가 많다. 여러 설명을 요약해 보면, 이례적으로 온난했던 로마의 기후는 3세기부터 변화하여 4세기에 이르러서는 서유럽의 많은 지역이 평소와 같은 더 춥고 습한 기후로 바뀌었다. 로마의 국경 방어력이 떨어지고, 군대 모집이 줄어들고, 식량 생산이 감소하면서 로마 제국이 서유럽, 중부 및 북부 유럽에 대해 갖고 있던 지배력은 외부로부터 심각한 도전에 직면하게 되었다.

농사에 적합하지 않은 북부 대륙성 기후로 식량 수확량이 감소하여 생계가 불안정해진 게르만족과 슬라브족은 여기에 더해 동쪽에서 들어오는 훈족(아시아계)에 의해 더욱 큰 압박을 받게 되었다. 4세기 중반에 유라시아 대초원, 특히 동부 지역에서 반세기 동안 지속된 극심한 가뭄이 발생하여,[29] 유목민 부족들은 생계를 유지하면서 때로는 약탈도 할 수 있는 곳을 찾게 되었다(**그림 7.1** 참

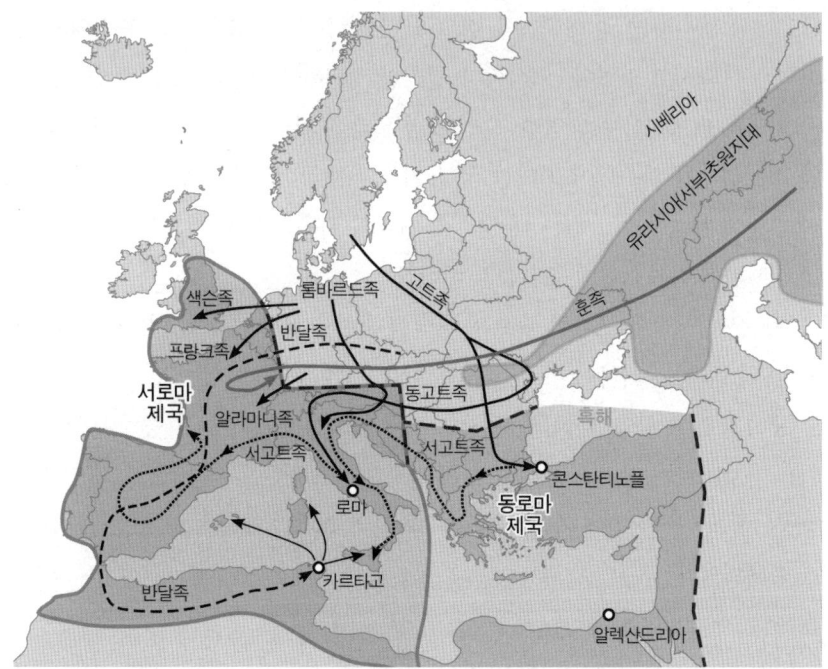

그림 7.1 3~6세기 주요 선주민 부족의 주요 침입 경로 지도. 서로마 제국과 동로마 제국의 대략적인 국경은 긴 점선으로 표시되어 있다. 서로마 제국은 서기 500년경 붕괴되었다.
자료: Andreas Kunze, "Distribution map of Europe," Wikimedia Commons.[31]

조). 대초원은 기후 조건이 좋을 때는 오랫동안 진공청소기처럼 유목민과 말을 빨아들였으나 목초지가 줄어드는 건조한 시기에는 유목민들은 생계를 찾아 더 먼 곳으로 떠나야 했다.[30] 서쪽으로 이동하는 아시아 유목민들은 서로마 제국의 국경 지역, 그리고 국경 지역과 훈족 사이에 거주하던 선주민 집단에 많은 압박을 가했다.

알레만족, 반달족, 수에비족 등 게르만 부족들이 북동부 전선에서 로마 영토를 침략하기 시작하면서 3세기에는 로마 국경 수비대와의 충돌이 잦아졌다. 군 병력이 심각하게 부족했던 로마는 침략자들 중 일부를 국경 수비대에서 복무하도록 모집했는데, 이는 향후 제국 내 정치적 리더십 혼란의 발단이 되는 위험한 거래였다.[32] 그러나 인구학적, 정치적 지각 변동은 진행되었고 지역의 한랭화가 계속되어 농작물 수확량이 감소하면서 게르만족의 대이동(Völkerwanderung)은 탄력을 받게 되었다.

서기 4세기에 걸쳐 게르만족의 침략 물결이 서쪽과 남쪽으로 서로마 제국을 가로질러 밀려 들어왔다. 프랑크족, 반달족, 알레만족, 롬바르드족, 색슨족 등 게르만 부족의 침입으로 5세기 중반쯤에는 서로마 제국과 북서 아프리카 식민지들이 점령당했다. 서기 476년, 마침내 서로마 제국은 멸망했고 테오도시우스 황제 이래 제국의 수도 역할을 하던 콘스탄티노플에서 로마 제국의 명맥이 이어지게 되었다. 콘스탄티노플에서 여러 황제들이 연이어 서쪽 영토와 정치적 통제권을 되찾기 위해 노력했지만 크게 성공하지 못했다. 유스티니아누스 1세(서기 527~565년 재위)는 두 명의 유능한 장군의 지원을 받아 가장 큰 진전을 이루었지만, 그의 노력은 유스티니아누스 역병으로 불린 림프절페스트의 유행과 그로 인한 경제적·사회적·군사적 피해로 인해 타격을 받았다.

유스티니아누스 범유행: 림프절페스트의 유럽 데뷔

서기 542년, 로마 제국의 동쪽 수도였고 당시에는 로마 제국의 수도가 된 콘스탄티노플(오늘날의 이스탄불)에서 재앙적 수준의 유행병이 발생했다. 4개월 만에 50만 인구의 3분의 1이 빈부, 남녀노소를 가리지 않고 사망했다.[33] 15만~20만 명으로 추정되는 사망자들이 고통을 겪었는데 때로는 기괴한 모습을 보이기도 했다. 고통과 정신 착란으로 많은 사람이 성벽 또는 절벽에서 바다(금각만, Golden Horn estuary)로 뛰어내렸다. 유스티니아누스 1세도 감염되었으나 살아남았다. 이후 2세기 동안 이 치명적인 질병으로 인해 지중해 동부, 서아시아, 아라비아 반도, 그리고 유럽에서 약 5000만~1억 명이 사망한 것으로 추정된다.[34]

쪼그라든 제국의 통치자였던 유스티니아누스는 잃어버린 영토와 권력을 되찾으려는 야망을 품고 있었다. 재위 초기에 이 치명적인 역병으로 군대와 정부

금고가 고갈되기 전까지는 어느 정도 성공을 거두었다. 하지만 도시 시민에게는 제국의 군사 원정에 자금과 식량 공급을 위해 더 많은 세금을 내고 빵을 얻기 위해 더 긴 줄을 서는 것을 의미했다. 콘스탄티노플은 곡물이 필요했다. 몇몇 남아 있는 북아프리카 속국에서 일부 곡물을 징발할 수는 있었지만, 대부분은 이집트를 경유해 강력한 기독교 왕국인 악숨(오늘날의 에티오피아에 해당)에서 구입해야 했다.[35] 대담해진 동고트족과 확장의 기회를 노리는 사산인(페르시아)의 포위 공격에 대비하기 위해 콘스탄티노플에 곡물 저장고를 추가로 건설했다.

콘스탄티노플에서 발생한 역병은 훨씬 더 잘 알려진 '흑사병' 대유행보다 8세기 먼저 발생한 유럽 최초의 페스트 대유행으로 보인다.[36] 이 무서운 질병은 감염된 집쥐의 일종인 곰쥐(*Rattus rattus*)의 피를 빨아먹는 벼룩에 의해 전파된다(**글상자 7.1**). 곰쥐들은 처음에는 병원균(*Yersinia pestis*)의 자연 숙주인 지하에 굴을 파고 서식하는 설치류와 간헐적인 접촉을 통해 감염되었는데, 자연 숙주들은 중앙아시아, 중국 남부, 몽골, 인도 북서부, 아라비아 반도, 아프리카 동부의 큰 호수 지역 등 기후적으로 적합한 지역에 서식하고 있었다.

곰쥐는 인간과 동거하는 경우가 많으며, 번식력이 왕성하여 벼룩에게 지속적인 먹이를 제공하기 때문에 감염을 지속시킬 수 있다. 그러나 감염된 쥐의 상당수가 죽어 수가 줄어들면 굶주린 벼룩은 이제는 사람에게 뛰어들어 쥐의 혈액 대신 인간의 피를 빨아 먹는다. 이후 인체 감염이 발생하고, 병원체가 쥐와 인간 사이를 오가거나 드물게는 사람 간 호흡기 전파를 통해 인구 집단 내에서 감염이 지속된다. 고고학적으로 유골을 분석해 보면 곰쥐는 기원전 1000년 동안 홍해와 마케도니아 지역에 널리 퍼져 있었는데,[37,38] 이들은 무역과 군사적 접촉이 증가함에 따라 원래 서식지 인도를 벗어나 광범위하게 이동한 것으로 나타났다. 이 쥐들은 무역상, 선박, 군대를 따라 중앙 및 서아시아, 아프리카 북동부, 지중해 지역으로 쉽게 이동할 수 있었다.

제7장 로마인, 마야인, 아나사지족

글상자 7.1 림프절페스트의 양상

병원체와 감염된 숙주 사이의 관계는 시간이 지남에 따라 종종 독성이 덜한 방향으로 진화하여 미생물이 다른 숙주에 자리 잡을 수 있는 기회를 만들게 된다. 예르시니아 페스티스균은 자연 야생 설치류 숙주에서는 심각한 질병을 일으키지 않고 생존할 수 있도록 진화해 왔다. 그러나 이 감염원은 아직 인간 숙주와의 접촉이 충분하지 않아 이러한 생물학적 데탕트로 발전하지 못했다. 따라서 치명적인 결과로 나타난다. 감염되면 며칠 내에 겨드랑이와 사타구니의 림프절이 부어오르고 내부 출혈로 인해 검게 변하게 된다. 이 병은 부보닉(bubonic) 페스트라고도 하는데 부어오른 사타구니 림프절을 의미하는 그리스어(boubôn)에서 유래했다. 세균의 침입은 내부 장기에 출혈을 일으키고 혈전으로 인해 발과 손의 괴저로 이어진다. 간 손상은 혈액을 산성화하여 인후 근육에 경련이 생겨 목이 졸렸을 때 나는 소리가 난다. 당시 역사가인 프로코피우스는 피해자들이 정신이 혼미해졌고 "불면증에 시달리고 자신을 죽이려는 사람들이 다가오고 있다는 망상에 빠져 목이 터져라 울면서 도망치곤 했다. … 어떤 경우에는 즉시 죽음이 찾아오지만, 어떤 경우에는 며칠이 지나서야 죽었다."[39] 542년 콘스탄티노플의 광경, 소리, 냄새는 끔찍했음에 틀림없다. 사악한 신이 환자들에게 잔인한 고통을 주기 위해 고안해 낸 게 있다면, 바로 이것이었을 것이다. 죽은 자를 묻을 공간이 부족하자 성벽 밖에 급히 새로운 매장 구덩이를 파고 시체를 "포도주 프레스처럼" 제한된 매장 공간에 단단히 압축했다.[40] 콘스탄티노플의 초기 유행은 4개월 만에 저절로 사라졌는데, (대부분이 감염으로 면역을 획득하여) 아직 감염되지 않은 사람의 수가 급격히 감소하였고, 도시의 곡창이 고갈되면서 쥐의 개체 수도 감소한 것이 원인이 되었을 수 있다.[41]

범유행의 원인과 기원

예르시니아 페스티스(*Yersinia pestis*)가 당시 유행한 림프절페스트의 진정한 원인인지는 역사학자들 사이에서 오랫동안 논쟁이 있었다.[42] 그러나 유스티니아누스 시대 말기 바이에른의 공동묘지에 묻힌 시체에서 채취한 박테리아

DNA 샘플을 기반으로 예르시니아 페스티스의 전체 게놈을 재구성한 결과 대유행과 관련된 균주는 예르시니아 페스티스의 고대 변종으로 이후에는 자연스럽게 사라진 균주로 밝혀졌다.[43]

유스티니아누스 역병의 지리적 기원에 대해서도 논란이 많다. 아프리카 북동부, 중앙아시아 대초원 또는 인도에서 발생했을까?[44,45,46,47] 고대 유라시아 페스트의 중심지였던 중앙아시아에서 실크로드 상인들과 함께 서쪽으로 이동했을까? 아니면 인도에서 홍해를 거쳐 육로 카라반이나 해상 무역을 통해 이동했을까? 지중해 연안에서 역병이 퍼진 순서와 시기를 보면 실크로드와 인도에서 교역을 통해 전파했을 가능성은 높지 않다. 게다가 서기 540년 이후 강력한 사산 제국의 군대가 메소포타미아 북부를 가로지르는 실크로드 교역로를 폐쇄했다.[48]

많은 증거는 이 병이 아프리카 북동부에서 발원했다는 것을 가르킨다. 실제로 수 세기 전에 북부 아프리카에서 림프절페스트가 국지적으로 발생했을 가능성이 있다.[49] 서기 1세기의 의학 저술가인 에베소의 루푸스(Rufus)는 3세기 전 이집트와 리비아에서 유사한 역병이 발생했으며, 당시 의사들의 기록에는 사타구니 혹(bubo)이 명확하게 기술되어 있다.[50] 더 앞선 증거는 기원전 1500~1000년으로 나일 계곡 시료에 대한 고생물학적 연구로부터 나온다.[51] 기원전 1500년경에 작성된 히타이트(튀르키예 북부) 기록물과 이집트의 에버스 파피루스 등 이 지역의 다른 역사적 문서에도 부푼 사타구니 역병에 대한 기록이 있다.[52]

서기 541년 7월 이집트의 무역항인 펠루시움에서 갑작스럽게 발생한 림프절페스트(그림 7.2)의 발생 시기는 유스티니아누스 역병이 아프리카 북동부에서 기원했다는 학설과 부합한다. 당대 로마의 역사가인 프로코피우스(Procopius)는 군사 고문이자 연대기 작가로서 사건의 진행 과정을 기술했다.[53] 나일강의 화물선은 펠루시움에서 하역하고 선적했으며, 아프리카 동부 항구, 인도, 홍해 연안 항구에서 출발한 무역선도 마찬가지였다. 홍해의 클라스마 항구(오늘날의 수에즈)와 나일강 하구는 인공운하로 연결되어 있었다. 따라서 여

제 7 장 로마인, 마야인, 아나사지족

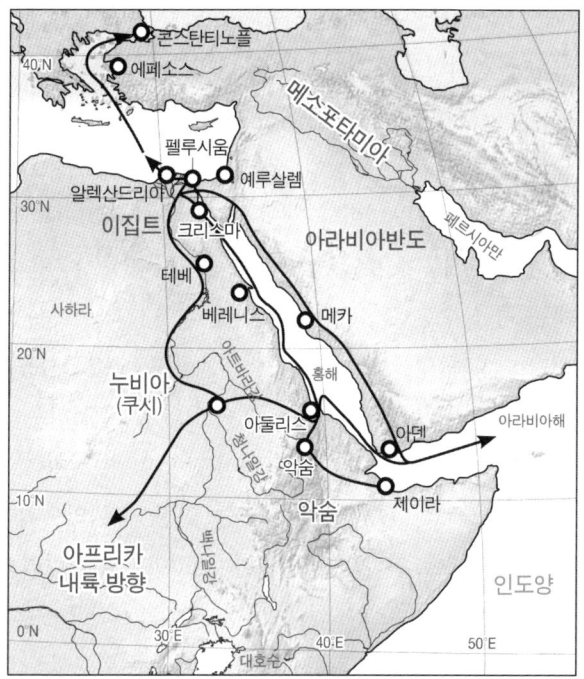

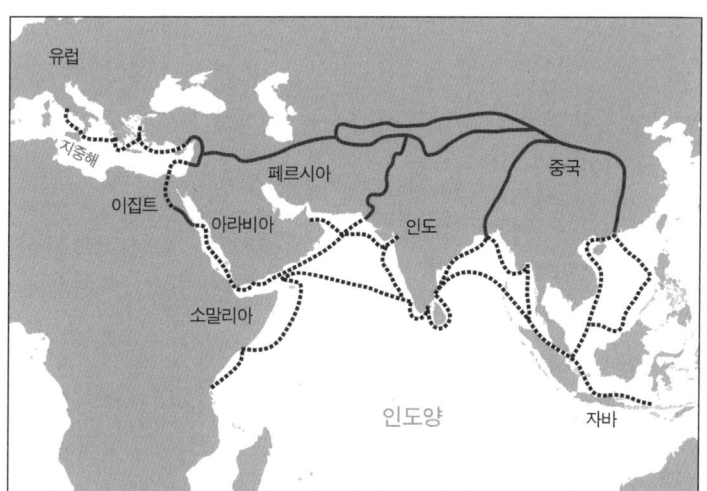

그림 7.2 북부 실크로드와 남부 향신료(동부) 무역로. 아프리카의 뿔과 인도 아대륙 주변의 항로는 거의 천년 동안 악숨 왕국이 독점했다.
자료: Aksum, Classwell Images; Silk Road, Wikimedia Commons.[54]

러 남부 지역에서 감염된 곰쥐가 펠루시움에 도달할 수 있었는데, 펠루시움은 곡물을 저장하는 곡창지대로서 쥐에게는 일종의 고급 패스트푸드 시설이었던 셈이다. 541년 후반, 역병은 펠루시움에서 이집트의 주요 항구인 알렉산드리아로 이동했을 것이며, 542년 3~4월에 곡물선이 콘스탄티노플로 향할 때는 이곳에 역병이 창궐하고 있었을 것이다.

역병이 어떻게 펠루시움에 도달했을까? 악숨에서 펠루시움을 거쳐 콘스탄티노플로 향하는 곡물 수송로가 유력한 전파경로이다. 곡물 수송선은 나일강 곡물선이나 번잡한 홍해 연안 무역을 하는 상선을 통해 펠루시움에 도착했거나, 아니면 느린 육로 카라반을 이용했을 수도 있다. 프로코피우스 외에도 악숨에서 역병이 유행했다는 동시대 보고가 여러 건 있었다. 로마 학자 에바그리우스 스콜라스티쿠스(Evagrius Scholasticus)는 역병이 "에티오피아에서 시작되어 전 세계로 순차적으로 전파되었으며, 아마도 이 질병에 걸리지 않은 인류는 없을 것이다"[55] 에베소의 요한(John)은 역병이 "내륙 지역 … 쿠시, 히미야족 등의 사람들로부터 시작되었다"[56]라고 적었는데 이것은 위에서 말한 것과 같은 유행인지 아니면 별개의 유행을 말하는 건지는 확인할 수 없다. 고도 약 2000m에 수도가 있었던 악숨 왕국은 지역의 충분한 농업 생산(특히 밀), 풍부한 금과 철 매장량, 활발한 장인의 생산 활동, 번화한 홍해 항구 아들리스에서 얻은 상업적 이익으로 경제적으로 번성했다. 악숨 주민들은 북부 고지대의 비옥한 곡물 재배를 통해 자급자족했다. 곡물 저장 및 운송 시설이 있는 곳에는 곰쥐와 벼룩이 늘 가까이에 있다.

발굴된 역병 희생자의 박테리아 DNA 샘플에 대한 계통발생학 분석 결과 역시 북동 아프리카 기원설과 일치한다.[57] 범유행을 일으킨 것으로 보이는 예르시니아 페스티스 고대 변종의 DNA는 오늘날 아프리카 대호수 지역에서 발견되는 고대 변종과 가까운 유전적 친척이다.[58] 이 감염은 아프리카 동부 대호수 주변의 야생 설치류에서 쥐-인간 순환고리로 유입된 후[59] 육로, 강 또는 해안 무역을 통해 악숨으로 퍼졌을 수 있다. 림프절페스트는 아마도 남쪽으로 더 멀리 떨어진 동부 해안 항구로 퍼져나갔고 이곳에서 빈번한 해상 무역을 통해 북

쪽의 펠루시움으로 질병을 퍼뜨릴 수 있었다.60

그러나 육로와 해로를 통한 이 지역 전파 루트에는 심각한 장애물이 있다. 북위 15~25° 지역의 높은 온도와 낮은 습도로 인해 쥐, 특히 벼룩의 생존과 번식이 매우 어려웠을 것이다(상자 7.1). 따라서 극심한 더위와 건조함에서 벗어나는 이례적인 상황이 없었다면 지중해 연안까지 감염이 확산될 수 없었을 것이다. 530년대 후반에 이례적인 상황이 발생했다.

이례적인 반세기 동안의 극심한 한랭화

주로 계통 발생학적 분기와 감염의 시간 경과에 근거해서 범유행의 기원에 대한 논쟁은 계속되고 있다.62 그러나 왜 하필 서기 541년에서 542년 사이였을까? 발생 시점에 대해서는 관심이 많지 않았다. 실제로 이 시점을 설명할 수 있는 이례적인 사건이 있다.63 펠루시움에서 역병이 발생하기 직전 지역 기후의 급격한 변동이 있었다. 서기 536~538년 동안 전체 지구와 이 지역의 기온이 약 2~3℃ 급락했고, 이후 5년 동안 낮은 수준을 유지하다가 540년대 후반에 다시 원래 수준으로 회복되었다. 한랭화 기간에 지중해 지역에서는 강우량이 현저하게 증가했으며, 아라비아 반도에서는 예멘의 고대 사바 왕국의 기반을 파괴할 정도로 극심한 홍수가 발생했다. 이러한 강우량 증가는 일시적으로 이 지역의 습도를 높였을 것이다.

프로코피우스는 537년에 이렇게 썼다. "가장 무서운 징조가 일어났다. 태양이 밝게 빛나지 않았고 … 그리고 태양이 비추는 광선이 선명하지 않았기 때문에, 그것은 마치 일식 중인 태양처럼 보였다."65 에베소의 요한은 536~537년에 18개월을 날이 매우 어두워졌던 시기로 묘사했다. 그는 이 기간에 흉년이 들었고, 덜 익은 포도로 만든 포도주는 신맛이 났으며, 메소포타미아에 이례적으로 폭설이 내렸다고 기록했다.

대기에 먼지가 가득하고 하늘이 어두워지는 이 급격한 냉각 현상의 원인은 확실하게 밝혀지지 않았다. 그린란드 빙하 코어에서 나온 화학적 증거는 서기

540년경의 대규모 화산 폭발을 강력하게 가리키고 있지만[66] 운석이나 혜성 소나기 영향의 가능성도 있다.[67] 오늘날의 라바울(파푸아뉴기니)지역에서 발생한 것으로 추정되는 이 폭발은 아마도 1815년 탐보라 폭발보다 두 배 더 컸을 것으로 추정된다(제9장 참조).

이 536년 사건은 기후에 매우 광범위한 영향을 미쳤다. 이후 10년 동안 영국 제도와 유럽 전역의 참나무는 극도로 낮은 성장률을 보였으며 스칸디나비아, 러시아 북부, 몽골, 미국 남서부, 칠레, 아르헨티나의 나무도 마찬가지였다.

아메리카 대륙에서는 오늘날 멕시코시티 근처에 번성하던 신비롭고 기념비적인 테오티우아칸 문명이 540년대에 갈등과 혼란에 휩싸여 10년 만에 붕괴했다. 중국에서는 북위 왕조가 무너졌고 추운 날씨와 흉작, 기근이 찾아와 당시 인구의 4분의 3이 사망했다. 그리고 스웨덴 중부에서도 고고학 연구를 통해 '끔찍한 겨울(fimbulvinter)'[69]로 불리는 536년 유례없이 추운 날씨로 인해 촉발된 것으로 보이는 사회적, 인구학적 위기가 확인되었다.

스웨덴의 이러한 위기는 평등주의적인 초기 철기시대 문화가 보다 위계적인 후기철기시대 사회로 빠르게 대체되는 계기가 되었는데, 이는 신흥 부유층 엘리트들이 선호하는 묘지 기념물 형태가 뚜렷하게 변한 것을 보면 알 수 있다.[70]

다시 벼룩의 이동으로 돌아가 보면 고대 이집트의 상부와 중부, 그리고 인접한 홍해의 북위 약 15~25° 지역에서, 수확이 끝난 계절에 나일강 또는 홍해 연안 경로를 따라 북쪽으로 여행하는 배의 최고 기온은 보통은 30~40℃였는데, 이것은 벼룩이 생존하고 번식하는데, 그리고 쥐가 생존하기에도 너무 높았을 것이다. 벼룩의 생존 가능 온도 범위는 약 20~30℃로,[71,72] 이는 최근 수십 건의 페스트 유행의 대부분이 연평균기온이 24~27℃인 지역에서 발생했다는 사실과 부합한다.[73] 곡물을 운송하는 약 2000km의 여정은 경로에 따라 몇 주가 걸렸다. 쥐-벼룩 감염 주기가 유지되기 위해서는 충분한 수의 곰쥐가 필요했다. 쥐는 해로를 따라 머무는 항구에서 재생산되거나 보충되었다, 항구에서 이 지역의 오랜 페스트균 자연 숙주인 나일강 쥐가 화물선으로 올라올 수도 있었다. 그러나 벼룩의 개체 수는 쉽게 보충되지 않았다. 이 지역의 일반적인 항해 중

기온은 30℃를 훨씬 웃돌아서 벼룩이 번식하기 어려웠고, 벼룩이 쥐를 물기 전에 벼룩의 장에서 균이 증식하기에도 너무 온도가 높았을 것이다.[74,75] 홍해 연안의 기온은 세계에서 가장 더운 곳 중 하나이다. 그러나 서기 536-542년 동안의 이례적인 일시적 한랭화와 더 습한 조건은 감염이 악숨이나 그 주변에서 펠루시움으로 성공적으로 북상하는 데 도움이 되었을 것이다.

범유행의 확산

6세기 후반에 역병은 동쪽으로 소아시아(튀르키예와 코카서스 남부)로 확산되어 그곳 인구의 최대 4분의 1이 사망했다. 수십 년 동안 역병은 페르시아에서 만연했다. 이후 벼룩에 감염된 쥐들이 무역 대상을 따라 실크로드를 통해 중국으로 건너갔다. 고대 기록에 따르면 636~655년 실크로드를 따라 동쪽으로 역병의 유행이 퍼졌다고 한다. 중국에는 오늘날의 산시성(山西省), 간쑤성, 닝샤성, 산시성(陝西省)에서 심각한 '역병 유행'이 발생했다는 기록이 있다.[76]

범유행은 (오늘날의) 그리스, 이탈리아, 프랑스를 거쳐 스페인까지 서쪽으로도 퍼졌다. 7세기에는 프랑스를 거쳐 영국 제도에 도달했다. 학구적인 수도사이자 작가로서 스코틀랜드 린디스판 섬의 한 수도원에 은둔한 베데는 서기 664~666년에 역병이 "널리 퍼져 심각한 피해가 났는데 영국과 아일랜드가 참혹하게 황폐화됐다"고 기록했다. 역병은 콘스탄티노플에도 여러 차례 찾아왔고 결국 도시 인구의 약 절반이 사망했다.[77] 7세기 초까지 동로마 제국 내 인구는 이 역병과 그로 인한 사회적 무질서, 흉작, 기아로 인해 급격히 줄었다. 이 지역의 많은 고대 마을과 도시가 버려지고 사라졌다.

이 범유행은 2세기 이상 지속되었으며 유라시아 전역, 특히 지중해 동부 지역을 중심으로 5000만 명에서 1억 명이 사망했을 것으로 추정된다. 당대 역사가인 프로코피우스는 그 현장에서 "이 시기에는 역병이 창궐하여 인류 전체가 거의 전멸할 뻔했다"고 기록했다. 이 평가는 로마에서 바라본 세계의 범유행

상황이 얼마나 끔찍했는지 잘 보여준다.

6세기 후에 림프절페스트가 다시 유럽으로 유입되었다. 이번에는 중앙아시아에서 발원하여 흑해 무역항을 통해 유럽으로 들어왔다. 이후 흑사병은 5년 동안 유럽 전역으로 퍼져 인구의 약 1/3이 사망했으며, 수세기 동안 유럽, 지중해 동부, 북아프리카에서 간헐적으로 발생하며 지속하였다. 그로부터 6세기 후인 19세기 후반에 중국에서 세 번째 페스트 범유행이 시작되었다. 수십 년에 걸쳐 확산한 후 큰 항구인 홍콩에서 출발한 선박을 통해 전 세계로 퍼져나갔다. 그 후 페스트는 멀리 떨어진 중동과 북미, 중미, 남미의 토착 설치류 개체군에 감염의 발판을 마련했다.

오늘날 림프절페스트의 국지적인 발병은 최근 또는 오래된 병원균이 서식하는 설치류 병원소가 있는 지역에서 간헐적으로 발생한다. 매년 수천 건의 새로운 사례가 세계보건기구에 보고되고 있다.

앞으로 살펴보겠지만, 세 가지 범유행은 모두 서로 다른 기후변화의 여파로 발생했다. 몇몇 논평가들은 세 가지 범유행이 모두 기후 변동이 심한 시기에 발생했을 뿐만 아니라 안정적인 기후 조건이 다시 나타나면 가라앉았다는 점을 주목했다.[78] 미래의 기후변화 세계에서 림프절페스트의 전망은 어떻게 될까?

8~9세기 중앙아메리카의 가뭄: 마야

메소아메리카*의 고전기 마야 문명은 웅장함, 잔인함, 천문학과 수학, 상형문자, 거대한 석조 건축물, '열대우림 문명'의 낭만이 어우러져서,[79] 꾸준히 많은 사람을 매혹시키고 있다.

마야의 역사적 뿌리는 깊다. 기원전 1500년경부터 마을과 원시 농업으로 이

---

* 메소아메리카(Mesoamerica)는 멕시코와 중앙아메리카 북서부를 포함한 공통적인 문화를 가진 아메리카의 구역으로 농경민 문화 또는 각종 화려한 문명(마야, 테오티우아칸, 아즈텍 등)이 번성한 문화 공간이었다. 폴 키르히호프의 문화 요소 분포 연구에 의해 정의된 용어이다.

루어진 초기 문명에 대한 기록이 있다. 고전기 마야 시대는 약 서기 300년에서 900년까지 이어졌으며, 도시 중심지는 멕시코 유카탄 반도와 오늘날의 벨리즈, 과테말라, 엘살바도르, 온두라스를 포함하여 중앙아메리카 저지대에 퍼져 있었다(**그림 7.3 참조**).

오백 년 동안 번성한 고전기 마야 문명이 쇠퇴한 이유에 대해서는 많은 이론이 있는데, 예를 들면 정치권력의 이동, 강을 기반으로 한 무역의 쇠퇴, 인구 과잉, 경작지의 고갈, 탐욕스러운 통치자들의 계속되는 수탈에 대한 분노, 영토 분쟁 등이 있다. 하지만 이후 연구에 따르면 지역 기후변화도 의미 있는 영향을 미친 것으로 지목되고 있다.

먼저 몇 가지 배경을 살펴보면, 마야 유적지를 방문하는 사람들은 피에 굶주린 의례에 대한 이야기에 충격을 받을 수 있다. 하지만 고전기 마야는 동시대 북쪽 멕시코 고원의 테오티우아칸 지역이나 이후의 아즈텍보다는 인신 공양이 적었을 수 있다.[81] 그럼에도 불구하고 마야에서는 사람을 제물로 하는 의례가 흔했다. 나는 유카탄 북부 저지대에 있는 마야의 중심지 중 하나인 욱스말을 방문했을 때 사람을 제물로 바치는 세 가지 경우에 대해 알게 되었다.

첫째, 비의 신 차악(Chaac)을 섬기는 정기적인 제사가 있었다. 석회암 지역인 이곳의 제사는 제물로 정해진 시민을 죽인 후 시체를 세노테(깊은 천연 석회암 싱크홀, 담수를 이용할 수 있는 곳)에 던지는 것이었다. 둘째, 메소아메리카의 구기 종목인 올라말리틀리는 열린 경기장에서 무거운 고무공을 돌로 만든 후프에 차 넣는 경기인데, 종종 의례 목적으로 시행되었다. 일부 경기에서는 우승자의 마지막 영광스러운 순간은 약물의 도움을 받아 황홀한 상태에서 제물이 되는 것이었다. 이 대회는 또한 이웃 도시 간의 심각한 분쟁을 승자 독식 방식으로 해결하는 데에도 사용되었다. 당시의 외교 관례에 따라 패배한 통치자가 제물이 되었다.

셋째, 더 잔인한 것은 전쟁에서 잡힌 포로들을 무자비하게 다루었다는 것이다. 욱스말에서도 다른 곳과 마찬가지로 포로들을 강제로 구부려 공 모양으로 묶은 다음 대피라미드의 72개의 가파른 돌계단에서 굴리는 끔찍한 관행이 있

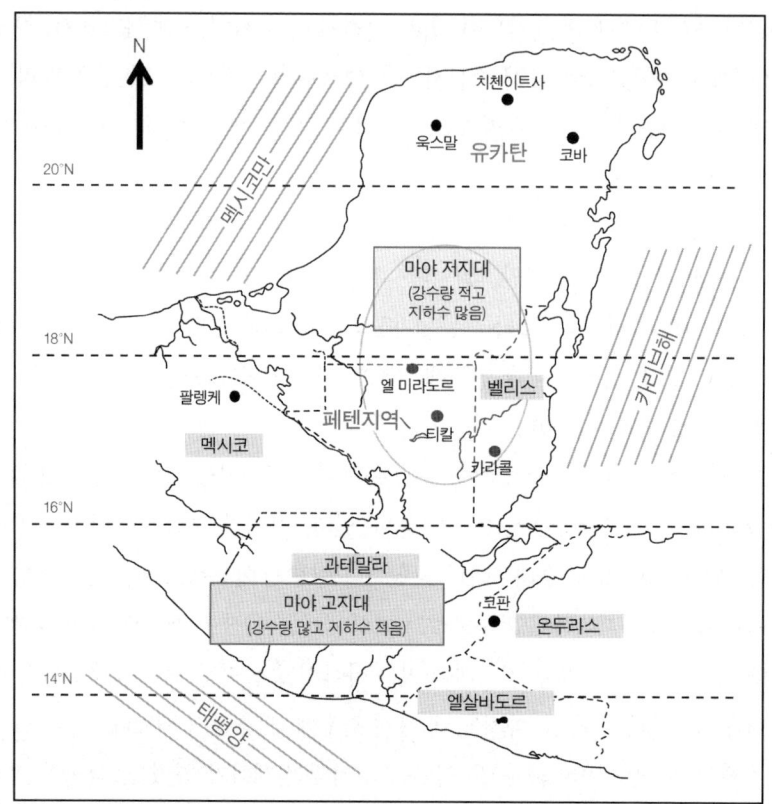

그림 7.3 고전기 마야의 주요 저지대 및 고지대 중심지. 이 문명은 오늘날 멕시코, 벨리즈, 과테말라, 온두라스, 엘살바도르의 전부 또는 일부에 걸쳐 있었다.
자료: Adapted from Demarest, *Ancient Maya: The Rise and Fall of a Civilisation*; Turner II and Sabloff, "Classic Period Collapse of the Central Maya Lowlands: Insights about Human- Environment Relationships for Sustainability"[80]에서 개작.

었다. (나는 계단을 세면서 내려갔는데, 비틀거리거나 발을 헛디뎌 포로들의 운명을 따라가지 않도록 신경을 곤두세웠다.)

　이 문명에는 바퀴, 금속 도구, 돛, 짐을 운반하는 동물이 없었고, 열대 우림 토양은 적당히 비옥하였지만 배를 운항할 수 있는 강은 없었고 담수 공급은 부족한 환경이었다. 몬순은 매우 계절적이어서 거의 모든 비가 6~7개월 기간 동안 내렸다. 이 계절적으로 내리는 비와 더불어 다공성 석회암 암반의 세노테에서 솟아 나오는 물은 마야인의 생존과 사회 안정에 결정적인 역할을 했으며, 상존하는 가뭄의 위협(몬순의 강도와 범위가 다양하므로) 때문에 마야인들은 무시무시한 비의 신 차악에게 그토록 많은 종교적 열정을 바치고 숭배했다. 수 세기가 지나 스페인이 마야를 정복한 이후 유카탄의 디에고 데 란다 주교는 다음과 같이 기록했다. "자연은 이 나라에서 매우 다르게 작용했다. 다른 모든 나라에서는 강과 샘이 땅 위를 흐르지만, 이 나라에서는 모든 강이 땅 아래 비밀 통로를 통해 흐르고 있다."[82]

마야는 울창한 열대림과 그다지 비옥하지 않은 토양, 부족한 지표수에도 불구하고 성공적인 삶의 방식을 구축했고 고도로 발달된 고전기 마야 문명은 오백년 이상 번성했다. 이들은 점점 더 늘어나는 도시 인구를 먹여 살리기 위해 가뭄에 강한 식량 생산 방법을 개발하였는데, 특히 영구적으로 경작할 수 있는 밭, 연못, 숲 정원을 개발했다. 이는 결국 작은 단위 유역을 창안하여 건설하는 것으로 이어졌다.[83] 식물 위주의 마야 식단은 옥수수가 주식이었으며 부족한 식량은 야생식물로 보충했다. 가축화된 칠면조는 동물성 단백질의 주요 공급원이었다. 마야인에게는 초기 유럽 농경민과 달리 가축화된 큰 포유류가 없었기 때문에 야생 토끼, 아르마딜로, 원숭이, 사슴, 마코 앵무새를 통해 고기를 추가로 섭취했다.

전반적으로 7세기와 8세기 전반에 마야 저지대에 내린 풍족한 비와 함께 성공적인 작물 재배, 밭농사, 치수 덕분에 마야인들의 총인구는 서기 700년경에 약 1000~1500만 명으로 정점을 찍었다.[84] 그 무렵 마야 사회는 가장 인상적인 신전과 공공 건축물을 많이 지었는데, 서기 747년에 지어진 티칼의 사원은 약 65미터* 높이로 하늘로 치솟아 20층짜리 현대식 건물 높이와 맞먹는다. 중심지 간의 무역과 교류가 활발해져 부의 축적이 빨라졌지만, 동시에 경작지와 물 공급 확보에 대한 압박이 커졌다.

그러나 심각한 강우량 부족으로 인한 식량 생산량과 식수 공급에 대한 위협

---

* 위키피디아에 의하면 47m로 표기됨.

은 피할 수 없었다. 인구, 문화, 건축, 기술이 번성했던 오백 년 간의 번영을 누린 후 서기 750~950년 사이에는 강우량이 줄어들고 가뭄이 들었다.[85] 이러한 기후변화의 여파로 식량 부족, 분쟁, 내부 이주가 뒤따랐다. 기후변화는 마야의 여러 중심지가 연쇄적인 쇠퇴에 이어 붕괴하는 데 있어 중요한 역할을 한 것으로 보인다.[86] 기후변화는 문명쇠퇴의 주연이었을까, 상호작용하는 다양한 배역의 일부였을까, 단역에 불과했을까, 아니면 단지 문명이 쇠퇴할 때 우연히 기후변화가 있었던 것일까?

고전기 마야의 쇠퇴

고전기 마야 문명의 쇠퇴와 붕괴는 단일 원인에 의한 사건도 아니고 동시적인 과정도 아니었다.[87,88,89] 중앙 저지대의 도시들이 가장 먼저 황폐화되었지만, 유카탄 북쪽의 일부 거점은 11세기 초까지 살아남았다. 쇠퇴의 초기 단계에는 무역과 권력 다툼, 주요 거점 간의 전쟁, 사회 불안, 정치적 불안정 등이 급증하였다. 흔들리는 권력과 지위를 강화하려는 통치자들의 시도가 이어지면서, 말기에는 더 큰 석조 건축물을 건설하려는 움직임도 잠시 일어났는데 아마도 이스터 섬 주민들이 나무(와 롤러)가 동이 나자 가장 큰 석상들을 조각한 것과 유사한 상황이라고 할 수 있다.

그러나 사회적 안정과 정치적 권위의 기반은 돌이킬 수 없을 정도로 무너졌다. 사기가 저하되고 기아와 무질서, 폭력이 난무했으며 권력 구조는 약해지고 해체되었으며 인구는 줄어들고 도시 거주민들은 소규모 정착지로 분산되어 흩어졌다. 시간이 흐르고 열대우림이 원래의 모습을 회복하기 시작하면서, 결국 농지, 도시 정원, 거대한 석조 건축물의 대부분을 집어삼켰다.

8세기 후반 마야 매장지에서 발견된 유골은 유아, 어린이, 성인 여성의 사망 비율이 증가했음을 보여준다.[90] 오늘날 온두라스의 동부 마야 고원지대 코판에서 발견된 유골은 약해진 다공성 뼈, 성장 정지를 나타내는 긴뼈의 해리스선, 치아의 미량 영양소 결핍 스트레스 라인 등 영양 부족의 명백한 징후를 보여준다. 코판에서 발견된 수백 개의 뼈 세트는 주로 650년에서 850년 사이의 것으로, 사회지도층과 하층민 모두에서 영양 상태가 나빠지고 있었음을 나타낸다.[91] 골격 유골에서 충치 외에 감염병에 대한 구체적인 증거는 발견되지 않았다. 비옥한 초승달지역과 유럽 동남부의 초기 농경민들과 달리 아메리카 대륙의 사회에는 잉카의 라마 외에는 동물에 의한 감염을 일으킬 수 있는 대형 가축이 없었다. 따라서 스페인 정복자들과 그들의 미생물이 도착하기 전까지는 감염병이 대량 발생했다는 증거가 없다.

몬순의 후퇴, 가뭄, 무질서

7세기 후반에 인구가 증가하면서 토양 황폐화, 비옥하지 않은 토지 이용, 강과 관개수로의 토사 퇴적, 강우량 감소 등이 복합적으로 작용하여 많은 마야 중심지에서 농업 생산이 줄었다. 8세기 중반에 이르러 남동부의 일부 마야 중심지는 도시 인구 증가에 따른 식량과 물 부족으로 정치적으로 불안정해져 가장 먼저 붕괴했다. 일련의 치명적인 가뭄 중 첫 번째 가뭄이 닥쳤다. 리처드슨 길(Richardson Gill)은 다방면에 걸친 고고학 연구를 통해 "마야의 대도시는 760년, 810년, 860년, 910년경에 약 50년 간격으로 네 단계에 걸쳐 붕괴되었다"는 결론을 내렸다(**그림 7.4**).[92] 마야 사회는 매년 몬순 강우에 크게 의존했다. 여름 몬순의 내륙 도달 범위와 강도는 열대 수렴대의 평균 위치가 적도의 북쪽 또는 남쪽으로 구불구불함에 따라 해마다 달랐다. 남쪽으로 갈수록 몬순 비가 태평양 연안에서 더 많이 내렸다. 유카탄 반도의 초기 호수 바닥 꽃가루 연구를 기반으로 지역 건조 추세와 주요 가뭄을 재구성하는 일은 이후 온도와 강우량 변화를 추적하는 실험실 연구를 통해 더욱 정교해졌다. 첫째, 해안 퇴적층에 대한 고해상도 화학 분석을 통해 육상 강우량과 해저 퇴적층 유공층의 산소 동위원소 변화를 추정했으며, 둘째, 반도 남동쪽의 0.5m 길이의 석순을 수천 개의 얇은 절편으로 잘게 잘라 연간 강우량 변화를 자세히 파악할 수 있었다(**그림 7.4**).[93,94,95]

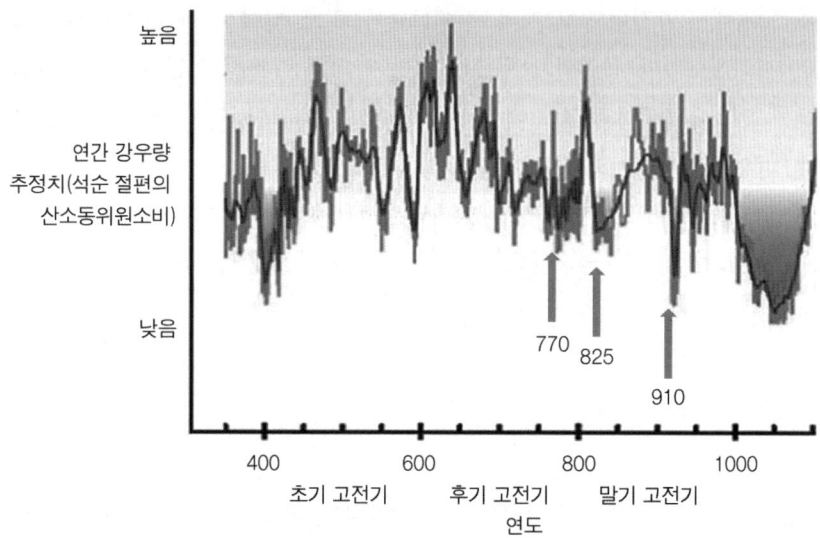

그림 7.4 중앙 마야 저지대(카라콜 근처)의 동쪽 외곽에 있는 동굴에서 석순의 연속적인 절편을 통해 추정된 고전기 마야 문명 시대의 연간 강우량.
자료: Kennett et al., "Development and Disintegration of Maya Political Systems in Response to Climate Change"[96]에서 개작.

이러한 연구들은 상당히 일관된 결과를 보여준다. 700년경부터 강우량은 감소 추세를 보이기 시작하여 900년대 초반까지 지속되었으며, 이 기간에 770년, 825년, 910년경에 각각 수십 년 지속되는 가뭄이 세 차례나 발생했다(그림 7.4). 그 후 강우량은 10세기 말까지 안정적으로 유지되다가 급감하여 한 세기에 걸친 가뭄에 돌입하는데 이 시기는 물을 안정적으로 확보하면서 살아남았던 북부 유카탄 도시 중심지들이 최종적으로 붕괴한 시기와 일치한다.

이러한 연구 결과는 200년에 걸쳐 쇠퇴하는 동안 여름 몬순이 남쪽으로 이동하면서 북쪽 마야 지역의 연간 강우량이 줄어들었음을 시사한다. 농작물 재배, 도시 확장, 건축용 석회 및 석고 제조를 위해 토지 개간이 확대되면서 생긴 미세 기후 영향으로도 가뭄이 악화되었을 수 있다.[97] 연이은 가뭄으로 연간 강우량의 약 3분의 1이 줄었으며,[98] 이로 인해 물 공급에 위기가 오고 식량 생산이 감소했으며 사회 정치적 구조가 큰 압박을 받았다. 고고학자들은 많은 마야 중심지에서 사회적 스트레스, 건축적 쇠퇴, 폭력적 갈등이 이러한 가뭄 시기에 집중적으로 발생했다는 증거를 발견했다.[99,100] 크고 작은 마야 중심지들이 고통을 받고 규모가 축소되었으며 잦은 폭력과 파괴로 얼룩졌는데 지역적 상황과 회복력 수준에 따라 일부는 다른 중심지보다 더 빠르고 극심하게 파괴되었다. 일찍 붕괴된 도시 중에 남부 저지대 페텐 지역에서 번성했던 후고전기 도시 티칼이 있다.[101] 일부 연구에 따르면 건조기 동안 영양 결핍의 유병률과 아동 사망률이 간헐적으로 증가했으며, 생존을 위한 식인 행위의 명백한 사례도 있었다.[102]

마야 중심지의 지역적 붕괴 시기는 고르지 않았는데, 역설적으로 유카탄 반도의 북부 저지대 중심지는 여름 몬순이 남쪽으로 이동했을 때 가장 비가 부족한 지역이었지만 전반적으로 중앙아메리카의 중앙 저지대와 고지대에 있는 중심지보다 더 오래 생존했다. 북부 저지대는 지하수 공급원이 풍부했고 강을 통한 이동이 어려워지면서 오히려 흑요석과 같은 상품의 교역로가 다른 지역보다 더 유리한 쪽으로 바뀌었을 수 있다.[103] 그러나 전반적으로 더 건조한 조건과 심각한 가뭄의 도래가 고전기 마야 문명에 치명적인 영향을 미친 것은 분명하다. 리처드슨 길은 폭넓은 고고학 연구를 통해 다음과 같은 결론을 내렸다. "수백만 마야인의 죽음을 설명할 수 있는 모든 잠재적 원인 중에서, 장기적이고 안정적인 식수 공급원 주변에서는 생존하고 다른 곳에서는 사망한 패턴에 부합하는 것은 기근과 갈증밖에 없다."[104]

아메리카 대륙의 가뭄: 미국 남서부(서기 800~1250년)

1130년대에 오늘날 미국의 남서부 지역인 산후안 분지에 큰 가뭄이 발생했다. 이는 11~13세기에 발생한 세 번의 가뭄 중 두 번째에 해당했다. 오른쪽 위 사분면의 콜로라도주부터 시계 방향으로 콜로라도, 뉴멕시코, 애리조나, 유타

주가 만나는 지점인 '포 코너스(Four Corners)' 교차점 주변으로 아직 문자가 없고 옥수수 농사를 짓는 아나사지족, 호호캄족 등의 푸에블로 정착지가 밀집해 있었다.

이 문화권은 수렵과 채집, 옥수수 농사가 혼합되어 있었는데 점차로 옥수수 농사의 비중이 커지면서 곡물 재배를 위해 충분한 강우량이 필요해졌다.

9세기 초, 지구 기후가 엘니뇨에서 라니냐 우세로 크게 변화한 영향으로 북반구의 온대 지역은 수 세기에 걸쳐 온난화가 지속되었는데 이를 중세 온난기(Medieval Warm Period)라고 한다.[105] 서기 700년경부터 북대서양과 아이슬란드-북극 지역이 먼저 온난화되었고, 곧 스칸디나비아가 그 뒤를 이었으며, 1~2세기 후 유럽이 그 뒤를 따랐다.

세 번의 가뭄 중 990년에서 1060년 사이에 발생한 첫 번째 가뭄은 매우 극심하여, 11세기 멕시코 남부에서 발생하여 유카탄에 남아 있던 도시형 고전기 마야 문명을 종식시킨 가뭄의 북쪽 버전에 해당한다고 할 만했다. 그 배경에는 이 지역에서 지난 1000년 동안 최장 극한 기후 사건으로 기록된 장기 기후 추세가 있었는데, 이러한 추세는 15세기까지 극한 기후를 반복하면서 지속적으로 한랭화와 건조화를 보였다.[106]

1135년과 1276년에 각각 시작된 두 번째와 세 번째 가뭄은 미시시피 강을 따라 동쪽으로 뻗쳐서 현재 일리노이 남서부 지역의 '카호키안' 문화에 영향을 미쳤다.

12세기 중반 북미 남서부에서 시작된 대규모 가뭄은 이후 2세기 동안 주변 여러 문명과 문화의 운명을 결정지었다. 라니냐 현상이 전례 없이 강하고 장기간 지속되어 서부지역과 해안지역에 건조화를 초래하였다.[109] 12세기에 멕시코 중부까지 남하한 가뭄으로 인해 주식 작물인 옥수수의 수확량이 줄어 아즈텍의 전신으로 신비에 쌓여 있는 톨텍족의 최종적인 붕괴를 초래했을 것으로 추정된다.

북미 남서부 지역의 상황을 다시 살펴보면 광역 단위의 가뭄이 큰 타격을 입혔다. 특히 차코 캐년과 그 주변 '포 코너즈' 교차 지역에 살았던 푸에블로 거주

커뮤니티인 아나사지족('고대인')의 운명이 역전된 사건은 잘 알려져 있다. 아나사지족과 호호캄족은 수 세기에 걸쳐 제한적이고 가변적인 물 공급을 관리하고 농작물, 특히 옥수수가 가장 잘 자라고 수확량이 많은 곳을 파악하는 데 전문가였으며, 동시에 비상시에 사용할 수 있는 야생 식물 식품에 대한 지식을 가지고 있어 자급자족을 할 수 있었다.[110]

그러나 아나사지족의 식량 수확량은 항상 기후의 영향을 받았으며, 음식에는 필수 미량 영양소가 부족했다. 가장 심각한 것은 옥수수에는 단백질을 구성하는 중요한 아미노산인 라이신, 이소류신, 트립토판 세 가지가 부족하다는 사실이다. 현대 문화권에서는 다양한 다른 식품을 섭취하거나 미량 영양소 흡수를 극대화하는 등의 음식 조리 방법으로 심각한 영양소 결핍의 위험을 최소화하고 있다. 그러나 탄소연대측정 결과, 차코 캐년 지역에서는 약하고 구멍이 많은 뼈가 비정상적으로 많이 발견되었다.[111] 치밀뼈로 되어 있어야 할 장골의 이러한 상태는, 흔히 안와에서 명백하게 드러나는데, 만성적인 미량 영양소, 특히 철분 결핍의 결과이다.

그럼에도 불구하고 식량 공급이 상당히 안정적으로 이루어지면서 6~10세기 동안 지역 인구는 크게 늘었다. 당연히 인구 증가로 인해 이 지역의 수용 능력이 점점 더 포화되면서 더 큰 위기를 맞게 되었다.[112] 결국 가뭄이 심해지면서 12~13세기에 걸쳐 넓은 지역에서 분쟁이 발생했다. 많은 농부들과 그 가족들이 농경지를 버리고 떠났다.

그러나 가뭄과 분쟁이 있기 전에 푸에블로족은 북미에서 가장 큰 도시를 건설하고 독특한 공동 주택을 갖추었다. 이들은 평원에 바위와 흙을 촘촘히 쌓아 만든 지상 주거지를 건설했는데 벽과 지붕은 나무 기둥과 들보로 지탱했다. 일부 협곡 주거 공동체에서 아나사지족은 거대한 협곡 벽의 절벽면 안에 특별한 주거지를 지었다. 차코 캐니언에서는 9세기와 10세기의 불안정한 강우량에 대응하여 주요 수원을 중심으로 다층의 '큰 집'을 여러 개 지었다. 많은 사진을 통해 볼 수 있는 푸에블로 보니토는 수백 개의 방으로 가득 차 있으며 약 1000명을 수용할 수 있었다.

그러다가 12세기에는 장기적인 가뭄으로 물 부족이 찾아왔는데 이는 13세기에 위기와 폭력을 불러오게 된다. 메사베르데 고원의 강수량이 감소하면서 차코 협곡으로 흘러내리는 물이 줄어들고 옥수수 수확량이 줄어들었다. 옥수수가 발아하고 성장을 시작하려면 겨울비가 필요하고, 계속 성장하기 위해서는 여름철 몬순 비가 필요하다. 3000년 전 수메르인과 하라판족과 마찬가지로, 남아 있던 아나사지 농부들은 관개 시스템을 최대로 확충하여 이를 보완하려 했지만 표토 침식, 삼림 벌채, 토종 잣과 같은 견과류의 공급 감소, 그리고 과도한 인구는 지역 환경의 수용 능력을 분명히 넘어서게 되었다. 기후변화로 인해 이미 스트레스를 받고 있던 시스템이 생존 가능한 임계치를 넘어선 또 다른 예이다.

차코 캐니언과 메사베르데의 아나사지족은 결속력을 잃고 위축되기 시작했다. 더 남쪽에 있는 호호캄과 모골론 푸에블로 문화는 상대적으로 타격이 덜 했다.[113] 영양실조, 기아와 식수 부족이 심해지면서 아나사지족의 피해가 커졌다. 인접한 콜로라도 고원으로 이주한 새로운 이주민들로 인해 더 많은 스트레스와 갈등이 발생한 것으로 보인다. 1250년경부터 요새의 유적에서 불에 탄 마을의 흔적, 화살촉이 박혀 구멍 난 뼈, 두개골에 있는 두피박리의 흔적을 통해 폭력적인 갈등이 있었음을 알 수 있고, 7명의 토막 난 시체의 유골은 의식 또는 갈등에 따른 식인 풍습을 보여준다.[114] 이렇게 상황이 나빠지면서 많은 아나사지는 기존의 교역로와 문화적 친숙함을 따라 흩어져 이주했는데 대부분 남쪽으로 가서 다시 정착했다.[115]

장기간에 걸쳐 건조했던 과거의 메아리가 오늘날 같은 지역에서 더 크게 울리고 있다. 2012년 미국 서부의 대가뭄은 최악으로 기록되고 있고, 2000~2004년 극심한 가뭄 이후에도 여러 차례 가뭄이 발생했다. 기후 모델링에 따르면 한때 드물었던 미국 서부의 극심한 가뭄은 온난화가 진행됨에 따라 금세기 동안에는 '뉴노말'이 될 수 있다.[116]

카호키안-미시시피 문화

제7장 로마인, 마야인, 아나사지족

현재 일리노이주 남서부에 위치한 카호키아는 10세기 중반부터 14세기 중반까지 번성했던 미시시피 중부 문화의 주요 중심지였다. 이 시기는 기후 조건이 안정적이고 유리하였다. 카호키아 도시와 주변 마을과 농장은 선사시대 북미에서 가장 규모가 큰 도시 중심지가 되었고, 농업 네트워크는 미국 중서부와 남동부까지 널리 확장되었다. 카호키안의 식단에는 옥수수와 호박을 비롯해 사슴, 생선, 물새, 견과류, 씨앗 등이 풍부했는데, 모두 미시시피 밸리와 주변의 고지대에서 풍부하게 나는 것들이었다.

카호키아 도시에는 인간이 만든 거대한 토루(土壘)가 두드러졌는데, 이 토루 위에 세운 의식용 석조 건축물이 있었고 아래 큰 광장에서는 잔치, 종교 축제, 스포츠 행사가 벌어졌다. 카호키아의 인구는 13세기 후반에 약 4만 명으로 정점을 찍었다. 13세기 후반은 유럽의 중세 온난화가 사라지는 시기였다. 15세기 후반 크리스토퍼 콜럼버스가 신대륙에 상륙했을 때 카호키아는 이미 붕괴된 상태였다. 카호키아 도시는 버려졌고, 후계 세대가 미시시피 내륙에 낮은 인구 밀도로 산발적으로 거주하면서 소박한 자급적인 삶을 영위하게 되었다.

이 멸망에 영향을 미친 것은 감염병, 식량 부족, 기후변화, 사회적 무질서, 아니면 전쟁이었을까? 대규모 인구집단이 땔감과 건축을 위해 목재를 과도하게 채취하고 도시와 주변 마을을 건설하기 위해 숲을 훼손한 것으로 추정된다. 황폐해진 유역은 범람, 침식과 계절에 맞지 않는 여름 홍수가 쉽게 발생해 수확하기도 전에 농작물이 피해를 입었다. 이에 따라 사회 불안, 기아, 통치자에 대한 신뢰 상실, 정치적 격변, 폭력적인 분쟁이 일어나는 것은 우리가 익숙하게 알고 있는 결과이다.

11~13세기 산후안 분지를 중심으로 한 세 번의 가뭄 중 두 번째와 세 번째 가뭄은 각각 약 50년 주기로 반전되는 태평양 10년 진동(PDO)의 냉각기(음의 단계) '최소' 시기와 일치했다. 태평양 10년 진동 음의 단계는 엘니뇨 남방 진동의 엘니뇨처럼 남서부가 더 건조해지나, 양의 단계에서는 강수량이 증가하고 평균보다 습한 상태가 된다. 12세기 중반의 가뭄 조건은 동쪽으로 카호키아까지 확장되었고, 13세기 후반의 세 번째 가뭄 때도 마찬가지였다.[117]

또 다른 단서는 미시시피 후기 카호키아 단지의 흥망성쇠가 아나사지 사회의 흥망성쇠와 일치했다는 사실에서 찾을 수 있다. 실제로 '포 코너스' 지역과 카호키아는 11세기 중반부터 12세 중반까지 가뭄이 닥치기 전에는 농업, 건설, 인구가 급격히 성장했다. 한 세기 간격으로 발생한 이 두 번의 장기 가뭄은 카호키아-미시시피 문화의 후기 약화와 멸망에 거의 확실하게 중요한 역할을 했다. 비정상적으로 장기간 지속된 건조한 환경은 농작물의 성장과 수확량을 감소시켜 스트레스와 굶주림, 사회 혼란을 초래했을 것으로 추정된다. 사제들과 주술사들은 백성들에게 희망을 주지 못했고 사회 및 정치구조가 약화되었다. 좋은 시절은 지나가 버렸다.

결론

기원전 250년경 로마 온난기에서 서기 1600년경 미국 남서부와 중앙아메리카의 대가뭄이 끝날 때까지의 기간을 구분하는 세 가지 기후 특징은 대부분 지역 기후 조건의 장기적인 변화, 특히 건조 추세와 극심한 가뭄과 관련이 있다. 첫째, 로마 제국의 경험은 지역 기후 시스템의 장기적인 변화가 농업과 식량 확보, 영양, 감염병 취약성과 사회 안정에 미묘하지만 광범위한 영향을 미쳤음을 보여준다. 역경은 로마 제국의 국경 양쪽에서 닥쳤다. 제국 내부에서는 농부, 마을 주민, 군대가 굶주림에 시달렸고 감염병 발생은 더욱 더 심각해졌다. 국경 밖에서는 게르만, 슬라브, 나중에는 훈족이 새로운 땅을 차지하기 위해 몰려들었고, 기후 악화로 북유럽과 동유럽, 발트해 연안 지역의 농작물 수확량이 감소했으며, 아시아 대초원에는 건조기가 찾아왔다. 서로마 제국에 대한 침략이 심해지고 로마는 멸망했다.

둘째, 고전기 마야 문명의 경험은 지속적인 건조와 극심한 가뭄이 인구집단과 정치체제의 약화를 가져올 수 있다는 것을 알려준다. 마야의 쇠퇴에 기여한 모든 요인을 종합해 보면, 수세기에 걸친 계절 강우 시스템의 장기적인 변화와 중간중간 지속된 가뭄으로 인해 광범위한 기아와 영양 장애, 사망이 초래되었다. 이는 이미 인구가 과밀하고 환경이 훼손된 여러 도시 국가의 문명이 흡수할 수 있는 한계를 넘어서는 스트레스였다.

셋째, 12~13세기 미국 남서부의 푸에블로족(아나사지족 등) 거주 사회의 경험은 대규모 가뭄이 이미 한계 상황의 기후 및 농업 조건에서 살고 있는 인구집단의 가용 자원을 압도해 버리는 것을 보여준다. 건조가 심화되고 장기간의 대규모 가뭄이 발생하면서 물 부족이 가장 큰 문제가 되었다.

다음 장에서는 배고픔과 기아, 감염병 집단발생, 폭력적인 분쟁의 증가에 대해 다루는데, 이 모두는 부분적으로는 유라시아 소빙하기의 추운 시기를 특징짓는 기후변화, 환경 스트레스, 사회적 격변으로 인한 것이다.

제8장 소빙하기

– 유럽, 중국, 그 너머

    17세기 중부 유럽과 북유럽 회화에서는 얼어붙은 강 위에서 얼음 축제를 벌이는 광경이 매우 자주 등장한다. 이는 1300년에서 1850년 사이 유라시아 대륙 전역에 걸쳐 이례적으로 추운 날씨가 지속된 결과이다. 이와 같은 장기간에 걸친 한파는 사회, 환경, 군사, 정치 등 다양한 영역에 영향을 미쳤는데, 이 시기에는 지구상 많은 인구집단에서 사회적 불안정과 식량 부족, 역병의 창궐, 빈곤, 폭력에 의한, 혹은 다른 이유로 비참한 죽음이 만연하였다. 기상이변에 연관된 사회적 위기는 종교적 박해와 군사적 충돌, 지배 왕조의 축출 등을 초래하였다.

    이 시기를 '소빙하기(Little Ice Age)'라 하는데 이 명칭은 1939년 미국의 빙하학자 프란시스 매테스에 의해 처음 사용되었다. 서유럽에 추운 시기가 시작된 것은 1257년 인도네시아에서 대규모 화산폭발이 있었던 이후로 이 폭발로 지구의 기온이 1℃ 떨어지면서 유럽 전역에 걸쳐 곡물생산량이 줄고 감염병 유행이 만연하였다.[1,2] 이전 시기 중세 온난기(950년에서 1250년 사이)와 소빙하기는 2300년 주기의 태양 활동의 장주기 변동인 할스탓주기(Hallstatt Cycle)의 영향으로 인한 것이다.[3,4] 소빙하기의 첫 200년간은 기온변동이 심했는데, 1400년경에는 60년에 걸쳐 따뜻한 날씨가 지속되었으나 이어진 1500년까지는 추운

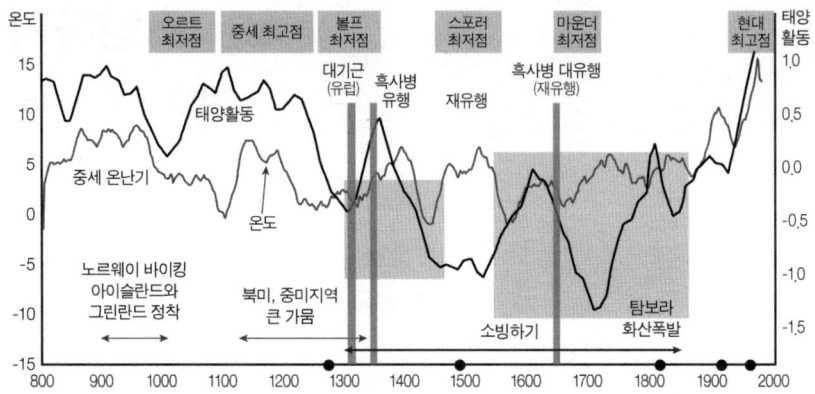

검은선: 태양 활동 지표 (연대별 탄소-14 변동으로 추정)
회색선: 유럽 여름 평균기온 변화 (NOAA 재구성 자료 기반)
* 회색 상단 음영: 태양 활동 극소기 및 극대기
* 회색 하단 음영: 소빙기(Little Ice Age)와 그 두 단계 (Phase 1, Phase 2)
* 검은 점: 대규모 화산 분출 시점 (X축 하단)
* 세로 굵은 막대:
    * 유럽의 대기근 발생 시점 (₩~1315년경)
    * 흑사병 창궐 (₩~1350년경)
    * 흑사병 재발 (₩~1650년경)
양방향 화살표: 흑사병과 그 재발 간의 역사적 연관성 (Ra.txt

그림 8.1 서기 800~2000년의 태양 활동과 유럽 여름 기온 변화의 장기 추세. 10년 이동평균(rolling average)을 적용하여 기온과 태양활동의 장기 경향성을 부드럽게 시각화함. 태양 활동은 탄소-14 동위원소 자료로 추정하였고, 흐린 선은 NOAA에서 재구성한 유럽 여름 기온. 자료: Solar activity 그림: https://en.wikipedia.org/ wiki/Solar_cycle 유럽 기온: https://www.ncei.noaa.gov/pub/data/paleo/pages2k/EuroMed2k/eujja_2krecon_nested_cps-noa

시기가 지속되었다. 1560년에 이르러 추위가 물러갔지만, 그 이후에는 더 길고 추운 제2기가 나타났다(**그림 8.1**).

소빙하기의 시작과 끝의 시점에 대해서는 명시적으로 합의된 바가 없지만, 대부분 학자는 13세기로부터 19세기 사이로 보고 있다. 이 한파는 유럽에만 국한되지 않고 유라시아 대륙 대부분과 아메리카대륙의 중위도에서 고위도 지역 대부분에 걸치는 광범위한 지역에서 세력을 떨쳤다. 중국의 경우 1250~1350년 기간에 기온이 2℃나 떨어졌다. 북반구의 소빙하기 기후변화의 영향은 전 지구적인 범위에 걸쳐 영향을 미쳤다. 예를 들어 17세기에는 북반구의 한랭현상이 남아시아 여름 몬순을 현저히 약화시켰고 이로 인해 초래된 가뭄은 인도 북서부지역에서 수백만의 인구를 아사에 이르게 하였다.

1300년에서 1850년 사이 유럽의 평균기온은 앞선 중세 온난기 대비 1.5℃가 낮았고, 특히 1575년에서 1625년 사이 50년 동안에는 이후 시기보다 2~3℃가 낮았다. 10년을 단위로 볼 때는 몇 도(℃) 수준의 단기 변동이 산발적으로 분포하고 있었다. 동풍과 함께 오는 혹한의 겨울이 위세를 떨치는가 하면 겨울 추위는 심하지 않았지만 봄에 폭우가 내리고 초여름에는 폭풍우가 몰아치기도 하였다. 지역에 따라서는 가뭄이 오기도 하였는데 추운 날씨가, 때에 따라서는 더운 날씨가 함께 오는 때도 있었다. 유럽 내에서도 기상은 큰 차이를 보였다. 예를 들어, 폴란드 남부 타트라산맥 지역에서는 1600년경 기온이 약간 올랐지만, 서유럽과 중부유럽 대부분 지역에서는 추위가 위세를 떨치고 있었다.[6]

소빙하기가 본격적으로 진행되면서 유럽의 사회구조에도 변화가 왔는데 14세기 후반에 이르러서는 봉건사회의 위계질서와 왕국 간의 경계, 작위 제도, 봉토 등이 흔들리기 시작하였다. 사회구성원 간에는 여전히 불평등의 깊은 골이 존재했지만, 이전에 비하여 덜 경직되고 덜 폭압적인 사회로 조금씩 진화해 갔다. 계급제도의 뿌리 깊은 관행은 남성의 신발에서도 볼 수 있었는데, 신분이 높을수록 신발의 코가 더 높고 장식이 화려하게 수놓인 휘어진 모양을 하고 있었다. 이 시기에는 도시가 커지고 상업과 교역이 발달하면서 이전보다 더 큰 성당 건축이 세워지고 예술이 꽃피었다. 그런데도 농촌지역 대부분 주민에게 하루하루의 삶은 팍팍하였는데 이 시기 태어난 사람들의 출생 시 기대여명은 30~35세에 불과하였다.

이 시기 내내 흉년과 기근, 아사가 빈번하게 일어났는데 이러한 현실은 18세기에 이르러서야 조금 나아졌다. 또한 소빙하기는 흑사병 유행이 여러 차례 휩쓸었던 시기이기도 하다. 유스티니아누스 역병 이후 8세기가 지나 중국 중서부 지역에서 1330년대 처음 시작하여 다시 유럽에 나타난 페스트는 악명 높은 '흑사병(Black Death)' 대유행으로 이어졌다. 그러나 페스트 이외에도 티푸스나 천연두와 같은 감염병의 유행으로 많은 사람이 목숨을 잃었다. 비위생적인 주거환경으로 인해 발생한 이질 역시 창궐하였는데, 도시의 과밀과 빈곤, 홍수와 폭우 등으로 인해 피해가 가중되었다.

북유럽 대기근(1315~1322)

13세기 후반, 중세 온난기(Medieval Warm Period)에서 유럽의 소빙하기가 시작하는 전환기는 힘겨운 시기였다. 기후학적으로는 엘니뇨 현상이 강해지면서 아시아 북쪽 고위도 지역은 추워지고 저위도지역은 고온 건조해지면서 몬순의 세력이 약해졌다. 13세기 내내 진행된 기후의 점진적 변화로 곡물 생산이 줄어들고 가축과 양 사육조건이 나빠져 단백질 생산도 줄어들었다.[7] 기온이 떨어지면서 유럽 북부 농업지대의 농사가 큰 피해를 보았고 해안지역의 축산과 어업을 기반으로 돌아가던 지역경제는 큰 타격을 받았다. 영국에서는 13세기 후반부터 14세기 후반 사이에 굶주림과 영양실조가 만연하여 기대여명이 10년 가까이 떨어졌다.

경제가 위축되면서 광범위한 빈곤과 생계 파탄으로 이어졌다. 14세기 초에 이르러서는 봉건 체제가 흔들리기 시작했으며 지난 2세기에 걸쳐 관용하며 공존했던 지역의 유대인공동체에 대한 적대감이 커졌다. 왕실의 금고가 바닥을 보이기 시작하자 왕들은 유대인 대금업자들에게 높은 세금을 물렸고 이에 따라 유대인들은 돈을 빌린 사람들에게 더 높은 이자를 부과하게 되면서 고리대금업자들에 대한 오래된 종교적인 증오심에 불을 붙였다. 1290년, 영국의 에드워드 1세는 '추방칙령(Edict of Expulsion)'을 포고하여 유대인을 축출하였는데 유럽대륙의 다른 지역에서도 비슷한 상황이 벌어져 서부 및 남부유럽의 유대인공동체는 해체되어 폴란드와 더 동쪽 러시아지역으로 이주하게 되었다.

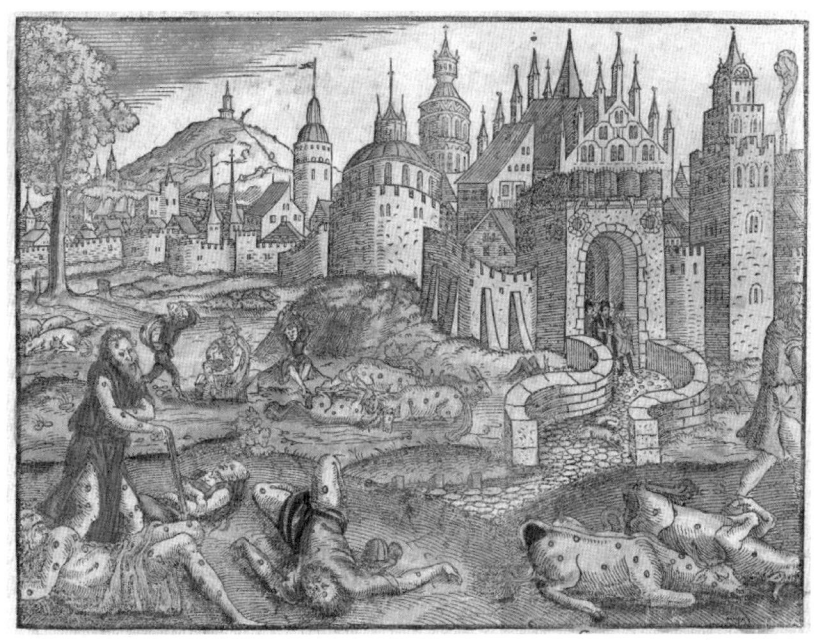

그림 8.2 가난한 자들의 성경
자료: the Biblia Pauperum, Erfurt, ca. 1315-1317. Courtesy of Herzogin Anna Amalia Bibliothek via Wikimedia Commons."

    기후역사학자 휴버트 램에 의하면, 14세기는 "중부 및 북부 유럽의 기상은 거칠고 오랫동안 계속된 변동"의 시기였다.[8] 북대서양 진동의 위상이 음으로 바뀌면서 북대서양의 중위도해역에 예외적으로 낮은 저기압대가 형성되었는데 이에 따라 습기를 잔뜩 머금은 서풍이 몰려와 유럽대륙에 폭우를 퍼부었다.[10] 그런데도 14세기가 시작된 후 몇 년간은 상태가 호전되어 영국 남부의 곡물 경작 지역과 포도원과 같은 지역에서는 농부들은 새로운 희망을 품고 경작지를 더 넓혀 나갔다. 그러나 서늘한 날씨가 자리를 잡으면서 여름에는 비가 더 많이 오고 가을이 더 빨리 오게 되었다. 1312년부터는 날씨의 기복이 심해져 폭우가 내리는 일이 잦아졌고 1315년에 이르러서는 북부 및 중부유럽 국가들은 계속되는 혹독한 기근에 시달리게 되었다. 이를 1315~1322년 대기근이라고 하는데 유럽의 기록된 역사를 기준으로 볼 때 최악의 생존 위기로 볼 수 있다.[11]

이 극한기후 위기를 겪는 시기 대부분에 걸쳐 유럽의 곡물 생산은 바닥을 치고 기근에 시달리게 되었다. 영국 남부에서는 1315~1317년 사이 곡물 생산이 뚝 떨어짐에 따라 곡물 가격은 이전에 비해 세 배나 뛰었다. 같은 기간에 사망률은 두 배, 땅값도 두 배 오르고 범죄율은 다섯 배나 높아졌다.[12] 한편, 북대서양 진동이 음의 위상으로 들어감에 따라 아이슬란드에서부터 확장되는 강한 고기압대로 인하여 따뜻한 바람이 불면서 추위를 몰아내어 스칸디나비아 북부의 농업생산량이 크게 늘었다.

1315년은 끔찍한 기상이변의 첫해로 시도 때도 없는 폭우로 곡물이 큰 피해를 보았고 많은 종자 씨앗은 싹트기도 전에 썩어 들어갔다. 굶주림에 지친 사람들은 견과류, 식물의 뿌리, 잎, 쐐기풀, 나무껍질에 이르기까지 먹을 수 있는 것이라면 무엇이든 찾아 절망적으로 헤매었다. 영양실조가 만연하였다. 이어지는 다음 해에도 춥고 습한 날씨가 지속되었기에 식량 재고는 바닥을 드러내었다. 신분 계층을 가리지 않고 사망률이 오르기 시작하여 귀족, 농부 할 것 없이 사망자가 속출하였다. 사람들은 절망에 휩싸여 쟁기를 끌어야 할 가축도 도축하여 먹었고 다음 해 농사를 위해 남겨두어야 할 종자 역시 남아나지 않았다.

식량 부족은 곡물 생산이 줄어든 것에 한정되지 않았는데 육류 또한 예외가 아니었다. 기상이변으로 가축과 가금에도 감염병이 유행하여 양, 암소와 수소 또한 대량으로 폐사하였다. 감염력이 매우 높은, 사람의 홍역과 같은 계통의 바이러스질환인 우역(牛疫, rinderpest)이 유럽 전역을 휩쓸었다. 우역은 1318년경 영국에서 처음 나타났는데 이로 인해 1320~1321년 사이에 전체 가축의 절반이 폐사하였다.[14] 감염병 유행으로 인한 가축의 대량 폐사는 연쇄반응을 일으켜 가축분뇨가 부족해 경작지에 영양분을 공급하지 못했고 쟁기를 끌 소가 부족해서 농사를 짓지 못해 농장이 파산하여 영농을 포기하기에 이르렀다.

끝없이 이어지는 비로 인해 토양의 질소를 비롯한 영양분이 씻겨 나갔는데 이에 따라 식물들은 녹병, 노균병과 같은 곰팡이병에 시달렸다. 병충해 피해를 본 곡식들은 먹지 못하고 버려졌다. 그러나 기근이 더욱 심해지자 많은 사람은 굶주림에 못 이겨 변질한 곡식을 먹고 병에 걸리거나 중독되었다. 곡물에서 중식하는 일부 곰팡이 독소들은 사람이 섭취하면 인간의 면역체계에 손상을 가져오기도 하고 신경계나 행동에 이상을 가져오기도 한다. 그중 하나로 오늘날은 매우 드물지만, 맥각(ergot) 중독이 있는데, 정신착란과 광란의 춤을 추는 증상을 보여 '성 안토니의 불'이라고 불렸다. 에르고트는 습한 환경에서 면역력이 떨어진 호밀을 비롯하여 곡물에 증식하는 곰팡이인데 LSD로 유명한, 향정신성 효과가 있는 리세르그산을 함유하고 있다. 중세에는 호밀빵을 주식으로 하는 인구집단에서 성 안토니의 불 현상의 집단발병은 흔히 있었다. 에르고트 중독은 사지에 괴저와 타는 듯한 통증과 더불어 발작, 환각을 포함한 정신증 증상을 유발하였고 대개는 사망에 이르렀다. 마을 전체가 중독되어 시력 손상이 오거나 임신부는 유산하는 예도 있었다. 대기근 기간 중 에르고트 중독은 흔히 발생하였다.

1317~1318년으로 이어지는 겨울은 최악의 시기였는데 영국인들은 천년을 통틀어 가장 혹독한 겨울이라고 하였다. 이후 오 년 남짓한 기간 동안 유럽 중부에서 북부에 이르는 전역에서 끔찍한 날씨가 기승을 부려서 비가 끝없이 오다가 때로는 폭우로 변하고 홍수, 진흙탕, 추위로 이어졌다. 기아, 질병 유행, 사망률 증가, 계층 갈등, 진흙탕에서의 전쟁, 말로 할 수 없는 비인륜적 행위, 일상화된 폭력과 도둑질 등의 끔찍한 일들이 줄지어 일어났다. 이 끔찍한 시기 공포의 기억은 사람들의 기억 속에 깊이 박혀 이후 수 세기에 걸쳐 구전되고 동화의 소재가 되기도 하였다.

극도의 기아 상태, 사회적 혼란과 궁핍의 상황이 지속되면 감염병의 유행이 손쉽게 일어날 수 있는 토양이 만들어진다. 1315년 볼프강 베링거는 굶주림과 아사에 더해서 "무서운 역병"이 유럽 전역으로 퍼져나가고 있다고 기술하였다.[15] 기록만으로는 역병이 정확히 어떤 질병인지 확인하기 힘들지만 한 가지가 아닌 여러 감염병의 유행이 겹쳐 발생한 것으로 보인다. 이 역병은 네덜란드, 프랑스, 영국, 스칸디나비아 대부분 지역에서 창궐하였고 인구 세 명 중 한 명꼴로 목숨을 앗아갔다. 많은 지역에서는 묘지를 구하지 못해 성 밖에 임시로 큰 구덩이를 파서 집단매장을 하기도 하였다.

이 당시에는 대부분 지역의 교구에서 사망자 등록이 체계적으로 이루어지지 않은 경우가 많았으므로 추정에 의할 수밖에 없지만, 당시 유럽 북부지역의 총 사망자는 전체 인구의 5~10% 정도로 추산된다. 사망률은 농촌지역에 비해 소읍이나 도시지역에서 더 높은 경우가 많아 때에 따라서는 10~20%에 달하기도 하였다.[16] 물론 이러한 사망통계에는 기아와 빈곤에 시달리는 수천수만 명의 사람은 잡히지 않는다. 당시의 한 기록에 의하면 "그들의 움직임은 점차로 둔해지고 목소리도 끊어졌다. 피부는 창백해졌다. 일용할 음식을 구하지 못해 무엇이든 눈에 보이는 것은 닥치는 대로 입에 넣었고 마치 소처럼 되새김질하곤 하였다. 마침내 생명이 끊어지면 그들은 교회의 고해성사도 받지 못하고 집단 매장 되었다".[17]

영국이나 폴란드, 발트 연안 지역에서는 절망에 빠진 부모들이 입을 줄이기 위해 어린아이들을 살해하거나 내버리는 예도 있었고 굶주림에 시달린 사람들은 죽은 사람들을 먹는 일도 있었다고 한다.[18] (식인풍습에 대한 보고는 역사적으로 대기근이 있으면 거의 항상 있었지만, 실제 확인은 어렵다.) 그림 형제의 동화 『헨젤과 그레텔』이 대기근 시대에 널리 퍼졌던 아동 유기와 식인풍습을 반영한 것으로 보인다. 1327년을 배경으로 하는 소설『장미의 이름』에서 소설가이자 철학자인 작가 움베르토 에코는 끔찍한 기근의 시기에 살아남은 것이 어떠했는지를 기술하였다.[19] 소설의 화자는 신비에 쌓인 수도사 살바토레의 입을 빌어 다음과 같이 말한다.

> 그중에서도 최악은 소년들의 경우로, 이들은 달걀이나 사과 등으로 유인된 다음 살해당해 잡아먹혔다. 그[살바토레]에 의하면 한 마을에 나타나 불과 수 펜스의 가격에 고기를 팔던 사내가 있었는데 사람들은 이런 가격에 고기를 살 수 있는 횡재를 만난 것에 좋아했지만 신부가 이것이 인육이라고 말하자 격분한 사람들은 그 사내를 갈가리 찢어 죽였다.[20]

이 대기근의 시기는 한편으로 배회하는 전도사들과 극단적인 종파가 성행하였고 가톨릭교회는 이단을 색출하고 처단하기 위하여 혹독하고 완강한 조치에 골몰했던 시기이기도 했다. 대중들은 성직자들이 신에게 자신들을 기아에서 구해주도록 기원할 능력이 없음을 깨닫게 되면서 정통교회와 기도에 대한 믿음이 크게 흔들렸다. 불신자와 배교자가 늘어남에 따라 이에 대한 응징으로 이단 재판과 화형도 더 잦아졌다.

1321-1322년 겨울이 지난 후 기상이변이 완화되면서 식량 사정도 다소 호전되었다. 1325년에 이르러 식량 공급은 이전 수준에 가까이 회복되었고 이에 발맞추어 줄어들었던 인구도 다시 늘기 시작하였다. 그런데도 사람들은 굶주림과 영양실조, 폐렴이나 결핵과 같은 감염병으로 너무나 쇠약해져 있었기에 의욕을 되찾고 사회 질서와 생산력을 회복하는 데는 더 많은 시간이 필요했다.

기근의 원인

대기근은 기후, 인구, 환경적, 사회적, 경제적 요인 등이 원인으로 작용하였다. 역사학자 윌리엄 조단(William Jordan)은 포괄적인 연구를 통해 당시의 농업 관행의 변화를 포함하여 사회적, 문화적, 환경적 요인 간의 복잡한 상호작용을 상세히 기술하고 있다.[21] 조단은 기근이 유럽의 사회적 불안정기를 초래했다고 결론을 내렸다. 이 시기는 끝없이 이어진 유럽 백년전쟁의 시작 시기와 일치한다. 1315년에서 1316년 사이에 대지는 비로 흠뻑 젖었는데 이 시기, 프랑스의 루이 10세의 군대는 진흙탕에 빠져 꼼짝 못 하는 바람에 플랑드르 지방의 반란군을 무찌르지 못하였다. 다른 사가들은 대기근을 노동의 양상과 계급체계의 파괴를 거쳐 유럽의 봉건 체제 붕괴가 시작되면서 나타난 현상으로 보거나 혹은 대기근이 봉건 체계 붕괴에 이바지한 것으로 보았다.

그러나 이후에도 유럽에서 삶과 종교적 권위, 사회구조의 대대적 해체가 이어졌다. 이는 대기근으로 약화하고 뿌리가 흔들린 상태에서 불과 30년의 시차를 두고 맞이한 흑사병 유행의 치명적 영향을 키우는 결과를 가져왔다.

흑사병: 림프절페스트의 재림

14세기 중반 유럽과 인접한 중동 및 북아프리카에서 발발한 흑사병으로 인한 인문, 사회, 경제적 황폐화에 대해서는 넘치도록 많은 기록이 있다. 1346년에 시작하여 불과 5년의 짧은 기간에 걸쳐 전격적으로 확산한 림프절페스트는 유럽 인구 3분의 1에서 많게는 절반의 목숨을 앗아갔다.[22] [이탈리아] 토스카나 지방 피렌체는 유행 초기에 피해를 보았고 전 인구의 절반이 사망했는데 나머지 반은 조반니 보카치오(Giovanni Boccaccio)의 소설*에서처럼 교외로 대피하여 자가 봉쇄해서 살아남거나, 술에 취하여 방탕하고 반항적으로 하루하루의 삶을 이어갔다. 보카치오는 많은 사람이 "점심은 친구들과 한 다음 저녁은 낙원에서 조상들과 함께 하였다"라고 기술했다.[23] 이 질병 유행의 원인은 복합적이지만 기후조건이 이 질병의 신속한 전파를 촉진하였을 것으로 추정할 수 있다.

흑사병은 자연 상태에서 감염된 중앙아시아의 야생 설치류로부터 옮겨온 것으로 추정된다. 이 지역에서 페스트는 중국 중서부 지역으로 퍼졌다.[24] 림프절페스트의 첫 유행이 맹위를 떨친 곳은 1334년 후베이성(湖北省)인데 전체 인구의 4분의 3이 넘는 사람의 목숨을 앗아갔다. 남부의 여러 성에서도 유행이 퍼지면서 많은 목숨을 앗아갔다. 1340년대로 오면서 질병은 교역과 여행, 군사적 이동통로인 중앙아시아 초원 지역을 거쳐 카스피해 연안을 지나 흑해 연안 제노바공화국의 교역항인 카파**에 도달하면서 동서 간의 융합이 완성되었다. [제노바를 비롯한] 이탈리아의 항구를 통해 남부유럽에 상륙한 흑사병은 불과 6년 안에 유럽대륙, 영국제도, 스칸디나비아, 발트 연안국들에 이르기까지 유럽 전역으로 퍼져 나갔다(**그림 8.3**).[25] 그러나 이 범유행은 중국에서도 지속되었고 동부 지중해 지역, 중동지역, 북아프리카 지역, 아라비아반도에 이르기까지

---
* 보카치오의 소설『데카메론』(1353년)은 흑사병 유행을 피해 피렌체 교외 피에졸레의 별장으로 피신한 10명의 선남선녀의 이야기이다.
** 현재의 우크라이나 크룸반도에 있는 항구도시 페오도시야

제8장 소빙하기

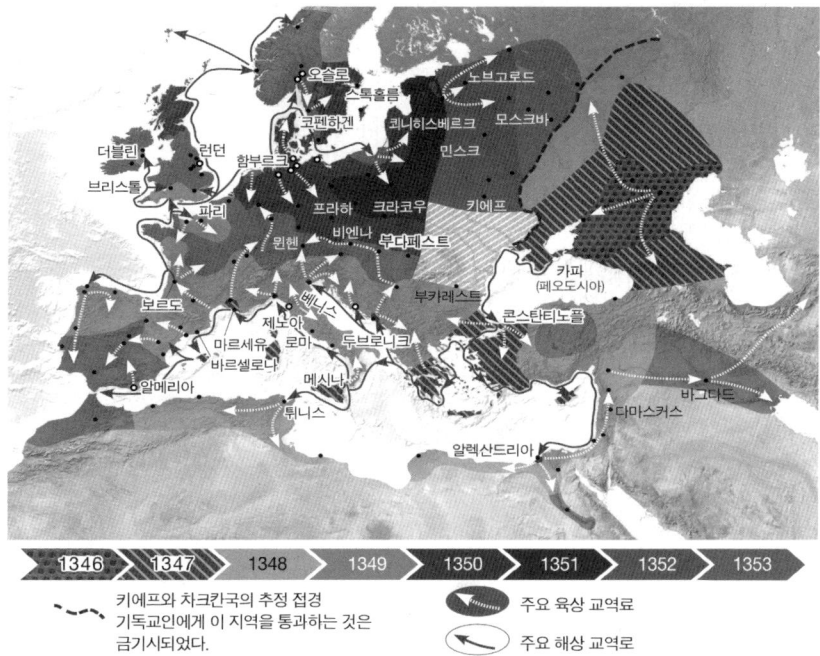

그림 8.3 유럽, 러시아, 중동, 북아프리카에서 흑사병의 전파 양상(1346~1353). 흑사병의 본격적인 유행 전년도에 유럽 주요 도시 중심부는 항해 철이 끝나면서 귀항한 선박을 통해 이미 페스트균이 상륙한 상태였다. 여기저기서 소규모의 유행이 있었지만 추운 가을을 거쳐 겨울로 이어지면서 더 확산되지 못했다. 이 기간 중 흑사병은 설치류 집단에 잠복해 있다가 따뜻한 계절이 오면서 다시 유행하기 시작했다.
자료: Wikipedia (https://en.wikipedia.org/wiki/Black_Death#/media/File:1346-1353_spread_of_the_Black_Death_in_Europe_map.svg)

널리 퍼져나갔지만, 유럽에서의 피해는 다른 지역과는 비교할 수 없이 컸다. 전 지역에 걸쳐 1340년대 후반에서 1350년대에 걸쳐 있었던 첫 번째 흑사병 유행에서 사망한 사람은 7500만 명에 달하는 것으로 추산된다.

흑사병은 그 이후에도 유럽 전역에 걸쳐 수 세기 동안 유행의 불길이 솟아오르곤 했다. 발생한 지역도 북아프리카로부터 중동에 이르기까지 광범위했다.[27] 그중 큰 규모로 발생한 예로 1555년 베네치아와 1665~1666년 사이 런던 대역병을 들 수 있다. 런던 지하철 피커딜리선을 타면 나이츠브리지역을 지난

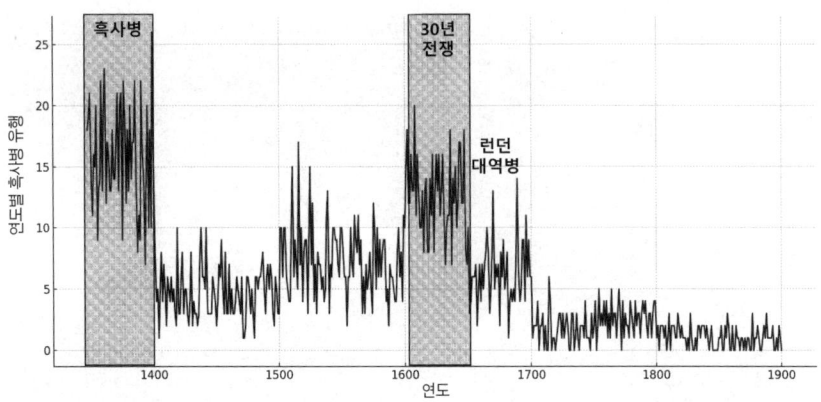

그림 8.4 Biraben(1975)의 자료에 기반하여 1347년부터 1900년까지 유럽에서 발생한 페스트 사례 수를 시계열로 재구성한 추정도
자료: Reconstructed based on Biraben, J.-N. (1975). Les hommes et la peste en France et dans les pays européens et méditerranéens.

후 사우스켄징턴역* 사이에서 선로가 크게 휘어지는데 이 근처에 있는 잘 보존된 1660년대 런던 흑사병 유행 시 집단 매장지를 우회하기 위해서라고 한다. 이탈리아 북부 밀라노에서도 15세기에서 16세기 초에 이르는 기간 동안 페스트로 인한 전형적인 사망자 집계의 증가를 볼 수 있다. 밀라노에서는 의사들이 모든 사망자에 대해 검안하고 검안서를 기록하게 되어 있었다. 밀라노 문서보관소의 기록을 보면 1452년부터 1522년에 이르는 기간 동안 약 11만 5000명의 사망이 있었는데 이들에 대한 상세한 기록이 남아 있다.[28] 모든 사망자의 5분의 1이 '페스트'로 인한 것으로 되어 있고 나머지 사망의 3분의 1도 사인이 '발열'로 기록되어 있다.

15세기와 16세기 기간 동안 유럽의 연간 유행 발생빈도는 세 배나 뛰었지만

---

* 원문에는 웨스트켄징턴 역으로 되어 있으나 사우스켄징턴 역의 오기로 보임. 실제로 하이드파크에 바로 면한 나이츠브리지 역 바로 옆에는 삼각형의 녹지(Knightsbridge Green)가 있는데 이 지점이 1664년 나환자촌에서 발생한 페스트 희생자들의 매장지로 런던의 페스트 희생자 집단 매장지 중 잘 보존된 곳 중의 하나라고 한다. 런던 흑사병 희생자 집단 매장지 관련 정보는 https://www.historic-uk.com/HistoryMagazine/DestinationsUK/LondonPlaguePits/에서 볼 수 있다.

1600년부터 추위가 심해지면서 잠시 소강상태가 이어졌다. 그러나 삼십년전쟁(1618~1648년)이 일어나면서 혼란과 이주, 빈곤이 심해져 다시 큰 유행이 생겼다(**그림 8-4**). 삼십년전쟁에 뒤이어 영국에서는 런던 대역병을 포함하여 1660년대 중반까지 큰 유행이 이어졌지만, 그 이후 유럽에서는 페스트 유행이 점차 줄어들었고 1800년경에는 완전히 사라졌다. 500여 년에 걸친 림프절페스트의 성쇠에는 몇 가지 기후조건의 변화가 영향을 미쳤을 것으로 추정되고 있는데, 이에 관해서는 아래에서 기술하였다.

림프절페스트 유행이 맞았나?

흑사병은 과연 림프절페스트로 인한 것이었을까? 이 의문은 수 세기 동안 계속되었고 이에 대해 여러 가지 가설이 제기되었다.[30,31] 흑사병의 빠른 전파속도와 발병자에게서 보인 매우 높은 치명률, 전형적이지 않은 계절성(서늘한 지역에 있는 나라에서 여름에 유행이 발생하는 현상), 기록상으로 죽은 쥐에 관한 기술이 매우 드문 점 등이 이러한 의문을 제기하게 된 근거이다.[32,33] 이 유행이 탄저병이나 에볼라 바이러스, 혹은 치명성이 높은 인플루엔자로 인한 것은 아닐까? 다른 모든 생명체와 마찬가지로 미생물도 시간의 경과에 따라 생물학적 진화를 거치는데 고등동물과 비교하면 박테리아는 돌연변이가 더 높은 빈도로 일어나므로 14세기 페스트를 일으킨 박테리아는 수 세기가 지나 유행을 일으킨 박테리아와는 비록 같은 조상에서 나왔다고 할지라도 유전적으로는 현격히 다른 형질을 가지고 있었을 가능성이 있다.

이외에도 몇 가지 흥미로운 점들이 있다. 첫째, 죽은 쥐들에 대한 보고가 적은 것은 인간의 몸에 기생하는 이(蝨)가 흡혈을 통해 페스트 박테리아의 대인전파를 일으켰을 가능성을 생각해 볼 수 있는데 이 경우 병원소로서 쥐가 꼭 필요하지 않다.[34] 몸니는 소빙하기 대부분의 기간 유럽과 인접지역에 만연해 있었다. 특히 모직 옷이 이전에 비해 더 많이 공급되고 널리 사용되었는데, 자주 세탁하지 못한 모직 옷은 이의 서식지로 아주 좋은 환경을 제공했다.[35] 다음으로, 새로운 분자생물학적인 증거를 들 수 있다. 옐시니아균(*Yersinia pestis*)의 DNA는 런던과 유럽 다른 지역 페스트 희생자 집단 매장지에서 출토된 사람의 골격에서 검출되었다.[36,37] 이를 통해 중세 흑사병 유행에 관여한 두 가지 균주(strain)를 동정하였는데 이들은 각각 오늘날 존재하는 페스트 박테리아 *Y. pestis orientalis* 와 *Y. pestis medievalis* 의 조상으로 확인되었다.[38,39]

마지막으로, 페스트의 계절적 유행 양상이 감염병 유행으로서는 흔치 않은 점인데 이는 두 가지로 해석할 수 있다. 겨울에는 질병이 대인 전파를 통해 일어났을 가능성이 큰데, 이는 호흡을 통해 전파되는 폐페스트(pneumonic plague)가 유행했을 가능성과 더불어 가난한 사람들이 저녁에 한곳에 모여 있으면서 몸에 기생하는 이를 통하여 전파되었을 가능성을 고려해 볼 수 있다. 유행 시 감염자의 대부분은 폐페스트에 감염되었을 가능성이 매우 크다. 그러나 평소보다 더운 여름철의 유행은 집쥐와 쥐에 기생하는 쥐벼룩의 번식으로 인해 발생한 것으로 추정할 수 있다. 여름 유행에는 벼룩에게 물려 감염되는 것이 주된 전파경로일 것이다. 실제로 영국에서는 추위가 심했던 1560~1660년 기간 중 사망률이 가장 높았던 시기는 중간에 잠시 예외적으로 기온이 높았던 기간이었던 것을 볼 수 있다. 영국의 1665~1666년 대역병 기간 중 기온은 예외적으로 높아서 1665년, 1666년 여름은 1660년대 평균기온에 비해 1~2°C 더 높았다.[40] 유행의 진원지인 런던에서는 런던 인구의 6분의 1에 해당하는 10만 명이 페스트로 사망하여 도시행정 기능을 비롯하여 세금 징수, 방범, 법질서 유지 기능이 거의 마비되는 상황에 이르렀다.[41]

다음으로, 유행의 발생 시기를 어떻게 설명할 수 있을 것인가? 14세기가 시작될 무렵, 박테리아의 자연생태계가 교란되어 인간의 인구집단 유행으로 넘어오는 흘러넘침(spillover) 현상으로 설명할 수 있다. 이와 관련된 생태계는 다섯 가지 종간의 상호작용으로 볼 수 있는데 굴을 파고 사는 들쥐와 그 몸에 기생하는 벼룩, 집쥐, 사람, 그리고 페스트균이다.

굴을 파고 자생하는 야생 설치류는 페스트균의 자연계 병원소-숙주인데, 마멋, 게르빌루스쥐 등이 있다. 이들은 중앙아시아 스텝 전역(오늘날 중국 서북부와 이어지는 카자흐스탄 지역)과 동부 히말라야 산록으로 이어지는 중국 남부에 걸쳐 산재한 방대한 설치류들의 지하 토굴에 서식한다. 지난 2000년간 교역과 전쟁, 유행의 전파 등을 통하여 페스트의 자연계 병원소가 구축되었고 현대에 이르러서는 인도 북서부, 중앙 및 동부 아프리카, 미국 서부, 남아메리카까지로 확대되었다.[42] 설치류에 서식하는 벼룩은 흡혈을 통해 감염되고 이를 다른 벼룩 전체에 전파한다. 박테리아와 야생 설치류 간의 관계는 오랜 기간에 걸친 동반 진화의 역사를 가지며 이 과정을 통하여 양쪽에 모두 이로운 방향으로* 병원성이 약한 균주가 자연 선택되게 되는데 결과적으로 야생 설치류는 감염이 되더라도 심하게 앓는 경우는 매우 드물게 된다. 그러나 집쥐나 사람은 아직 이런 상호 진화 과정을 거치지 않은 우연 숙주이므로 감염되면 심한 병원성을 보이게 된다.

이 질병과 관련된 생태계의 복잡한 다층적 구조를 생각할 때 인구집단에서의 페스트 유행은 유행 전 일련의 단계를 거쳐야 발생할 수 있음을 알 수 있다. 페스트균의 자연계 병원소인 야생 설치류의 증식을 유발하는 환경적 변화가 있어야 하고 이에 따라 야생 설치류 중 면역 형성이 되어 있지 않은 어린 개체들에 감염률이 높은 상태에서 야생 설치류들의 서식 지역이 확산하여 집쥐나 인간과 접촉이 이루어진 다음 마지막 단계로 인구집단에서 유행이 시작하여 넓은 지역으로 확산하는 단계를 거치게 된다. 그렇다면 지역적인 기후변화는 페스트의 최초 유행이나 이후 대유행의 진행 과정에 어떠한 영향을 미쳤을까?

---

* 병원체로서는 숙주가 감염되어 균주를 대량으로 증식시키는 데 성공하더라도 병원성이 심해 이동하면서 다른 숙주와 만날 기회가 줄어들면 병원체의 궁극적인 목표인 다른 숙주에게 전파하고 증식하는 목적을 달성하지 못할 가능성이 크다. 따라서 병원체와 숙주가 오랜 상호작용을 거치면 병원체의 병원성은 약해져서 숙주는 감염되어 균을 증식시키지만 다른 숙주를 만나는 데는 지장이 없는 방향으로 동반 진화하게 된다. 인간에게서도 페스트, 인플루엔자, 콜레라 등 초기에 많은 인구집단을 희생시킨 유행 균주가 시간이 흐르면서 병원성이 약해지는 방향으로 동반 진화된 현상을 볼 수 있다. 그러나 진화의 방향이 반드시 병원성이 약한 쪽으로만 진행되는 것은 아니다. 병원체로서는 감염을 통한 확산 기회를 최대화하는 쪽의 진화가 이루어지면 이는 대체로 병원성이 약해지는 쪽인 경우가 많았다.

기후가 유행에 영향을 미쳤을까?

페스트의 지역적 발생과 기후조건 간 관계에 대한 정황적인 증거는 매우 많다. 예를 들어, 뉴멕시코의 페스트 발생은 전형적으로 겨울과 봄에 강수량이 평년보다 많은 때 일어난다.[43,44] 마찬가지로 미국 서부에서는 지역 기후조건의 변화, 특히 강수량이 늘어나면 페스트 발생이 더 많아진다.[45] 중국에서는 북부와 남부의 두 주요한 유행 벨트 사이에는 페스트 유행을 촉발하는 기후변화에 명확한 차이가 있다.[46] 각각의 지역에서는 강수량이 지역의 평년 수준에 비하여 현저하게 차이를 보이면 페스트 유행이 올 가능성이 더 컸다.[47] 소빙하기 기간에는 1275년에서 1300년 사이 북대서양 진동이 음의 위상으로 이동하면서 대서양의 서풍이 점차로 남쪽으로 이동하고 이에 따라 유럽대륙에는 전보다 더 습한 기상 조건이 만들어졌다. 최종적으로는 습기를 머금은 서풍이 중앙아시아에 이르면서 건조한 이 지역에 강수량이 늘게 되었다.[48] 흑사병과 관련해서 볼 때 14세기 초반 이러한 중앙아시아 지역의 기후변화는 중국까지 영향을 미쳐 일련의 생태학적인 사건이 연속적으로 일어나게 된 것으로 보인다. 그렇다면 집쥐와 이에 기생하는 쥐벼룩은 그 특정 시기에 페스트에 걸린 것일까?

이와 관련하여 타당한 설명으로 당시 시리아의 사가인 이븐 알와르디(Ibn al-Wardi)는 흑사병이 "어둠의 땅(중앙아시아)"에서 유래하였다고 기록하고 있다.[49] 여러 가지 간접지표*를 이용하여 13세기 초반 카자흐스탄 지역의 기후를 재현해 보면 이 시기는 이전에 비하여 더 따뜻하고 비가 많이 와서 식물의 성장에 좋은 시기였다고 한다.[50] 실제로 현대에 와서 1949~1995년 사이 50년 가까운 시기 카자흐스탄의 기상기록을 림프절페스트의 발생률과 비교분석을 해 보면 기온과 강수량의 변화가 야생 설치류의 개체 수와 이들의 페스트 감염

---

* 이 연구에서는 고기후학에서 사용하는 방법으로 인근 티베트지역 굴리야 빙하 굴착으로 얻은 표본에서 추정한 광역 강수량, 중국 간쑤성 완양동굴의 석순 나이테 기록을 이용한 동아시아 지역과 시베리아의 몬순 강도, 톈산산맥과 카라코람산맥 고사목의 나이테를 이용한 여름 기온 추정치 등을 활용하여 당시 기상 조건을 추정하였다.

률에 미치는 영향을 확인할 수 있다.[51] 이 연구에서 페스트에 걸린 야생 설치류의 유병률은 봄 기온이 더 높고 여름 강수량이 더 많은 해에 더 높았고 봄 기온이 역치에서 1℃ 증가 시 감염된 야생 설치류 유병률이 50% 이상 증가하는 것으로 추산되었다. 연구진이 이 연구에서 얻은 관계식을 추정한 13세기 초 기상 조건에 적용한 결과 이 시기는 야생 설치류가 생존하고 번식하기에 적절한 환경이었다고 평가하였다.[52] 이것이 전형적인 영양단계 연쇄반응*의 첫 단계를 촉발한 것으로 추정할 수 있다.

1320년대 이후 카자흐스탄 지역의 기후는 식물성장에는 좋지 않은 조건이었고 이에 따라 개체 수는 크게 불어났지만 먹이는 부족한 야생 설치류의 대이동이 촉발되었을 수 있다.[53] 이 과정에서 들쥐의 이동 경로상에 있는 마을의 집쥐나 유목민과 접촉이 있었을 것으로 추정할 수 있다. 14세기 초는 몽골이 세운 원제국이 대륙을 지배하면서 몽골계 유목민과 중국 북서부지역의 농업을 주업으로 하는 정주민 사이에 비옥한 땅을 차지하기 위한 갈등이 커지던 시기이기도 하다. 중국 기록에 따르면 땅을 두고 벌어지는 이러한 갈등은 지역 기후조건의 변동과 밀접하게 연관되어 있는데 특히 식물의 성장에 더 좋은 기후조건을 갖추었던 13세기 초에 가장 심하였다고 한다.[54] 침입한 몽골인들의 말안장에 몰래 끼어들어 온 집쥐들이 중앙아시아로부터 중국으로 페스트를 옮겼을 것으로 보인다. 중국으로 넘어온 페스트는 1330년대 홍수나 한파, 그리고 중국의 사회적 불안 등으로 인해 사람과 쥐 사이에 접촉할 기회가 더 늘어나고 이는 결국 인구집단에서 페스트 유행으로 이어지게 된다.[55]

중국은 유라시아 대륙을 통틀어 당시 가장 무역이 활발했던 나라인데, 중국 서부에서 발발한 림프절페스트는 감염된 쥐가 대상이나 몽골 기병의 짐 속에 몰래 끼어들어 인접한 중앙아시아를 거쳐 서부 아시아로 빠른 속도로 전파되었을 것이다. 1346년 중반 몽골은 흑해 연안의 항구도시 카파를 포위하여 공격

---

* trophic cascade: 먹이사슬 최상층의 포식자가 없어지면 먹이사슬 전체에 걸쳐 연쇄적으로 일어나는 변화를 설명하는 생태학적 개념.

하였다. 림프절페스트는 처음에는 몽골군에서 발생하였으나 곧이어 카파를 지키는 수비군에게서도 발생하였다. 두려움에 질린 유럽의 무역상들은 배의 닻을 올리고 카파에서 철수하여 지중해의 무역항으로 향했다. 이에 따라 결국 1346년 후반에 페스트는 남부유럽 연안에 상륙하였다.

이 범유행에 앞서 1315~1322년 대기근이 있고 난 뒤 30년 만에 찾아온 이상 기후의 경험이 페스트 범유행의 밑바탕이 되었을 수 있다. 인구집단을 대상으로 수행된 여러 역학연구와 동물실험으로 확인된 연구에 따르면 태내 환경이나 유아기에 영양실조를 겪으면 이후 일생에 걸쳐 각종 질병에 취약한 상태가 된다고 한다.[56] 대기근 시대에 태어난 많은 사람은 면역체계가 저하된 상태로 자라나 성인기에 접어들어서도 감염병에 대한 감수성이 높은 상태였을 것이다. 더욱 일반화해서 보았을 때 유럽의 농민 인구집단은 이어진 기후, 환경, 사회적 위기로 인해 생물학적으로 매우 취약한 상태에 있었다. 유럽 기온이 점차 떨어지면서 늘어난 인구압력으로 인해 토양의 생산성도 떨어졌고, 농업도 곡물 생산에서 육류나 양모생산을 중심으로 한 축산으로 전환되었기에 농부들은 빈곤과 배고픔, 쇠약에 시달리면서 버려진 마을이 늘어났다.[57] 1320년대에 영국과 프랑스 간에 백년전쟁이 발발하면서 이러한 빈곤과 비참함, 굶주림은 더욱 악화되었다.

이어진 1340년대 십 년 동안 유럽대륙은 기상이변과 흉년, 굶주림으로 점철되었다. 1342년 "백 년만의 홍수"가 있고 난 뒤 삼 년에 걸쳐 곡물을 갉아먹는 메뚜기떼가 헝가리에서 오스트리아, 보헤미아, 독일에 이르기까지 광범위한 지역에서 창궐하여 추수를 망쳤고 1344년에는 타오르는 가뭄으로 다시 흉년과 기근으로 수만 명의 아사자가 생겼다. 이처럼 기후로 인해 유발된 요인들이 더해짐으로 인해 14세기 유럽에서 흑사병이 더 널리 전파되고 더 치명적으로 유행이 계속 이어지는 데 이바지하였다고 추론할 수 있다.

기후와 감염병: 새로운 시각

기후가 감염병에 의해 영향을 받을 수 있을까? 기후과학자 윌리엄 루디만(William Ruddiman)은 일반적인 질문과는 반대 방향의 이 질문에 대해 다음과 같이 정리하였다. 세계역사상 손꼽힐 만한 대규모 범유행의 결과의 하나이나, 눈에 띄지 않는 것으로 이산화탄소 배출량이 줄어든 것인데, 이는 많은 사람이 사망하고 토지 이용이 줄어들면서 일어난 일이지만 결과적으로 지구 기온이 떨어지게 된 것이다.[58,59] 실제로도 여러 차례의 페스트 유행으로 인해 인구가 감소한 시기나 16세기 스페인의 남미 정복 시기 유럽인들이 가져간 바이러스 때문에 남미 선주민 인구가 현저히 줄어든 시기에 측정한 이산화탄소 농도가 뚜렷이 감소한 것을 볼 수 있는데 이에 따라 기온도 동시에 떨어지는 현상을 관찰할 수 있다.[60]

기후와 감염병 관계에 있어서 볼 수 있는 또 다른 측면은 기후변화가 미생물의 유전적 진화에 미치는 간접적 영향이다. 앞으로 수십 년에 걸쳐, 기후조건의 변화는 자연선택의 과정을 거쳐 변화한 환경에 더 잘 적응한 새로운 돌연변이를 거친 병원체에게 더 유리한 생존환경을 제공할 것이다. 앞에서 본 것처럼 지금으로부터 80만 년 전 빙하기가 시작하던 초기에 티푸스를 전파하는 절지동물인 이가 길고 추운 겨울 날씨를 이겨내기 위해 두꺼운 모피 옷을 입는 호모 사피엔스의 피부 환경에 최적화하여 인간을 특이숙주로 하는 종으로 진화한 사실을 되새겨 보자. 지난 천 년 동안 이는 인구집단에서 유행을 일으킬 수 있는 중증 감염병 중 하나인 티푸스를 전파하는 매개체로 자리매김하고 있다.

림프절페스트는 1666년 크게 유행한 후 17세기 후반 추운 날씨가 이어지면서 점차 잦아들었다. 페스트는 유럽에서는 쥐의 개체 수 변화에 발맞추어 여기저기서 변덕스럽게 유행이 생겼다 잦아들곤 하였으나 이후 이백 년에 걸쳐 영국, 스코틀랜드, 이탈리아로부터 시작하여 점차 사라지기 시작하였다. 18세기 초에 이르러서는 프랑스와 러시아를 거쳐 발트해 항구지역을 마지막으로 더 이상 찾아볼 수 없게 되었다. 페스트의 유행은 여름에 더 흔하고 겨울에는 보기 힘들었는데 강수량에는 크게 영향을 받지 않았다. 림프절페스트가 최종적으로 사라진 이유에 대해서는 확실히 알려진 바가 없다.[61] 지중해에 서식하던 집쥐의 지배종이었던 곰쥐(Rattus rattus)는 덩치가 더 큰 갈색의 스칸디나비아산의 시궁쥐(Rattus norvegicus)로 대체되었는데 시궁쥐는 벼룩이 잘 옮지 않고 유럽의 추위에도 더 잘 적응한 종이다. 이와 더불어 주택의 위생 상태가 개선되고 건축자재와 구조가 개선되면서 쥐가 서식하기에 좋은 따뜻한 공간을 제공해왔던 이엉지붕과 같은 것들이 사라진 것도 일조했을 것으로 보인다. 이에 따라 벼룩이 옮은 쥐의 서식지가 지붕에서 지하로 옮겨가게 되었다.

1560~1650년의 위기: 엄동의 깊은 골짜기

소빙하기가 절정에 이른 수십 년 동안, 유럽의 사망률도 최고조에 이르렀다. 식량 위기가 수시로 있었고, 이어서 기근도 따라왔다. 날씨는 춥고 혹독했고 겨울은 길고 폭설이 잦아 살아가는 것이 고달픈 시기였다. 이는 앞서 언급한 것처럼 당시 유럽의 대표적인 화가들의 그림에서 춥고 혹독한 겨울 풍경이 자주 등장하는 것에서 다시 확인할 수 있다.

1550년대로 들어서면서 50여 년간의 점차 따뜻해지는 시기를 거쳐 유럽의 기후는 들쭉날쭉 변하기 시작한다. 1550년대 후반 영국에서는 몇 해 동안 이어졌던 추운 날씨 때문에 식량 부족이 오고, 굶주림과 영양실조로 시달리는 한편 나라 전체는 내전에 휩싸였다. 이러한 기후조건이 1557~1558년 사이에 있었던 높은 사망률을 보이는 중증 인플루엔자 유행에 일조하였을 것으로 볼 수 있다. 대서양 양안 전역에 걸친 인플루엔자 범유행은 1550년대 10년 가까운 기간 동안 남미와 북미에서도 수백만 명의 사망자를 냈다.[62]

1500년대 후반에는 그린란드와 스칸디나비아, 알프스 지역의 빙하가 빠른 속도로 세력을 확장하였다. 북극해의 해빙이 남쪽으로 깊숙이 확장되었기 때문에 얼어붙은 바다를 근거지로 살아가던 그린란드 이누이트족들의 카약이 스코틀랜드에 상륙하는 일도 있었다. 날씨는 예측불허해서 해마다 들쭉날쭉했지만 봄과 여름은 이례적으로 춥고 비가 많이 왔다. 드물게 따뜻한 여름이 오면 이번에는 쥐의 개체 수가 늘어나면서 기다렸다는 듯이 림프절페스트가 다시 유행하곤 했다. 유럽 전역에 걸쳐 작물의 성장 시기가 짧아지고 날씨가 변덕스러웠기 때문에 식량 부족은 일상적인 것이 되었다. 페스트 유행과 기아가 동반해서 유럽을 휩쓸면서 사망률이 높아져 인구 성장은 정체되었다. 기상양상은 갈수록 더 예측하기 힘들어져서 심한 폭풍우와 대규모 홍수로 많은 사람이 죽어갔다. 덴마크와 독일, 네덜란드 연안 지역은 폭풍과 해일로 집과 농경지가 휩쓸려 나갔다. 1588년 스페인 무적함대의 패전도 예측할 수 없이 날뛰는 날씨의 대표적인 희생양이었다.

독일에서는 다니엘 샬러(Daniel Schaller) 목사가 지역 신문 ≪신의 전령≫에 다음과 같이 기고하였다. "도시와 마을에서는 지력이 쇠하고 피폐해져서 과수가 열리지 않다 보니 가격은 천정부지로 오르고 사람들은 먹지를 못해 눈물과 신음이 끊이지 않는다."[63] 환경에 대한 이해가 깊은 샬러 목사는 "강과 바다에도 이전처럼 물고기가 많지 않고 숲과 들에는 사냥감들과 가축들이 보이지 않으며, 하늘에는 그 많던 새들이 보이지 않는다"라고 기록했다. 이러한 관찰은 잘 알려진 다른 사실과도 부합하는데, 북해와 아이슬란드 근해의 어군이 더 따뜻한 물을 찾아 남쪽으로 이동하면서 어획량이 줄어들었고 특히 대구잡이가 큰 타격을 받았다. 대구는 수온이 2℃에 가까이 떨어지면 간 기능이 저하되는데 이에 따라 본능적으로 따뜻한 물의 흐름을 따라 이동한다.

1578년 영국의 엘리자베스 왕정은 페스트 유행의 확산을 차단하고 페스트로 인해 생계 수단과 건강, 수입을 잃은 사람들을 지원하기 위해 페스트령을 포고하였다. 환자가 발생한 가구와 지역은 격리 조치가 시행되었고 여행을 제한하였으며 빈곤과 사회적 불안정을 줄이기 위해 가구에 부과되는 지방세 제도를 수립하였다. 이것은 이후 1601년 발효된 엘리자베스 빈민법의 기초가 되었다. 1590년대의 유럽은 특히 춥고 비가 많이 왔으며 사회적으로도 힘겨운 시기였다. 이 기간 이례적으로 삼 년에 걸쳐 연이은 흉년으로 사람들은 기아에 시달렸고 여기저기서 발생한 림프절페스트로 고난을 겪었다. 이런 상황을 이용하여 곡식을 사재기하여 이익을 취하는 사람들로 인해 곡물 가격은 뛰어올랐다.

유럽의 삼십년전쟁(1618~1648)은 역사가들이 17세기의 총체적 위기(General Crisis of the 17th Century)라고 부른 시기의 한가운데에서 일어난 사건이다. 전쟁은 신성로마제국 내 신교도와 구교도 사이의 종교적 갈등에서 시작하였지만, 유럽의 패권을 두고 부르봉 왕조와 합스부르크 왕조 간의 패권을 다투는 전쟁으로 번져갔다. 이 전쟁은 엄청나게 파괴적이어서 극심한 추위 속에서 벌어진 전투로 농경지와 마을은 짓밟혀 황폐해지고, 곡식과 가축은 약탈당하거나 파괴되어 왕실의 창고도 텅 비게 되었다. 독일 인구의 3분의 1이 죽었는데 이 지역에서 인구와 지역사회가 이전 수준으로 회복하는 데는 반세기가 걸렸다.[64] 기근이 이전보다 두 배나 더 자주 오면서 성인의 키가 작아지고, 질병 유행은 세 배나 자주 오고, 이주민이 늘고, 아동 사망률도 높아졌다.[65] 영국 내전의 끝 무렵인 1651년, 철학자 토머스 홉스는 유럽 사회가 가졌던 좋은 것들 ― 일, 문화, 여행, 무역, 공공건물, 예술, 편지 등 ― 이 모두 사라지고 "끝없이 이어지는 공포와 폭력에 의한 사망의 위험"으로 대치되었다고 기록했다.[66]

당시의 여러 권위 있는 기관들은 17세기 전반기 동안 만연했던 비참한 고통과 대혼란, 죽음의 원인을 초자연적인 힘의 개입이나 심지어는 외계의 현상으로 설명하기도 한다. 1640년 스페인 연감에는 "일식이나 혜성, 지진 같은 불가사의한 일이 일어날 때마다 대개 큰 재난이 따라왔다"라고 기록되어 있다.[67] 이러한 시각은 이 시기가 가톨릭교회가 갈릴레오로 하여금 그가 주장한 지동설을 철회하게 한 시대임을 참작하면 한편으로 이해할 만도 한다. 이로부터 100년이 지나 유럽의 계몽 운동기 프랑스의 지성인 볼테르는 17세기에 있었던 반란과 전쟁, 식량 위기, 자연재해 등을 체계적으로 검토한 후 이들은 부분적으로는 기후변화에 의한 것이라고 결론을 내렸다.[68] 새로운 객관적인 이성이 등장한 것이다. 역사가 제프리 파커는 "지금까지는 (17세기) 총체적 위기를 다룬 모든 역사가는 이 시기에 대한 분석에 있어서 정치와 종교를 반드시 포함했지만, 기후의 영향을 고려한 사람들은 볼 수 없었다"[69]는 사실이 놀랍다고 하였다. 파커는 최근에는 17세기 중반을 이해하는 데 필요한 방대한 양의 기후, 인문, 사회와 관련한 정보가 있는데, "자연현상인 기후와 인류에 대한 방대한 문서기록을 보면 어떻게 극단적인 이상기후가 주요한 정치적 격변을 촉발하거나 치명적으로 악화시켰는지를 정확히 보여준다"라고 기술하였다.[70]

소빙하기: 중국과 태평양 도서 지역의 영향

17세기 초 중국은 심한 추위와 더불어 넓은 지역에 걸쳐 가뭄에 시달렸다. 남부지역에서는 이례적으로 폭설이 내렸다. 1620년대로부터 1640년대 초에 이르도록 여름은 이상 저온과 더불어 북부와 동부지역에 똬리를 틀고 물러가지 않고 있던 가뭄이 중국 중남부 양쯔강 유역의 비옥한 벼농사 지역으로까지 확장되었다.[71] 왕조의 기록에 의하면 냉해가 기승을 부린 1602년에서 1645년 사이 농경지 면적은 이전의 65%로 떨어졌다고 한다. 저온으로 쌀농사는 이기작을 하지 못해 한 해에 한 번만 수확할 수 있었다. 수확량이 뚝 떨어지면서 극심한 기근이 따라왔고 이에 따라 땅을 버리고 떠돌아다니는 농민이 늘어나면서 사회적인 불안이 커졌다.

1627~1628년 기간 동안, 중앙정부의 재정위기가 심해지고 중국 중부에 있는 산시성에 심한 기근이 오면서 급여를 제대로 받지 못해 실의에 빠진 병사들은 불길처럼 번져가는 농촌지역의 반란에 합류하게 되었다. 반란의 무리는 그 세력이 빠르게 불어나면서 영역을 넓혀가 양쯔강 유역에 이르렀다. 관군은 반란군의 확산을 막기 위해 저지선을 지키려 했으나 오래 버티지 못하였는데 설상가상으로 혹독한 날씨가 기다리고 있었다. 1638~1641년 기간 동안 중국은 수 세기에 한 번 있을 극심한 가뭄을 겪게 되었다.[72] 동부 해안 북쪽에 자리 잡은 산둥성에서는 기록된 역사를 통틀어 유일하게 대운하가 말라붙었다.

1640년대 초에는 화산활동이 활발해짐에 따라 화산재가 햇빛을 가려 기온은 더욱 곤두박질쳤다. 이 춥고 가물고 어려운 십여 년의 기간에 중국의 기상재해는 극에 달했다. 1642년에는 북중국을 가로질러 흐르는 황하가 크게 범람하였는데 성난 반란군이 제방을 무너뜨리는 바람에 수십만 명이 목숨을 잃었다.

이미 만성적인 식량 부족으로 곤궁한 상태의 농촌지역에 이와 같은 기상재해로 인구 유실까지 더해짐에 따라 사회 혼란과 폭력이 급증했는데 엎친 데 덮친 격으로 천연두 유행이 일어났다.[73]

황제의 권위는 땅에 떨어졌다. 1644년, 농민반란으로 300년에 걸쳐 내려온 명 왕조가 무너졌다.[74] 황제는 반란군이 자금성으로 난입하는 것을 보고 스스로 목을 매 자결하였고 기마민족인 만주족은 남하하여 반란군을 제압하고 청 왕조를 건국하였다. 새 왕조는 유목민족에 기반하였기에 농업생산의 회복은 빠르지 않아 건국 후에도 일부 지역은 기근과 궁핍에 시달렸다. 불행 중 다행인 것은 오랜 전쟁으로 입도 크게 줄어든 것이다. 실제로 청의 황제는 왕조의 변혁기에 "중국 인구의 절반이 넘게 사라졌다"라고 했는데 이는 현대에 와서 추산한 1631~1645년 사이 중국 동부지역의 인구 추정치와도 합치하는 소견이다.[75]

중국의 기온과 유행병

중국의 방대한 황실 문서보관소에는 지난 8세기 동안 있었던 많은 유행병 발병과 관련한 기록이 성 단위로 목록화되어 남아 있다. 유라시아의 소빙하기 동안, 중국에는 총 881회의 유행병 발병이 기록되어 있는데 이 중 32회는 적어도 3곳 이상의 성에서 발생한 유행이다. 상하이에서 첸 카오융이 편집한 명왕조 역사서* 2권에 기록된 내용을 바탕으로 감염병 유행을 성 단위로 연대별 목록을 작성하였다.[76] 이 연대별 유행병 목록을 기록에 근거해 추정한 중국 중부 및 동부의 연평균기온과 비교하면 유행이 있었던 해가 기온의 상승이나 하강과 연관되어 있는지 확인할 수 있다.

이 기록을 이용해 저자가 분석한 결과(1300~1850년간 중국의 평균기온을 기준으로 하였을 때) 평소보다 서늘한 해에 감염병 유행이 발생할 확률이 따뜻한

---

* Ch'en Kao-yung et al. eds, The socio-economic development of rural China during the Ming. In: Twichett DC, Mote FW, eds. The Cambridge History of China. Volume II. The Ming Dynasty, 1368-1644, Part e. Cambridge University Press, London, 2008.

해에 비해 약 35% 더 높았고 세 개 이상 성에 걸친 대규모 유행이 발생할 확률은 40% 더 높았다.[77] 이전 공솅솅의 연구에서도 이와 비슷한 결과를 얻었다.[78] 그러나 이 연구 결과를 해석하는 데는 주의가 필요하다. 감염병의 유행은 지나치게 춥거나 더운 날씨의 영향으로 발생할 수 있다. "적당한" 범위를 벗어난 수준의 추위나 더위는 모두 감염병 전파에 있어 병원체나 매개체, 숙주의 생물학적, 생태학적, 사회적 동태에 영향을 미칠 수 있다. 소빙하기 기간 중의 "따뜻한" 기간은 실제로는 상대적으로 덜 추운 시기일 뿐이다. 따라서 이 시기의 관찰 결과를 (현재와 같이) 기온이 실제로 올라간 조건에서 유행병의 발생위험을 추정하는 데 적용하는 것은 적절치 않다.*

중국의 기후와 갈등

중국의 기후변화와 내부 갈등, 지난 수천 년간 왕조의 흥망 간의 관계를 보는 것은 대단히 흥미로운 주제이다. 중국의 과거 기록의 보물창고 중 지난 3000년간의 모든 주요한 정치적인 사건과 인구학적 사건들에 대한 기록이 각 왕조로 이어지는 황실의 문서보관소에 있다. 홍콩대학 연구자들은 여기에 기록된 분쟁과 전투, 인구수에 더해서 최근 새로 생성된 북반구와 중국 동부의 기상의 연도별 추세를 결합하여 서기 1000년 이후 중국의 국가적인 분쟁과 1500년 이후 지역 분쟁 시기의 특성을 분석하였다.[79,80] 여기서 얻은 결과를 보면 중국 역사상 광범위한 동요와 전쟁, 인구감소 등은 주로 추운 시기에 일어났고 십년 단위로 분석하였을 때 중국 동부지역의 1730~1910년 사이 식량 수확량은 온난할 때 더 증가하였음을 알 수 있다.[81]

지난 수천 년 동안의 관찰을 통해 얻은 패턴은 더 큰 이야기의 일부일 뿐이다. 지난 11세기 동안 왕조가 교체된 다섯 번 중 네 번은 중국 동부의 기후가 서

---

* 이 글에서 저자가 과거사에서 예로 든 상황이 대부분 기온 저하와 관계된 것이기에 기후변화로 인한 기온상승이 가져올 효과를 보여주지 못하고 있다는 일부 독자들의 의견에 대한 저자의 대답으로 볼 수 있다.

늘하고 비가 적게 온 기간의 끝 무렵에 일어났는데 이 시기는 심한 식량 부족과 더불어 사회적 충돌, 전쟁의 빈도가 더 높은 특성을 보인다.[82] 그중 1368년 몽골계인 원왕조의 붕괴는 예외적인데 이 시기에는 중국 동부의 기온이 유럽에서와 마찬가지로 1340년대부터 상승하고 있었다. 물론, 왕조의 흥망성쇠는 여러 요인이 복합적으로 작용한 결과이고 기후요인은 그중 하나에 불과할 수 있다.[83] 그런데도 불리한 기후조건이 흉작과 분쟁, 그리고 왕조의 붕괴로 이어지는 연관성은 중국 정치사에서 반복적으로 관찰되는 현상이다.

더 거슬러 올라가 오랫동안 유지되었던 상(商), 주(周), 한(漢) 왕조도 기후-식량으로 이어지는 쇠망의 운명을 각각 기원전 1100년, 기원전 450년, 서기 220년에 겪었다. 각 왕조의 붕괴에 영향을 미친 구체적인 기후조건은 서로 다르지만,[84] 이와 같은 기후 역전의 공통적인 구성요소로 들 수 있는 것은 아시아 지역 여름 몬순의 약화로 강수량이 줄어드는 반면 겨울 몬순 세력은 더 강해지는 기상이변이 중첩되는 현상이다. 이것은 엘니뇨 현상을 일으키는 대양 해수면 온도 시스템이 일시적으로 강해지면서 그 세력이 커지는 것에서 크게 영향을 받는다. 당은 문화적으로나 상업적으로 융성한 제국이었지만 수십 년에 걸친 큰 홍수와 넓은 지역의 침수, 기상이변, 사회적 불안정, 물 빼돌리기와 극심한 가뭄에 이은 기근으로 수십만 명이 굶어 죽는 재앙이 이어진 후 907년 결국 망하고 만다.[85]

1644년 명 왕조의 극적인 붕괴는 황제가 자결하고 곧이어 만주족들이 신속하게 권력을 잡으면서 정점에 달했는데 이는 밑에 깔린 기아에 시달린 농민들과 보수를 받지 못한 병사들, 각지에서 일어난 소요와 반란 등에 의해 촉발된 것이다.[86] 1638~1641년 사이, 지난 5세기 동안을 통틀어 가장 심한 가뭄이 황도에서 가까운 북동부 지역을 중심으로 지속되는 것으로 기후는 최후의 일격을 가한다. 이로 인한 식량 위기는 명백하게 민중 반란과 왕조 붕괴의 주된 역할을 하였다.[87,88] 수십 년간 이어진 이상기후와 경제의 붕괴로 이어진 이 끔찍한 시기에 전쟁과 굶주림, 질병 유행으로 인구는 이전의 오 분의 이 수준(약 7000만 명 사망)으로 곤두박질치게 되었다.[89]

이런 역사로부터 중국의 지도자들은 농촌에 잠복해 있는 정치적 위험에 대해 잘 인식하고 있다.

뉴질랜드와 태평양 도서 지역

13세기 후반부터 태평양을 가로질러 기온이 떨어지기 시작했는데 이를 "13세기 사건"으로 부르곤 한다, 이 시기는 유럽, 중국, 북아프리카 지역이 중세 온난기로부터 소빙하기로 접어드는 시기와 일치하였다. 이에 따라 열대 태평양 도서 지역에는 사회적 위기가 왔는데 이는 주로 기온 저하와 더불어 해수면 하강의 복합적 영향으로 작물 수확량이 떨어졌기 때문이었다.[90] 서쪽의 솔로몬제도로부터 동쪽의 프랑스령 폴리네시아에 이르기까지 주민들은 식량을 구하고 다른 부족과의 갈등을 피하고자 원래 살던 해안가 정착지를 떠나 내륙의 고산지역으로 이동하였다.

뉴질랜드[마오리어로는 ('길고 하얀 구름을 의미하는') '아오테아로아'로 불린다]에 처음 정착한 사람들은 동쪽 폴리네시아지역의 섬으로부터 왔다. 이들은 13세기 후반 새로운 정착지를 찾기 위해 긴 항해 끝에 뉴질랜드에 도착하였는데 이 시기는 북반구가 중세 온난기의 끝 무렵이어서 비교적 온화한 기후조건이었다. 작물을 심기에도 적당한 시기여서 마오리족은 뉴질랜드보다 더 따뜻한 적도 지역에서 가져온 고구마, 타로, 호박 등을 심었다. 마오리족은 그들이 가져온 탄수화물 함량이 높은 이런 작물 이외에도 적어도 초기에는 해안에 올라와 있는 수많은 물개와 모아와 같은 날지 못하는 대형조류 등을 사냥해서 신선한 고기를 구할 수 있었다. 이와 같은 추론은 상륙 초기 200년 동안 마오리 선주민의 골격 상태가 매우 좋은 건강 수준과 성장을 보여주고 있음을 통해 확인할 수 있다.

그러나 석순 나이테를 비롯한 뉴질랜드의 고기후학적 기록에 의하면 "13세기 사건"으로 불리는 한랭기가 자리 잡기 시작하면서 뉴질랜드 기온은 이후 70년 동안 1.5°C가 떨어졌다.[91] 14세기에서 15세기를 거치는 동안 지역의 기온은 중간중간 잠시 따뜻한 시기가 있었지만, 전체적으로는 계속 떨어져 1600년에서 1750년 사이에 최저치를 기록했고 서풍을 타고 온 들쭉날쭉한 날씨와 더불어 폭풍우도 이전보다 더 자주 왔다.

몽둥이로 쉽게 잡을 수 있었던 모아는 수 세기에 걸친 남획으로 17세기 초에는 완전히 씨가 말랐다. 고고학적 연구에 의하면 마오리족 골격에서 유소년기 성장지연의 증거를 찾을 수 있었는데 이는 가용한 식량자원의 다양성이 줄어들면서 영양실조가 늘어간 것을 보여주는 것이다. 추운 17세기와 18세기 동안에는 주거지의 방호벽을 강화한 흔적을 토대로 볼 때 부족 간 전투가 더 자주, 더 격렬하게 일어났음을 확인할 수 있다. 때에 따라서는 많은 주민이 이전부터 살던 지역을 버리고 떠나는 일도 있었다. 예를 들어 뉴질랜드 북섬 남쪽 끝에 있는 팔리서만에서는 1600년경부터 시작된 험악한 날씨를 피해 쿡해협을 건너 남섬 북쪽으로 대거 이주가 있었다.[92]

1780~1790년대 사이의 슈퍼 엘니뇨 현상

18세기 중반에 이르자 적절한 작물 선정과 곡물의 지역 간 이동, 지역사회의 구매력을 높인 금융지원 등을 통하여 유럽과 중국, 북아프리카의 식량 위기는 이전만큼 자주 일어나지 않았다.[93] 서유럽의 주요국인 네덜란드, 영국, 프랑스, 스페인 등은 지역 내 교역망과 구빈제도, 식민지 경영, 국제 무역 등을 통하여 기후로 인한 수확 위기를 완충하는 대응능력을 키워갔다.[94] 네덜란드와 영국에서는 집약적인 농업과 질소가 풍부한 퇴비의 사용, 휴경지를 이용한 작물 재배와 가축 사료 보급 등의 발전에 힘입어 곡물 생산이 증가하였다. 작물경작지에서 멀리 떨어진 곳에서도 식량에 대한 접근성이 좋아짐에 따라 인구집단의 건강 수준 역시 좋아졌고 이에 따라 감염병 유행 위험도 줄어들었고 고립된 지역 내에서만 식량을 구해야 하는 경우도 더 줄어들었다. 흉작으로 식품 가격이 뛰면서 굶주림과 사망으로 이어지던 폐쇄적인 소규모 농경은 점차 줄어들었다. 도시와 마을에서는 인구가 늘고 인구밀도도 높아졌다. 이제 세계 인구는 10억 명을 향해 가고 있었다.

이러한 여건 아래에서는 병원체는 인구 밀집도가 높은 도시환경이 생활사를 지속해서 이어가는 데 유리하였기에 '군중질환(crowd diseases)'이 번성하기 시작했다. 실제로 17세기 유럽에서 일어난 사망은 기근보다는 감염병에 의한 것이 대부분이었는데 이 경우에도 림프절페스트와 같은 유행병의 지역 유행보다는 이질, 인플루엔자, 홍역, 천연두, 성홍열, 이가 옮긴 티푸스(이 감염이 흔해진 것은 추운 날씨로 인해 목욕의 빈도가 줄어들고 더 두꺼운 옷을 입게 된 것이 요인으로 작용한다) 같은 풍토병으로 인한 사망이 대부분을 차지하였다. 18세기에 이르러서는 결핵이 신분이나 나이를 가리지 않고 유행하여 유럽의 전체 사망 원인의 4분의 1을 차지했다.[96]

18세기의 마지막 20년은 세계 각지에서 일어난 흔치 않은 기상재난으로 점철되었다. 1783년에는 아이슬란드와 일본에서 대규모 화산폭발이 있었는데 이에 따라 가까운 지역에서는 하늘이 어두워지고 먼 곳에서는 기온이 떨어졌다. 아이슬란드에서는 라키 화산에서 분출된 산과 불소가 두껍게 쌓여 곡물과 목초를 덮으면서 이 풀을 뜯어 먹은 양과 소가 중독증상을 보이기도 하였다. 이 폭발로 아이슬란드 인구의 대략 4분의 1이 굶주림과 불소중독으로 생명을 잃었다. 유럽 북부에서는 최대 10만 명의 초과 사망이 있었다.

일본에서는 아사마 화산이 폭발하여 기온이 급락하고 방대한 지역에 걸쳐 곡물에 손상을 주어 심각한 식량 위기가 왔고 이는 정치적 혼란으로 이어졌다.[97] 이후 1780년대 말에 이르도록 수확량은 이전 수준으로 회복되지 못하였는데 이때까지 굶주림과 이로 인한 감염병과 질병으로 일본에서 백만 명이 사망하였다.[98]

일부 역사가들은 18세기 후반의 이상기후는 지구 수준의 더 큰 기후변동 동인이 작용하여 일어난 것이라고 보기도 한다. 환경 역사학자인 리처드 그로브는 1780년대와 1790년대 온대와 열대에 걸치는 광대한 지역의 식량 위기는 평상시보다 극심하고 서서히 형성되면서 오랫동안 지속된 엘니뇨 현상으로 인한

글상자 8.1 1791년 12월 볼프강 모차르트의 죽음은 거대 엘니뇨의 원격 영향을 받은 것일까?

1791년 11월 마지막 주, 모차르트는 오페라 <마술피리>와 그의 역작인 레퀴엠을 작곡하느라 온 힘을 다한 후 침대에 앓아누웠다. 그의 손과 발은 부어 오르기 시작했고 발작적인 구토와 고열에 시달렸다. 이렇게 한 주일을 앓고 난 후 그의 사지는 부종으로 부풀어 올랐고 마침내 몸 전체가 풍선처럼 부어오른 끝에 사망하였다. 그의 주치의인 토머스 클로셋 박사는 모차르트의 사인을 "심한 미란성 열"이라고 기재하였다. 묘비에 따로 표시도 하지 않고 서민들의 묘지에 묻혔기에 모차르트의 사망원인에 대해 수많은 추론이 난무하여 150가지가 넘는 사망원인이 거론되었는데,[101,102] 그중에는 인플루엔자, 수은중독, 과로, 자가면역질환, 신장질환 등이 있었다. 많은 사람은 모차르트가 급성 류머티스열로 사망한 것이라고 추론하였다.

모차르트의 사망은 18세기에 가장 강력하고 오래 지속된 거대 엘니뇨 현상이 정점에 달한 1788~1793년 사이에 일어났다.

일단의 네덜란드 역학자들은 모차르트의 사망에 강한 관심을 가지고 빈을 방문하여 1790~1791년, 1791~1792년, 1792~1793년 세 번의 겨울 동안 등록된 모든 사망 기록을 자세히 검토하였다. 연구진은 젊은 남성, 노년 남성, 여성으로 나누어 월별 사망자 수를 집계하였다.[103] 조사기간 중 두 번째 겨울인 1791년 12월에는 총 47명의 젊은 남성이 부종으로 사망하였는데 이는 전후 두 번의 12월을 기준으로 산출한 기대 사망자 수인 13명을 크게 웃도는 것이었다.

모차르트가 사망하기 수주 전의 기상은 부종을 일으키는 특정 질환의 소규모 유행이 일어나기에 알맞은 조건을 제공하였을 것이다. 저자는 다행히 빈 기상센터의 데이터와 모형화 부서에 근무하는 에른스트 루델 박사를 2011년 있었던 국제 생물기상학 학술집담회에서 만날 수 있었다. 그는 고맙게도 1790년부터 1794년 기간 동안 11월부터 1월까지의 일별 기온을 표로 만들어 제공해 주었다. 이 도표를 보면 모차르트가 발병하기 직전 수 주 동안의 일평균기온은 8.2℃로 전후한 다른 해의 일평균기온(2.7℃)에 비하여 5.5℃나 높았다. 모차르트가 발병할 무렵의 이례적으로 높은 기온이 젊은 사람들 사이에서 발생한 정체를 알지 못하는 감염병의 소규모 유행을 촉발할 수도

> 있지 않았을까? 모차르트는 이미 한 달이 넘도록 건강 상태가 좋지 않은 상태였기에 어떤 종류이든 감염병으로 생명을 잃을 수 있었을 것으로 추론해 볼 수 있다. 다른 원인이 이미 작용하는 상태에서는 기상 조건의 변화가 환자가 문턱을 넘어 예기치 않게 병에 걸리게 하고 죽음에까지 이르게 할 수도 있을 것이다.

것으로 기술하였다. 이 시기는 18세기를 통틀어 가장 강력한 엘니뇨 현상이 와서 1785년에서 1795년에 이르는 기간 대부분에 걸쳐 지속되었는데 이에 따라 지역 수준의 기후변동을 넘어 전 지구적인 수준으로 연쇄적인 기후변동을 초래하였다고 했다.[100] 이 거대 엘니뇨 현상의 일정을 보고 있노라니 이 날짜들이 모차르트 음악의 열렬한 숭배자인 저자의 주의를 끌었다. 이 위대한 작곡가가 요절한 원인에 대해 여러 가지 가설이 있지만, 혹시 고약한 날씨도 영향을 미칠 수 있었지 않았을까? 기록에 의하면 이 시기 빈에서는 젊은 남성들이 부종이 생긴 끝에 사망하는 사례들이 늘었다고 했다(**글상자 8.1**).

   1780년대 후반, 멕시코, 남아프리카, 카리브해 지역, 남아시아에는 긴 가뭄이 왔다. 1785~1786년 멕시코는 심한 기근에 시달려 "굶주림의 해"로 기억되었고 "식민지 시절부터 옥수수 농사를 짓기 시작한 이래 최악의 사태"라고 기록되었다.[104] 멕시코의 도시 레온에서는 옥수수 가격이 스무 배나 뛰었고 사망률은 여섯 배가 높아졌지만, 출생률은 반으로 떨어졌다. 이후 10년에 걸쳐 긴 건조기에 이어 일찍 내린 가을 서리로 가뭄과 기근이 계속되었고 이는 1790년대 중반 옥수수와 밀 작물의 대규모 흉작을 초래했다.[105] 멕시코 최악의 가뭄은 1793년에 오는데, 인도에서 이미 2년 이상 앞서서 온 엘니뇨로 그해 몬순이 소멸한 후에 멕시코의 엘니뇨 현상의 극성기가 왔다. 이는 기상현상이 시간과 공간을 가로질러 서로 연결되어 있음을 보여준다.

필라델피아의 황열

18세기 말 지구 반대편 멀리까지 뻗어온 엘니뇨는 북아메리카에는 고온 현상을 가져왔다. 1793년 8월에는 미국의 임시 수도인 필라델피아에 모기를 통해 전파되는 황열이 유행하였다.[106] 수개월 만에 환자 수는 1만 7000명에 달하였고 그중 3분의 1이 사망하였다. 황열에 걸리면 간부전이 오면서 몸은 황달이 오고, 내출혈로 피를 토하면서 신부전을 거쳐 죽음에 이르게 된다. 필라델피아는 원래 열대 질환인 황열의 유행 지역 밖에 자리 잡고 있었다.[107] 그러나 필라델피아는 황열의 온상인 카리브지역과 많은 교역을 하고 있었다. 1793년에는 미국 동부 해안 중부지역의 날씨가 이례적으로 따뜻하고 비가 많이 오면서 황열의 자연계 숙주인 이집트숲모기가 대규모로 번식하였다. 이에 더하여 프랑스 식민지인 산토도밍고(오늘날의 아이티)에서 일어난 노예 반란으로 황열에 걸린 많은 프랑스인이 망명해 왔는데 이에 따라 황열이 미국의 동부 해안 도시에 널리 전파된 것으로 추정해 볼 수 있다.

발원지가 어디건 간에 필라델피아는 불행히도 황열 유행의 첫 제물이 되어 8월 중순부터 11월 초순까지 도시 전체 인구의 10%에 달하는 약 5000명의 사망자가 나왔다. 겨울 서리가 일찍 내리면서 겨우 모기가 사라졌다.

뒤이은 19세기 미국의 황열 유행 9번 중 7번이 엘니뇨와 시기적으로 일치하였다.[108,109]

오스트레일리아 최초 정주민의 상륙(1788~1792): 시드니만의 험악한 기상

18세기 말, 영국은 식민지와 본국에서 시급히 해결해야 할 문제들과 부딪혔다. 산업혁명 초기 단계를 거치면서 인구가 급격히 늘어나고 도시화가 진행되었다. 공장에서는 많은 노동력이 필요했기에 사람들은 농촌에서 도시로 이주하였다.

그러나 급격히 팽창하는 도시에서의 삶은 빈곤과 좀도둑, 급속히 확장되는 빈민가와 더불어 치명적인 감염병이 뒤섞인 암울한 것이었다. 거기에 소빙하기 막바지의 추위까지 더해서 사회적인 불안이 커지면서 현실적인 위협으로 다가왔다.

영국 정부는 식민지 미국의 독립으로 늘어나는 인구압력을 해소해 주고 죄수들을 내보내는 역할을 맡을 대안이 필요하였다. 처벌해야 할 좀도둑이나 가난한 도둑들이 걷잡을 수 없이 늘어나면서 대영제국의 감옥과 감옥선은 죄수들로 넘쳐났다.[110] 이에 따라 영국 정부는 당시 유럽인들이 뉴홀랜드라고 불렀던 남쪽 대륙의 동부 해안에 죄수들을 수용할 식민지를 건설하는 대담한 결정을 내렸다. 제임스 쿡 선장은 최근 이 대륙의 동부 해안을 항해한 후 영국령으로 선포하고 뉴사우스웨일즈라고 명명하였다.

영국 남부 포츠머스 항에서 열한 척의 배로 이루어진 선단이 출범하였는데, 일곱 척은 죄수를 수용하고 네 척은 보급물자를 실은 수송선이었다. 1788년 1월 19일, 첫 선단이 뉴사우스웨일즈의 보타니만에 도착하였다. 놀랍게도 숙련된 선원도 몇 명 안 되는 이 선단이 8개월에 걸쳐 2만 4000km에 걸친 험한 남쪽 대양을 건너오면서 생긴 사망자는 불과 전체 인원의 3%에 해당하는 48명뿐이었다.

선단은 보타니만에 잠시 정박하였는데 물이 충분하지 않고 토양도 좋지 않아 항구로 쓰기에는 적합하지 않았다. 이에 따라 가까운 포트 잭슨으로 정찰선을 보냈다. 이 아름다운 포구는 1770년 쿡 선장이 정박하지는 않고 지나가면서 명명한 것인데 오늘날의 시드니 항이다.

도착한 1450명은 선원, 장교, 해병과 그 가족들과 죄수 751명(남자 543명, 여자 189명, 아이 18명)이었고 여기에 수십 마리의 양과 소, 말이 포함되어 있었다. 그러나 불행히도 이들의 도착은 시기적으로 좋지 않았다. 도착한 후 열흘 동안 돌풍과 뇌우를 동반한 폭우가 내렸다. 클라크 중위는 그의 일기에 다음과 같이 기록하였다. "1월 31일 목요일, 참으로 끔찍한 밤이다. 천둥과 번개, 비. 텐트가 날아갈까 봐 셔츠 한 장만 걸친 채로 비바람 속에서 폴대와 씨름해야 했다."[111] 이후에도 고난은 끝나지 않아서 이들은 상륙한 후 오 년 동안은 폭풍과 폭우, 타는 듯한 더위와 같은 기상이변과 싸워야 했다. 선단이 도착한 시기는 공교롭게도 슈퍼 엘니뇨가 시작하기 이 년 전이었다.

   1788년 전반기에는 몇 명이 괴혈병으로, (괴혈병은 비타민 C가 부족한 당시의 선상 음식으로 인한 것이었다) 더 많은 사람이 이질에 걸려 목숨을 잃었다(이질에 걸리면 설사를 물처럼 하므로 "flux"라고 기록하는 경우가 많았다.). 외과 의사인 보웨스의 기록에 의하면 "남자 죄수 5명이 지난주 사망하였다. 상륙한 후 앓는 사람들이 더 늘었는데 주로 이질로 인한 것이었다. … 해안에 상륙한 사람 중 많은 사람이 이질에 걸렸고 이 중 많은 사람이 목숨을 잃었다."[112] 첫 반년 동안 죄수 중 사망자는 27명이었는데 이는 전체 죄수의 3~4%에 해당한다. 날씨는 이후 두 해 여름에 걸쳐 끝없이 폭풍이 불고 험악했다. 한 일기에는 다음과 같이 기록되어 있었다. "비는 폭풍우처럼 쏟아져서 빗물이 정착지 주위에 파 놓은 도랑과 구덩이를 모두 채운 후 넘쳐났고 죄수들의 숙소로 쓰던 진흙으로 지은 막사를 무너뜨렸다."[113] 이 시기는 엘니뇨 남방 진동 주기의 막바지였기에 동부 오스트레일리아 지역에는 폭풍과 많은 비가 쏟아졌다.

기후변화 : 제2진과 제3진의 도착

   2차 선단이 더 많은 죄수를 싣고 도착한 것은 1790년 중반이었는데 이때는 기상 양상이 달라졌다. 해병 선장이었던 와트킨 텐치는 그의 책 "포트 잭슨 정착지에 대한 상세 보고"를 출간했는데 이 책은 1793년 런던에서 발간되어 매우 많이 읽혔다. 이 책에서 그는 날씨가 "지금껏 살면서 한 번도 듣지도 보지도 못할 정도로 변화무쌍하였는데, 구름과 폭풍, 햇살이 엄청난 속도로 빠르게 바뀌었다."[114] 이 글을 쓰면서 텐치는 그가 보기 드물게 강력한 엘니뇨 현상이 온 지역의 현장을 기록하고 있음을 알지 못했을 것이다.[115,116] 텐치는 건조한 기상이 식민지의 식량 공급을 위협할 것이라고도 기록하였다.

비가 제대로 내리지 않으니 채소를 보기 힘들다. … 지난 4개월 동안 뿌린 비를 다 모아봐도 평소 하루 동안 내린 비의 양에도 미치지 못할 것으로 보인다. 물이 부족한데다 토양도 척박해서 농장은 거의 버려진 상황이다. 작년 3월과 4월에 심은 겨울 감자를 수확하려고 두 달 전에 미리 파 보았는데 제대로 건질 것이 없었다. 이번에 수확한 밀 농사도 형편없었다.

물론, 수확이 부족한 것을 날씨 탓만으로 돌릴 수는 없다. 정착민들은 오스트레일리아의 토양이 유럽과 달리 유기물 함량이 부족하고 미량원소도 적어 척박하다는 것에 대한 아무런 사전지식이 없었다. 더욱이 영국에서 가져온 채소와 나무들은 매우 덥고 척박한 환경에서 살아남기 위해 힘들게 적응해야만 했다.

1790년 8월에서 9월 두 달 사이 질병 발생과 사망이 절정에 이르렀다. 사망 대부분은 괴혈병과 이질로 인한 것이었다. 그러나 질병으로 인한 고통은 정착민 내에서도 큰 차이를 보였다. 기록에 나오는 사망자 104명은 대부분 2차 선단의 항해 도중 학대 끝에 살아남기는 하였지만(2차 선단에서는 죄수 25%가 항해 중 사망하였다), 몸이 성치 않은 사람 중에서 나왔다. 여기에 외부에서 유입된 감염병(장티푸스 혹은 티푸스로 추정되는) 유행까지 겹치면서 상황은 더욱 나빠졌다.[117]

초기 정착기 새로 도착한 정착민들은 콜레라, 이질, 천연두, 장티푸스, 성병 등에 시달렸다. 죄수 중 많은 수가 영양실조로 삐쩍 말라 있었고 이 중 일부는 결핵이나 매독 같은 만성 감염병에 걸려있었다. 18세기 후반 영국에서 결핵 유병률은 절정에 달해 매년 전 인구의 1~2%가 결핵으로 사망하였다. 시드니 만에 상륙한 정착 초기 몇 년간은 열악한 기상 조건으로 영양공급이 제한되고 음식 배급도 엄격하게 관리되었는데 이에 따라 매우 심한 영양실조도 흔했다. 이러한 여건이 감염병에 대한 감수성을 높이고 회복도 늦어지게 하는 결과를 가져왔을 것이다.

2차 선단 도착 후 3차 선단이 도착하기 전인 1790~1791년 여름은 덥고, 건조했다. 텐치는 "달궈진 오븐이 터지는 것" 같았다고 기록하였다. 그는 바람이 불기 전 엄청난 수의 박쥐 떼가 몰려왔는데 곧이어 "달궈진 대기의 열기를 더 이상 견딜 수 없어" 죽거나 죽어가는 박쥐가 나무와 하늘에서 나뭇잎처럼 우수수 떨어졌다고 기술하였다. 다른 사람이 쓴 일기에 의하면 여러 종류의 새가 죽거나 죽어가는 것을 보았다고 하였다. 기온은 40°C를 넘었는데 이런 더위는 영국에서는 일찍이 겪어보지 못한 것이라 두렵고 견디기 힘든 상황이었다.

1791년 3월, 아서 필립 총독은 런던으로 보낸 서신에서 "지난 6월부터 시작하여 지금까지 비가 거의 내리지 않아 항구 여러 곳으로 흘러 들어가는 물줄기도 수개월이 넘도록 대부분 말라붙은 상태이다. 나로서는 이런 심한 건조기가 흔히 있는 일이라고는 생각하지 않지만, 주식인 옥수수는 이 메마른 날씨로 큰 피해를 보았다"라고 기록하였다. 식량 공급이 줄자 필립 총독은 배급량을 더 줄였고 다음과 같이 기록하였다. "불과 12개월 전만 하더라도 돼지나 닭은 사방에 넘치고 금방 불어나곤 했는데 지금은 팔 수 있는 가축을 찾아보기 힘들다." 1790년 7월부터 1791년 8월, 한 해가 다 가도록 비가 한 방울도 내리지 않았다. 1791년 11월, 필립 총독은 항구 정착촌의 주된 물 공급원 역할을 해오던 탱크 강이 말라붙었다고 기록하였다. 이후 이 강은 1794년에 이르도록 말라 있었다.

1792년에는 정착촌의 사망자 수가 그 전해에 비하여 세 배나 되었다.[118] 1792년 사망한 469명은 열 명 중 아홉 명꼴로 죄수들이었다. 기록에 의하면 이들 사망한 죄수들은 쇠약하거나 만성질환을 앓고 있지 않았다고 한다. 실제로는 죄수들은 영국의 과밀한 감옥에서 무작위로 선발된 것이 아니고 혹독한 환경에 살아남을 수 있도록 강인한 사람들을 뽑았다. 영국으로서는 오스트레일리아 개척은 단순히 넘쳐나는 죄수들을 처리하기 위해 내보낸 것이 아니었다. 죄수를 멀리 보이지 않는 곳으로 치워버리고 잊어버리기 위한 것도 아니었다. 영국 정부로서는 새로운 식민지를 건설하기 위해 신중하게 계획된 연습의 장이었기에 죄수들의 작업 능력뿐만 아니라 여러 직능도 고려하여 선발한 것이었다.

1790년 중반, 2차 선단이 도착한 후 퍼졌던 괴혈병과 이질, 그리고 장티푸스로 추정되는 감염병 유행은 1791년 말 3차 선단이 도착한 후에도 다시 나타났는데, 이전에 비해 그 정도는 덜했지만, 더 오래 지속되었다. 이 또한 이질 유행으로 추정되는데 오랜 항해로 쇠약해진 상태에서 상륙 후 심한 더위와 맞닥뜨리면서 촉발된 것으로 보인다.

초기 식민 정착민들이 겪었던 여러 종류의 어려움을 고려할 때 기후조건의 변화만으로 질병의 양상에 미치는 영향을 예측하기는 힘들다. 그러나 크게 보아 정착 초기 4년 동안 있었던 극한 기상이 영양실조와 괴혈병, 탈수증, 이질, 그 외에도 잘 드러나지 않은 감염병에 이르기까지 다양한 질병의 위험을 더 높였을 것으로 추정하는 것은 무리가 없을 것이다.

이러한 척박함과 감염병, 외부 세계와의 단절에도 불구하고 초기에 정착한 죄수들은 비교적 좋은 건강 수준을 유지했다. 19세기 초반에 이르는 동안 본국에서 보내진 죄수들의 수가 계속 늘어났다. 당국은 이들에 대해, 영국에서 출항할 때와 도착 후 나이, 성별, 체중, 신장을 포함하여 전반적인 건강 상태를 꼼꼼하게 기록하였다. 19세기가 시작될 무렵 오스트레일리아에 도착한 죄수들의 평균 신장은 당시 영국의 일반 인구와 비슷하였다. 죄수들의 기록을 검토하면서 발견한 흥미로운 소견으로 1770년에서 1815년에 이르는 반세기 동안 영국에서 태어난 세 세대의 신장을 비교해 보면 남녀 모두에서 후대로 가면서 키가 2~3cm 줄어든 것을 확인할 수 있었다.[119] 이처럼 세대가 내려가면서 키가 작아지는 현상은 산업혁명 초기 영국 인구의 영양 상태가 점차 나빠지고 있었고 어린이들의 성장 지체가 더 늘어나고 있었음을 보여준다.

결론

소빙하기를 들여다보면 기후가 인간사회의 다양한 측면에 미치는 복잡한 영향을 잘 드러내고 있는 것을 알 수 있다. 기후는 인간 건강의 가장 기본적인 결정요인의 하나이다. 1315~1322년의 대기근 기간에 기상악화로 식량 생산이 줄어들고 이에 따라 인간의 건강과 사회체계가 흔들리는 결과를 가져왔다. 비가 너무 많이 와서 곡식이 제대로 자라지 못하고 영양분은 씻겨 내려가 버렸다. 가축들은 먹을 것이 없어 쇠약해지고 병에 걸려 축사는 황폐해졌다. 인간사회에서도 영양실조로 쇠약해진 사람들 사이로 질병이 빠른 속도로 퍼져나갔다. 사람들이 절망과 공포에 빠지고 굶주림에 시달리면서 사회 질서가 흔들리고 이는 혼란과 폭력으로 이어졌다. 유럽의 흑사병과 이후에 온 림프절페스트 범유행을 통해 기후가 감염병 유행의 발생에 관여하는 생태계의 복잡한 관계에 어떠한 영향을 미치는지 볼 수 있었다. 기후변화는 다른 사회적, 생태학적 현상과 상호작용하면서 이어서 연쇄적인 과정을 촉발한다. 유럽 인구는 대기근으로 인해 이미 쇠약해지고 감염병에 대한 감수성이 더 커진 상태에서 중앙아시아의 강수량이 많아지면서 야생 설치류 개체 수의 폭발을 가져왔다. 이는 사람 사는 곳에 가까이 있는 집쥐에게 질병을 전파하기 유리한 상황이었는데 당시 활발하게 이루어지던 동서 교역로를 따라 지리적 확산이 쉽게 이루어질 수 있었던 것이 흑사병 범유행의 배경을 이루었던 것으로 보인다. 따뜻한 계절과 추운 계절의 주기가 짧아진 것도 림프절페스트의 전파에 영향을 미쳤을 것이다. 추운 겨울은 폐페스트의 사람 간 전파를 쉽게 하지만 온난한 기후는 설치류 개체 수의 증가에 유리하다. 이 장에서 본 사례연구를 보면서 주목할 사항은 사람은 사회와 소집단에 따라 서로 다른 취약성을 가진다는 사실이다. 이에 따라 어떤 집단은 다른 집단에 비하여 불리한 기후조건으로 인한 위기에 보다 잘 대처하는 것을 볼 수 있다. 영국은 제도적으로 사회적 긴장을 점진적으로 완화하였기에 17세기 후반과 18세기 초반의 기후로 인한 위기와 식량 부족에 대하여 자선과 자활에만 맡겼던 프랑스에 비하여 비교적 잘 대처할 수 있었다.

 18세기 후반 필라델피아에서는 엘니뇨로 인하여 황열이 전파될 수 있는 더운 공기가 인구 밀집 지역인 북쪽으로 확장되었다. 오스트레일리아 동부와 남동부의 농민들이 기후변동의 가장 큰 동인 중 하나인 엘니뇨 남방 진동을 이해하면서 기후변동에 더욱 잘 대처할 수 있게 된 것은 비교적 최근의 일이다. 유럽인 정착 후 가장 심했던 금세기 초반 오스트레일리아 동남부에서 있었던 최악의 가뭄은 기후변화 대처 능력을 온전히 시험할 기회이기도 하였다. 많은 지역사회와 가정이 고통을 겪었고 정신건강 문제가 불거지고 남성 자살률이 치솟았다.[120] 한편, 기후변화가 더 진행되면서 적도와 온대지역 사이에 있는 건조대(남반구 아열대 건조대)의 세력이 강해져 남쪽으로 확장되면 오스트레일리아의 가장 비옥한 농업지역인 머리강-다링강 유역(오스트레일리아 농업생산의 3분의 2가 이 지역에서 나옴)의 많은 지역이 식민 정착의 첫 선단이 발을 딛었을 때 경험한 것보다도 더 오래 지속되는 강력한 기후 위기를 겪을 것으로 예상된다.

제9장 현대의 이상기후

    1816년, 불길한 기운의 기후가 이어지는 이 시기, 메리 셸리(Mary Shelley)는 소설 『프랑켄슈타인』을 출간하였다. 소설의 첫머리가 다음과 같이 시작하였다 해도 이상하지 않았을 것이다. "지난 십 년은 어둡고 폭풍우가 몰아치는 시기였다." 바로 전 해인 1815년 4월 탐보라 화산의 대규모 폭발로 세상은 온통 두꺼운 화산재의 베일로 하늘이 덮여 있었다. 1815~1816년 사이 유럽은 춥고 우울한 격동의 시기였다.[1] 곡식은 흉작이었고 기온은 떨어졌다. (나폴레옹) 보나파르트는 바위섬 세인트헬레나에 유배되었고 베토벤은 내면으로 더욱 침잠한 말년을 맞고 있었으며 유럽 대륙 군소 독재군주국들은 높아지는 시민계급의 저항으로 정치적 위기를 맞고 있었다. 이 장에서는 지난 2세기 동안 단기적인 기후변동과 극한기상이 건강에 미친 영향에 대해 알아보고자 한다. 탐보라 화산 폭발에 따른 기상이변의 예에서 볼 수 있듯이, 기온이나 강수량이 좁은 범위에서 변할 때도 흉년이나 감염병 유행과 같은 결과를 초래할 수 있다. 19세기 중반 아일랜드에서는 습하고 상대적으로 따뜻한 날씨 탓에 감자 농사를 망쳐 식량 사정이 악화하고 지역은 황폐해졌다. 19세기 중반 중국에서는 한랭한 기후를 동반하는 기상이변으로 림프절페스트의 제3차 범유행이 촉발되었고, 이는 이미 흉년으로 기근과 갈등, 정치적 혼란에 시달리고 있는 인구집단에 빠른 속도로 퍼져나갔다. 지금부터 향후 수십 년간은 지구의 평균기온이 상승하고 기후주기가 교란되어 변동성이 커져, 이전에 경험한 이와 같은 현상이 훨씬 더 심해질 것이다.

더욱이 인구집단의 건강에 미치는 영향은 사회적, 정치적인 관리의 실패와 혼란이 더해지면 더욱 악화할 것이다. 기후변화는 지구상의 많은 건강 문제들을 더욱 악화시키는 '증폭자'로 작용할 것으로 예상된다.

19세기 중반부터 태양 활동이 12세기 수준으로 회복됨에 따라 북반구의 소빙하기는 물러가기 시작하였다. 1700년경 추위의 최저점을 찍은 이래 한랭한 시베리아 고기압의 영향력은 점차 위축되었다. 이전 한랭기 북부 유럽에서 연중 볼 수 있었던 얼음과 눈은 이미 오래 전에 물러갔고 1800년대 초반 찰스 디킨슨이 살던 런던에서는 비록 진흙으로 얼룩졌지만 그나마 눈을 볼 수 있었던 화이트 크리스마스도 점차 보기 힘들어지고 있었다.

멀리 떨어진 남반구의 식민지 오스트레일리아와 남아프리카에서는 19세기 중반에서 후반에 걸쳐 온난화가 점차로 진행되고 지역의 강수량도 늘어나면서 일부 지역에서 새로운 농장의 개간이 활발히 이루어졌다(이에 따라 선주민들은 더 변방으로 무자비하게 밀려나게 되었다). 나무의 나이테와 산호초, 동굴 침전물 등을 이용하여 재구성한 오스트레일리아의 기후는 최초의 유럽 이민이 시작된 지 20년이 지난 식민지 정착 초기인 1810~1860년은 지난 수 세기를 통틀어 가장 추운 시기였다.[2] 그 이후에는 기온이 올라가고 주로 영국인들인 이민자가 점차 늘어나면서 목초지와 농장의 면적이 빠른 속도로 확대되었다. 그러나 이들은 이 건조하고 평평한 대륙에서는 "가뭄과 홍수가 오가는" 극한기상이 일상적임을 아직 알지 못했다.[3]

초보 농사꾼에 불과했던 초기 정착민들로서는 날씨가 좋았던 한두 해의 요행을 믿고 기후와 환경이 허락하는 한계를 넘어 농지를 늘려갔다. 1860년대 남부 오스트레일리아에서는 총독이 농업 한계선(고이더선)을 고시하였는데, 애들레이드 북쪽에 그어진 이 선 이북은 건조하고 가물어서 농사를 지을 수 없는 곳이었다. 농부들은 첫 몇 해 동안 농작물이 잘 자라는 동안 웃을 수 있었으나 웃음은 곧 사라졌고 바짝 말라붙어 버린 농장에서 고생을 거듭한 끝에 결국 떠날 수밖에 없었다.

최근 호주 국립대학교 연구진이 심한 가뭄에 시달린 뉴사우스웨일스주의 동부지역에서 수행한 연구에서 볼 수 있는 것처럼 가뭄이 끊임없이 계속된 이 당시 파산을 앞에 둔 절망에 빠진 농부들의 자살률이 증가하였을 것은 충분히 예상할 수 있다.

20세기 들어서는 1945~1970년 사이에 짧은 냉각기를 포함하더라도 전 지구에 걸쳐 평균 표면 기온이 0.9℃ 상승하였다. 제2차 세계대전 후 산업활동과 에너지 생산이 성장세를 보이면서 여러 서구 국가에서 도시지역과 산업지역의 대기오염이 극심해짐에 따라 냉각기가 지속되었는데 이는 대기오염방지법이 도입되기 시작한 1960년대와 1970년대에 이르러 끝나게 되었다.

이 장에서는 제일 먼저, 19세기 초반으로 돌아가 탐보라 화산 폭발에 대해 보다 자세히 들여다볼 필요가 있다.

탐보라 화산 폭발: "여름이 사라진" 몇 해

> 꿈나는 꿈을 꾸었네, 그저 꿈만은 아니었지.
> 빛나던 태양은 빛을 잃고, 별들은
> 영원의 공간 속에서 길을 잃고 헤메였고,
> 빛도, 길도 없는 얼어붙은 지구는
> 달도 없는 허공에서 눈이 먼 채 회전하며 어두워져 갔네.
> 바이런 경, 1816*

1815년 인도네시아 숨바와섬 탐보라 화산의 폭발은 '초거대' 폭발로 지난 천 년을 통틀어 가장 큰 폭발 중 하나였다.[5] 화산은 15km³에 달하는 화산재, 황 입

---

* Lord Byron, 혹은 George Gordon Byron의 시 「Darkness」의 첫 5행.

자와 산성 에어로졸을 40km 상공으로까지 분출하였고, 분출된 입자는 멀리 지구 반대편의 유럽, 아메리카 북동부, 캐나다 해안까지 기후에 영향을 끼쳤다.[6] 어둡고 음울한 1816년의 유럽은 "여름이 없는 한 해"를 맞았다.

화산분출은 3년에 걸쳐 지구 전역에 냉각과 기상이변을 초래하였다. 이 시기를 전후한 10여 년은 이례적으로 화산활동이 활발하여 1812~1814년 사이 네 번의 큰 화산폭발이 있어 대기는 희뿌옇고 추위가 이어진 시기였다. 1809년에는 열대지역에서 대규모 폭발이 있어서 기저 기온의 냉각이 더 심해졌다.[7,8] 탐보라 화산 폭발은 일시적이나마 서부 유럽의 평균기온을 1.5~3.0℃ 떨어뜨렸다.[9,10]

전반적으로 보았을 때 1810년대는 유럽에 끔찍한 추위와 비참한 고통이 만연한 시기였으며 이는 서쪽으로 유라시아대륙을 가로질러 퍼져나갔다. 동부 유럽과 중부 유럽에서 1810년과 1809년 각각 태어난 작곡가 프레더릭 쇼팽과 펠릭스 멘델스존은 유난히 추운 환경에서 질병에 감수성이 높은 어린 시절을 보냈다. 두 작곡가는 모두 30대 후반에 결핵으로 사망하였다. 1822년 프란츠 슈베르트는 그의 위대한 연가곡 「겨울 나그네」를 작곡하였다. 이 곡은 비애와 얼어붙은 풍경, 찢어지는 듯한 슬픔, 삶의 비극으로 점철되어 있다.

1800년대 초기 영국의 풍경화가 윌리엄 터너는 "빛의 화가"로도 불렸는데 그의 그림은 안개와 뿌연 장막으로 가린 듯한 하늘이 특징이다. 탐보라 화산 폭발 이후 수개월 동안, 그의 그림에서 런던의 석양과 여명은 지평선 가까이는 오렌지색과 붉은색으로, 그 위는 보라색과 분홍색으로 표현하였고 이 색감은 터너의 이 시기 그림의 전형으로 자리 잡았다.[11]

탐보라 폭발 시기의 식량 위기, 감염병 유행, 사회적 불안

탐보라 화산 폭발의 초기 피해로 북아메리카와 유럽의 농업생산이 떨어진 것을 들 수 있다.[12] 이 시기 유럽의 기근은 그 심도와 지리적 범위에 있어

제 9 장 현대의 이상기후

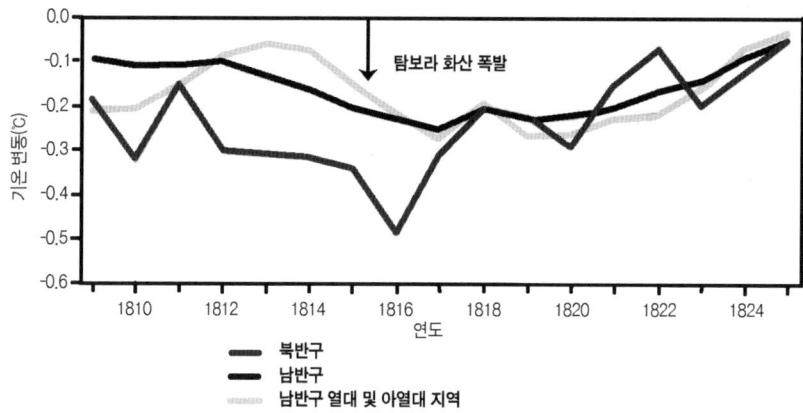

그림 9.1 탐보라 화산 폭발로 인한 기후 변동. 북반구의 기온은 1816년 이른바 "여름이 없는 해"를 초래하였다.
자료: Wilson, N., Valler, V., Cassidy, M. et al. Impact of the Tambora volcanic eruption of 1815 on islands and relevance to future sunlight-blocking catastrophes. Sci Rep 13, 3649 (2023). https://doi.org/10.1038/s41598-023-30729-2

1315~1321년 유럽 대기근에 필적할 수준이었다.[13] 1816~1817년 독일의 식품 가격은 두 배 이상 뛰었으며 식량 부족으로 인한 폭동이 영국, 프랑스, 벨기에를 비롯하여 전 유럽에 걸쳐 광범위하게 일어났다.℃

기후변화와 그에 따른 사회적 격변은 발진티푸스와 재귀열과 같이 이로 전염되는 질환의 유행을 촉발하였다. 이들 감염병은 기아와 빈곤과 더불어 춥고 습한 환경에서 자주 일어나는 질환이다. 가난한 집안의 가족들이 춥고 어두운 무료 급식소에 줄지어서 모여 앉은 환경에서는 발진티푸스 박테리아를 옮기는 이가 쉽게 여러 사람에게 퍼져 나갔다. 글래스고의 13만 명 인구 중 4분의 1이 발진티푸스에 걸렸고 감염된 열 명 중 한 명이 사망했는데, 반면 런던에서는 스핏필즈 지역 등의 견직물 노동자들에서 일어난 유행을 제외하고는 심각한 발진티푸스의 유행은 없었다.

북미에서도 탐보라 화산 폭발에 이어지는 추운 시기에 흉년과 기아로 고통을 겪었는데 이러한 기상이변은 특히 곡물 수확량이 줄어든 미국 북동부 지역에서 심하여 미국 다른 지역으로 이주 행렬이 이어졌다. 1816년 봄과 여름에 걸쳐 붉은 기운을 띠는 "마른 안개"가 지속되면서 태양 빛을 가려 태양의 흑점을 맨눈으로 볼 수 있을 정도였다.[14] 1816년 6월 초에는 뉴욕주와 메인주에 눈이 내리기 시작하였다.[14] 여름내 서리가 반복해서 내리면서 식물의 성장 기간이 짧아져 곡물 피해와 수확량 격감, 굶주림이 만연했다. 그림 9.1은 1816년 메인주 남부의 생육기간이 현저히 짧아진 것을 보여준다.

매사추세츠주 윌리엄스 대학의 수학과 자연철학 교수였던 체스터 듀이(Chester Dewey)는 다음과 같이 기록했다.

> 이 지역에서 여름에 서리가 내리는 것은 매우 드문 일이다. 그러나 올해는 여름 동안 매달 빠짐없이 서리가 내렸다. 6월 8일, 아침에 얼음이 얼고 땅은 거의 얼지 않았지만, 여전히 강한 북동풍으로 오이와 채소들이 거의 죽었다. 6월 10일, 아침에 심한 서리가 내렸다. 서리가 내린 지 열흘 후, 산록의 나무들이 수 마일에 걸쳐 얼어 누렇게 말라 들어갔다. 8월 22일, 서리가 내려 오이가 죽었다. 8월 29일, 심한 서리가 내렸다. 고지대는 무사했지만, 저지대의 옥수수밭은 일부가 냉해를 입었다. 이 지역에서 올해는 옥수수 수확이 거의 없었다.[16]

사하라 남부 아프리카에서는 기온 냉각이 이례적으로 심한 가뭄과 식량 부족을 촉발했는데 특히 동부 아프리카의 남쪽 아열대 지역에서 심하였다. 사하라 남부 아프리카지역에서 기후가 건조해져 좋아진 점을 굳이 찾아보자면 치명적인 감염병인 수면병이 줄어든 것 정도이다. 이 질환은 말라리아를 비롯하여 다른 열대 감염병으로 인해 "백인들의 무덤"으로 불리는 열대 서부 아프리카지역에서 병에 걸린 소를 물어 감염된 체체파리가 전파하는 질환인데 다습한 열대 아프리카의 주된 건강 문제 중 하나였다. (수면병은 이후 1860년대, 강수량이 늘어나면서 다시 만연했다) 중국 동북 지역에서는 기온 저하로 인한 기근이 극심하여 출산율이 반으로 떨어졌다. 이는 심한 영양실조가 성욕을 감소시키고 성호르몬 분비에 영향을 미칠 수 있다는 사실을 상기시켜 준다.

콜레라

콜레라의 첫 범유행은 1817년에서 1825년 사이에 있었다. 이례적인 기온 저하와 광범위하게 겪었던 식량 부족이 이 유행과 상관성이 있는지는 확실치 않지만, 시기적으로는 같이 일어났다. 콜레라는 주로 빈곤과 인구 밀집, 홍수, 따뜻한 환경에서 살아가는 비브리오 박테리아가 분변-경구 전파로 감염되는데, 사람과 사람 간 전파로 또는 오염된 물을 마셔서 일어난다. 이 질환은 오래전 인도의 갠지스강 유역 평야에서 기원하는데, 갠지스강 삼각주 지역에 고대로부터 풍토병으로 자리 잡아, 이 지역주민들이 콜레라 여신(유럽 사람 귀에는 '올라데비' 혹은 '오올라 비비'라고 들렸다)의 화를 달래기 위해 제를 지냈다는 기록이 있다. 1816년, 콜카타를 중심으로 해상무역과 영국군의 활동이 활발해지면서 콜레라는 지역적 범위를 넓혀가기 시작하였다. 이 치명적인 질병은 1820년에는 북으로 중국 남부 해안 광저우에 도달한 다음 중국의 양쯔강 계곡과 조선, 일본에 이르기까지 신속하게 퍼져나갔다. 남쪽으로는 스리랑카를 거쳐 동남아시아 지역으로 확산하였다. 식민지 지배를 더 확장하려는 영국의 군사적 활동에 힘입어, 콜레라는 북쪽과 서쪽으로 퍼져나가 아프가니스탄을 거쳐 중동지역을 휩쓸었다.

이후 여섯 번에 걸친 콜레라 범유행이 뒤따랐는데 그중 가장 크고 오래 지속된 유행은 1961년 인도네시아에서 기원한 것이고, 콜레라는 아직도 유행하고 있다. 19세기에 있었던 초기 콜레라 유행은 모두 인도에서 기원하였고 각각 1817년, 1826년, 1845년, 1862년, 1881년, 1899년에 있었다. 이들 여섯 번 범유행의 시기는 비록 특정한 교역 활동이나 군사적 이동, 인구 밀집, 이주 등과 직접 연관된 것은 아니지만 주기적인 몬순 강우 패턴의 영향을 시사하며 특히, 19세기 전반에는 이러한 경향이 더 두드러진다.[18] 이러한 연관성은 20세기 전반의 경우 콜레라 발생은 인도 남부지역의 심한 홍수나 가뭄과 연관성을 보이는 것과도 잘 일치한다.

태평양을 무대로 일어나는 해수면 온도의 주기적 변동인 엘니뇨 남방 진동은 19세기 중반 영국의 의사와 기상학자, 인도의 학자들이 콜레라 발생의 원인을 찾기 위해 다방면에 걸친 탐색을 하는 과정에서 발견되었다. 최근의 생태학적 연구에 의하면 콜레라를 일으키는 박테리아는 연안해역과 강 하구 해수에 서식하는 작은 조류의 외막에 자연적으로 서식하며 잠복해 있다가 해수 온도가 올라가거나 영양물질의 양이 늘어나면 증식하기 시작하여 그 해역의 해양 먹이사슬에 진입하여 어패류의 오염으로 이어지며, 이를 섭취한 사람에서 감염을 일으킨다. 해수 온도의 상승은 엘니뇨 현상이 오면 페루, 방글라데시, 남아프리카 해역에서 일어나는 현상으로 이 시기 이 지역에서 콜레라가 유행하는 것을 설명해 준다.

19세기 중반: 감자 잎마름병과 림프절페스트

아침에 감자, 점심에도 감자
저녁에도 깨어 있다면 역시 감자로 때우겠지.

아일랜드 민요, 1800년대 초반

아일랜드에 감자가 유입된 것은 1590년 스페인 정복자들이 원산지인 남미 안데스 지역에서 유럽으로 가져온 후다. 19세기 초반에 이르러 감자는 유럽의 빈곤한 지역에서 주식으로 자리 잡았다. 1840년대 아일랜드에서는 감자는 전체 곡물 생산의 반 가까이 차지하였다. 실제 300만 명이 넘는 아일랜드의 비참하고 가난한 농촌 가정에서 감자는 거의 유일한 식량자원이었다. 다행히 감자만이라도 충분히 먹을 수 있으면 건강을 유지할 수 있었다. 여기에 조금 여유가 있다면 농민들은 때로는 소금이나 양배추, 생선에다 약간의 버터밀크를 곁들였다. 감자에는 단백질, 탄수화물, 미네랄과 일곱 가지 필수원소인 비타민이 풍부하여 많은 가난한 아일랜드의 소작농 가족들은 실제로는 주식으로 빵에 의존하는 영국이나 유럽의 소작농 가구에 비해 영양 섭취 수준이 더 좋은 편이었다.

빈센트 반 고흐의 초기 대표작인 어두운 색조의 유화 '감자 먹는 사람들'은 1880년 네덜란드의 가난한 가정을 배경으로 하는데 농부 가족이 감자를 주식으로 하고 있음을 보여준다. 이 그림은 반 고흐 자신이 어린 시절을 보낸 농촌에서 익숙한 풍경이지만 참혹한 아일랜드 감자 대기근이 휩쓸었던 1840년대 아일랜드의 농촌에서 가난한 농부들이 살았던 이엉으로 지붕을 이고 조명도 없는 돼지우리 같은 집에 비하면 몇 단계 더 나은 환경이다.

안타깝게도 아일랜드 농민 가정이 기아에 신음하도록 취약성을 높인 또 다른 조건이 있었다. 먹고 살기에는 좁은 땅에서 많은 입을 먹여 살리고 허기를 채워야 했던 농민들은 기존 애플 감자를 더 소출이 많은 럼퍼 품종으로 바꾸었다. 혹이 많아 울퉁불퉁한 럼퍼 감자는 소출은 더 많았으나 맛이 없고 저장성도 매우 떨어져 아일랜드의 습한 환경에서는 곰팡이가 쉽게 슬었다.

1846~1849년 사이에 있었던 악명 높은 감자 대기근은 기후 요인과도 여러 가지 적지 않은 연관성을 볼 수 있다. 1830년대 대부분과 1840년대 초반 유럽 북부의 기후조건은 춥고 습하여 곡물 수확이 전반적으로 저조하였다. 추위는 1835년 니카라과 코시기나 화산의 대규모 폭발로 중미 전역이 화산재로 뒤덮이면서 더욱 심해졌는데 이후 5년간 세계적으로 평균기온이 0.75℃ 하강했다. 아일랜드의 빈궁한 농촌인구 대부분은 만성적인 영양실조에 신음하고 있었다. 1845년 중반 감자역병균 곰팡이(*Phytophthora infectans*)에 감염된 감자가 북미 혹은 남미(아직 규명되지 않았음)에서 유럽으로 유입되었다. 설상가상으로 1846년은 유럽은 상대적으로 따뜻하고 비가 많이 왔는데, 다습한 남풍이 아일랜드를 포함한 대서양에 면한 연안에 많은 비를 쏟아 부었다. 이러한 조건에서, 일단 유입된 곰팡이는 빠른 속도로 퍼져가기 시작하여 곡물은 시들고 감자는 썩어 들어갔다. 감자 잎마름병은 유럽 전체에 널리 퍼졌다. 아일랜드는 멕시코 만류의 영향으로 유럽 다른 나라에 비해 더 따뜻하고 습하여 특히 이 병에 취약했다.

로베르트 코흐가 세균설을 발표하기 삼십 년 전이었기에 감자 잎마름병의 감염에 대한 이해가 부족하였다. 영국에서는 유식한 식물학 교수들과 박물학자 간에 침수로 인한 것인지(교수들) 혹은 곰팡이 때문인지(박물학자들) 논쟁이 있었다.[21] 후자가 진실에 조금은 더 가까운 것으로 밝혀졌기에 잘난 교수들은 잎마름병처럼 쪼그라들었다.

감자 잎마름병이 자리를 잡고 퍼지기 시작한 이래 최악의 기간인 1846년에서 1849년 기간 중 아일랜드의 연간 감자 수확은 기온이 서서히 내려갔음에도 불구하고 반으로 줄어들었다. 이미 굶주리고 있던 사람들에게 이는 치명타가 되었다. 흙먼지만 날리는 가난한 농촌의 가정들은 다른 식량을 구할 수 없었기에 극심한 굶주림과 기아가 전 국토를 휩쓸었다.

대기근은 당시 영국에 만연한 자유시장경제 논리로 인하여(그마저도 선별적으로만 적용되어) 사정이 더 악화하였다. 영국 정부는 자유시장경제의 과실을 따 먹는 데 급급하였기에 아일랜드 땅을 소유한 영국인 지주들의 아일랜드 곡물 수출 금지는 자유시장 원리에 반한다는 근거로 거부하지만, 보호무역론자들이 입법한, 영국으로 옥수수 수입을 금지한 법의 폐지는 반대하였다. 이후 옥수수법이 폐지되었지만 이미 최소 백만 명의 불쌍한 아일랜드의 농촌인구는 굶주림과 습하고 인구가 많은 농촌과 도시 빈민가를 휩쓸던 발진티푸스로 사망했다. 발진티푸스는 인구가 밀집하고 가족들이 붙어사는 습하고 음울한 환경에서 쉽게 퍼져나갔다. 발진티푸스 박테리아를 옮기는 이는 세탁한 지 오래된 옷의 때가 눌어붙은 두꺼운 층에서 서식하면서 인간의 피를 빨 때 사람에게 질병을 옮긴다.

콜레라 역시 많은 공장과 도시지역에서 발생하였다. 전반적으로 보았을 때 가난한 아일랜드 사람 중 실제 기근으로만 사망한 사람에 비하여 이가 옮긴 감염병에 의한 사망자 수가 10배 정도 더 많았다.

이후 수십 년간에 걸쳐, 기아에 시달리던 아일랜드 인구의 반에 가까운 수가 미국과 호주로 이주하였다. 아일랜드 대기근은 이후 오랜 기간에 걸쳐 심리적, 사회적, 정치적 격변의 상흔을 남겼는데, 우울증의 만연, 저출산, 가족의 붕괴, 영국과 빅토리아 여왕에 대한 증오('대기근 여왕'), 생산 연령대에 속하는 노동

인구의 부족, 국가적인 자부심과 목적의식의 상실 등을 들 수 있다.

19세기 후반

1860년대 초반에 온도계를 이용하여 지구 표면의 육상과 해상의 온도를 체계적으로 측정하기 시작하였다. 이를 바탕으로 지난 150년간 지구 표면온도가 1.2℃ 상승한 것을 확인할 수 있었다. 초기에는 기온상승이 수 세기에 걸친 소빙하기의 소멸 단계를 반영하는 것으로 이해되었다. 그러나 특히 유럽과 북미에서 화석연료를 기반으로 한 산업활동의 역할에 주목하게 되면서 인간의 활동으로 인한 온난화를 별도로 기후변화 수식에 포함하게 되었다.

산업화가 진행된 나라들에서는 무역, 운송, 에너지에 기반한 기술이 농업과 산업생태계를 변화시켜 식량 부족이나 기근은 이전에 비하여 드물게 되었다. 그럼에도 1860년대에는 유럽 여러 지역에서 여러 차례의 한파와 폭우로 인해 심각한 수확 감소와 기근을 경험하였다. 곡물 가격이 올라 가난한 사람들은 부유한 사람들에 비하여 더 고통을 받았는데, 멀홀의 통계 사전에 의하면 왕립학회의 회원은 거지나 죄수와 비교하여 평균적으로 신장은 9.9cm, 체중은 9.5kg이 더 나간다고 하였다.[22] 1870년대에 이어 1890년대에도 중국, 남아시아, 남반구에 걸쳐 극심한 가뭄과 무더위가 기승을 부렸다. 가뭄은 아시아의 여름 몬순 소실과 이례적으로 강한 엘니뇨현상으로 건조한 기후대의 띠가 적도 서부 태평양지역으로부터 서쪽으로 길게 확장됨으로 인한 것이었다. 해수면 온도는 1.5℃ 상승했는데 따뜻한 해수대와 습기를 잔뜩 머금은 공기가 태평양 서부에서 동부로 이동하여 페루로 몰려감에 따라 태평양 중부에 가까운 지역부터 먼 서쪽 지역은 가뭄에 시달리게 되었다.

이와 같은 19세기 후반의 가뭄은 특히 인도, 브라질, 중국과 같이 인구가 많은 나라에서 엄청난 수의 사망자를 냈다.[23] 1876~1878년의 기근은 엘니뇨남방진동으로 인한 국지적인 강수량 부족과 서구 제국의 식민주의로 인하여 지역 식량 시장의 국제 식량 시장에 종속 정도가 심해졌기 때문이었다. 정부 당국이 기근에 시달리는 지역에 식량을 지원할 의사나 능력이 없을 때는 기근으로 인한 사망자 수가 폭발적으로 늘어났다.[24] 중국에서는 19세기 여러 전쟁의 패배와 서구 열강이 막강한 해군력을 바탕으로 약탈적 교역을 강요함에 따라 청의 힘이 정치적·경제적으로 극도로 약해졌고, 반면, 인도에서는 영국이 경제적으로 이익이 될 수 있는 식민지 사업을 미리 선점하였다.

인도에서 식민 당국은 초기에는 맬서스의 인구 '자연 조절' 이론을 신봉하여 기근 해소를 위한 조치를 전혀 취하지 않았다. 기근으로 인한 사망이 늘어나면 인구는 식량 공급 수준으로 맞추어지게 될 것이었다. 1877년 영국의 인도총독 리튼 경은 인도 인구는 식량 생산이 늘어날수록 더 증가하는 경향이 있다고 하였는데, 이는 명백하게 맬서스적인 시각이다. 인도 총독은 자유무역을 교조적으로 신봉하여 인도의 곡물을 유럽으로 수출하였는데, 이는 1877~1878년의 인도의 식량 위기가 닥쳤을 때도 예외가 아니었다. 아일랜드 식량 위기 때의 상황이 재연되었다. 언 발에 오줌 누기로 취로사업이 시행되었지만, 피골이 상접한 노동자들에게 노동의 대가로 빈약한 음식이 제공되었을 뿐이었다. 그사이 인도 전역에 걸쳐 수백만 명이 기근과 감염병으로 사망하였다.

중국의 림프절페스트: 제3차 범유행

> 쥐들이 죽은 지 며칠이 지나자
> 사람들이 무너지는 벽처럼 죽어 나갔네.
> 쉬 다오난의 시, 「쥐의 죽음」(중국, 1792년)

18세기, 강우 양상의 변화를 동반하는 극한기상은 중국의 림프절페스트 유행에 이바지하였다. 이 지역은 이미 경제적, 사회적인 불안정에 시달리고 있었다. 전쟁과 아편중독, 기근에 더불어 내란까지 겹쳐 민중뿐만 아니라 만주 출신 청 제국의 지배층은 쇠약해져 갔다. 인구가 20~30년 전에 비하여 5분의 1 가까이가 줄었다.

중국의 기온 하강은 1840년대 후반부터 시작되었는데 이에 따라 넓은 지역에서 곡물 수확량이 10~25% 감소했고 여러 지역이 흉년에 식량 부족으로 신음했다.[25] 기근으로 인해 농민들의 소작제에 대한 불만이 치솟았고 광범위하게 민란이 일어났는데, 서쪽에서는 염군의 난*이, 동쪽에서는 태평천국의 난이 일어났다. 태평천국의 난은 과거시험에 떨어진 후 스스로를 나사렛 예수의 동생이라고 칭한 지도자**에 의해 주도되었는데 단기간에 큰 세력을 규합하였다. 1860년대에는 반란군이 양쯔강 양안의 군현을 장악하였고 이어 난징을 포함한 중원을 장악하였다. 태평천국의 난은 쇠약한 청 조정을 대신하여 서구열강의 군대가 개입하여 겨우 평정되었다.

유럽 열강은 각자 자신의 이익에 따라 개입하였다. 영국, 독일, 프랑스 정부는 각각 이권을 챙길 수 있는 교두보를 마련함과 동시에 교역권을 확보하여 중국에서 이익 창출을 모색하고 있었는데 청 조정에 대하여 국제 외교 관례의 준수를 강요하였다. 이후 쌍방의 관계는 더욱 악화하였다. 1840년대에서 1850년대에 걸쳐 중국은 영국과 두 차례에 걸쳐 아편전쟁을 치렀는데 이 전쟁은 영국이 중국과의 무역역조를 개선하기 위하여 중국에 인도에서 생산되는 아편을 수입하도록 강제함으로 인해 발생하였다. 아편중독이 광범위하게 퍼져가면서 중국의 문화적 가치가 무너지고 지역 경제가 붕괴하기에 이르러 중국 정부는 분노하였고 이에 따라 아편전쟁이 발발하였다.

이러한 정치 사회적 격동의 배경에 더하여 1860년대에는 이례적인 극한기상으로 땅굴 속 야생 설치류 간에 이루어지던 페스트균 순환의 고리가 교란되었다. 1860년 중국의 서남단에 있는 윈난에서 국지적 유행이 처음 발생하였는데 이 시기는 평소보다 낮은 기온과 적은 강수량으로 페스트균에 감염된 굶주

---

* 염군의 난(Muslim Nian rebellion)은 1851~1868년 청나라 화북지역에서 일어난 반란이다.
** 태평천국의 난(Taiping rebellion)은 1850~1864년 중국에서 벌어진 대규모 내전으로 지도자는 과거에서 떨어진 후 기독교에 귀의한 홍수전이다.

린 야생 설치류의 활동이 활발해진 시기이다.[26] 조만간, 훨씬 북부에 있는 지역이 평소보다 더 따뜻하고 비가 많이 오면서 페스트의 전파가 촉진되어 북부지역에 유행이 발생하였다.

페스트는 중국 남부지역에서 광범위하게 퍼진 후 북부지역으로도 확대되었다. 지리적으로는 페스트 감염이 유행한 남부와 북부지역 벨트는 감염된 설치류의 분포 지역과 매우 잘 들어맞는다. 그러나 야생 들쥐에서 페스트 감염력에 영향을 미치는 기상 조건은 두 지역에서 서로 다른데, 이는 남부와 북부의 설치류-기상 생태계 간에 진화적 적응의 차이를 반영하는 것으로 보인다.[28] 평상시 건조한 북부지역에서는 비가 많이 오면 유행이 일어나지만, 평상시 비가 많이 오고 습도가 높은 남부지역에서는 강수량이 줄어들면 유행이 일어나기 쉬운 환경이 된다.

1894년, 림프절페스트가 30년간에 걸쳐 중국을 짓밟았는데 그 해만 하더라도 광저우 성에서만 7만 명의 사망자를 냈다. 페스트는 홍콩에서 배의 화물을 통해 전 세계로 전파되었는데, 북미, 호주를 비롯하여 세계 각지에서 심각한 유행이 잇따랐다. 인도는 세계적인 페스트 유행의 직격탄을 맞았다. 인도에서는 1896년 해로를 통해 페스트가 상륙한 이후 1920년대에 이르기까지 여러 차례의 유행이 있었다. 페스트의 유행은 전형적으로 계절적으로 변하는 온도와 강수에 영향을 받는데, 강수량이 정점에 달하는 몬순 계절에는 그 강도가 줄어들었다가 건조하고 따뜻한 건기에는 발생이 늘어 기온 27℃ 전후에서 정점에 달한 다음 이후에는 점차 줄어들어 30℃에서는 완전히 소멸했다.[30] 인도네시아에서는 첫 환자가 1910년 자바 동부 작은 기차역이 있는 지역에서 발생하였는데 이곳은 인도에 이웃해 있는 미얀마에서 선적한 화물을 하역하는 곳으로 이 지역주민이 불행히도 페스트에 걸렸다.[31]

림프절페스트는 21세기에 들어선 오늘날까지도 여전히 위세를 떨치는데 세계화가 진행되면서 세계 각지의 야생 설치류의 생태계로 림프절페스트가 확산하는 경향을 보인다. 토지 사용의 변화, 주거지의 확대와 레저활동, 여행과 이주 활동의 확대, 그리고 기후변화 등이 페스트의 확산에 기여하고 있다.[32] 오늘날 페스트의 발생은 연평균기온이 24~27℃ 사이인 지역에서 주로 발생하고 있다.[33] 향후 수십 년에 걸쳐, 지구의 평균기온이 올라가면서 페스트의 최적 평균기온 범위가 고위도 지역으로 확대될 것으로 예상된다.

20세기: 오늘에 이르기까지

20세기 초, 이전에 볼 수 없던 기상재해와 극한기상이 계속되어 인류의 질병 발생률과 장애, 사망률 증가로 이어지게 되었다. 20세기 후반에는 1970년대 중반부터 기온상승이 매우 가팔라졌는데, 이는 인류의 활동으로 인한 지구의 육지, 대기, 생태계의 영향이 본격화된 데 기인한다. 일부 과학자들은 지구가 새로운 지질학적 시대, 인류세에 진입하였다고 주장하기도 한다. 그러나 인간의 건강 수준은 기후적, 비기후적 영향의 총화에 의해 나타나므로 한 가지 원인만을 가려내기는 매우 어렵다. 20세기 중반 이후 오늘에 이르기까지 기온상승과 극한기상에 대해서는 IPCC 보고서 등에서 상세한 검토와 토론을 거쳐 제시되었다. 이 장의 결론 부분에서는 식량 위기, 감염병, 홍수, 기타 기상재해라는 핵심적인 주제를 다루고자 한다.

현대의 기후와 식량 위기

20세기 들어와서도 식량 부족과 함께, 때에 따라서는 기근이 계속되었다. 일부는 쿠바처럼 혁명으로 인한 사회적 격변 때문이기도 하고 유럽 여러 국가의 식민지에서 독립한 국가들에서는 미숙한 정책이 원인이기도 하다. 남아시아와 사하라 이남 아프리카 같은 경우에는 기후의 건강 영향이 매우 강하게 드러나기도 한다. 스탈린 치하의 소련이나 마오쩌둥의 중국 같은 경우는 이데올로기와 정치적 실책이 기근의 원인이었다. 1932~1933년 홀로도모르(기근으로 인한 몰살)라고도 불린 우크라이나의 기근으로 700만 명이 목숨을 잃었는데 이는 기근을 빌미로 위장된 스탈린의 인종 말살 정책의 결과이다.

인도 아대륙의 1943년 벵골 대기근은 노벨경제학상 수상자인 아마르티아 센(Amartya Sen)에 의하면 주로 사회경제적 여건에 의해 발생한 것으로 볼 수 있다.[34] 이 기근으로 6000만 인구 중 200만 명이 사망하였는데 이들 사망의 대부분은 콜카타에서 일어났다. 1942년 10월 인도 동부 해안지역은 서늘한 기후에 더해 엄청난 쓰나미가 들이닥쳐 곡물 생산이 줄어들었고 그나마 그해 생산된 것도 가난한 사람들에게는 언감생심이었다. 센에 의하면 가난과 카스트제도, 기아 대책의 미비 등으로 가난한 사람들에게 돌아갈 식량은 처음부터 배정되어 있지 않았다. 거기에 더해 영국 식민 당국은 자유시장경제를 지키는 것과 1942년 12월 콜카타 폭격으로 드리워진 일본의 군사적 위협에 대한 우려에 정신이 쏠려 있었다. 곡물상들은 전쟁에 돌입할 가능성과 더불어 다음 해 쌀농사를 잎마름병으로 망칠 경우를 대비하여 많은 곡식을 비축했다.[35,36]

1930년대 미 중서부는 이미 대공황으로 피폐한 와중에 기후는 점차 더욱 건조해졌다. 북위 30° 근처에 형성된 아열대 기압골과 연계되어 구불구불한 경로를 따라 흐르는 아열대 제트기류가 일시적으로 그 경로를 바꾸어 동쪽으로 이동하면서 미국 본토에서 북쪽으로 휘어지던 통상적인 경로보다 내륙 깊숙이 들어옴에 따라 건조한 공기를 머금은 아열대 기압골도 따라오면서 미국 남부에는 비가 내리지 않았다.[37] 1931~1936년 기간에 걸쳐 가뭄이 지속되었는데 이미 토양은 장기적으로 침식되었고 과도한 쟁기질로 피폐해 있었다. 이에 따라 미국과 캐나다의 대초원에는 거대한 먼지폭풍이 만들어졌다. 가장 큰 피해는 오클라호마와 텍사스주에서 있었는데, 피폐한 대지는 유명한 '황진'지대로 변해버렸다.

배고픔과 육체적 스트레스로 정신장애가 만연했고 농장을 일구던 가족들은 영양실조에 더해 먼지 흡입으로 생긴 폐렴으로 심각하게 앓고 있었다. '오키즈'라고 불리던 수천의 가족들은 피폐해진 농장을 버리고 서쪽 캘리포니아로 일자리를 찾아 이주하는 무리에 합류하였다.

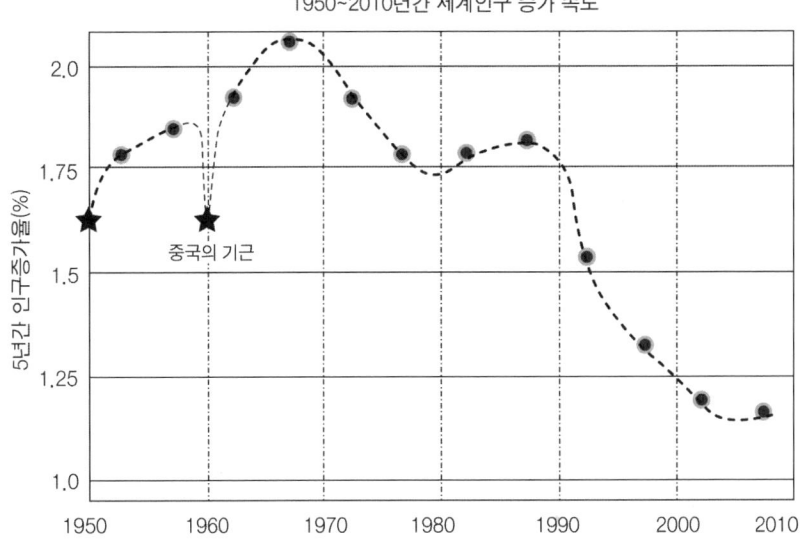

그림 9.2 세계인구의 연간 성장률 실측치, 1950~2010년(UN 자료에 저자가 별표를 추가함).
자료: UN, Population Division of Dept of Economic and Social Affairs, *World Population Prospects*. The 2012 Revision.[40]

중국에서는 20세기 마지막으로 겪은 최악의 대기근이 1959~1961년 "대약진 운동"으로 인한 것이다.[38] 이에 따라 당시 세계인구의 1%에 해당하는 3000만 명이 사망하고 세계인구성장 곡선에 지울 수 없는 흔적을 남겼다(**그림 9-3**). 많은 목숨을 앗아간 기근에 대해 조금 더 살펴보면, 비록 중국 당국은 기상이변을 그 원인으로 설명하고 있지만, 많은 사람은 중국 당국의 비효율적이고 부패한 농업정책과 식량 배급 정책에 기인하였다고 보고 있다.[39] 중국 남쪽의 큰 이웃 나라인 인도는 수 세기에 걸쳐 기근과 식량 위기를 겪었지만 1972~1973년 기근으로 13만 명이 사망한 마하라슈트라주의 대재난 이후로는 적극적인 식량 위기 대책으로 큰 규모의 비극을 막을 수 있었다.

20세기 후반에 이르면 식량 위기와 기근, 사망, 난민 등으로 대표되는 재난의 중심은 사하라 남부 아프리카로 옮겨졌다. 이 지역은 기온이 이미 주요 곡식 작물의 생장온도 상한선에 가까운 상태였다. 예를 들면, 아프리카에서 농업 온열 상한선에 대한 2만 차례의 현장시험 결과를 메타분석하면, 기온이 30도가 넘는 경우 1℃/일*당 곡물 생산은 1% 감소하며, 만일 물 공급이 원활하지 못하면 고온의 영향은 두 배로 된다.[41]

BBC는 1985년 에티오피아의 기근을 "지상의 지옥에 가까운, 역대급 기근"이라고 보도했다.[42] 기근은 1980년대 초에 시작하였는데 이상기후와 부패한 군부정권, 허약한 행정부에 전쟁이 겹쳐 악화하였다. 1982~1983년, 중강도의 엘니뇨 발생으로 에티오피아의 강수량은 현저히 떨어졌다. 이 시기를 전후하여 하일리에 셀라시에 황제가 1972~1973년 대가뭄으로 유발된 기근을 다스리는 데 실패한 것을 기화로 더르그라고 불린 준마르크스주의 공산 군부정권의 쿠데타로 축출됐다.[43] 군부정권은 농업을 집단화하고 북부 주의 분리독립주의자들을 억압하였다. 1980년대 초반이 되자 농장의 생산량은 정체되었고 농업체계가 혼란에 빠진 상태에서 가뭄이 닥쳤다. 추수의 실패로 기근이 악화하였는데, 특히 유목민들이 가장 큰 희생을 치렀다. 기근이 확대되면서 사망자 수는 30만 명으로 추산되었고 굶주린 난민들은 인근 수단과 소말리아로 쏟아져 들어갔다.[44]

현대국가 중 가장 중앙집권적인 정치체제를 유지하고 있는 국가인 북한에서 1995~1996년 있었던 대기근은 극한기상으로 촉발되었는데, 폭우가 일주일이 넘도록 쉬지 않고 쏟아졌다. 전국의 논 5분의 2가 물에 잠겼고, 곡물생산량은 반으로 줄어들었다. 기근이 확산하면서 사망자 수가 늘자, 50만 명의 주민이 살던 곳을 떠나야 했다. 1996년에도 이어진 홍수로 고난이 배가됐고 1997년에는 중국 접경지대에서 오랜 가뭄이 이어졌다. 이와 같은 이례적인 기후 위기는 국가를 심각한 시험대에 들게 하였다. 정확한 집계는 발표된 적이 없으나 관련 정보를 바탕으로 추산해 보았을 때 1995년에서 2000년 사이 북한에서는 60만 명에서 100만 명이 기근으로 사망한 것으로 보인다.**[45] 이러한 비극을 가져온

---

* 기온 30℃가 넘는 날이 5일일 때 5일간(당일 기온 -30℃)의 합. 적산온도(cumulative temperature)라고도 하며 식물의 성장에 매우 널리 쓰이는 지표이다.
** '고난의 행군' 시기로 불린다.

요인으로는 농지의 과도한 개간과 경제정책의 실패, 부패, 전제적인 독재 정부 등을 들 수 있다.[46] 구소련의 붕괴가 북한으로서는 주요한 무역 상대와 후원자가 없어짐을 의미했다. 소련으로부터 값싸게 공급받던 원유와 곡물 공급이 끊어진 것이 치명타가 되었다. 그 외에도 취약한 수송망과 미비한 보건의료 체계에 더하여 농촌 인구를 도외시하고 군부와 정부 관료들에게 우선적으로 배분된 식량배급체계 등도 열거할 수 있다.

기근을 겪은 후에는 오랜 후유증에 시달리게 된다. 예를 들어, 기근에서 생존한 사람들의 건강 수준이 떨어지고 기대여명이 현저히 줄어들 뿐 아니라 태어난 자손에게서도 심각한 영향이 나타날 수 있다. 기근이 심한 시기에 태어난 사람들을 대상으로 한 코호트 연구에 의하면, 비록 연구마다 차이는 있지만,[46] 관찰연구와 동물실험에서 모두, 기근 시기에 태어난 영아, 태아뿐만 아니라 산모가 어릴 때 기근을 겪은 후 성인이 되어 낳은 아이에서조차도 생애 후반에 제2형 당뇨병, 고혈압, 관상동맥질환 등 심각한 질환의 발생위험이 커진다는 것이 확인되었다. 이 이야기는 여기서 그치지 않는다. 예를 들어 대기근 시기인 1959~1961년 중국 안후이성에서 태어난 아이들은 기근 이전 혹은 이후에 태어난 아이들에 비하여 조현병의 위험이 두 배 더 높았다.[48] 중국 다른 곳의 연구에 의하면 대기근이 시작할 때 한 살이었던 어린이들은 성인이 된 후 일반 인구와 비교하였을 때 키가 2%, 체중이 6% 작았을 뿐 아니라, 학업을 마치지 못하는 경우가 3% 많았고, 취업률이 6% 낮았다고 한다. 흥미롭게도, 대기근 시기에 태어난 부모의 자식으로 1980년대에 출생한 다음 세대도 일반 인구에 비하여 키와 몸무게가 더 작았다.[49]

20세기의 감염병

20세기로 들어서면서 인류의 인구는 급속히 늘었고, 도시에는 더 많은 사람이 몰려 살게 되었으며, 농업의 확장으로(그리고 육식 인구의 확대에 따라 가축 사료 농산물까지 재배하게 되어 농경지는 더욱 필요하게 되었다) 더 많은 땅을 개간하였으며, 더 많이 여행하고, 항생제를 남용하고, 수술적 치료가 많아지면서 수혈, 장기이식, 정맥 수액주사 등을 통해 개인 간 생물학적인 접촉이 늘어나게 되었다. 이 모두는 새로운 생태계 파괴 요인으로 작용하여 병원체에게는 새로운 보금자리가 되는 것들이었다. 세기말에 들어서면서 지역 수준의 기후변화가 커지면서 신종 감염병의 대두와 전파, 그리고 기존 감염병의 계절적 전파가 더 길게 이어질 가능성이 커졌다.

이 시대를 기준으로 볼 때 기후변화와 감염병의 관계를 보여주는 흥미로운 사례는 주로 매개체 감염병이거나 복합적인 환경과 생태학적 결정요인을 가진 감염병이다. 그러나 세계적으로 기후변화의 영향이 가장 큰 것은 어린이들의 설사병과 같은 평범하지만, 질병부담이 큰 감염병이다. 콜레라는 지난 세기에도 지속되었고 1960년대에 새로운 변종(엘토르형)의 대두와 함께 시작한 일곱 번째 범유행은 가장 오랫동안 지속되었다. 콜레라는 가난한 인구집단에서 기후와 연관된 유행의 중요한 발생원으로 계속 남아 있을 것으로 보인다. 심한 홍수나 기후재난은 국지적인 콜레라 유행과 다른 설사병 유행의 원인으로 작용할 수 있다. 1900~1940년간 인도 남부에서 식민 당국이 체계적으로 수집한 자료에 의하면 인구가 밀집한 마드라스의 콜레라 유행은 지표수가 양쪽 극단의 조건에 있을 때, 즉 가뭄과 심한 홍수 때 일어나는 것을 보여준다.[50] 가뭄 기간 중에는 지표수가 더 농축됨으로 인해 박테리아의 수중 농도가 더 높아질 뿐 아니라, 홍수기에는 안전하게 마실 물의 공급과 기본적인 개인위생의 유지가 힘들어지고 난민들이 함께 몰려 있어 질병의 전파가 쉬워진다. 1980년 북해에서는 해수 표면온도가 상승하면서 해수 중 비브리오 세균군(콜레라도 비브리오속의 한 종이다)의 수가 현저히 증가한다는 것이 보고되었다.[51]

말라리아는 기후와 연관되어 가장 관심의 대상이 되는 질환이다. 에티오피아와 콜롬비아 고지대의 말라리아 환자 발생을 자세히 분석해 보면 기온이 높아지면서 더 고지대에서도 말라리아 환자가 생기는 것을 확인하였다.[52] 이것은 기온상승으로 이 질병이 아프리카와 남아메리카의 인구밀도가 높은 고지대로 확산하는 길이 열리고 있다는 증거로 볼 수 있다. 이전에는 말라리아가 유행하지 않던 이들 고지대에서도 모기 방제와 신규환자에 대한 신속한 치료가 필요하게 되었다.

20세기 후반으로 오면서 여러 나라가 경제적으로 부유해지고 질병과 관련된 정보가 더 널리 전파되어 말라리아 발생은 줄어들었다. 그러나 그리스의 사례에서와 같이 이주민이 폭증하거나 경제위기, 보건 예산 삭감과 같은 사태와 더불어 오랫동안 박멸되었던 말라리아가 국지적으로 다시 나타나는 사례로 미루어 볼 때 이 질병은 기후조건만 맞으면 어디서나 다시 발생할 수 있다는 것을 알 수 있다.

홍수와 기상재난

홍수는 인류의 역사와 함께했다. 역사적으로 나일강의 주기적 범람이나 메소포타미아 남부의 연례적인 홍수와 같이 영양분이 풍부한 홍수 퇴적물은 이 지역의 생존에 필요한 것이기도 했다. 16세기 후반 소빙하기가 극에 달한 시기에 폭풍해일이나 범람이 덴마크, 독일, 네덜란드 연안 지역 대부분 주택과 농장을 쓸어 가 버린 것을 상기해 보자. 1931년 중반 중국에서는 여름에 지속적인 폭우로 인한 황하와 양쯔강 유역의 홍수로 약 50만 명의 사망자가 발생했다. 그러나 이후, 특히 1932~1933년 사이 이어진 기근과 감염병의 유행으로 발생한 사망자는 600만 명에 달했다.[54]

최근 세계적으로 홍수, 산불, 폭염을 비롯한 기상재해의 빈도와 강도가 증가하고 있다.[55] 반면 지진, 쓰나미, 화산분출 등의 지질학적 재난은 실질적인 증가세를 보이지 않았다.[56,57] 1923년 이래 미국 대서양 연안의 허리케인으로 인한 (허리케인 카트리나 규모의) 대규모 해일은 기온이 높은 해에 낮은 해에 비하여 두 배 더 자주 일어났다.[58] 카트리나는 등급 3의 허리케인이었는데 이 허리케인이 2005년 8월 미국의 걸프만을 가로질러 내습하여 수천 명의 사망자를 냈다. 폭풍이 덮쳤을 때, 흑인들은 백인과 비교해 사망위험이 두 배에서 네 배

높았으며 사망률이 가장 높은 인구집단은 75세 이상의 노인층이었다.[59]

이로부터 7년 후 북대서양에서 발생한 것 중 최악의 폭풍인 샌디가 미국 동부 해안을 덮쳤을 때, 응급의료 체계는 더 잘 갖추어져 있었다. 그런데도 230명이 사망하였고 재산 손실과 침수된 가정의 독성 곰팡이로 인한 건강피해와 정신건강상의 문제 등 장기적인 건강피해로 인한 피해액은 500억 달러로 추산되었다.[60]

2003년 프랑스와 2010년 러시아에서 본 것과 같이 폭염은 매우 심각한 건강 유해 요인으로 등장했다. 이 같은 폭염의 시기는 "3 시그마 사건"*에 해당하는데 이는 과거 기록을 기준으로 볼 때 일어날 확률이 극히 낮은 사건을 의미한다. 그 영향 또한 전례 없는 수준이어서 수만 명의 초과 사망이 발생하였다.[61] 이에 비해 잘 알려지지는 않았지만, 폭염은 인도와 같이 저소득 열대지역에서 훨씬 더 많은 사망자를 낸다. 이 지역에서는 지난 5년간 기록적인 폭염이 왔는데, 그 영향은 단전과 급수 부족으로 인해 더욱 악화되었다.[62]

결론

이렇게 하여 현재에 이르렀다. 이미 경험한 것과 같이 이 글을 쓰고 있는 21세기의 두 번째 10년을 맞아 기상재해의 빈도와 강도는 계속 상향하고 있다. 이제 이러한 상승 추세가 과거의 매 10년 단위의 변동 수준을 초과하고 있으며, 이 현상의 대부분은 기후변화와 기후시스템에 더 많은 에너지가 축적되어 일어나는 것임이 명백해졌다.

이러한 극한 기상현상은 일반대중과 매체의 주의를 지속적으로 끌고 있다. 인간이 초래한 기후변화가 이러한 심각한 극한기상을 초래했음을 설명하는 보

---

* 평균으로부터 3배의 표준편차(시그마)의 범위 내에 99.7%가 들어가는 것에서 기원한 매우 드문 사건을 일컫는 경우

도도 늘고 있다. 그러나 기후변화로 인한 장기적인 건강 영향의 크기는 이러한 기상재난으로 인한 일시적 영향보다는 지역의 평균 기후조건의 변화로 인한 영향이 더 클 것이다. 기상과 관련한 계절적 사망은 폭염이나 한파와 같은 기상의 단기적인 변동뿐만 아니라 보다 장기적이고 점진적인 기후의 변동에 의해서도 영향을 받을 것이다. 1960년대 이래 40년간 호주에서는 평균기온의 상승을 경험하고 있는데, 여름의 사망자가 더 많아지고 있다.[63] 이처럼 최근 호주의 사망통계만 보더라도 기후변화의 영향은 명백하다. 기후의 이러한 장기적 변화는 곡물 성장과 소출, 가축의 건강, 수자원의 가용성, 감염병원체의 이동과 활동성, 연안 지역 주거지의 안정성, 인구의 집단 이주, 제한된 환경자원의 분배상의 갈등 등에 영향을 미칠 것이다.

이로써 이번 세기에 이르기까지 지난 200만 년에 걸친 대장정이 끝났다. 기후변화는 인간의 진화에 이바지하였을 뿐 아니라, 특히 홀로세에 들어와 농업과 도시화가 확산하는 시기에 인류의 사회적 문화적 체계를 한편으로는 위협하고 다른 한편으로는 뒷받침해 왔다. 다음 장에서는 인류의 안녕과 건강, 생존과 기후변화 간의 관계에서 길고 다채로운 역사의 검토를 통해 핵심 주제와 패턴, 교훈을 찾아보도록 하겠다.

제10장 홀로세의 인류

　과거의 자연적 기후변화에 대한 인류의 경험을 통해 우리는 무엇을 배울 수 있었나? 앞에서 본 과거의 경험은 이번 세기 인류가 초래한 기후변화로 인해 건강과 생존, 사회적 안정에 대한 위협이 다양한 인구집단에서 어떠한 형태로 올 것인지를 보여주고 있다. 이 장과 다음 장에서는 그러한 미래를 내다보고, 다가올 환경적, 사회적 위기를 인류가 어떻게 대처해야 할 것인지에 대해 논하고자 한다. 본론에 들어가기 전에, 고기후학자인 레이먼드 브래들리(Raymond Bradley)의 주장을 인용하자면, 우리는 "고기후학적 기록을 바탕으로 홀로세 기간 중 있었던 국지적 기후 변이의 특성과 그 크기에 대해 이해하고 이것이 인류에 미친 영향에 대한 통찰"을 얻기 위해 노력해야 한다.[1] 이 장에서 저자는 과거의 기후변화와 인류의 건강 위해 사이의 긴 역사를 돌이켜 보면서 이들 간의 일반적인 양상을 찾아내고자 하였다. 또한, 기후변화로 인한 건강 취약성을 좌우하는 전제조건과 관련된 요인에 대해서도 탐색하였다. 이를 바탕으로 오늘날의 인류가 빈부 수준과 다양한 기후대를 막론하고, 예상되는 21세기의 기후 위험에 얼마나 취약한지도 고찰하였다.

　1만 1000년에 걸친 홀로세는 호모 사피엔스의 탄생 이후 살아온 시간에 비하면 아주 짧은 기간에 불과하다. 그러나 이 시기의 기후를 들여다보는 것으로

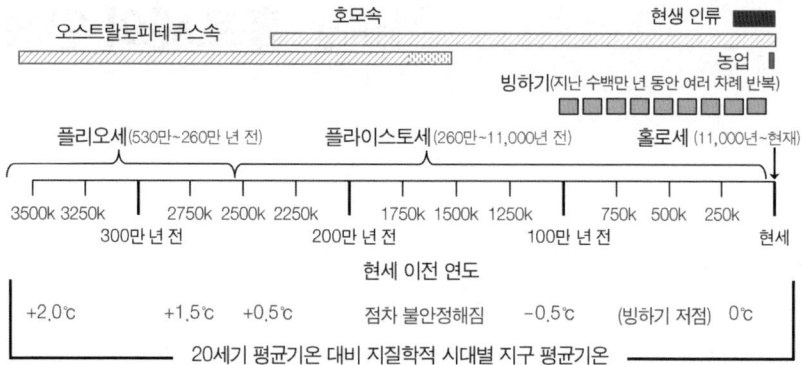

그림 10.1 시간대별로 본 인간의 생물학적·문화적 진화에 미친 기후의 영향. 홀로세는 오른쪽 끝에 있음. 저자 그림.

논의를 시작해 보자. 홀로세는 지난 백만 년에 걸친 아홉 번 간빙기의 제일 마지막 시기로, 해부학적이고 행동적인 측면의 현생인류가 농경과 가축 길들이기, 수리 사업과 정착지 건설 등을 통해 환경과 지구의 수용 역량을 본격적으로 통제하는 능력을 갖추기 시작한 때이다. 농경시대는 그림 10.1에 표시된 지질학적 시기 중 가장 오른쪽 위에 표시되어 있다. 홀로세 전 시기에 걸쳐 기후는 항상 그랬던 것처럼 자연적인 변동이 있었는데 이러한 비, 햇빛, 바람, 온도의 변동은 농작물의 수확량과 기근, 생존을 좌지우지하는 가장 주요한 결정요인이었다.

홀로세의 기후 경험

여기서는 과거의 기후 양상에서 볼 수 있었던 주요한 사항들을 요약하는 과정을 통해 다가올 미래의 기후 취약성과 기후가 인류의 안녕에 미칠 영향을 예측해 본다.

홀로세의 기후는 상대적으로 변동이 적었는데, 이 기간에 지구의 표면온도는 평균 15℃에 머물러 있었다. 기온과 강수량은 단기간에 걸쳐 기복이 잦았고 수 세기에 걸친 변동도 있었다. 그러나 10년 단위로 본 평균기온 변동의 폭이 2℃를 넘는 경우는 드물었고 대부분 1℃에서 -2℃ 사이에 있었다. 유럽 기온은 중세 온난기의 정점과 그로부터 5세기 후에 온 소빙하기의 최저점 간의 차이가 1.5℃에 불과하였다. 중국에서는 이 기간에 유럽과 비슷하지만 기온 차이가 조금 더 작다. 남반구에서도 일부 지역에서는 특히 13세기와 14세기에 기온 저하가 있었다.

단기간에 걸친 기후변동은 주로 대규모 화산폭발이나 슈퍼 엘니뇨현상, 혹은 지역 수준의 대기 순환시스템의 급격한 변동 등으로 인해 극한기상과 더불어 사회적인 대격변과 사회 기반 시설의 파괴에 이어 사회적 위기를 초래하곤 했다. 장기간의 가뭄이나 1600년대 초반에 있었던 북반구의 한파와 같은 수십 년에 걸친 기후변동은 고난과 불행으로 다가와 질병과 죽음이 늘어나고 사회적인 불안정을 초래했다. 더 긴 기간에 걸친 국지적인 기후변동으로는 홀로세 기후 최적기, 로마 시대 유럽의 온난기, 12세기에서 15세기에 걸친 아메리카대륙 남서부의 장기 건조기, 유라시아 대륙의 소빙하기 등을 들 수 있다. 이러한 변동은 모두 사회, 문화, 기술의 변화에 지속적인 영향을 미쳐, 농업체계에 타격을 주고, 영양실조와 기아, 감염병의 유행, 인구이동과 더불어 정치체제의 불안정을 초래했다.

인류는 진화의 핵심 기전인 "현재 생존에 최적화"의 산물이라는 측면에서 볼 때, 앞으로 올 멀고 낯선 먼 미래의 종과 생태계를 보전하려는 강력한 타고난 본능은 결여되어 있다. 앞선 시대의 인류사회는 불리한 기후조건이 왔을 경우 전형적으로는 즉물적으로 반응해 왔는데 그나마 대개 적기를 놓친 경우가 많았다. 인류는 환경 임계수준에 대한 정보와 이해가 짧았을 뿐 아니라 생태계와 기후체계의 작동에 대한 지식이 부족했기 때문에 사전주의에 기반하여 대비할 수 있는 예측 능력 또한 거의 갖추지 못했다. 그러다 보니 미래에 올 홍수나 가뭄에 대한 대비란 것이 성벽을 더 높이 쌓고 관개 시스템을 보강하고 곡식 창고를 늘리는 수준을 넘지 못하였다. 오늘날의 인류는 지구와 생태계, 기후체계가 어떻게 돌아가는지, 이들 시스템에 압력이 가중될 때 어떠한 결과가 올 것인지에 대한 이해가 이전에 비해 더 높아졌다. 이러한 지식을 우리 두뇌가 가진 추상적인 사고와 미래에 대한 상상력과 결합하여 더 선제적으로 미래의 기후변화에 대응할 수 있어야 한다. [2]

과거를 통해 유추해 본 미래

역사적 사례를 바탕으로 오늘날 세계의 문제에 대한 통찰을 얻고자 시도하지만, 항상 어려움에 부딪힌다. 정치가와 학자 중에서도 적지 않은 사람들이 이렇게 문제를 풀려고 계단을 딛다가 미끄러지곤 했다.

존 R. 맥닐[3]

논의에 앞서 우선 염두에 두어야 할 사실은 오늘날 지구 기후환경의 변화는 인류 역사상 일찍이 경험하지 못한 규모와 속도로 진행되고 있다는 것이다. 지금까지 경험한 가장 현저한 온난화는 북대서양 지역에서 추웠던 7세기와 8세기를 거쳐 9세기와 10세기로 들어서면서 기온이 1~2°C 상승하였는데, 이에 따라 노르드 바이킹(Norse Vikings)은 아이슬란드와 그린란드로 정착지를 확대할 수 있었다. 현재 상황은 금세기 말까지 지구의 평균기온이 최대 4°C까지 상승할 것으로 예상되며 특히 극지방과 아극지방에서 더 현저할 것으로 예상된다. 이러한 수준의 지구 온난화는 지질학적인 기록을 통틀어 보았을 때도 유례가 없는 속도인데 가장 최근의 지구 평균기온이 4°C 상승한 전례는 5600만 년 전이었지만 이 경우 기온상승은 한 세기가 아니라 수천 년에 걸쳐 이루어졌다. [4]

기온이 상승함에 따라 대부분의 위험은 상승곡선을 타게 되는데, 때로는 가파르게 상승하는 때도 있을 것이다. 4°C 상승의 영향은 단지 2°C 더하기 2°C 상승하는 것과 같을 수는 없다. 세계은행은 2013년 이러한 난관을 예견하고 금세기 말까지 온난화가 4°C에 달하면 올 수 있는 심각한 결과에 대해 보고서를 냈다. [5]

그런데도 우리는 홀로세의 경험을 통하여 여전히 배울 수 있는 것이 있다. 전반적으로 보아서는 한랭과 건조가 우세한 시기가 온난기보다는 더 많았고 이로 인해 인류는 더 많은 고난을 겪었지만, 온도가 '엄밀하게' 적정기온의 범위에 있지 않은 경우, 그 방향이 더위 쪽이건 추위 쪽이건 간에 생물학적 기능과 안녕이 손상됨을 경험하였다. 이러한 현상은 온난과 한랭의 극단의 환경에서 인구집단의 건강과 생존 문제, 모기의 장내에서 말라리아 원충의 증식속도와 모기의 생존율, 식물의 광합성과 곡물생산량, 건조(建造)환경에서 도로교통, 철도망, 송전망 등 수송 수단의 구조와 안전, 마지막으로 강수량과 습도의 문제에 이르기까지 널리 적용된다. 건강 문제로 국한해 볼 때도 강우량이 지나치게 많거나 적으면 콜레라 전파력, 식량 수확량, 페스트를 전파하는 벼룩의 생식능력에 이르기까지 여건이 변화하여 인간의 건강 위험이 높아진다. 서기 1300년경 중앙아시아의 온난화는 림프절페스트의 세계적인 범유행을 촉발하였지만, 서기 530년대 후반에 있었던 급속한 한랭화는 질병의 전파를 촉진하여 콘스탄티노플에서 유스티아누스 흑사병 유행을 촉발하였다.

요약하면, 역사 기록을 통해 우리 사회와 인간의 생물학적 건강이 의존하고 있는 자연계 대부분 종과 생태계, 국지적 수준의 물리적 과정은 기후조건의 아주 작은 변화에도 매우 민감함을 알 수 있다. 식물, 동물, 생태계는 기후변화의 영향을 그대로 맞이할 수밖에 없는데 스트레스나 질병, 죽음, 이주, 멸종과 같은 결과를 맞게 된다고 할지라도, 이는 자연계에 속한 존재들의 생존과 타협 불가능한 삶의 전제조건 중 일부일 뿐이다. 그러나 우리 인류는 기술적 도구와 문화적 자산을 통해 변덕스러운 기후와 환경 변화를 완화하거나 적응할 수 있게 자신의 취약성을 부분적으로 보완하고 있다.

과거의 기후와 건강의 양상

니알 페르그손(Niall Ferguson)은, 역사가가 "사회적, 정치적인 현상을 높은 신뢰수준으로 예측할 수 있는 범용의 물리법칙을 찾아내는 것은 가능하지 않으며 또한 이를 찾아내려 시도해서도 안 된다"라고 했다.[6] 민간의 지혜는 이와는 달리 인류가 역사에서 배우지 못한다면 우리는 이러한 불행을 되풀이하게 된다는 것이다. 실제로 우리는 여러 차례의 비슷한 경험을 묶어 일반화한 결론을 끌어내고 이를 현재와 가까운 미래에 올 수 있는 비슷한 상황에 적용할 수 있다.

홀로세 기간 대부분에 걸쳐 평균여명은 오늘날의 절반에도 미치지 못했는데, 사망 대부분은 기아와 감염병 때문이며, 특히 기원전 2500년경부터 시작된 도시의 대규모 인구 밀집은 이러한 현상을 더 강화하였고 이는 곧바로 폭력과 전쟁으로 이어졌다. 이에 따라 이 책에서 다루는 기간 대부분에서 건강에 미치는 영향의 범위를 직접 연구하는 것이 가능하지 않고 "묵시록의 4기사"인 기아, 유행병, 전쟁, 정복에 더하여 기상재해의 영역을 벗어나지 못하였다. 이보다 규모가 크지 않거나 급격히 진행되지 않은 훨씬 더 많은 건강 영향에 대해서는 역사적 기록을 통해 찾기가 더 어렵다. 여기에는 폭염, 설사병의 악화, 극한기상으로 인한 치명적·비치명적 손상, 기상재난 후 정신질환, 흉년, 가축 폐사, 가까운 사람과의 사별 등이 해당한다. 이러한 고통스러운 경험들은 조기 사망과 고난의 주요한 원인이었을 것이다.

홀로세 기간 중 기후가 인류의 건강과 생존에 미친 영향에 대해 일반적인 결론을 내리자면 다음과 같다: 사는 곳이 극지방, 온대지역, 열대지역을 막론하고 식량과 물의 공급, 생태계의 안정성, 그 밖의 기본적인 요구가 유지되는 적정기후대는 좁은 범위 기온과 특정한 계절적인 강우 양상에 국한되어 있다. 이 적정기후대를 벗어나면 스트레스 수준이 올라가고 생체 기능이 지장을 받으며, 인간의 건강이 손상된다.

인간사회는 이전에 발생한 일들의 경험과 이에 대한 이해, 문화적 방법을 통한 해소 등의 기전을 통해 단기간의 극단적인 기상의 변화를 감내해 나갈 수 있다. 마찬가지로, 우리 각자는 개별적인 존재로서 일간, 주간으로 변화하는 넓은 범위의 기상변화에 대응할 수 있다. 그러나 오늘날과 같이 풍부한 자원이 뒷받침되는 사회에서는 기후변화로 인해 오는 많은 초기 위험을 비켜 갈 수 있겠지만 생태계와 인류가 생존을 위해 의존하고 있는 생물 종이 아킬레스건이 된다. 이러한 생태계와 생물종들은 이전의 기후 양상을 기반으로 섬세한 균형을 맞추어 왔으나 변하는 환경에 대한 추가적인 보호 기전을 갖추지 못해 인간보다 기후변화에 훨씬 더 취약하다.

기후와 식량 수확량

제1장에서 논의한 것과 같이 '엄밀한' 적정기후대의 개념이 가장 잘 적용되는 분야는 식량 생산 분야일 것이다. 이미 익숙한 장기간에 걸친 계절 평균기온을 벗어난 한랭과 온난, 혹은 강수량의 부족이나 과다는 수확량 감소와 영양실조로 이어질 수 있다. 기후-식량-영양의 연쇄 고리는 오랜 기간에 걸쳐 인구집단 안녕의 중요한 결정요인 중 하나였다. 실제로 홀로세 전반기에 기후변화와 인구집단 건강의 연관성을 보여주는 근거들을 확인할 수 있다. 이와 같은 강한 연관성으로 인하여 기후-영양 축은 역사를 기록하는 사람들이나 사제, 지배자의 관심을 자주 끌곤 했다. 신석기시대 초기 농부들의 뼈와 5500년 전 건조화가 진행되고 있던 사하라 사막에서 발굴된 뼈에서 만성적인 영양실조의 흔적을 찾을 수 있다. 반면 메소포타미아와 나일 계곡 지역의 초기 기록에서는 홍수, 가뭄, 곡물 수확량, 사망률, 사회적 갈등 등에 대한 당시의 관찰 결과를 볼 수 있다. 이와 같은 초기의 기록이나 근거들은 유라시아나 지중해에 면한 아프리카 북부지역에서 주로 찾을 수 있고 이보다는 드물지만 1만 년 전 옥수수를 주식으로 하던 아메리카 인디언 공동체가 아직 농경사회로 진입하지 못했던 앞선 클로비스문화와 자리바꿈을 했던 북아메리카의 남부지역에서도 찾을 수 있다. 그러나 이외 지역에서는 현재까지는 충분한 정보가 없다. 우리는 무굴제국 이전의 인도나 서기 1800년 이전의 아프리카, 서기 1500년 이전의 아메리카에 대해 아는 것이 거의 없다.[7]

홀로세의 평균기온보다 좀 더 높은 기온이 지속된 시기는 계절에 맞는 적당한 강수가 따라주고 농경과 인구가 확장되면서 건강 위기에 대한 기록은 이전보다 훨씬 줄어들었다. 이런 현상은 메소포타미아 지방, 초기 제정 시대의 서로마제국, 중세 중반부의 유럽에서도 볼 수 있고, 9세기와 10세기 노르드 바이킹과 12세기와 13세기 몽골이 지배 영역을 확장하는 기반이 되었다.

그러나 앞서 예로 든 이들 사회는 식량 생산을 최대화하기 위한 목적에서 그들을 지탱하는 환경을 지나치게 압박하는 경우가 많았다. 이로 인해 이들 사회는 한랭한 기후가 다시 오면서 곡물 생산량이 줄어들고 스트레스를 받은 가축들의 번식이 이전보다 떨어지는 경우, 취약성을 보이게 되었다. 좋은 시절과 나쁜 시절이 파도처럼 번갈아 오고 우리에게도 익숙한 호경기와 불경기의 주기가 있는 것은 지구상에 존재하는 모든 종에서 공통으로 볼 수 있는 현상이다. 인류도 예외가 아니다.

경제사가 코르낙 그라다(Cormac Ó Gráda)는 가뭄은 기근의 가장 흔하고도 근본적인 원인인데 이는 역사적으로 거대한 파멸이나 여러 문명의 쇠퇴와 붕괴를 가져왔다고 하였다. 기근의 원인은 기후, 환경, 사회적, 정치적 요인들이 모두 관련되어 있으므로 전혀 간단치 않으나, 분명한 사실은 곡물과 가축은 적절한 기후조건과 기상 양상이 뒷받침되지 않으면 정상적인 소출을 기대할 수 없다는 점이다. 그라다에 의하면,

> 기록으로 볼 수 있는 최악의 기근은 대부분 비가 너무 많이 오거나 너무 적게 온 것과 관련 있다. … 로마 시대 말기에는 기근의 원인 네 가지 중 세 가지가 가뭄이었다. … 중국의 이전 역사를 보면 홍수보다 가뭄이 기근의 원인인 경우가 두 배나 더 많았다. 이것은 특히 밀 경작 지역에서 뚜렷했다. … 가뭄은 수백만 명의 사망자를 낸 1770년 벵골지역 대규모 기근의 원인이기도 하다. … 1870년대 후반 중국 북부에는 이전에 볼 수 없던 심한 가뭄이 1876년에 이어 1877년에도 오면서 재앙을 맞았다.

> 온대지역에서는 한랭기후나 강수가 각각 혹은 동시에 오게 되면 문제가 된

다. 1315~1317년 유럽 대기근은 1315년 여름의 폭우와 저온으로 인한 것이다.… 1740년 아일랜드의 큰 서리는 이어지는 1740~1741년을 '대학살의 해'로 만들었다. 카슈미르에서는 1640~1642년에 걸친 대홍수로 438개의 마을이 휩쓸려 사라졌는데 "마을의 이름조차 살아남지 못하였다"고 하였다.[8]

묵시록의 4 기사 중 기근은 재앙적인 사망을 초래하는 가장 강력한 원인이었다. 그러나 때로는 드물지만 전쟁이 이와 버금갈 정도의 희생자를 내기도 하였는데, 중세 온난기 후반에 있었던 칭기즈칸의 피비린내 나는 정복은 중앙아시아로부터 시작하여 서쪽으로 휩쓸며 뻗어나갔다. 예속과 박해, 궁핍, 문화적 파괴를 동반한 정복의 과정은 근대에 들어 미대륙의 선주민이나 호주의 선주민을 정복하는 과정과 다르지 않은데 피정복 주민들은 기존 사회의 사기와 활력, 건강이 쓸려나가는 것을 경험했다. 악성 감염병의 유행은 극단적일 경우 지역 인구의 30~50%까지 목숨을 앗아가기도 했는데, 주요한 사례로 아테네의 역병, 로마와 배후지역에서 있었던 안토니우스 역병, 유스티니아누스 역병, 그리고 중세 유럽의 흑사병 유행 등을 들 수 있다. 그러나 기근은 홀로세 기간 대부분에 걸쳐 인류의 건강과 생존, 사회적인 일관성과 정치적 안정에 큰 영향을 끼쳤다. 기근은 인구집단의 사기와 활력, 그리고 크게 보아 문명 전체에 걸쳐 크나큰 영향력을 행사하였다.

식량 위기도 역사적으로 주요한 인구이동에 영향을 미쳤다. 지난 4000년간 유라시아대륙을 가로질러 흥하고 쇠했던 민족이나 국가를 들여다보면 기후변화와 농업, 식량 부족 등으로 인한 경우가 많았음을 알 수 있다. 이는 메소포타미아 북부 유목민의 이주(기원전 약 2200년), 이집트를 괴롭힌 '해양 민족'(기원전 1200년), 발트해 연안의 농민들(기원전 300년), 게르만 야만족의 로마제국 침략(3세기~5세기), 몽골의 무리(중세 온난기 끝 무렵), 기근으로 인해 이민한 아일랜드인 100만 명(19세기 중반) 등의 예에서 볼 수 있다. 이와 같은 인구집단의 흐름은 크게 인간 생태학으로 볼 수 있다. 이러한 역사적 사건을 통해 우리는 농장, 적절한 수원과 음식이 인간의 안녕과 건강, 생존, 사회적 안정에 있어 가장 기본적인 조건이 됨을 다시 한번 확인할 수 있다.

기후와 갈등

우리는 일반적으로 전쟁이나 갈등을 공중보건학적인 문제로 인식하는 경우는 드물지만, 자세히 들여다보면 그 논리와 근거가 명확함을 알 수 있다. 기후변화가 특히 허약한 국가에서는 기존의 자원 취약성을 촉진하여 '위험을 증폭'하는 역할을 하므로 인구집단과 국가 안보의 위협으로 작용함은 민간기구나 군 조직에서 잘 인식하고 있는 사실이다.[9-12] 2003년 미 국방성 보고서의 첫머리는 다음과 같이 시작하고 있다. "급작스러운 기후변화가 세계적으로 인구 부양 능력을 떨어뜨리게 됨에 따라 식량이나 물, 에너지를 둘러싸고 치열한 분쟁이 일어날 가능성이 커지고 있다."

홀로세 기간 동안 인류의 역사를 보면 기후 여건이 나빠지는 것과 폭력적 갈등은 서로 연관되어 있음을 알 수 있다.[14] 연구자들은 지난 1만 년 동안 세계의 모든 주요 지역의 갈등을 대상으로 한 연구 60편을 묶어 분석한 결과 다음과 같은 결론을 내렸다. "기후가 정상적인 강수와 온화한 기온에서 멀어질수록 갈등의 위험은 더 커진다."[15] 사하라 사막 이남 아프리카지역의 내란은 기온이 평상시보다 더 높거나 평균보다 훨씬 아래로 떨어질 때 더 자주 일어났다.[16] 54개국을 대상으로 엘니뇨의 영향을 연구한 결과 엘니뇨현상의 강도가 강할수록 내란도 심한 경우가 많았는데, 특히 건기이거나 추위가 더 심할 경우, 혹은 홍수가 올 경우가 더욱 그러하였다. 저자들은 기후와 관련된 갈등의 일차적인 원인은 식량 생산량의 저하나 담수 공급 부족이 결정적인 역할을 한다고 결론을 내렸다.

지난 6000~7000년 동안 식량 수확량에 영향을 미치는 기후나 다른 환경적 영향이 흉작과 굶주림이 반복되는 이유이며, 사망과 분쟁의 주요 원인이었다.[17] 기온은 작물이 성장할 수 있는 기간에 영향을 미치고 토양의 수분함량은 식물성장에 영향을 미치며 기온과 습도는 병충해와 감염병의 발생에 영향을 미친다. 오늘날로 오더라도 주로 농업에 기반한 사회에서는 과거 사례에서 보는 것과 같이 기온과 강수량이 농업 수확량과 이에 따른 사회적 생물학적 안녕에 절대적 영향을 미침을 확인할 수 있다. 세계의 주요 주식 작물은 수 세기에 걸쳐 수확량이 더 많은 품종을 반복적으로 심어 개량해서 얻어진 결과이다. 이렇게 개발된 작물의 품종은 과거 오랜 기간에 걸쳐 해당 지역의 가장 일반적인 기온과 토양 습도의 범위에 가장 정교하게 잘 적응하여 얻어진 산물이기에 기후조건이 이러한 최적 범위를 벗어나면 소출이 불안정해지거나 흉작으로 이어질 가능성이 크다. 이처럼 최적의 생산을 보장하는 '골디락스 존'의 기후조건의 한계 범위를 고려할 때, 기후조건이 조금이라도 이 범위를 벗어날 때 폭력과 기아, 감염병 유행, 인구 집단이주의 원인이 됨을 반복적으로 확인할 수 있다.[18,19]

기후변화가 갈등과 전쟁의 발발에 영향을 미치는 경로는 다양할 뿐 아니라 다른 요인과의 복합적인 조합의 결과이다.[20,21] 경제학자들은 흔히, 기후조건이 나빠지면 경제 침체가 오는데, 이 경우 갈등에 참여하는 것이 이전의 일상적인 생업에 종사하는 것보다 더 큰 경제적 가치를 얻을 수 있기 때문이라고 주장하기도 하였다. 기후와 관련된 경제 침체는 국가를 약하고 불안정하게 하여 체제가 취약해진다. 역사적으로 볼 때 식량과 물, 주요한 원료의 공급이 부족하면 사회적 혼란과 감염병 발생, 갈등으로 인해 상흔을 남기는데, 가장 심한 손상은 그 사회의 경제적·인종적으로 가장 바닥에 있는 계층에서 나타난다. 기원전 1900년쯤 인더스 계곡에서 번성했던 하라파 문명의 붕괴 과정을 보면 강수량의 불확실성이 점차로 커짐에 따라 곡물 생산이 줄어들어 굶주린 사람이 늘어나고 국지적인 폭력과 감염병으로 인한 사망이 사회경제적으로 가장 주변부에 있는 계층에서 가장 두드러지게 나타났다.[22]

2010년대에 시작하여 오랫동안 계속되고 있는 시리아 내전을 보면 경제적인 충격과 종교적 대립, 환경파괴와 국지적인 기후변화가 쉽게 결합하여 처참하고 파괴적인 갈등으로 이어질 수 있음을 보여준다. 중동지역에서는 일찍부터 물과 관련해 잦은 갈등과 더불어 물 부족, 관개농업의 도입, 종교적 인종적 긴장이 있었다. 내전이 시작된 2011년 직전의 시리아 북부 농촌지역의 장기간에 걸친 심한 가뭄은 오래 전부터 이어져 온 이 비옥한 초승달 지대 대부분 지역을 건조하고 황폐한 땅으로 만들어버렸다.[23] 관개시설은 피폐해지고 수로는 말라붙고, 사막 폭풍이 수시로 불어오면서 이 지역은 점차로 황폐해져서 버려진 마을들만 남게 되었다. 풀을 뜯는 가축들이 대부분 폐사하면서 유목민들은 기르던 가축의 85%를 잃었다. 여기에 더하여 아사드 정권의 잘못된 농업정책으로 빈곤이 악화되고 주민들의 분노와 폭력 수준이 높아지면서 고통 받던 북부지역 수만 명의 농촌지역 주민들은 도시로 몰려들게 되었다.[24,25]

내란 기간 중 대부분의 건강피해는 전투 자체보다는 사회 혼란, 인구의 집단 이주, 보건의료시스템 붕괴로 인해 예방접종이나 모자보건 프로그램과 같은 필수보건의료 서비스가 중단되어 일어났다. 실제로 최근 아프가니스탄 전쟁의 예를 보면 보건의료인과 병원, 관련 기반 시설이 무차별적인 파괴의 대상이 되었고 질병 예방프로그램은 중단되었다.[26] 기아와 말라리아, 소아 감염병 등으로 많은 사람이 생명을 잃었다.[27]

빈곤과 문맹의 굴레에서 벗어나고자 하는 소망과 함께 열악한 기후와 불리한 환경조건에서 탈출을 꾀하는 사람들이 늘어나면서 향후 50년 이상의 기간에 걸쳐 인구의 집단이동과 이주가 늘어날 것은 명백하다. 저자가 사는 지역의 예를 보면, 일부 저지대 태평양 섬은 해수면 상승으로 인해 이미 이주가 시작되고 있는데 이들의 이주는 섬 사이에서 이루어지는 때도 있고 뉴질랜드 정부의 예에서 보듯 협약에 의해 이주가 이루어지기도 한다. 남아시아와 중동에서 호주로 유입되는 이주민들은 인도네시아를 거쳐 오는데 이에 대한 일반 대중의 대대적인 거부반응과 정책 혼란, 격렬한 논란과 같이 국가적으로 부끄러운 사태가 일어나고 있다. 그러나 인구 증가로 인한 압력, 극한기후, 해수면 상승, 강과 지하수의 담수 고갈, 기후변화로 인한 곡물 수확량 저감 등으로 인해 향후 더 많은 아시아 지역에서 오게 될 이주는 현재와는 비교할 수 없는, 감내하기 힘든 부담으로 다가올 것이다. 지금과 같이 유권자를 의식하여 인종 혐오를 자극하는 정치적 구호가 앞으로 수십 년 후에는 단세포적이고 이기적인 태도로 규정되면서 줄어들 수 있을까, 아니면 이런 갈라 치는 선동과 행동이 더욱 늘어날 것인가?

　기후변화와 극한기상의 진행 속도가 더 빨라짐에 따라 미래의 갈등 전망에 대해 학자들뿐만 아니라 정부, 군 관계자, 비정부기구 모두 더 많은 주의를 기울일 필요가 있다.[28] 우려의 목소리 중에는 환경이 파괴되고, 자원은 고갈되며, 갈등에 취약한 세계 — 불평등이 심화하고 일부 특권층은 '요새화된 세계'를 따로 만들어 대피하는 세상 — 를 예상하기도 한다.[29,30] 만일 현재의 추세가 그대로 지속된다면 이러한 세상이 오는 것을 피하기 힘들 것이다.[31-33] 그러나 분쟁으로 인한 인구집단의 건강과 생존 문제를 넘어서 기후변화로 인한 이주에 따른 건강 문제의 전체 스펙트럼은 현재로서는 알 수 없다. 전쟁을 비롯하여 정치적, 종교적 박해 등으로 인한 소개나 이주와 관련한 건강영향에 대해서는 부정적, 때에 따라 긍정적인 측면의 다양한 관련 지식이 이미 축적되어 있다. 그러나 우리는 실제로 기후 혹은 환경적 요인으로 인해 이주하는 인구집단의 건강 영향의 경험에 대해서는 이주 전, 이주 도중, 이주 후를 포함한 전 기간에 걸쳐 알아야 할 뿐만 아니라 점령지역, 재산을 빼앗긴 사람들, 이주를 받아들이는 지역주민들에 대해서까지 이해의 폭을 넓힐 필요가 있다.[34] 이 주제는 향후 다가올 온난화의 시대를 맞이하여 세계적으로 이주민이나 기후난민으로 삶터를 옮겨야만 하는 사람들이 늘어날 수밖에 없는 현실에서 연구 주제로서뿐만 아니라 정책적 중요성이 커질 것으로 예상된다.[35]

기후와 감염병

　19세기 후반 세균이 역병의 원인임이 밝혀지기 이전까지는 홀로세 전 기간에 걸쳐 감염병의 유행은 신의 저주나 행성의 배열, 혹은 나쁜 기운(miasma)의 발산에 의한 것으로 받아들여져 왔다. 따라서 림프절페스트 유행의 촉발, 기근을 겪고 있는 인구집단에서 발생한 장티푸스, 중세 온난기와 이후 소빙하기 기간 중 말라리아가 유럽 북부지역으로 확장되었다가 물러간 것 등과 같이 명백히 알 수 있는 경우를 제외하고는 특정 감염병의 유행과 기후조건의 변화 간의 관계에 대해서는 알려진 바가 거의 없다. 식민시대 이전 사하라 사막 남부지역 아프리카나 콜럼버스 이전 미주대륙의 감염병 양상에 대해서도 전혀 알려진 바가 없다. 온대와 열대지역 간에 주된 감염병의 양상이 다르기에 이러한 대륙 간 격차는 중요한 의의가 있다.

홍역, 유행성이하선염, 백일해, 천연두, 수두 등 온대지역에서 흔히 유행하는 많은 감염병은 소위 급성 '군중 질환'이다. 이러한 질환의 병원체는 동물에서 유래하여 사람에게 완전히 적응하여 곤충매개체나 다른 동물 숙주를 거칠 필요가 없이 사람 간에 전파되도록 진화하였다. 이러한 질환은 일단 감염된 개체에서는 영구적인 면역이 형성되므로 감염을 유지하기 위해서는 면역이 형성되지 않은 새로운 인구가 지속적으로 유입되어야 하므로 수십만 명 이상 규모의 인구가 있어야 한다. 이들 질환은 홀로세 중반 동물과 사람 간의 만남이 더욱 잦아지면서 초기에 동물에서 사람으로 우연히 옮겨졌던 병원체가 도시화로 인구 규모가 커진 중동이나 지중해 연안 지역에서 사람의 감염병으로 첫발을 내디뎠다.

반면 대부분의 열대지역 감염병은 진행 속도가 빠르지 않고 영구면역을 형성하는 경우가 많지 않으며 전파를 위해 곤충이나 다른 매개체가 있어야 하고 자연계에 숙주동물이 있는 경우가 많다. 사람은 이 경우 주로 부수적인 우연숙주에 불과하다. 이런 종류의 질환들은 그들의 생존을 위해 숙주인 사람에서 지속적인 사람 간 전파가 꼭 필요하지는 않다. 이러한 질환의 대표적인 예로 황열(매개체: 모기, 자연계 숙주: 원숭이), 수면병(매개체: 파리, 자연계 숙주: 우제류), 샤가병 혹은 남미수면병(매개체: 트리아토민 버그, 자연계 숙주: 기니피그), 에볼라바이러스 질환(매개체: 불확실, 자연계 숙주: 박쥐, 원숭이), 말라리아(매개체: 모기, 자연계 숙주: 없음) 등이 있다.

기후가 적정 범위를 벗어나게 되면 여러 가지 감염병의 발생이 영향을 받게 되는데 특히 모기와 같이 매개체를 통해 전파되는 감염병이 대표적이다. 예를 들어 기온이 너무 낮으면 미성숙 말라리아 원충이 모기 몸속에서 성숙하고 번식하지 못하며, 반대로 기온이 너무 높으면 모기의 수명이 짧아지게 된다. 페스트균을 옮기는 벼룩은 기온이 너무 낮거나 높은 경우, 너무 습하거나 건조한 경우 번식하지 못한다. 그러나 이들 질환의 전파와 관련된 것은 단지 기온, 강수, 습도 등 자연조건에 따른 생물학적 요인에 국한된 것은 아니다. 역사적으로 보았을 때 기온이 올라가거나 떨어지는 것은 지나치게 비가 많이 오거나 가뭄이 심한 경우와 더불어 인간의 생활 조건과 사회적인 활동 여건에 영향을 미치므로 감염병의 유행과 전파에 영향을 미쳐왔다. 6세기, 14세기, 19세기 유라시아 대륙에서 발생한 림프절페스트의 범유행을 통해 국지적인 기후조건의 변화가 생물학적, 생태학적, 인구학적, 사회적인 요인에 어떻게 영향을 미쳐 설치류를 숙주로 하는 질환이 종의 경계를 넘어 인류에게 전파가 촉발되는지를 보여주고 있다. 더 일반화하자면, 감염병에 대한 인간의 감수성은 기후와 관련된 영양상의 스트레스나 이주, 인구 밀집, 위생 수준의 저하 등을 통해 더 높아진다.

마지막으로, 우리는 인구집단에서 유행하는 주요 감염병은 시간의 흐름에 따라 변한다는 것을 기억할 필요가 있다. 예를 들어 페스트나 발진티푸스, 천연두와 같은 질환들은 일부 지역에서 림프절페스트의 최근 소규모 유행이 있기는 했지만, 오늘날 세계적으로 대부분 지역에서 문제가 될 정도로 발생률이 높지는 않다. 최근에는 역사적인 사례들을 찾기 힘든 말라리아나 기타 모기가 매개하는 바이러스질환(뎅기열, 웨스트나일열, 치쿤군니아열, 일본뇌염, 지카열 등)에 기후변화가 미칠 수 있는 영향에 관심이 집중되고 있다.

폭염과 한파

기온의 양극단인 폭염과 한파는 그 자체만으로도 사람에게 고통을 줄 뿐 아니라 사망에까지 이르게 한다. 유럽과 중국의 소빙하기 동안 폭염보다는 한파의 내습이 더 많았다. 지난 2000년 동안 급격한 한파는 그 규모가 국지적이거나 전 지구적인 경우를 막론하고 대규모 화산폭발의 여파로 오는 경우가 많았다. 오늘날, 우리는 온난화의 시대로 옮겨가고 있다. 역사적인 고찰을 통하여 이례적으로 더운 환경이나 폭염 속에서 살 때 생기는 문제에 대해 충분히 알 수 있을까?

    온난화에 있어서 자연계의 기후변동으로 인한 단기간에 걸친 폭염은 종종 볼 수 있지만, 화산폭발로 인한 한파와 같이 수년간에 걸친 지속적인 폭염의 사례는 볼 수 없다. 이에 따라 단기간의 고온으로 인한 영향을 볼 수 있는 역사적 사례는 매우 드물다. 특별히 고온으로 인한 건강장해의 예로 들 수 있는 사례는 아래와 같다.

- 1344년 여름, 유럽: 더위와 가뭄으로 곡물 소출이 떨어지고 이로 인해 국지적 기근으로 수만 명이 사망했다. 이 사태는 이 지역 인구집단의 감염에 대한 생물학적 사회적 회복탄력성을 약화시켜 삼 년 뒤 시작될 흑사병의 전조로 작용하게 된다.
- 1300년경, 수십 년에 걸친 중앙아시아의 고온 현상: 고온과 가뭄이 림프절 페스트 유행을 촉발하는데 페스트는 이후 중국을 거쳐 유럽으로 전파된다. 카자흐스탄의 20세기 자료를 분석해 보았을 때 봄 기온이 1℃ 상승하면 사람에서 림프절페스트의 발생이 급격하게 증가하는데, 이는 야생 설치류의 개체 수와 활동이 늘어남에 따른 것이다.
- 1793년 필라델피아: 국지적으로 기온과 습도가 크게 상승함에 따라 모기 개체 수가 급격하게 늘어났고 이에 따라 악명 높은 황열이 유행하였다. 황열로 3개월 남짓한 기간에 5만 명의 시 인구 중 5000명 이상이 사망하였다.
- 1665년 런던, 림프절페스트 대유행: 1665년 여름은 소빙하기 중 가장 추웠던 100년 중 예외적으로 기온이 높았다. 더 따뜻하고 습한 환경이 런던의 집쥐들을 스트레스와 혼란에 빠뜨렸기보다는 이들의 생존과 증식에 더 유리하게 작용했을 것으로 추정해 볼 수 있으나, 현재로서는 알 수 없다.
- 2003년 유럽, 2010년 러시아: 이 경우에 여름의 극심한 무더위와 폭염은 많은 목숨을 앗아갔을 뿐 아니라 식량 생산도 30% 감소시켜 식품 가격이 뛰었다. 이로 인해 곡물을 수입해야 하는 빈곤한 지역에서 식량 부족과 영양실조가 초래되었다.

유라시아의 역사에서 본 사실을 세계적으로도 적용할 수 있을까?

유럽과 중국의 경우 충실한 기록이 있으므로 기후와 건강의 관계에 대해 잘 들여다볼 수 있었으나 이러한 관계가 다른 지역에서도 그대로 적용될 수 있을 것인가? 유럽과 중국도 19세기 이전에는 농업을 기반으로 한 사회였고 인구 대부분은 가난한 농민과 소작농이었음을 상기할 필요가 있다. 이에 따라 유라시아 대륙의 중위도 지역을 기반으로 한 이러한 역사저 경험이 오늘날 세계의 지소득지역에서도 많은 부분 타당성을 가질 수 있을 것이다.

지난 1000년은 유라시아 대륙에서는 14세기와 17세기가 극한기후와 고난, 기근, 감염병의 유행, 높은 사망률로 고통을 겪었던 시기였다. 바버라 턱먼(Barbara Tuchman)은 그의 저서 『멀리 있는 거울: 재앙의 14세기(A Distant Mirror: The Calamitous 14th Century)』에서 이전 역사가들은 이 시기를 중세가 끝나고 인본주의의 진전이 있었던 시기라는 전제를 바탕으로 한 사학적 분석에 맞추어 넣기 위해 오랫동안 노력해 왔다고 하였다. 그러나 실제에 있어서는 1315~1322년에 있었던 대기근과 백년전쟁의 발발, 같은 세기 중반에 발생하여 전체 유럽 인구 삼분의 일의 목숨을 앗아간 흑사병이란 대재앙이 역사의 지평에서 깊은 골을 이루고 있다.

14세기 전반기, 기후가 요동쳐 유럽은 큰 농업적 경제적 난관을 겪었고 이는 크나큰 사회적 변동을 초래한 폭력과 고통을 촉발했다. 예를 들어, 교회는 종교적인 신념과 금기가 눈앞의 비참한 현실의 해결에 무력하였고, 흑사병이 활개를 치고 있음에도 저지할 능력이 없음을 드러냄에 따라 종교의 절대적 권위가 무너지게 되었다. 턱먼의 저술에 의하면 "이상과 현실 간의 틈이 지나치게 커지면 체제가 무너진다. 신화와 구전되는 설화에서 이를 항상 확인할 수 있다. 아서왕과 원탁의 기사들은 내부의 갈등으로 해체되었다".[36]

1360년대 이후 1430년대까지는 쉬어가는 시기였고 이 시기가 지나자 기후와 환경조건은 다시 나빠졌는데 이러한 상태는 15세기 끝 무렵에 이르러 따뜻하고 온화한 기후가 회복될 때까지 계속되었다. 1570년대에서 1590년대 사이에는 기온이 소빙하기를 향하여 긴 하강을 시작하여 수확이 뚝 떨어지고, 기근이 만연하였다. 이에 따라 마녀재판이 다시 횡행하였다. 역사가들이 말하는 "17세기의 총체적 위기"는 이제 곧 유럽에서 시작될 것이었다.[37] 1600년대 초반 한파가 몰아치면서 기아, 발육부진, 감염병의 유행으로 인한 사회적 동요와 이주가 30년 전쟁으로 이어지면서 혼란과 파괴는 극에 달했다. 림프절페스트는 1600년대 중반 런던의 페스트 대유행에서 다시 세력을 회복하였다. 유럽에서 동쪽으로 멀리 떨어진 중국에서는 명 왕조가 1644년, 이십 년에 걸친 한파와 홍수, 흉년이 이어진 끝에 마지막 4년간의 혹독한 가뭄으로 종말을 맞았다.

이러한 유라시아의 기후변동에 따른 흥망성쇠의 역사적 경험은 다음 절에서 기술할 기후변화에 대한 인구집단의 취약성에 영향을 주는 요인을 고찰하는 토대가 될 것이다.

기후변화에 대한 인구집단의 취약성에 대한 역사적 경험

> 기후가 인간의 역사에 미친 영향을 들여다보기 위해서는 극지방이나 사막같이 생존한계점에 인접해 있는 인구집단의 정착지와 그들의 활동을 들여다보는 것이 의미가 있다. 왜냐하면 그곳이 바로 취약성이 가장 큰 곳이기 때문이다.
>
> 휴버트 램(Hubert Lamb), 1995년[38]

취약성, 감수성, 회복탄력성, 대응능력 등의 용어는 거의 비슷한 용도로 사용된다. 엄밀하게 말하자면 '취약성(vulnerability)'은 기후변화 과학자들 사이에서 '감수성(susceptibility)'에 비하여 더 넓은 의미를 내포하고 있다. 혈우병 환자들은 칼싸움에서 심각한 부상을 입을 수 있는 감수성이 매우 높지만 만일 혈우병 환자들이 좋은 갑옷을 입고 상대방의 칼날을 능숙하게 피할 수 있으면서 상대의 칼날이 무딜 경우 실제로는 취약성은 낮다고 할 수 있다. 그러므로 인구집단의 기후변화에 대한 취약성은 세 가지 요인을 포함한다. 외부 기후조건에 노출되는 정도, 인구집단의 내재적인 감수성(생의학적 요인, 사회의 기반시설과 사회문화적 회복탄력성), 마지막으로 주어진 위기에 대해 인구집단이 물리적, 기술적, 행동적, 조직적인 변화를 포함하여 적응력을 높이고 위험을 줄이는 조처를 할 수 있는 능력을 말한다.

이전 장에서 본 사례들은 위에서 말한 취약성의 세 가지 요소의 다양한 조합을 보여준다. 마야 문명은 강수량이 일정하지 않은 환경에서 작물을 기르기 위해 관개수로를 갖춘 대규모의 바닥이 높은 경작지를 만들었다. 마야의 여러 거점 중 널찍한 지하 저수 동굴을 갖춘 거점들이 말기에 가뭄이 왔을 때 실제로 다른 거점들에 비해 물 부족을 훨씬 덜 겪었다. 9세기, 아메리카대륙의 주요 문명들이 심한 가뭄과 건조기후에 시달리고 있을 무렵, 노르드 바이킹들은 북대서양지역의 온난화에 힘입어 아이슬란드와 그린란드에 식민지를 건설하였다. 그러나 이들 지역 식민지는 조만간 기후변화에 대한 취약성을 드러내게 되는데, 정착민들은 혹독한 극지 기후인 그린란드의 환경에 맞추어 생활양식, 주거양식, 의복 등을 바꾸지 않았고, 현지에서 가용한 식량자원인 물개와 같은 해양자원을 이용하지 않으면서 출신 거주지의 생활양식을 고수함으로써 가혹한 환경에서 회복탄력성을 가지지 못하였다. 13세기에서 14세기에 걸쳐, 장기간의 한랭기후가 도래하였을 때 바다가 얼어붙어 노르웨이 본국과의 해상교통이 차단되면서 그린란드 정착민들은 단 한 명도 생존하지 못하였다.

림프절페스트가 1차(유스티니아누스 역병)와 2차(흑사병)에 걸쳐 창궐하였을 때 유럽의 도시나 마을 공동체는 황폐화를 막을 적응역량을 갖추지 못했다. 영국 더비셔의 농촌 마을 이얌에서 1665년 페스트가 전파되었을 때 이 마을의 교구 목사는 페스트의 지역 전체 확산을 방지하기 위한 이타적인 조치로 마을을 스스로 봉쇄하였다.[39] 이얌 인구의 4분의 3이 넘는 수가 사망하였는데 이렇게 높은 사망률을 보인 것은 이 지역에서 병원소 역할을 한 집쥐로부터 벼룩을 매개체로 페스트균에 반복적으로 노출되었기 때문으로 추정된다. 이 마을의 가슴 아픈 이야기는 제럴딘 브룩스(Geraldine Brooks)가 쓴 역사소설 『경이의 해(Year of Wonders)』에 잘 나와 있다.[40] 감염병의 일반적인 원인과 전파경로가 제대로 밝혀진 것은 19세기 말에 이르러서였다. 그 이전에는 감염병 유행은 신의 저주, 우주의 현상, 고약한 나쁜 기운 등에 의한 것으로 받아들여졌기 때문에 지역사회 수준에서 할 수 있는 조치는 별로 없었다. 유럽에서는 공기 중에 떠도는 흑사병의 기운을 쫓아내기 위해 도시나 마을마다 거대한 모닥불을 피우곤 하였다. 14세기 후반, 베네치아 사람들은 더 실질적인 조치를 했는데, 페스트가 유럽의 주요 항구에 도착한 배들이 하역한 후 자주 발생한다는 경험을 바탕으로 상품을 싣고 항구에 도착하는 모든 선박은 상륙하기 전 검역기간 동안 정박하도록 하는 조치를 취했다. 이 적응 조치는 결정적이어서 이로 인해 베네치아는 이후 페스트 유행에 대한 취약성이 크게 줄어들었다.(페스트가 육지를 통해서도 들어오지 않았다면 이 조치는 더욱 효과적이었을 것이다.)

식품을 통한 감염의 경우 그 본질과 과정에 대한 충분한 이해가 없었음에도 곡물의 성장, 수확, 가공, 분배에 이르는 과정은 지역에 무관하게 충분한 지식이 있었다. 18세기에는 식량 위기가 세계적으로 기술이 발전된 국가들에서는 줄어들었지만, 그 외 지역에서는 급속하게 증가했다. 도로망, 운하, 시장, 저장 시설 등이 발달함에 따라 지역 간 불평등과 지리적 불리함이 점차 극복되었다. 동시에 광범위한 정책적 대응을 통해 사회적인 회복탄력성도 커졌다. 예를 들어 사회구제법이 있었던 영국은 여전히 자발적인 구호에만 의존하고 있던 프랑스에 비하여 기후 위기와 식량 부족에 더 잘 대응할 수 있었다.

과거의 사례를 통해 기후와 관련한 건강 위험에 대한 취약성을 초래하는 요인 중 하나로 자연계의 복잡한 체계가 작동하는 원리와, 어떤 경우에 문제가 생기거나 악화하며, 예기치 못한 상황을 맞게 되는지에 대한 이해의 부족을 들 수 있다. 일반적인 지식은 대부분 특정한 상황에 대한 하루하루의 단기적 경험에 기반해 형성된다. 이에 따라 사람들은 같은 환경적 위기가 닥치더라도 과거의 오류를 반복할 수 있다는 것을 의식하지 못한다. 1930년대 미국 대평원지대에서 발생한 황진(The Dust Bowl) 사태는 초기의 농장 개척자들이 지난 2세기에 걸쳐 이미 알려져 있었던 주기적인 가뭄의 경험을 무시하고 무분별한 개간으로 토양의 침식과 남용을 초래했기 때문이다.

때에 따라서는 사회문화적으로 정교한 기술이나 기반 시설에 대한 의존이 클 때 적응을 위한 선택의 폭이 좁아지기도 한다. 홍수에 취약한 저지대 연안 도시에 사는 사람들에게 도시 전체가 통째로 짐을 싸서 내륙으로 이주하는 것이 불가능하겠지만, 초원의 유목민들에게는 옮겨갈 수 있는 지역이 다른 부족에 의해 점거되지 않았다면 쉬운 일이다. 오늘날 태평양 도서 지역은 해수면 상승에 대한 대응책으로 집단 이주를 제시하는 것은 기온이 떨어지고 해수면이 내려가 연안 지역의 식량 생산이 줄어듦으로 인해 집단으로 이주하였던 1300년경과 비교하였을 때 훨씬 타당성이 떨어지는 대책으로 받아들여질 수 있다. 오늘날은 인구의 규모가 커지고 정착이 더 고착화되었을 뿐 아니라 옮겨갈 수 있는 비어 있는 땅 또한 구하기 쉽지 않기 때문이다. 이에 따라 더 많은 인구집단이 더 취약해지고 있다.

기후학자인 휴버트 램은 앞서 언급한 바와 같이 취약성이 높은 변방 지역에 정착한 인구집단에 관해 연구할 필요성이 있다고 했다. 우리는 추위와 결빙, 관습의 굴레를 벗어나지 못한 노르드 바이킹의 경험; 물 수급이 불안정하고 어려운 환경에서 식량을 확보하는 창의적인 방법을 개발한 마야의 경험; 기온이 떨어지고 기근으로 점철된 공포의 소빙하기에 스코틀랜드나 핀란드, 스웨덴, 기타 북극지방 부족들의 경험에서 많은 것들을 배울 수 있다. 우리는 또한 6000년 전 녹색의 초원에서 갈색 사막으로 변해버린 사하라 사막에서 아직도 끈질기게 살아남은 유목민들과 4000년 전 오늘날 파키스탄 북부에서 번성하였으나 서남아시아의 여름 몬순이 남쪽으로 이동하기 시작하면서 인접한 중앙아시아 지역에 이르기까지 내륙의 강물이 말라가기 시작한 상황을 맞았던 하라파 문명, 마지막으로 최근 몬순대가 이동하면서 비가 내리지 않은 말리, 차드, 니제르와 같이 사헬지역 주변에 거주하는 사람들로부터 식량 위기와 사람의 건강에 대해 배울 수 있다.

감염병 유행이나 전쟁에 수반되는 상해, 상병, 정신질환, 사망의 연쇄반응의 경우 변방 지역을 보는 것이 취약성을 이해하는 데 특별히 더 도움이 되지는 않는다. 지난 2000년 동안의 감염병 유행은 광범위한 기후대와 지리적 범위에 걸쳐 일어났다. 감염병의 전파와 관련한 생태학적, 생물학적, 사회학적인 요인이 기후의 변화에 얼마나 민감한가 하는 것이 더욱 중요한데, 이는 기후변화가 지역의 인구밀도, 도시 생활에서 비위생적인 요인의 양상, 영양실조와 면역 저하, 기근과 자주 동반되는 사회적 혼란과 빈곤 등의 크기와 강도에 영향을 미치기 때문이다.

결론적으로, 기후변화와 건강 간의 관계를 이해하기 위해서는 지리적으로 변방에 있는 지역에만 국한되지 않고 모든 형태의 인구집단을 들여다보는 것이 바람직할 것이다. 이는 이번 세기의 커지고 있는 기후 위기와 이로 인한 인간의 건강위험에 대한 현 인류의 취약성을 이해하기 위해서는 더욱 필요하다.

현 세기의 기후변화와 건강에 대한 함의

역사적 경험을 오늘에 적용하려고 할 때 흔히 제기되는 단순 논리 중 하나는 현생인류는 지식과 경험, 앞선 기술, 네트워킹, 더 유연한 거버넌스 등을 갖추었기에 이전 시대의 조상과는 다르다는 것이다. 그러나 문제는 그리 단순하지만은 않다. 아직도 세계 인류의 삼분의 일은 현대화되고 고소득의 도시 생활과는 거리가 먼, 과거에 더 가까운 생활을 하고 있다. 현대의 고소득 사회는 이전 시대에 비해 위기에 더 잘 대응할 수 있는 측면이 있는 것은 사실이지만 한편으로 많은 면에서는 더 불리한 환경에 놓여 있기도 하다.

앞서 본 것과 같이 취약성은 세 가지의 요소, 즉 외부 환경에 대한 노출수준, 인구집단의 내적인 감수성, 그리고 적응역량으로 평가된다. 각각의 요소에 대해 들여다보자.

기후와 관련한 요인에 대한 노출의 정도

우선 노출에 대해 알아보자. 기후에 대한 노출에 있어 가장 중요한 두 가지 요소는 노출의 강도와 기간이다. 지역의 기상이 더 덥거나 습하거나 건조할수록 노출의 강도는 더 커지고 이러한 기상 조건이 더 길게 지속될수록 인구집단은 더 큰 영향을 받는다. 2003년 8월, 유럽을 강타한 전례 없는 폭염은 그 정도와 기간에 있어 많은 사람, 특히 노인층에서 생리적인 대응능력을 초과해 버리면 생길 수 있는 사태를 적나라하게 보여주었다. 유럽에서는 이와 같은 고온 환경을 이전에 경험한 적이 거의 없었기에 행정당국은 이러한 폭염에 대한 대비가 전혀 없었다. 많은 노인이 사망에 이르렀는데 이들은 폭염에 대응할 수 있는 수단이 없었고 아무런 지원도 받지 못했다. 가족 중 젊은 사람들은 여름휴가로 집을 떠나 있었고 다수의 의료인이나 요양보조인들 역시 휴가로 자리를 비운 상황이었다. 아파트 건물에서는 높은 층에 사는 사람들의 사망이 더 많았는데 뜨거운 공기가 위로 올라가 밤새 머물렀기 때문이다. 더위로 잠을 설치게 됨으로써 낮 시간의 폭염 노출로 인한 신체적인 스트레스가 더 배가되었다.[41] 기온이 올라가면 인간의 신체는 심부온도를 37℃로 유지하기 위해 여러 가지 기제를 동원하게 되므로 부담이 가해진다. 심장은 혈액을 내부장기와 피부에 더 많이 보내기 위해 더 세게 더 빨리 뛰어야 하는데 여기에 탈수가 동반되면 뇌졸중이나 심장마비의 위험이 커지게 된다. 이 폭염으로 유럽 전역에서 7만 명 이상이 사망하였다.[42] 그러나 앞으로 이보다 심한 폭염이 더 자주 나타날 가능성이 커지고 있다. 2010년 러시아를 습격하여 5만 5000명을 사망에 이르게 한 폭염은 지난 30년 동안 지구상 어디에서도 기록된 적 없는 최악의 폭염이었다.[43] 연구자들에 의하면 기후변화로 인해 유럽의 여름 폭염이 올 가능성은 두 배에서 네 배 더 높아졌다고 한다.[44] 그러나 이와 같은 폭염으로 인해 현대의 선진국 도시에서 일어난 집단 사망은 앞으로 다가올 재앙에 대한 경고에 불과하다.

장기간에 걸친 극심한 기후변화로 인한 영향의 가장 좋은 역사적 사례로 17세기 유럽의 위기를 들 수 있다.[45] 기온이 떨어지면서 사회적인 응집력도 떨어지고 식량 공급도 불안정해지면서 유럽 인구 중 많은 사람이 굶주림과 절망, 무기력에 빠졌다. 폭력, 강도, 무자비한 파괴, 전쟁으로 점차 그 정도를 더해 가다가 결국 1618~1648년에 걸친 혼돈의 30년 전쟁으로 이어졌다. 기근으로 시달리는 빈도가 두 배나 늘어나고 많은 사람이 굶주리면서 성인의 키도 줄어들고 감염병 유행의 빈도는 세 배나 늘어나면서 살던 곳을 떠나 이주하는 인구가 폭발적으로 늘었으며 소아 사망률이 높아졌다.[46] 이러한 결과가 온 데에는 단지 이상기후의 정도가 컸기 때문만은 아니다. 이 당시의 사회는 회복탄력성과 내부적인 결속력, 도덕적 지침, 권력구조 등 대부분을 이미 소실한 상태로 이례적으로 민감성이 높은 상태였다.

그러나 기후변화는 오래 지속되면 기존의 적응력이 충분했던 문명사회에서도 심각한 손상을 줄 수 있다. 수메르인과 하라파인, 고대 마야인에 이어 서로마제국의 예를 보았을 때 수 세기에 걸친 기후의 변화는 이들 사회의 운명에 크나큰 영향을 끼쳤다. 그러나 이렇게 스케일을 키워서 보게 되면 기후변화는 어떤 경우이든 환경과 사회적, 정치적인 쇠락의 다면적 과정의 한 축을 이루고 있음을 볼 수 있다. 이것이 페르낭 브로델이 분석한 것처럼 역사적으로 인간사회와 거기서 일어난 일들의 흥망성쇠에 기후가 미친 장기적인 영향이다.

수 세기에 걸친 기후의 변화는 사망률 증가를 동반한 고난을 초래하는 경우가 많은데, 이 책의 목적을 생각할 때, 그에 따라오는 회복 기간은 이 시기 못지않게 중요하다. 이에 대한 사례로 나일강의 연평균 수위가 오랫동안 낮아서 이집트에 기아와 위기가 찾아왔을 때와 14세기 초반 유럽의 대기근 두 가지를 들 수 있다.

기후위험에 노출된 인구집단의 내재적 민감성

인구집단의 내재적 민감성은 생물학적 측면, 기반 시설, 사회문화적 측면을 가지고 있다. 오늘날 인류의 대사기능을 보면 과거의 인류에 비해 여러 가지 측면에서 강건하지 못하다. 이는 이전에 비해 더 부유하고, 도시 생활을 하며, 소비가 늘어나고, 식품 공급이 산업화하고, 화석연료 비용이 싸지고, 신체적 활동이 줄어들며, 노령층 인구가 늘어나는 등 삶의 방식이 변화된 것에 기인한다.[47,48] 현대인은 이전에 비해 평균혈압이 더 높고, 동맥벽에 찌꺼기가 쌓이고,

당뇨병이 더 흔하고, 주요 스트레스 호르몬인 혈중 코르티솔 수치가 만성적으로 올라가 있다. 이러한 내재적 민감성 증가로 인한 건강영향의 사례를 심한 폭염 기간 중 노령층이나 고혈압, 심장질환, 고도비만이 있는 사람들이 사망에 이르거나 입원 치료를 해야 할 정도로 악화하는 경우에서 볼 수 있다.

과거의 인류는 현재보다 생활양식이 더 단순하여 오늘날의 도시 생활과는 거리가 멀었는데, 비록 미세영양소의 균형이 문제가 되는 경우가 있었지만, 자연에서 나는 식품을 주로 먹었고, 오늘날보다 수명이 짧았기에 늙기 전에 생을 마치는 경우가 더 많았다. 이를 보면 오늘날의 인류는 평균적으로 기후와 관련된 여러 가지 스트레스에 대한 생물학적 민감성이 더 높다는 것을 알 수 있다. 저소득국가에서도 경제발전과 도시화가 서구화된 방식으로 진행됨에 따라 선진국에서 보는 것과 같은 여러 가지 건강장애의 발생이 가속화되고 있어[49] 온난화가 진행되면서 폭염이 왔을 때 심장마비와 뇌졸중, 당뇨병의 합병증 등으로 인한 사망이 더 늘어날 것을 예상할 수 있다.

사회 기반 시설이 갖추어진 정도도 민감성에 영향을 미친다. 모든 조건이 좋은 경우에는 기반 시설이 제대로 작동하고 필요한 지원을 제공할 수 있겠지만 시스템에 과부하가 걸리고 손상을 받으면 기반 시설이 제대로 기능을 발휘하지 못하여 경직되고 위기를 맞이할 수 있다. 경제협력개발기구(OECD)는 뉴욕시에 슈퍼 폭풍 샌디가 몰아쳤을 때처럼 고도의 전자 시스템으로 촘촘하게 엮여 있는 현대의 대도시는 외부에서 오는 스트레스 요인에 더 취약하다고 경고했다.[50] 또한 지역사회의 다양한 계통이 서로 연결되어 있으므로 취약성이 더 커질 수 있다.[51] 현대화된 도시 생활은 고도로 자동화되고 전자적으로 연결된 복잡한 기반 시설을 바탕으로 구축되어 있는데 이는 평상시에는 매우 편리하고 신속한 일 처리를 도와주지만(접속 암호를 잊지 않은 경우에 한해서!) 만일 문제가 생기면 매우 취약해진다. 전국적인 전력망은 "미국 산업의 유리턱"이라고 불린다. 만일 재앙 수준의 기상재난이 내습하거나 여러 가지의 재난이 복합적으로 발생하여 전력망을 마비시키면 미대륙 전체가 수 주일 동안 마비 상태에 빠져, 신선한 식품과 물, 자동차 연료의 공급이 끊기고, 인터넷이 불통되고, 병원과 요양원과 같은 곳의 기본적 서비스의 가동이 제한적으로만 이루어지는 사태가 생길 것이다. 오늘날 세계는 상호 연결이 고도화되어 정보의 흐름과 상호 지원이 가능하지만, 이러한 인구집단 사이의 상호 의존적 체계는 외부에서 오는 충격에 대해 더 둔감해지는 결과를 초래할 수도 있다. 이번 세기 초반에 있었던 세계적인 금융 위기의 예는 현대 세계가 "한 군데가 망가지면 전부 망가지는" 과정에 취약하다는 점을 강조하고 있다.

폭염이 심해지게 되면 여러 가지 분야의 기반 시설 작동에 이상이 생기게 된다. 산업화하고 도시화한 사회에서는 전력망의 과부하로 인한 전력공급 중단, 도로와 철도의 마비(이로 인한 긴급차량 이동의 차단), 도시 주변에서 발생한 산불 등과 같은 위험의 불씨가 여러 곳에 잠복해 있다. 2009년 여름 호주 남부 애들레이드의 폭염 기간 중에는 무더위로 철로가 휘는 바람에 철도교통이 마비되어 수백 편의 열차 운행이 취소되었고, 초과 사망이 급격히 늘어나 냉동 시신 운구 차량이 긴급 동원되기도 하였다. 최근 200년 이전의 홀로세 기간에(홀로세 기간의 앞 98%에 해당) 이처럼 도로나 철도 봉쇄, 냉동 차량이 동나는 것과 같은 사태는 겪어본 적이 없었다.

극지방에서는 온난화가 지구 평균에 비하여 두 배 이상 빠른 속도로 진행됨에 따라 많은 기반 시설들이 위험에 처해 있다. 노르웨이 북부지역은 지난 40년간 2℃의 기온상승이 있었다. 이 지역으로서는 실질적인 기반 시설로 볼 수 있는 툰드라 지역과 영구동토대에서 해빙이 일어나 건물의 지반이 약해지고 전신주가 휘거나 쓰러지는 일들이 일어나고 있다. 현지 주민들에게 귀중한 단백질과 가죽, 생계를 제공하는 순록무리가 얼음이 얇아진 호수를 건너다가 물에 빠져 목숨을 잃고, 전통적인 사냥꾼이나 캠핑, 하이킹을 하는 사람들이 정상적으로는 단단히 얼어 있어야 할 영구동토가 진흙탕으로 변함에 따라 발이 묶이는 경우를 조만간 자주 보게 될 것이다.

국가 간의 식품거래는 오늘날 세계 경제의 중요한 한 부분을 이루는데, 이론적으로는 식량안보의 보루 역할을 담당하고 있다. 특히 싱가포르, 네덜란드, 중동의 산유국 등과 같이 소비에 비해 생산이 미치지 못하는 국가들에 식품 수입은 이제 당연한 것이다. 그러나 이는 명백하게 취약성으로 작용하는 지점인데, 일례로 2010년 8월 러시아 서부의 장기간 이례적인 폭염의 연쇄반응으로 세계 곡물 가격이 뛰고 주요 식량 수입국들에 대한 밀가루 공급이 갑자기 줄어든 것을 들 수 있다.

이러한 논의에 있어서 놓치기 쉬운 사항은 기후변화가 미래 식량 거래와 안보를 위협하는 현재 유일한 요인이 아니라는 것이다. 세계의 인구는 여전히 증가하고 있으며 육지와 해양의 식품생산은 지구촌 진체에서 일어나고 있는 토양침식과 유실, 생물다양성 소실 등으로 압박을 받고 있으며, 여러 대륙에서 물 부족에 시달리고 있고, 해양 어족자원은 과다한 포획으로 고갈되고 있다. 고대로부터 내려오던 식품 식물 종의 다양성은 감자, 밀, 바나나 등에서 보는 것과 같이 생산효율을 올리기 위해 소수 품종 단일경작으로 전환됨에 따라 농업 분야의 회복탄력성은 떨어졌고 미래를 위한 선택의 폭은 줄어들었다. 마지막으로, 인구집단의 민감성은 그 집단의 사회적 문화적 회복탄력성을 반영한다. 구조적으로 더 일관성이 있고 안정되어 있으며, 상호 신뢰가 바탕에 있으면서 지식이 공유되고 문제해결을 위해 잘 활용되고 있고, 정보가 효율적으로 확산하며, 좋은 정부가 있고, 지역사회 수준의 대응 역량이 갖추어지면 기후변화의 위협이나 위기에 보다 잘 대응할 수 있다. 북한과 같이 권위주의적이고 경직된 사회에서 지도자는 사태 파악이 부족하거나 왜곡된 지도력을 가지고 있고 민중은 매우 가난하고 체제에 길들여져 있어 매우 취약하다. 호주 국립대학교 연구진이 2010~2012년 사이 캄보디아, 베트남, 피지의 연구자들과 함께 기후변화로 인한 물 부족의 위협에 대응하기 위한 농촌 지역사회의 대응 과정과 거버넌스 구조를 연구했다. 지역사회에 기반을 둔 거버넌스와 열린 의사결정 체계, 충분한 정보를 바탕으로 한 위기관리 전략이 지역사회의 응집력과 회복탄력성, 효과적인 적응 대책을 실행하는 데 중요한 요인이었다.[52]

민감성은 또한 인구집단 간 물리적 연결이 늘어남에 따라 영향을 받는데 이러한 측면에서 보면 지구촌은 이전에 비해 접촉에 의한 감염병의 유행 가능성이 커지고 있다. 수천 년 전, 새로운 감염병은 대부분 국지적인 범위를 벗어나지 못했다. 이후 도시국가 간의 무역과 무력 충돌이 심해지고 이러한 충돌과 접촉이 유라시아대륙을 거쳐 대양을 건너 마침내 오랫동안 떨어져 있던 문명 간에 물리적인 접촉으로 진행되면서 지역 간 질병의 교환이 이루어지고 인구집단에서 평형을 이루는 과정을 거쳐왔다.[53] 인류에 의한 기후변화가 바람의 양상과 해양 표층수의 흐름을 바꾸고 다양한 야생조류의 이동 경로를 바꾸게 되면 조류인플루엔자, 웨스트나일열, 진드기 뇌염의 전파 양상 또한 변화할 것이다. 오늘날의 세계와 같이 가축의 수와 가금의 사육밀도, 인근지역에 거주하는 도시인구의 수가 지속적으로 늘어날 때 기후와 연관된 인플루엔자 유행이 발생할 가능성은 더욱 커지고 있다.

취약성에 대한 논의를 마치기 전에 마지막으로 이 지구상의 거주 가능한 공간은 이미 포화하여 이주를 할 수 있는 비어 있는 땅은 찾기 힘들다. 이전의 삶터를 떠나온 이주민이 늘어남에 따라 지정학적인 불안정성과 지역사회 간 긴장이 높아지는데, 한편으로 이주는 그 자체로 영양과 신체 및 정신건강을 악화시키는 원인이기도 하다.[54]

적응역량

마지막으로 취약성을 구성하는 세 번째 요소인 적응역량에 대해 알아보자. 이것은 지역사회나 인구집단이 기후변화로 인한 건강 위해를 줄이기 위한 활동의 정도를 의미한다. 지난 사반세기 동안 기후변화로 인한 건강 위해에 대해 각국 정부가 미적거리고 허둥대는 사이, 필요한 적응 정책의 선택, 재원 조달, 정책의 실행에 관해 수많은 연구가 진행됐다. 인간에 의해 초래된 기후변화에 대한 효과적인 완화가 지연된다면 적응전략에 더 크게 기댈 수밖에 없다. 그러나 기후조건이 역치를 넘어 그 위험의 정도와 속도가 걷잡을 수 없는 수준에 이르고, 기후변화로 인한 손실과 대응체계 붕괴의 범위가 널리 확대되고, 주요한 기관들이 제 기능을 다 하기 힘들면서 효과적인 거버넌스도 이루어지기 힘든 상황에서 취할 수 있는 조치는 선택의 폭이 매우 좁아지게 된다. 기발한 기술적 방법을 써서 문제를 해결하는 것을 상상해 볼 수는 있겠지만 이런 해결 방법이 효과적이지 못할 뿐만 아니라 가용하지도 않다는 것은 이미 오래 전부터 알고 있는 사실이다.

　기후변화에 대한 적응 능력은 국가와 인구집단에 따라 매우 큰 차이를 보인다. 이와 관련하여 국제적인 수준에서 부딪히는 도덕적 딜레마는 가난한 국가에 사는 사람들은 현재 수준의 대기권의 온실가스 축적에는 거의 이바지한 바가 없음에도 불구하고 이들이 사는 지역과 국가의 적절한 자원의 부족으로 인하여 기후변화로 인한 피해는 가장 크게 받는다는 것이다. 가난하고 지리적으로 취약한 지역사회에서도 효과적인 적응 대책을 도출할 수 있겠지만 문제는 이 정책을 시행하는 데 필요한 자원이 부족하다는 점이다. 반면 대부분의 이런 사회들과 문화에서는 눈에 잘 띄지 않는 경우가 많지만, 전통적인 적응역량을 갖추고 있는 경우가 많다. 예를 들어 작물의 혼합경작이나 다랑논 개간, 영양소의 재활용 등과 같은 것들인데 이러한 전통적인 적응 대책은 독선적인 현대의 경제개발 논리와 국제적인 개발 원조에서는 도외시 되는 것들이다. 그러나 이러한 전통적인 적응 대책들을 되살리면 부유한 나라들도 농업 활동의 회복탄력성을 높일 수 있고 물 관리 등에 있어서는 지속가능한 적응전략의 수립에 있어 새로운 교훈을 얻는 기회가 될 수 있다.

　태평양지역의 사례를 통하여 경제적, 기술적 변화가 어떻게 적응역량을 변화시킬 수 있는지를 볼 수 있다. 지난 12세기 동안 태평양 도서 지역은 특히 가뭄과 서기 1300년 전후에 왔던 장기간에 걸친 기온 냉각으로 인해 해수면 하강과 같은 예측할 수 없는 기후변화의 영향에 취약했다. 7세기 전, 가뭄과 해수면 하강이 동반되면서 태평양의 지역사회는 큰 혼란에 빠졌다. 그러나 과거 물리적인 요인으로 인해 취약성이 드러나는 경험은 이후 회복탄력성과 유연성, 그리고 대응능력이 강화되면서 이들 사회는 신속하게 회복하고 재건되었다.[55] 최근 수 세기 동안 태평양 도서 지역에 유럽인들이 들어오면서 이들의 대응능력은 태평양 전역에 걸쳐 복합적인 양상을 보이게 된다. 장거리 이주, 외국에서 오는 송금, 국제적 연계에 따른 정보와 전문가의 유입 등은 긍정적인 측면이다.

반면, 외부에서 이식된 자원관리체계의 도입과 경제와 문화의 세계화가 가진 부정적인 측면은 사회적 결속력, 문화적 정체성, 전반적인 회복탄력성을 감소시켰다.[56] 태평양 도서 지역주민은 점차 동질화되는 지구촌 가족의 일원이다. 이들은 주거가 고정되어 있고 인구밀도가 높으며 자연 자원이 고갈되어 가고 있으며 건강에 해로운 가공식품을 포함하여 수입의존도가 높아지고 있다.

요약하면, 인구집단의 취약성은 객관적 환경과 주체적 특성이 복합적으로 혼합되어 나타난다. 특정 인구집단이 현재 수준에서 보이는 건강 위해 요인이나 사회적 혼란요인에 대한 취약성은 앞으로 다가올, 이전에 경험한 적 없는 불리한 기후조건 앞에서는 전혀 다른 양상을 보일 수 있다. 인구구조, 경제적, 정치적, 사회 기반 시설을 포함한 여러 측면의 변화를 통하여 미래에 다가올 기후체계의 충격을 받아내야 할 것인데, 이러한 변화가 충격을 더 줄이는 방향으로 갈지, 더 증폭하는 방향으로 갈지는 알 수 없다. 우리는 미지의 영역 앞에 서 있다.

결론

백미러를 통해서 본 지나간 세계의 기후는 두 가지 얼굴을 가지고 있다. 때로는 우호적이지만 때로는 두려움을 준다. 기후의 변화는 지속적이건 단기적이건 간에 식량 생산, 감염병 유행, 사회적 갈등의 형태로 그 흔적을 남기며 죽음과 손상, 질병이 따라온다. 이러한 사태는 극적으로 오는 경우가 많아서 역사적 기록을 남기곤 한다. 반면, 20세기 중반 이전에는 우리는 폭염의 건강영향이나 기후재난이 정신건강이나 이질과 같이 상대적으로 덜 치명적인 감염병에 미치는 영향에 대해서는 거의 아는 바가 없었다. 마찬가지로 기후조건이 좋은 상태로 장기간 유지되는 것이 건강이나 출산, 수명에 어떤 영향을 미치는지에 대해서도 아는 바가 없었다. 이와 관련한 연구는 적절한 조건이 갖추어진 곳을 대상으로 사망이나 출생기록, 유골 분석을 통해 결과를 얻을 수 있을 것이다.

기후변화의 영향은 그 '방향' 못지않게 그 '크기'도 중요하다. 인류가 홀로세에 들어선 후 지난 수천 년간 이룩한 문명과 건조환경,* 자연 자원의 기반은 해당 지역의 주된 기후조건에 맞추어 형성된 것이다. 기후가 일정 수준 이상으로 추워지거나 더워지게 되면 생물학적, 생태학적, 사회적인 영향을 통해 식량 수확량을 떨어뜨리고, 감염병 유행과 전파에 기여하며, 수질 악화와 물 부족을 초래하고, 사회적 혼란, 빈곤, 이재민 발생을 악화시킨다.

빈복적으로 일어나는 가장 큰 긴장 위험은 식량 부족에서 온다. 이느 사회이건 기후조건에 따라 주기적인 기근과 영양실조, 사망, 사회불안을 겪어왔다. 지난 4000년간의 역사적 기록을 바탕으로 보았을 때 감염병 유행에 기후가 미치는 영향은 기근이나 영양부족보다는 상대적으로 덜 강력하고 그 지속 기간도 더 짧아 보인다. 그러나 이후에 닥쳐올 온난화의 세계에서는 많은 감염병이 병원체와 매개체(모기, 진드기, 벼룩 등)의 복제 기간이 짧아짐에 따라 그 범위와 발생률, 계절적인 유행 기간이 역치 온도에 도달할 때까지는 더 커지는 쪽으로 이동해 갈 것이다.

일부에서는 인류는 지금까지 과거의 기후변화에 잘 대응해 왔고 앞으로 올 미래에도 잘 대응할 것이라고 반론을 제기하기도 한다. 그러나 이런 주장을 하기 위해서는 두 가지 사항에 대해 알 필요가 있다. 첫째, 역사적으로 보았을 때 많은 문명이나 사회는 기후변화에 적절하게 대응하지 못하였고 이로 인해 끔찍한 고난과 빈곤, 질병, 조기 사망을 겪어야 했으며, 이 중 일부는 결국 멸망으로 이어졌다는 사실이다. 둘째는, 다가올 미래의 기후와 환경은 지금까지 경험한 홀로세의 환경과는 전혀 다를 것이라는 점이다. 최근의 예측에 의하면 앞으로 한 세기 안에 이 지구는 우리와 우리 인류의 조상들이 알아 왔던 지난 수천 년과는 전혀 다른 기후와 환경, 생태계를 맞게 될 것이다.

그렇다면 우리는 어떻게 미래의 전망을 세워야 할까? 우리의 생각과 행동이 지금과는 어떻게 달라져야 하는가? 마지막 장인 다음 장에서 지금의 추세를 따

---

* built environment, 건조환경: 인간이 조성한 거주환경

라갈 때 예상되는 미래를 그려보고, 이에 따라 직면하게 될 불편한 현실을 검토해 보고, 파국적인 종말로 이끄는 파우스트의 계약을 수정하는 것이 가능하다는 것을 전제로 지속가능성의 새로운 세계로 옮겨 갈 수 있을 것인지에 대한 전망을 검토해 본다.

제11장 미래를 맞이하며

추세는 운명이 아니다.

르네 듀보[1]

지난 6000년간 많은 문명이 명멸하였다. 어떤 문명은 급속히 붕괴했고 다른 문명은 살아남기도 했으며 일부는 쇄신을 통해 재건되기도 했다. 이러한 흥망성쇠는 그 문명이 해결해야 할 문제들이 점차로 복잡해지면서 문명이 출범할 때 가졌던 목적과 생산성을 완전히 잃었거나[2,3] 사회계층이 분화하고 불평등이 심화하면서 봉기가 일어난 탓이다.[4] 그러나 눈을 조금 밖으로 돌려서 보면 또 다른 해석이 존재한다. 많은 경우 사회가 자연환경을 과도하게 개발하여 고갈시키는가 하면 지역의 기후와 환경의 자연적인 변화가 소출량을 떨어뜨리고 물 부족을 초래하고, 감염병의 유행을 가져오거나 정치적인 혼란을 조장하기도 한다.

21세기에 들어서면서 인류는 전 지구적 차원에서 광범위하게 일어날 것으로 예상되는 전례 없는 수준의 기후변화를 대면하고 있다. 이 기후변화는 다른 환경요인과 인구압력 등과 복합적으로 작용하면서 그 영향이 더욱 커질 것으로 예상된다. 이로 인해 인구집단에서 벌어질 사태를 완벽하게 예측하기는 힘들지만, 특히 기후변화의 고삐가 풀리게 되면 그 결과가 심각할 것은 두말할 나위가 없다. 인류는 1970년대 중반 이후 서서히 진행된 온난화를 경험해 왔는데, 폭염과 기상이변, 물리적 손상, 어린이들의 영양실조, 감염병의 범위와 계절성 변화, 정신적 외상과 우울증, 이재민의 이주와 가축 손실 등을 통해 이 수준의 기후변화로도 이미 인간의 건강과 안전에 큰 영향을 미침을 확인할 수 있었다.

인류는 과연 더 안전한 미래로 가는 길을 찾을 수 있을 것인가? 우리가 가진 고도로 발달한 영장류 두뇌가 발휘하는 높은 수준의 기획 능력으로 더 밝은 미래를 그리며 더 유연한 행동으로 변환을 모색하는 것이 가능할 것인가?[5] 한편으로 인류가 가진 결함과 약점을 무시할 수 없는데, 경제개발이 무한히 지속될 것이라는 허황한 가정이나 현재의 사회적 문화적 구조에 대한 본능적인 집착 같은 것들이 그 예이다. 구조적인 걸림돌 역시 없어지지 않을 것인데, 수십억에 달하는 인구의 빈곤과 문맹, 문화, 신념, 정치체제 간의 이질성으로 인한 갈등, 우리가 가진 과학적 도구가 복합적인 환경적, 사회적 체계를 연구하는 데 충분하지 못한 점 등이 그것이다. 이러한 요인들이 우리 앞에 놓인 문제를 해결하는 것을 더욱 복잡하게 만들 수는 있으나 해결이 불가능한 것은 아니다.

기후문제 해결에 진전을 이루어 내려면 개개인과 지역사회가 우리 일상에 다가온 기후변화를 이해하는 것이 필요하다. 온실가스 배출과 미래 예측, 기후 시나리오, 해양 산성화, 기후변화의 주요 대상, 일정표에 대해 논의하는 것은 일반인들의 일상의 삶과 연결되지 않는다. 사람들이 기후변화와 관련하여 실제로 경험하는 일상은 폭염으로 인한 일상의 파괴, 우리 아이들의 안전에 대한 물리적 위협, 말라붙은 경작지와 정원, 마시는 수돗물에 감염병 병원체가 증식하지 않을지에 대한 우려와 같은 것들이다. 기후변화는 매우 추상적인 문제이기에 자동적으로 주의를 집중시키거나 경보를 발령하지 않으며 우리 몸에 내재한 "싸울지 도망갈지"와 같은 즉각적인 반응을 유발하지도 않을 뿐 아니라, 침실 창밖으로 보이는 것도 아니다. 한마디로 말해, 기후변화는 개인에서 "위험의 온도조절장치"를 가동시키지 않는다.[6] 우리 몸이 외부의 위협에 대응하는 것은 주로 즉각적이고 가시적인 자극을 가하고, 명백한 원인이 있는 때에만 반응하게 되어 있기에 기후변화에 대해서는 직접적인 대응을 기대하기 힘들다. 그러나 기후변화는 눈에 보이지 않으며 장기적으로 작용하고 익숙한 자극이 아니고 그 인과관계가 매우 복잡하고 고정적이지 않은데, 그 원인을 바로 우리가 제공하였기 때문이다.

그렇다면, 우리는 어떻게 앞으로 나아가야 할까? 교육과 충분한 정보가 주어진 공론화를 통하여 인류로 인한 기후변화는 지속적인 물질적 성장이 정상적이고 좋은 것이라는, 서구로부터 시작하여 전 인류에 깊이 각인된 신념의 결과라는 데 대한 이해가 필요하다. 또한 미래 인류의 안녕과 건강, 생존의 기반을 파괴하는 것은 오늘날의 에너지 소모적이고 환경 소모적인 인류의 경제활동으로 인한 것이다. '생존'이라는 용어는 너무 과장된 것처럼 들릴 수도 있겠지만 일부 학자들은 인류의 기대수명이 줄고 사회 질서가 파괴되는 것을 다음 한두 세기 안에 볼 수 있을 것이며 심지어는 광범위한 문명의 붕괴까지 예측하기도 한다.[7,8,9,10] 영국 왕립학회의 전 회장이었던 마틴 리스(Martin Rees)는 "지금의 문명이 금세기 말까지 지구상에서 생존할 확률은 기껏해야 50 대 50 정도를 넘어서지 못한다"라고 했다.[11] 이는 결코 과장된 예측이 아니다.

기후변화로 인해 인류 건강이 위험에 처했음을 인식하는 것은 효과적인 대응책을 결정하는 데 있어 균형을 잡아주는 역할을 할 것이다. 사람들 대부분에게 좋은 건강 상태를 유지하고 생존이 보장되는 것은 재산을 지키고 경제적으로 발전하고 관광사업을 유지하는 것보다 더욱 높은 가치를 가진다. 2013년 미 의회는 관련 당사자들의 협력을 바탕으로 한 국가행동계획을 수립하는 것을 목표로 기후변화 건강 보호법안에 대해 논의하였는데 이 법안의 도입과 관련하여 로이스 캡스(Lois Capps) 하원의원은 "기후변화로 인한 가장 심각하고 즉각적인 영향은 공중보건에 미치는 위해이다"라고 했다. 이처럼 인간적 측면에서 기후변화에 대한 공동 인식이 높아지는 것은 국제적인 수준에서 더욱 과감하고 즉각적인 행동을 취하는 데 있어 새로운 에너지로 작용할 것이다.

지수함수적 성장은 불가능

> 인류의 삶은 자연의 정복을 통한 양적 성장이 아니라
> 자연과의 협력을 통해 질적으로 성장해야 한다.
> 르네 듀보[12]

사회의 진보를 물질적 성장과 동일시하는 사고는 르네상스 이후 서구에서 시작하여 현 세계를 지배하고 있는 시장 자본주의에 이르기까지 깊이 각인되어 있다.[13] 국가 간의 연결과 상호 의존이 강화됨에 따라 이러한 사고는 전 세계로 확산하였다. 그러나 이와 더불어 시장경제에 바탕을 둔 착취와 생산, 소비, 폐기물 처리 등이 초래한 환경적·생태적·사회적 손상과 같은 부정적인 외부효과가 더 커지는 것을 명백하게 목도하고 있다.

그런데도 성장은 여전히 매력을 잃지 않고 있는데, 이 세계의 가장 가난한 인구집단을 제외한 인류의 대부분은 성장으로 인한 즉각적인 이익과 안락함, 편리함을 누리고 있다. 교조적인 경제이론에 따르면, 시장 자본주의에 기반해서 동적으로 성장하는 경제는 이득과 더불어 새로운 부를 새로 만든다. 따라서 이를 보장하지 못하는 곳에는 투자하기를 꺼리게 된다. 쉽게 말해, 생산을 늘리기 위해서는 더 많은 노동자가 필요하고 소비를 늘리기 위해서는 더 많은 소비자가 필요하다. 헨리 포드(Henry Ford)는 이 관계에 대한 날카로운 통찰력으로 그의 생산라인에서 일하는 노동자들에게 한편으로 소비자 역할을 할 수 있을 정도의 급여를 지급하였다.

역사가 존 맥닐(John McNeill)은 지속적인 경제성장이라는 전제가 20세기에 있어 자본주의와 공산주의 양쪽 모두에게 이념적으로 중심적인 지향점이었다고 기술했다.[14] 그는 "경제적 사고는 경제성장으로 인해 조성된 변화한 환경에 적응하지 못했다"라고 했으며, 주류경제학은 성장에 유리한 제도를 만듦으로써 결과적으로 생태적으로 심한 손상을 가져오는 변화를 초래했다.[15] 그러나 성장은 총생산을 물리적으로 측정하는 것만으로 정의되지는 않는다. 이는 투

입된 단위 노동이나 재화 대비 생산된 재화나 서비스의 질이나 유용성, 내구성 등 실제 가치의 증가, 혹은 물질적 풍요로움 등에 의해서도 측정될 수 있다. 이는 우리가 기술적인 발전을 통해 문제를 처리하는 방식을 변화시켜 투입된 단위 노동과 재화 대비 더 큰 가치를 창출하여 얻을 수 있다.

이와 관련하여 더욱 급진적인 이론으로 무성장 평형상태 경제이론이 일부 경제학자들에 의해 제시되었다.[16] 그들은 사회적으로 정체된 자기 부정적인 경제가 아니라, 과도하고 에너지 집약적인 물질적 소비에 바탕을 둔 경제로부터 재활용과 저탄소 발자국에 기반하면서 인간의 필요와 기회에 대한 보다 넓은 시각을 가진 가치부가적인 경제로의 전환을 제안하였다.

허먼 데일리(Herman Daly)는 오늘날 우리가 당면한 도전을 다음과 같이 과거의 도전과 비교했다. "지금까지 통용되고 있는, 소위 세계가 비어 있다는 전제를 적용하면 새로 생산된 것들은 언제나 자연계에 원래 있던 부를 대치하는, 더 가치 있는 것이다. 그러나 오늘날의 꽉 찬 세계에서는 지난날의 비어 있는 세계 담론은 더 이상 통하지 않는다. 이는 성장은 완전고용을 위해 필요하다는 성장주의 경제학자들에게는 매우 불편한 사실이다. 오히려 성장은 우리를 더 가난하게 만든다."[17]

무성장에 관한 이와 같은 생각은 몇몇 저명한 선각자와 지지자들에 의해 만들어지고 전파되었다. 선구적인 경제학자인 애덤 스미스(Adam Smith)는 1790년 이미 "성장이 정체에 이른" 경제가 도래할 것임을 예견했다.[18] 반세기가 지난 후 존 스튜어트 밀(John Stuart Mill wrote)은 다음과 같이 썼다.

> 부의 증가가 무한히 이어지는 것은 아니다. … 점진적 성장이 끝에 이르면 정체상태와 이어진다. … 이는 현재 상태와 비교할 때 괄목할 만한 발전으로 볼 수 있다. … 자본과 인구가 정체상태에 이른다는 것은 인간의 삶이 더 이상 좋아지지 않는다는 것을 의미하는 것이 아니다.[19]

마지막 문장에 주의해서 보자. 물리적, 물질적 성장과 환경의 고갈이 정점을 지난다는 것이 이전 힘든 시기의 생활양식으로 돌아간다는 것을 의미하지는 않는다. 오히려 이러한 변화는 더 많은 것을 이루고, 더 균등하게 나누며, 더욱 적게 배출하는 재활용 경제를 통해서 더 큰 물질적 안락을 만들어낼 것이다.[20] 지수함수적인 발전이 영원히 이어지는 것은 논리적으로 가능하지 않다. 이는 현재로서는 정치적으로 막강한 힘을 가진 경제성장 세력과 유한한 지구라는 부정할 수 없는 현실 간의 충돌로 귀결될 것이다.

2007~2008년, 밀접하게 서로 엮인 세계 경제가 파열되면서 맞은 국제금융위기의 극복에 각국 정부는 전력을 기울였지만,[21] 한편으로 더 멀리 어렴풋이 모습을 드러내기 시작한 환경위기는 의식하지 못하였다. 우리는 20세기의 경제성장 모델을 다시 가동하려는 시도를 볼 수 있었다. 그러나 "21세기의 세계는 그 이전과는 근본적으로 다른 생물학적, 물리적인 환경에 처해 있다".[22]

전통적인 시장회계 밑바닥에 숨어 있는 악마는 시장 외 비용을 "외부화"하는 것인데, 이로 인해 온실가스 축적, 해양 산성화, 생물 종의 멸종과 같이 환경 훼손으로 인해 발생하는 거대한 규모의 장기적인 경제적 비용이 무시된다.[23] 이처럼 허울만 그럴듯한 회계방식은 발생한 폐기물을 우주로 버리는 가상 세계에서는 적합할지 모르겠으나, 우리도 그 일환으로 속해 있으면서 생태계 다른 종들과 공존하며 생산성을 공유하는 현실의 세계에서는 있을 수 없는 일이다. 그럼에도 불구하고 이러한 모델은 지금도 계속 살아 있다.

'진보'를 인간의 관점에서 재정의해 보자

> 우리에게는 진보란 과연 무엇을 의미하는지 다시 생각해 보고 미래를 위해 더욱 강하고 포괄적인 비전을 구축해야 할 기회와 의무가 주어졌다.
> 앙헬 구리아(Ángel Gurría), OECD 의장(2009)[24]

세계 경제위기 이후 주된 관심사는 성장을 회복하는 데 쏠려 있다. 그러나 성장이 바로 진보를 의미하는가? 성장을 위해 꼭 필요한 환경,

> 행복과 같은 요인들에 대해서도 생각해야 하지 않을까?
> 조지프 스티글리츠(Joseph Stiglitz), OECD 옵서버(2009)[25]

대부분 정부와 산하기관에서는 국내총생산(GDP)이라는 개념이 '진보'를 떠받치고 있다. GDP는 국민 1인당 수입과 자산의 평균치를 측정한 것이다. 그러나 GDP라는 받침대는 점차로 그 자리가 위태로워지고 있다. 이것은 1930년대 대공황 시기에 개발된 일차원적인 측정치로 더 중요한 다른 것들을 놓치고 있다. 행복과 삶의 만족의 원천에 관한 연구들에 의하면 점점 더 커지는, 때로는 강박적인 소비를 통해 얻는 개인적 보상은 신기루에 불과하다.[26] 사회적 존재로서 인간에게 가장 기본적인 심리적 요구에는 개인의 자율성, 좋은 인간관계, 자신에 대한 믿음, 개인적인 성취를 위한 기회의 제공 등이 포함된다. 끝없는 금전과 소유에 대한 추구를 부추기는 문화는 이와 같은 개인적이고 사회적인 요구를 충족시키는 것과 배치된다.

GDP는 국가경제 실적을 측정하는 데도 충분하지 못한데, 이 지표가 복지의 향상이나 악화와는 무관하게 시장거래의 총합만을 보여주기 때문이다. 산업적으로 오염된 토양을 정화하는 빈도가 많을수록 GDP는 더 크게 산출된다. 게다가 산림벌채에 의한 목재 판매와 같이 많은 거래에 있어서 환경이나 지역사회, 미래세대에게 지불해야 할 비용까지 포함한 실제 비용은 산출되지 않는다. 전통적인 시장경제에서는 이와 같은 시장 외 비용은 현재이건, 미래이건 간에 상상으로 존재하는 비경제적 영역으로 치부해 버린다. 그리하여 기대수명의 저하나 의료비용 지출 증가와 같은 기후변화의 경제적 비용을 산출할 때 이러한 외부비용은 대차대조표에서 빼버리는 것으로 간단히 이 문제를 처리해 버린다.

비용산출을 보다 의미 있게 하기 위해서는 부와 사회적 진보와 같은, 사람을 중심으로 한 보다 폭넓은 측정이 필요하다.[27] 이는 경제학자 파르타 다스굽타(Partha Dasgupta)의 설명을 빌자면, 단지 제조된 상품과 건설한 사회 기반 시설뿐만 아니라 인간, 지식, 자연 및 환경 자본의 축적을 포함한 사회적 자본의 참가치를 측정할 필요가 있다.[28] 이러한 생각은 오늘날 폭넓은 공감대를 얻고 있다.[29,30] J.R.R. 톨킨의 소설 『반지의 제왕』에 나오는 영웅 빌보 배긴스는 "만일 금고에 쌓인 금붙이보다 좋은 음식, 즐거운 함성, 아름다운 노래에 더 높은 가치를 부여하는 사람들의 수가 늘어난다면 더 행복한 세상이 될 텐데"라고 탄식한 바 있다.

'좋은 사회'를 이루는 데 필요한 것이 무엇인지에 대해서는 오랜 세월에 걸쳐 논쟁이 있었다. 아리스토텔레스와 부처는 진보란 무엇보다도, 윤리적, 도덕적인 측면을 포함하여, 균형의 문제라고 설파하였다. 오늘날, 이러한 '참된 진보'를 측정하는 도구로 포괄적 부지수(Inclusive Wealth Index, IWI), UN이 개발한 인간개발지수(Human Development Index, HDI), 참진보지수(Genuine Progress Indicator, GPI) 등이 있다.[31] 포괄적 부지수는 다스굽타의 제안을 따라, 한 국가의 자본 자산을 단지 금융자산과 생산자산에 국한하지 않고 자연자산, 환경자산, 사회적 자산과 인간 자본 자산을 포함하여 산출한다.[32] 인간개발지수는 평균수명, 문맹률, 교육 수준, 1인당 수입을 기반으로 산출하지만, 환경에 대한 항목은 빠져 있다. 참진보지수는 총경제활동만을 측정하는 GDP와는 달리 경제활동으로 창출된 실제 경제적 부의 수준을 산출한다.[33] 이러한 차이는, GDP는 세계적으로 1950년대 이래 3배 증가하였지만, 참진보지수로 측정한 실제 경제적 부는 1970년대 중반에 정점을 찍은 것으로 산출되는 사실에서 잘 드러난다.[34]

다수의 저소득국가의 국부 증가와 상업적 의도에 의해 주도되어 소비주의는 전 세계적인 확산일로에 있다. 이러한 소비주의는 인류가 지구에 남기는 환경 발자국의 주요한 동인이다. 신모델의 휴대전화기와 커피메이커와 같은 상품을 끝없이 생산해 내는 과정에서 사용되는 막대한 에너지를 생각해 보라. 환경 피해가 커지고 있다는 인식이 확산할수록 소비자 선호도가 변하고, 산업계도 마지못해 수익성 추구를 위해 이를 따르게 될 것이다.[35]

회의와 의심, 부정: 메신저 비난하기

> 보지 않으려 하는 사람보다 더 눈먼 사람은 없다.
> 옛말, 예레미아서 5 : 21을 원용함

2003년 이라크 전쟁을 정당화하기 위해 미국 정부가 제시한 증거들은 단순 추측이거나 조작된 것이었다. 그럼에도 불구하고 조지 W. 부시와 참모들은 이를 그대로 믿기로 하였다. '대량살상무기'에 대한 증거는 허위임이 밝혀졌는데, 이와는 반대로 인간에 의해 유발된 기후변화에 대한 과학적 증거는 완벽하였을 뿐 아니라 일관성이 있었고 확실했다. 그런데도 다수의 대중과 정치가들은 이를 믿고 싶어 하지 않았다. 기후변화와 관련한 예측은 이들을 불안하게 하고 현재의 경제체제와 그 이념적 기초에 대한 도전이었고, 정치적으로 민감한 사안이었다. 이러한 부정은 개인적인 갈등을 피하게 해주는 측면도 있다. 존 F. 케네디(John F. Kennedy)는 괴담을 믿으면 "고민 없이 편안하게 의견을 낼 수 있다"고 했다.[36]

그러나 어떤 사실을 보고 받아들이는 데는 보다 많은 어려움이 있다. 생물학적인 진화는 현재 시점의 즉각적인 생존을 더 보장해 주는 쪽으로 진행하지만, 지금으로서는 시급하지 않고 점진적으로 진행하는 변화에는 전혀 작용하지 않는다. 하버드대학의 심리학자인 대니얼 길버트(Daniel Gilbert)는 기후변화가 인류의 미래를 위협한다고 할지라도 당장 오늘 오후의 계획을 위협하지는 않는다고 경고하고 있다.

인간의 두뇌는 빛과 소리, 온도, 압력 등을 포함한 환경 변화의 모든 것에 매우 민감하게 반응한다. 그러나 변화의 속도가 매우 느릴 경우 이러한 변화는 알아채지 못한다. 우리는 점진적인 변화를 알아차리는 데 매우 둔감하므로 갑자기 일어났다면 당연히 거부했어야 할 변화도 서서히 일어날 때는 그냥 받아들이게 된다.[37]

기후변화에 대한 공론은 많은 경우 혼란스럽고 적대적인 상황에 부딪힌다. 잘못된 이해로 점철되어 있거나 낯설고 불안하게 만드는 과학적 사실은 받아들이기 매우 어려울 뿐 아니라 끊임없이 의문을 제기하는 회의론자들에 의해 공격의 대상이 되고 있다.[38] 의심은 불확실성을 낳고 부정은 거부로 이어진다.[39]

물론, 현재의 경제체제에는 뿌리 깊게 자리 잡은 재정적, 이념적, 정치적 기득권이 존재한다. 후기시장경제(신자유주의경제)는 더 느슨한 규제를 발판 삼아 움직이면서 세계의 부의 불평등을 심화시키고 있다.[40] 이러한 경제체제에 깊이 몰입된 사람들은 기후변화로 인한 영향을 편안히 받아들이기 매우 어려울 것이다.[41] 유감스럽게도 이러한 의심을 키우는 데는 과학자들의 전문가적 신중함도 한몫했는데, 과학자들은 과학이 정치적으로 이용되는 것을 피하려고 대중의 주목을 기피하곤 한다. 범위를 넓혀서 보면 '부드러운 부정'이 광범위하게 존재하는 것을 볼 수 있다. 사람들은 나쁜 뉴스의 전달자가 되지 않으려 하고, 과학의 복잡성을 무시하고 도그마를 주장하는 사람이 되지 않으려 하고, 휴식 시간 담소의 분위기를 깨는 사람이 되고 싶어 하지 않는다. 그런데도 많은 사람은 기후변화가 거대한 문제이고 정부와 지역사회, 지구촌 전체가 매우 시급하게 대응해야 함을 알고 있다. 호주의 싱어송라이터인 엠마 톤킨(Emma Tonkin)이 지은 노랫말에는 다음과 같은 구절이 있다.[42]

> 우리는 알지, 저 깊은 곳에 …
> 폭풍우가 기다리고 있지 …
> 우리는 이제 너덜너덜해질 거야 …
> 침묵은 가고 …
> 우리는 알지, 저 깊은 곳에 …

기후변화와 그 부정적 영향에 대한 이해가 높아질수록 우선순위와 가치관이 변할 것이다.[43] 저명한 핵물리학자 막스 플랑크(Max Planck)는 그의 글에서 "새로운 과학적 진실은 반대자들을 승복시켜 빛을 보도록 해서 승리하는 것이 아니라, 반대자들이 결국 죽고, 진실에 익숙해진 새로운 세대가 자라나면서 승리를 거두게 된다"44라고 했다. 그러나 기후변화에 대한 인식이 바뀌기를 세대가 바뀔 때까지 기다릴 수는 없다. 바버라 킹솔버(Barbara Kingsolver)의 소설 『비상 행위(Flight Behavior)』에서 보수적인 애팔래치아 지역사회에 사는 주인공 델라로비아 턴보우는 이 지역을 방문한, 인간이 초래한 기후변화에 대해 전문적인 지식을 가지고 있는 생태학자에게 다음과 같이 말한다. "내 말은 당신을 믿지 않는다는 것이 아니다. 믿을 수 없다는 것이다."45 그녀의 말은 세상을 다르게 보지 못하는 것이 어떤 것인지를 보여주는 작은 예이다. '기후변화'라는 개념은 단지 그녀의 지역사회에 대한 세계관과 맞지 않았을 뿐이다.

기후변화는 이단이다

기후변화는 지난 1000년을 통틀어 네 번째로 큰 과학적 이단으로 볼 수 있다. 코페르니쿠스, 다윈, 프로이트는 16세기, 19세기, 20세기 초에 각각 이단으로 몰렸는데 이들은 만물의 큰 구도 속에서 인간이 중심이라는 전제와 정면으로 맞섰다. 코페르니쿠스와 다윈은 종교적인 정통교리의 막강한 힘과 맞서는 것을 두려워했기에 그들의 저술을 출간하는 것을 망설였다. 이들의 발견은 오랫동안 믿어왔던 인간을 신의 가장 뛰어난 피조물의 지위에서, 태양 주변을 공전하는 작은 행성에 사는, 영원히 진화하는 생명의 나뭇가지 한 끝에서 최근에 움튼 봉우리에 불과한 존재로 격하시켰다. 프로이트는 인간을 자유의지와 이성적인 판단으로 움직이는 존재가 아니라 무의식적인 억제와 죄의식, 부모의 영향이 지배하는 뇌의 3중적 명령에 따라 움직이는 존재라고 했다.

기후변화는 우리를 다른 방식으로 대한다. 이는 인류가 이 지구상에서 물리적으로 우세한 존재임을 부정하는 것이 아니라 인간의 압도적인 지배로 인해 자연계에 초래될 심각한 결과를 강조하는 것이다. 앞서 세 가지의 이단은 우리 인류가 오랫동안 믿어왔던 것처럼 우주의 중심이 아니고, 영원불멸하지 않으며, 자율적이지도 않다는 것을 드러냈다. 그러나 기후변화의 서사는 실제로는 인류가 우리 선조들이 상상했던 것보다 훨씬 더 막강한 힘을 가지고 있다는 사실을 일깨워 준다. 많은 사람에게는 인류가 이제 너무나 강력해져서 지구 시스템 자체를 망가뜨리고 있다는 개념은 종교적 원리주의를 비롯하여 유사 과학이론과 물질적 기득권과 상충하기에 위협이 된다.[46,47]

2010년 미 의회에서 있었던 기후변화정책에 대한 논쟁에서 여러 명의 공화당 상원의원이 대홍수 후 신이 노아에게 다시는 그러한 재앙이 오지 않을 것이던 약속을 상기시켰다. "내가 다시는 사람으로 인하여 땅을 저주하지 아니하리니. … 땅이 있을 때에는 심음과 거둠과 추위와 더위와 여름과 겨울과 낮과 밤이 쉬지 아니하리라. … 무지개가 구름 사이에 있으리니 내가 보고 나 하나님과 땅의 무릇 혈기 있는 모든 생물 사이에 영원한 언약을 기억하리라."*[48] 상원의원들은 이 신성한 언약이 기후변화를 영원히 오지 못하게 할 것이라고 하였다. 한편으로는 대단히 매력적인 이야기이지만 다른 한편으로는 이 상원의원들의 몰상식한 언행은 경종을 울린다. 이는 과학적인 합리성을 짓밟는 또 하나의 참담한 사례이다.

행동을 막아서는 또 하나의 걸림돌: 빈곤, 거버넌스, 과학연구의 흐름

2013년에 이르러, 세계인구는 2000~2050년 기간 동안 기온상승을 2℃ 이내로 유지하기 위해 추산된 '안전한' 이산화탄소 배출량, 100조 톤의 반에 해당하는 50조 톤을 이미 배출하였다. 인류에게 허용된 이 배출량을 지킬 수 있을 가능성은 해마다 줄어들고 있다. 2020년까지 국제적인 배출량에 획기적인 감축이 실현되지 못할 경우, 그 이후에는 21세기 중반에 이르기까지 매년 전년도에 비하여 10%**씩의 배출량을 실질적으로 감축하여야 한다.[49]

---

* 창세기 8-21, 22, 9-16. 한글판 개역 관주 성경전서. 대한성서공회, 1990

기후변화로부터 안전한 미래의 보장을 위해 필요한 이러한 신속 조치들은 저항에 부딪히게 된다. 인류는 여전히 광범위하고 지속적인 빈곤과 불이익, 낡은 거버넌스 구조, 근시안적인 사회적 목표를 가지고 있다. 또한 현재 과학연구의 흐름은 이러한 복합적이고 세계적인 수준의 환경, 인구, 사회 문제를 포함하는 '사악한 문제'를 해결하기에 적합하지 않다.

빈곤과 개발 의제

세계적으로 보았을 때 최빈곤층의 수는 줄어들고 있기는 하지만 그럼에도 대부분의 나라에서 부유층과 빈곤층 간의 소득격차는 더 커졌다. 프란치스코 교황의 말을 빌자면 "소수 부유 계층의 소득이 지수함수적으로 성장함에 따라 대다수 사람과 행복한 소수가 향유하고 있는 번영 사이의 간격 또한 더 빠르게 벌어지고 있다". 교황은 이러한 불균형은 "시장경제의 절대적 자율성과 금융투기를 옹호하는 이념 때문이다"라고 했다.[50] 2013년 기준으로 전 세계인구의 단지 1%에 해당하는 가정이 전 세계 부의 거의 절반을 소유하고 있다.[51] 이와 같은 경제적 격차에 대한 통계는 차고 넘치는데, 토마 피케티(Thomas Piketty)의 비판에 따르면 이것은 시장 자본주의하에서는 불가피한 것이다.[52] 한편, 가난하지만 출산력이 높은 나이지리아, 동티모르, 인도 북부, 파키스탄 같은 나라에서는 도시 빈민가와 판자촌에 사는 인구가 늘어나고 있다. 가난하고 취약한 지역사회는 기후변화와 극한기상으로 인해 건강과 물리적 안전 확보에 있어 가장 큰 위험에 처해 있다.[53]

또한, 빈곤 그 자체는 기후변화의 결과인 동시에 원인이기도 하다. 예를 들어, 기상이변으로 인하여 그 지역의 작물이 타격을 입어 빈곤이 더 악화할 수

** 이 보고서가 출간된 것은 2012년으로 현재를 기준으로 할 경우 매년 감축하여야 하는 목표는 이보다 더 커서 13% 이상으로 추산된다. (역자 산출)

있다. 반면, 기온과 강수량이 변할 경우, 특히 관개 시스템이 잘 정비되지 않은 가난한 지역에서는 수확량이 줄어들고, 생계가 어려워지는데 이는 사회적 긴장을 불러오면서 소액신용대출 같은 지역사회의 결속력과 시설을 무너뜨리게 된다. 빈곤이 기후변화에 기여하기도 한다. 농장이나 땔감을 만들기 위해 나무를 자르면 지역 환경의 황폐화, 토양의 탄소 소실, 화전 등으로 인해 이산화탄소 배출량이 늘어난다. 세계적으로 수억에 달하는 가구가 제대로 환기가 되지 않은 주택에서 질 낮은 바이오매스 연료에 난방을 의존하고 있다. 이는 실내공기를 오염시킬 뿐만 아니라 온실가스인 메탄, 기후 활성 블랙 카본 입자, 이산화탄소를 공기 중으로 배출한다.[54] 농한기에 재배하는 구황작물은 점차 토양의 지력과 탄소흡수 능력을 소진시킨다.

일부에서는 기후변화 의제에 참여하는 것이 저소득국가의 경제개발 지원에 사용될 기금을 다른 곳으로 돌리는 것이라는 시각이 존재한다. 이와 같은 "양자택일"의 주장은 엑손모빌 CEO의 2013년 연례주주총회에서도 확인할 수 있다. 언론보도로는 그는 "[만일 원유공급이 줄어들어] 인류가 어려움에 부닥친 상황에서 지구를 구하는 것이 무슨 의미가 있을까?"라고 발언하였다.[55] 그와는 반대의 시각도 있는데 환경에 미치는 영향을 줄인 삶의 양식이 반드시 경제와 사회적 발전 요구를 방해하는 것은 아니라는 것이다.[56] 또한 환경 훼손으로 인한 외부효과를 모두 회계에 포함하면 빈곤 감소와 사회경제적 발전, 환경의 지속 가능성이 모두 같은 선상에 있음이 명백해진다.[57,58] 환경과학자 존 윌리엄스(John Williams)는 "우리는 지구의 자원이 무한하다고 가정하는 경제개발 지상주의를 따라가면서, 동시에 세계적인 자연환경 파괴를 막아야 한다는 다른 상반된 두 개의 줄거리를 유지할 수는 없다. 우리는 새로운 줄거리가 필요하다. 이것은 유한한 지구에서 살아가는 동시에 세계인의 복지를 개선하는 사회로 전환하는 데에 힘을 실어주는 것이어야 한다"고 말한다.[59,60]

거버넌스의 개편

> 지금까지 우리가 취한 대응을 보면 적을 달래서 전쟁을 막아보려 했던
> 제2차 세계대전 직전의 상황을 연상케 한다. 교토의정서는 뮌헨협정을 빼닮았는데,
> 정치인들은 위기에 대응하고 있다는 것을 과시하는 것처럼 보였지만
> 실제로는 차일피일하며 시간을 벌고 있었을 뿐이었다.
>
> 제임스 러브록(James Lovelock)[61]

지난 수천 년 동안, 정부는 주로 식량안보와 도시의 기반 시설, 적에 대한 방어나 공격, 세금 징수, 서민 대중의 평화와 안전보장과 같은 일들을 해왔다. 메소포타미아나 고대 마야문명, 중국의 왕조 등에서 볼 수 있는 것처럼 기후와 관련한 식량 부족이나 굶주림, 기아 등은 정치적 권위가 무너지는 데 결정적인 역할을 해왔다. 지난 100년 동안 산업화가 진행된 사회는 특히 산업폐수에서 나온 독성물질이나 미생물로 인한 위해를 줄이고 비위생적인 환경과 인구과밀과 같이 국지적인 환경문제의 해결을 위해 노력해 왔다. 그러나 이러한 노력을 통해서도 현대사회는 지구 시스템 자체의 혼란으로 인해 발생하는 문제들에 대한 대처 능력은 갖추지 못했다. 이러한 문제들은 그 전선이 넓게 퍼져 있고 다른 지구적인 변화의 흐름 속에서 대응해야 하기 때문이다. 여기에는 인구증가와 활발한 인구이동, 서쪽에서 동쪽으로 경제와 소비의 중심 이동, 최근 민간 다국적기업의 성장이 포함된다. 이러한 것들은 개별 국가의 수준에서 제어할 수 있는 이슈가 아니다.

21세기의 두 번째 10년에 이른 오늘날, 지구라는 시스템 전체를 아우르고 관리하기 위해 국제적인 협력을 끌어낼 수 있는 세계적인 지도력이 부재하다.[62] 현재 상황은 각국 정부와 전문 분야별 국제기구, 기업이나 민간조직 등이 제각각 조각보처럼 합쳐진 상황으로 볼 수 있는데 이들 주체는 그들의 기본 특성이나 기반 인구집단, 지리적 범위, 주된 관심사 등 모든 부분에서 달라, 이러한 거대하고 파괴적인 전 지구적인 환경 변화에 대응하기에는 적합하지 않다.[63,64]

정부 간 협력이 잘 안 되는 것은 1648년 유럽의 삼십 년 전쟁의 대혼란 끝에 체결된 베스트팔렌조약이 남긴 유산이라 할 수 있다. 베스트팔렌조약은 각 주권 국가들에 독립적이고 동등한 지위를 부여했는데, 그로 인해 얻어진 이익이 적지 않은 것도 사실이지만, 이후 각국은 자국의 협소한 이익에 기반하여 행동하는 것이 관행화되었다.[65] 이런 협소한 세계관에서는 기후변화는 일차적으로 국가 안보라는 틀에서 보게 되므로 국가의 경제, 주권, 국경에 위협이 되는지 여부로 시각이 구성된다. 만일 이 문제가 일차적으로 인간의 안녕과 건강, 안전, 빈곤 퇴치, 갈등의 해소와 같이 인류 안전보장의 기반을 위협하는 사안으로 받아들여졌다면 훨씬 더 좋았을 것이다.

20세기 전반기에 구축된 국제연합 체계는 전 세계 국가 대부분이 참여하였음에도 불구하고 이번 세기에 당면한 지구 전체 시스템을 다시 안정화하고 세계적인 수준에서 사회적·문화적 목표를 새로이 정립하는 데에 적합지 않다.[67] 영역과 분파로 나누어진 체계의 문제 이외에도 국제연합의 의사결정과정은 합의에 기반해 있으므로 많은 제약이 있다. 이에 따라 각 회원국의 이해관계와 공동선을 보장하기 위한 정책의 수립이라는 두 영역 사이에서 어려운 줄타기를 해야 한다. 기후변화와 생물다양성의 소실, 수자원의 공유, 해양 관리, 어족 보호를 위한 협약 등은 모두 그 바탕에 각국의 범주를 넘어선 '세계적인 상식'을 기반으로 접근해야 하는 이슈들이다. 실제에 있어서는 이러한 문제는 각국이 자국의 이해라는 근시안적 영역을 넘어서기 힘들다.

이 책을 편집하던 시점인 2015년, 세계 각국의 국가원수들이 파리에서 11월에서 12월로 넘어가는 2주일 동안 열린 21차 UN 기후변화 당사국회의(COP 21)에서 만났다. 많은 참가자와 언론 평론가들, 과학자들은 이 '역사적인' 회의가 미래로 가는 새로운 길을 열었다고 환호하였다. 참가한 195개국 중 186개국이 온실가스 배출을 줄이거나 증가 속도를 늦추는 것에 동의하였다. 또한 기온 상승을 산업화 이전 수준에서 2℃ 이내로 제한하되 궁극적으로는 1.5℃ 상승을 목표로 하는 것에 합의하였다. 이는 미래의 경제는 저탄소에 기반하여야 한다는 강력한 신호를 보낸 것이다.

이러한 합의의 정신은 매우 긍정적임에도 불구하고 배출감축에 도달하기 위해 취해야 할 경로는 구체적으로 명시되지 않았다. 유엔기후변화협약(UN Framework Convention on Climate Change, UNFCCC)의 크리스티아나 피게레스(Christiana Figueres) 사무총장은 각국의 자발적 감축목표가 충실하게 이행된다고 할지라도 기온상승은 2100년까지 3℃ 가까이 될 것으로 예측했다.[68] 목표보다 1도 이상 기온이 상승하면 원래 목표에서는 대부분 보존될 것으로 예상했던 그린란드의 빙하가 완전히 녹아내릴 것으로 예측되므로 그 차이는 본질적으로 전혀 다른 것이 된다.[69] 일부 기후모델에 의하면 태양에너지, 풍력, 지열 등의 재생가능에너지 기술에 조속하고 근본적인 투자를 하면 온난화를 2℃ 이내로 유지하는 것이 가능할 것이라는 예측을 하기도 하였다. 다른 기후모형에서는 바이오에너지와 탄소포획 및 저장을 획기적으로 늘릴 것을 요구하는데, 이들 신생 기술은 아직 대규모로 가동되고 있지 못하다.[70]

파리회의를 통해 각국 정부와 투자자들은 세계 경제를 앞으로는 탈탄소에 기반하여 계획하여야 함을 명백하게 인식하게 되었다. 또한, 각국 정부는 다가올 미래에 올 수 있는 분쟁과 강제 이주, 취약지역의 경제적 타격 등을 대비하여야 함을 명백하게 하였다. 유럽연합집행위원회 의장인 장-클로드 융커(Jean-Claude Juncker)는 기후변화가 "지역 전체의 안정을 흔들 수 있으며 대규모의 강제 이주와 자연 자원에 대한 분쟁을 촉발할 수 있다"고 경고했다.[71] UN 난민고등판무관사무소에서 일하는 직원의 말을 빌리면, "기후 관련 이주는 미래의 일이 아니다. … 눈앞의 현실일 뿐 아니라 이미 세계적인 우려를 낳고 있다".[72] 파리협정은 개발도상국들이 겪을 '손실과 피해(loss and damage)*'에 대해 인정했다. 그러나 부유한 국가나 기업들에 이 문제에 대한 책임을 물을 수 있는 길은 차단해 버렸다. 더욱이 기후변화가 인류의 건강에 위협이 될 수 있다는 것에 대해서는 일언반구도 없었다.**

---

* Loss and damage: 기후변화에 대한 완화와 적응 노력에도 불구하고 일어나는 피할 수 없고 불가역적인 부정적 효과를 지칭한다. 2013년 바르샤바 제18차 기후변화당사국회의(COP18)에서 처음 그 논의되었고 2022년 COP27에서 기금 마련에 합의하여 2023년 UAE COP28부터 가동되고 있다.

국제 조직과 각국 정부의 움직임이 더디게 진행되는 동안, 시민사회와 민간단체는 기후변화에 대한 행동과 책임에 대해 압박하였다. 2014년 9월 뉴욕에서 열렸던 시민 기후행진은 30만 명 이상이 참가하여 역사상 가장 큰 규모의 단일 기후변화 시위였다. 2015년 제21차 파리 기후변화당사국회의(COP21)를 앞두고 지구를 가로질러 행진하는 행사에 60만 명 이상의 사람들이 참가하여 각국 지도자들에게 기후변화에 대한 의미 있는 대책을 마련하도록 압력을 행사했다. 많은 국가에서 화석연료에 집중된 개발에 반대하는 지역사회 운동이 일어났다. 캐나다에서 채굴한 오일샌드를 멕시코만으로 운송하는 키스톤 XL 파이프라인에 반대하는 운동은 이후 '블로카디아(Blockadia)'운동으로 진화하였다. 이 운동은 호주의 농촌지역을 기반으로 지역에 새로 건설하던 석탄가스 건류 시설과 석탄채굴에 반대하여 일어나 진행된 '밸브 잠그기(Lock the Gate)' 시위와 더불어 이전의 환경 시위의 고정 관념을 깬 새로운 형태의 운동이었다. 이 운동은 보수성이 강한 내륙에 있는 주에서 농민들과 축산업자들이 도시의 환경주의자들과 북아메리카 원주민 그룹과 연대하여 파이프라인의 건설에 항의하여 투쟁하는 데서 시작하였다. 이와 비슷한 운동이 동남아시아, 방글라데시, 인도를 비롯하여 다른 지역에서도 일어났다.[73]

    기후변화의 완화와 적응으로 가는 길을 모색하는 또 다른 주역이 있다. 기후변화로 인해 예상되는 (보험업 등) 산업적 피해에 대해 인지하고 이를 피하려고 자신들이 가진 전문적인 기술과 관리 경험, 세상의 지혜 등을 총동원하여 그 피해를 줄이고자 노력하는 각성한 민간 부문 조직이 그것이다.[74] 문화 분야는 디자인, 미술, 건축, 박물관, 인문학 전공 과정 등을 통하여 변화한 미래 세계에 사는 것이 어떤 것인지를 가시화하는 것에 크게 기여하고 있다. 우리가 그간 우리의 문화체계와 문명이 싹트고 번성해 온 홀로세를 뒤로하고 인류세로 접어든다면 우리는 이 변화를 어떻게 받아들여야 할 것이고, 인류세에 산다는 것은 무엇을 의미하는가? 이러한 질문들은 기후변화가 초래할 미래의 가능성에 대

** 2023년 11월 두바이에서 진행된 COP28에서는 최초로 기후변화와 건강이 주요 의제로 상정되었다.

한 논쟁과 이해를 단순한 경제적 또는 기술적 선택을 넘어 정의와 공평의 문제로까지 확장한다.[75] 베를린에 있는 세계문화의 집(Haus der Kulturen der Welt, HKC)은 세계의 예술과 민족지학 박물관인데 2014년 10월 국제층서위원회(International Commission on Stratigraphy, ICS)* 학술회의를 유치하였다. 이 박물관에서는 과학자와 예술가, 디자이너, 박물관 전문가, 인문학자 등이 참여하는 '인류세 커리큘럼'을 열고 있기도 하다. 세계문화의 집은 인류세에 대해서는 과학적 측면뿐 아니라 문화적인 측면의 논쟁이 필요하다는 점을 인식하고 있다. 중국에서는 홍콩중문대학이 자선사업가들의 도움을 받아 2012년 세계 최초로 기후변화박물관을 개관하였다. 뮌헨의 도이체스박물관은 세계 최대의 기술박물관인데 2014년 "인류세에 오신 것을 환영합니다: 지구는 우리의 손안에"라는 주제 아래에 수백만 달러의 전시회를 개최했다. 전시회는 전 세계를 순회하며 개최될 것이며, 호주는 캔버라에 있는 국립박물관에서 도이체스박물관과 협력하여 인류세에 처한 호주의 위치를 이해하기 위한 전시회를 기획하고 있다.**

지역 수준에서는 여러 도시나 지방에서 마을 전환 운동의 중요한 한 측면인 '숙의 민주주의'의 과정을 소규모로 구현하는 기회를 모색하고 있다.[76] 예를 들어, 건축물과 주택의 기준, 대중교통, 도로설계, 녹지, 레저시설, 수질 보존, 도시농업 등은 기후변화 완화와 연관되어 있고 도시 수준에서 토의하여 시행하기에 적당한 주제들이다. 도시농업과 도시 식량 조달과 같은 보다 창의적인 주제들도 있다.[77] 디지털 혁명으로 도시는 자원의 흐름, 폐기물 배출, 온실가스 배출, 이로 인한 사회적 환경적 영향 등에 대한 지식과 관리에 관한 정보를 쉽게 공유할 수 있게 되었다.[78]

호주 멜버른에서는 최근 시의회가 도심 열섬효과를 줄이기 위해 수천 그루

---

* 2024년 국제지질학연합(IUG) 산하 제4기 층서 소위원회는 인류세를 지질학 연대표에 추가하지 않기로 했다. 그러나 많은 학자는 지난 70년간 인류의 활동이 지구에 미친 변화는 지질학적 변화까지 미치고 있다는 점에서 홀로세에 이은 인류세를 선언하여야 한다고 주장하고 있다.
** https://www.nma.gov.au/explore/features/violent-ends/art-for-anthropocene

의 나무를 심는 것을 의결하였다. 도심공원에 큰 통로를 뚫어 대용량 지하저수조를 만들었는데 이는 홍수 때 내린 빗물을 저장하였다가 갈수기의 물 부족에 활용하기 위해서이다. 전 세계의 지방정부는 미래에 올 수 있는 폭염, 폭우, 태풍, 해수면 상승에 대한 취약성을 모니터링하고 기후에 영향 받지 않는 토지이용 계획을 수립하기 위해 노력하고 있다.[79] 그러나 21세기 기후와 그 숱한 영향에 대비하기 위해 도시를 개조하는 것은 쉽지 않을 것이다. 뉴올리언스는 홍수에 취약한데, 수백 년 전 강을 따라 대규모 제방을 건설하는 잘못된 결정으로 인해 지금은 이를 유지관리하기 위해 엄청난 비용이 들지만, 더 나은 해결책은 보이지 않는다.

과학 연구의 방식

오늘날 과학 연구 방식은 실제 세계를 여러 부분으로 나누고 각 부분을 개별적으로 연구하는 '고전적인' 실험방법에 강한 역사적 뿌리를 두고 있다. 그러나 오늘날 주류과학은 인간의 활동으로 인한 기후변화와 그로 인한 영향과 같이 지구적인 수준의 복합적인 문제를 풀어가는 데 필요한 시스템 기반 사고와 분석을 수용하기에는 적합하지 않다. 이 문제는 연구의 영역이 서로 칸막이로 나누어져 있기에 더욱 커진다. 학제 간 공동작업을 하면 사고와 이해의 폭을 넓히고 풍부한 연구 방법을 사용할 수 있음에도 불구하고 많은 연구자는 울타리로 둘러싸인 자신들의 작은 영역에 안주하곤 한다.

과학의 고전적인 모형의 또 다른 이면으로, 단순한 실험 논리, 즉 '좋은' 과학적 연구는 주어진 문제에 대해 특이하고 확실하며 모호하지 않은 답변을 줄 수 있다는 비현실적인 전제를 바탕으로 하고 있다는 것이다. 그러나 실세계에서 일어나는 현상의 전모는 훨씬 복잡하고 예측 불가능하여 고전적인 실험과학에서 즐겨 쓰는 것과 같이 현상을 여러 조각으로 나누어 분석한 다음 다시 합하는 것과 같은 방법으로는 풀어나갈 수 없다. 기후와 같이 복잡한 시스템의 작동 기전을 파악하고 이 시스템을 안정화하고 회복시키기 위한 최적의 개입 지점을 찾아내기 위해서는 시스템 기반 분석이 필요하다. 그러나 여기에는 $E = mc^2$와 같이 명쾌한 하나의 해답이 존재하는 것이 아니다. 실세계의 시스템은 복잡할 뿐 아니라 불확실성으로 인해 고전적인 통계분석이나 무작위배정과 같은 전가의 보도를 써서 한 번에 해결하는 것이 가능하지 않다.

인간 활동으로 인한 기후변화에 대해 일부 과학자들이 주장하는 좀 더 과격한 해결책으로는 지구공학, 더 정확하게는 기후공학적인 방법이 있다. 이는 기후변화를 예방하고 해소하기 위해 지구라는 시스템에 대규모의 공학적 개입을 하겠다는 것이다. 그중 일부를 열거하자면 대기권 상층부에 태양광을 반사하는 미세입자를 살포하자는 안, 지구궤도를 따라 거울을 설치하여 태양의 복사광을 반사하자는 안, 대양에 미세철분진을 살포하여 이산화탄소를 흡수하는 조류의 증식을 촉진하자는 안, 대양에 석회를 살포하여 산도를 줄이고 대양의 이산화탄소 흡수능력을 보존하자는 안, 거대한 진공청소기와 같은 도구를 이용하여 대기 중 이산화탄소를 빨아들이자는 안 등이 있다. 이와 같은 대담한 공학적 시도의 아이디어들은 대중의 논의 수준을 훨씬 앞서가고 있다. 그러나 지난 경험을 바탕으로 볼 때 이와 같은 과감한 공학적 시도는 예상하지 못한 재앙적이고 불가역적인 결과를 초래할 수도 있다. 가령 태양광을 대기권 밖에서 차단하면 지구 전체에 걸쳐 강수량이 줄어드는 결과를 초래할 수도 있다.[80] 기후변화와 관련하여 오늘날 제기되는 많은 질문은 과학자들과 공학자들에게만 맡겨 두기에는 너무나 크고 복잡할 뿐 아니라 인류의 건강에 미치는 파급효과가 너무 크다. "이 문제에 대해 과학자들의 발언만이 유일한 방안이 될 수는 없다. 해결을 위한 대안을 찾기 위해서는 다양한 목소리를 무시해서는 안 된다."[81]

환경 집사: 지속가능성으로 가는 길

현자에 의하면, 미래는 우리가 가고 있는 곳이 아니고 우리가 만들어가는 것이다. 환경적으로 지속가능하고 사회적으로 형평에 맞는 미래로 옮겨가는 것은 인류가 환경과 관계하며 살아온 방식에 있어 네 번째의 큰 전환이 될 것이다.[82,83] 앞선 전환기를 돌이켜 보면 수렵채집에서 초기 농업으로의 극적인 전환이 있었고, 다음으로 도시 문명의 건설이 있었고, 마지막으로는 산업화가 있었다. 각 단계의 전환은 경험과 사고의 진화가 누적되면서 일어났다. 그러나 현재와 같이 환경을 파괴하는 우리의 생활양식을 지구의 생태적 용량의 한계를 넘지 않도록 바꾸려면 다른 유형으로, 즉 전 지구적으로, 신중하되 신속한 전환이 되어야 한다.

이를 위해서는 인류가 지구의 생태학적 시스템에 대해 약탈자가 아닌 동참자라는 인식을 보다 명확하고 폭넓게 공유할 필요가 있다. 이는 "생물 감수성"이란 용어 속에 잘 표현되어 있다.[84] 우리 사회가 맞이할 미래의 도전은 인류가 환경의 소유자 혹은 주인으로서가 아닌 집사로서 행동해야 한다는 것이다.[85] 다음으로, 에너지 효율적이고 환경적으로 건강한 기술에 대한 사회적 투자가 절실하다. 이와 관련하여 도시폐기물에서 추출한 바이오연료, 태양전지를 동력으로 한 나노 반도체를 이용하여 물에서 수소연료와 산소를 생산하는 방법 등과 같이 많은 사례가 이미 현실화하고 있다.[86]

이와는 반대쪽으로, 상상하기도 싫지만, 온난화로 과열되고 생태학적으로 황폐해져 많은 지역이 사람이 살 수 없는 곳이 되고 식량과 물이 부족하고 다수의 생물 종이 멸종하고 생태계가 파괴되고 기상재난이 끊이지 않는 세계가 될 수도 있다. 이 모든 변화는 현존하는 건강 불평등을 더욱 악화시키고 사회적 긴장과 갈등을 심화시키면서 집단 이주를 더 늘리게 될 것이다. 만일 이 세상이 부유층이 구축한 "피난 세계"와 나머지 사람들의 황폐해진 세계로 나뉘진다면 봉기와 갈등이 끊임없이 이어질 것이다.[87,88] 인구압력과 기후변화, 지구 환경 변화로 인한 위협이 매우 클 뿐 아니라 더 커지고 있다는 인식을 바탕으로 UN은 미래지향적인 2016 지속가능발전목표(Sustainable Development Goals, SDGs)를 제시했다. 이를 통하여 기존의 복지와 건강의 부족한 점을 채우고 인간의 활동이 지구 자원의 한계를 넘지 않음으로써 다음 세대의 미래를 보장하려고 노력한다.[89]

집사 역할: 단지 발걸음 소리를 죽이는 것만으로는 부족하다

지구라는 행성의 복잡한 작동시스템을 망가뜨린 것은 바로 우리 인류이다. 이제 우리는 삶의 우선순위와 생활양식이 바뀌어야만 한다는 것을 알고 있다. 앞으로 인류가 이를 실행해야 할 매우 중대하고 역사적인 책임이 있다.

앞서 있었던 일을 다시 한번 돌이켜 보는 것은 의미 있는 일이다. 거의 40억 년 전, 화학물질들이 섞여 끓어오르는 사바솥 같은 원시 지구의 해양 바닥에서 에너지와 화학물질의 농도 차이에 따른 흐름으로 촉발되어 자기복제가 가능한 분자가 등장하였다.[90] 다음으로, 자연선택이 일어나면서 지속적인 변화와 기회에 대한 반응으로 생물학적 진화가 시작되었다. 호모속은 최근 200만 년 동안의 기후조건의 영향을 받아 진화적 분지 과정을 거쳤는데, 현세에 이르러서는 단지 한 호모종만 살아남았다.

호모 사피엔스는 지구 육지 표면의 대부분 지역에 걸쳐 서식하고 있다. 현재 지구의 우점종으로서 인류의 도덕적 책임은 무엇일까? 우리는 태양에서 받은 에너지로 스스로 재생하도록 만들어진 지구 생태계의 파괴가 더 이상 진행되지 않도록 막을 수 있을까? 우주의 기본 법칙인 엔트로피(더 높은 수준의 질서와 에너지를 가진 분자 혹은 열 체계가 더 낮고 무작위적인 상태로 무너지려고 하는 경향)의 법칙*을 거슬러 높은 수준의 자연계의 질서를 유지하는 것이 가능할까?[91] 에너지를 사용하면 낮은 수준의 에너지가 남고 이것은 복사를 통해 우주로 방출되어 엔트로피가 증가하게 된다. 그런데 인류의 에너지 사용이 늘어날수록 엔트로피 증가 속도는 이보다 더 빨라지게 된다. 이렇게 되면 지구는 새로운 열평형에 도달하기 위해 더워질 수밖에 없고, 이 수준에서 질서와 무질서(엔트로피)는 균형을 유지하게 된다. 이 문제는 인류가 에너지의 사용을 늘려가면서, 특히 화석연료의 연소가 늘어나면서 더 심각해질 것이다.

---

* 열역학 제2법칙, 엔트로피 증가의 법칙. 열이 흘러가는 방향, 즉, 온도가 높은 곳에서 낮은 곳으로 흘러가게 되어 있음을 정리한 법칙

집사 역할을 효과적으로 수행하기 위해서는 여러 전선에서 오는 도전에 적절하게 반응해야 한다. 오래된 뱃사람 속담에는 "우리는 바람을 바꿀 수 없지만, 돛을 올리고 내릴 수 있다"라는 말이 있다. 지금으로서는 우리는 우리 삶이 의존하고 있는 화석연료나 지하수, 종 다양성, 유입이 늘어난 산을 중화할 수 있는 해양의 완충능력을 포함하여 지구가 가진 자산의 크기가 어느 정도인지 정확히 알지 못한다. 또한 다가올 미래에 갑작스레 지구 환경이 변할지도 미리 알 수 없다. 그러나 우리가 집사 역할을 효과적으로 수행한다면 적어도 시간을 좀 더 벌 수는 있다. 지구 온난화를 억제하는 것이 가장 시급한 일인데, 메탄이나 대기권의 오존, 불화탄화수소, 블랙 카본과 같이 수명이 짧고 온실효과가 큰 물질들의 배출을 먼저 줄이면 감축의 효과를 더 빨리 볼 수 있을 것이다.[92] 그 외에도 이런 수명이 짧은 오염물질은 화석연료에서 발생한 이산화탄소에 비하여 정치적 이해관계의 개입이 상대적으로 적은 장점이 있다.

화석연료에 대한 의존을 줄여 나가기는 쉽지 않은 일이다. 수력에서 화석연료로 넘어오기 이전의 에너지 혁명을 돌이켜 보면 초기에 농촌의 해체와 도시화와 같이 사회 근간의 변화를 포함하여 인류의 삶과 안녕의 측면에서 적지 않은 비용을 지불해야 했다. 산업혁명 초기, 인류는 혼란(disruption), 박탈(deprivation), 질병(disease), 사망(death)으로 대표되는 '4D'로 인한 고통을 감내해야 했다.[93] 앞으로 올 에너지 혁명에서 이런 문제를 줄이기 위해서는 진보적이고 정치적으로 초당파적인 사회적·정치적 관리를 하는 것이 꼭 필요하다.

식량안보, 필수 불가결한 것

식량안보와 자급자족은 지속가능한 미래 세계에 도달하기 위한 가장 핵심적인 문제이다. 그러나 그 과정에서 모든 사람에게 충분한 양식을 보장하는 것은 쉬운 일이 아니다. 인구증가를 감당할 수 있고 동물성 단백질에 대한 수요 증가를 뒷받침할 수 있는 수준의 식량 생산을 보장하기는 쉽지 않다. 더욱이 바이오 연료의 생산과 지역주민의 주식 대신 에너지 비효율적인 동물 사료 생산을 늘려가는 현실은 우려된다.[94] 실로, 식량 부족은 다른 환경 변화로 인한 위협과 더불어 기후변화로 인해 초래되는 이번 세기의 가장 결정적 위기가 될 것이다.[95,96] 오늘날의 부유한 인구집단을 기준으로 하더라도 인류가 1인당 소비하는 식량을 생산하기 위한 토지의 면적은 3000년 전에 비하여 더 적다.[97] 그러나 세계의 인구 규모는 여전히 계속 커지고 있으며 식량 생산은 더욱 집약화되는 현실이 계속되면 토양 지력의 고갈과 더불어 식량 부족 위기를 맞는 것은 불가피해 보인다.

지속가능한 삶을 위해서는 식량의 생산과 분배체계의 혁신적 변화가 불가피하다. 전 세계적으로 음식은 문화에 있어 중심적 역할을 하는 것을 고려할 때, 이 사안에 대한 대중의 충분한 이해와 변화가 없이는 불가능하다. 변화의 방향이 대규모 기업농의 방향으로 갈 것인가, 소규모농장을 지향할 것인가? 현재의 기업농은 생산능력이 뛰어나지만, 에너지효율과 회복탄력성의 측면에서는 불리한데, 식량 에너지 1단위를 생산하기 위해 투입되는 에너지는 10~15단위가 필요하고 이는 지구 전체 온실가스 배출의 4분의 1을 차지한다.[98] 한편, 세계 많은 지역에서 소규모 농업이 품종 다양화와 중소규모 혼합농업을 통하여 생산량과 회복탄력성의 측면에서 더 유리한 성과를 내고 있다.[99,100] 세계은행이 주관하는 개발을 위한 농업 프로그램은 소규모 농가의 생산성을 향상시키는 데 주안점을 두고 있는데 이를 통해 이들을 세계적인 식량 시장에 편입시키는 작업을 하고 있다. 그러나 이와 같은 세계화에 대한 지향은 소규모농업에 종사하는 농민들이 해당 지역에 특화된 영농법과 작물을 생산하여 지역에서 판매하는 것을 목표로 하는 전략과는 상충한다.

농업을 일차적으로 세계 경제 성장을 위한 하나의 상품생산 분야로 보아야 할까, 아니면 지역주민의 식량 생산과 생태적인 지속가능성을 보장하는 필수 자원으로 보아야 할까?[103] 지속가능한 농업으로 전환하면 식량 생산이 증가할 뿐 아니라 온실가스 배출을 줄이는 데도 효과가 있다는 증거들은 넘치도록 제시되고 있다.[104] 축산업의 생산효율을 높이는 것이 곡물의 수확 효율을 높이는 것에 비해 온실가스 감축의 측면에서 더 효과적인데, 두 가지를 모두 시행하면 약 4분의 1의 감축 효과를 기대할 수 있다. 미국 북부에서는 줄뿌림작물(row crop) 경작에서 화학비료 사용을 줄이면 온실가스 배출과 환경오염을 초래하는 토양의 질소 유출을 줄일 뿐 아니라 토질을 향상하고 생산량을 높인다고 하였다.[105] 기후변화 저감기술의 하나로 사용되는 토양의 탄소를 회복시키는 생분리기술은 토양의 미생물 활동을 활발하게 하고 유기물을 증가시켜서 곡물생산량을 높인다. 쟁기 대신 파종기를 사용하고, 피복 작물을 심고, 수확 후 떨어진 낱알을 그대로 두는 것 모두, 토양을 탄소의 배출원이 아닌 탄소의 흡수원으로 바꿀 수 있다. 사하라 사막 남부 아프리카에서는 지역 수준의 '늘푸른 농업' 프로그램이 시행되고 있는데 여기서는 질소고정 비료(fertilizer), 과일나무(fruit trees), 사료 나무(fodder trees), 식량 수확 패턴(food-cropping patterns)으로 대표되는 "4F"를 총합하여 식량 생산을 증대시키고 있다.[106]

식물의 유전자 변형(genetic modification, GM)에 대해서는 환경적으로 논란이 있고 지속적으로 문제가 제기되고 있다.[107] 가뭄과 고온, 농약에 대한 내성이 큰 유전자 변형 종자에 대한 수요는 계속 커지고 있는데 이는 주로 다국적 기업에 의해 생산된다. 계약조건을 명시한 공공기금으로 연구개발을 하면 개발비를 줄이고 종자의 실소비자 가격을 낮추는 데 도움이 될 것이다. 그러나 공공연구기관에서 연구개발 내용에 유전자변형농산물에 관한 연구를 수행할 때도 민간 분야와 협력사업으로 하는 것이 더 바람직할 것이다. 어찌 됐건, 건강한 식품의 지속적이고 형평에 맞는 공급을 확보하기 위해서는 유전자 변형 식물을 포함하여 세계적으로 식량 증산의 소유권을 민간이 아닌 사회가 가지도록 하는 것이 전제되어야 한다.

그러나 유전자 변형은 실험실 내에서만 일어나는 것이 아니어서 자연계에서도 실험실 못지않은 준실험적 결과를 얻을 수 있는 경우도 많다. 공기 중 질소를 고정하는 박테리아는 일부 콩과식물에서만 존재하는 것으로 알려졌지만, 사탕수수에서도 발견되었는데, 이는 다른 주요 곡물의 세포에서도 질소를 고정할 수 있다는 것을 의미한다.[108] 토양의 유기물 함량을 증가시켜 미생물 증식이 더 늘어나면 화학비료나 농약, 제초제의 사용을 줄일 수 있다.[109] 그 외에도 고도의 보안시스템을 갖춘 국제적인 종자은행을 구축하는 것은 미래의 유전자 자원의 수요에 대한 장기적인 대응이 될 수 있다. 이 시설은 세계적으로 현재 인류가 소비하는 밀, 보리, 귀리, 호밀, 쌀, 옥수수, 감자, 콩류, 토마토 등 식량의 5분의 4가 선별적인 교배로 얻어진, 겨우 열 몇 종의 꽃식물에 의존하고 있음을 생각할 때, 향후의 기후변화에 대비하여 식량 곡물의 유전적 다양성을 확보하는 데 적극적으로 활용될 수 있을 것이다.

결론

이 책은, 과거 기후변화와 그 영향에 관한 책이 왜 필요할까라는 질문으로부터 시작되었다. 기후학자들은 과거와 현재의 정보를 바탕으로 이산화탄소 농도가 두 배로 될 때 얼마나 기온이 오를 것인지와 같은 기후시스템의 '민감성'에 대해 파악할 수 있다. 이와 마찬가지로 과거의 자연적인 기후의 변화에 따른 인류의 역사적 경험을 바탕으로 기후변화의 유형과 지속 기간에 따른 인구집단의 '민감성'에 대해서도 알 수 있다. 이를 통하여 기후가 인구집단의 건강과 사회적 안정에 위협이 될 수 있음을 깨닫고 인간이 초래한 금세기의 기후변화를 막기 위해 취해야 할 행동 지침을 얻을 수 있을 것이다.

이 책 전체에 걸쳐 두 가지의 은유가 등장하는데 하나는 파우스트의 계약이다. 이는 이 책의 서두에서 수렵채집에서 농경으로 전환하는 과정에서 처음 적용되었다. 이 전환은 인류의 장기적인 운명이 단계적인 과정을 거쳐 식량 공급이 증가하고 사회계층이 분화하고 전문화된 새로운 생활양식을 따르게 되었음을 의미한다. 이에 따라 인구가 증가하고 사회적 불평등이 심화하고 새로운 감염병이 등장하고 에너지 수요가 커지는 것과 같은 변화가 따라왔다.

두 번째의 은유는 '최적의 영역'을 의미하는 골디락스이다. 이것은 오트밀을 끓일 때만 적용되는 것이 아니다.* 인간은 이미 익숙한 중간 수준의 영역에 머물기 위하여 노력해 왔다. 지나친 더위나 추위, 가뭄, 폭우 등과 같이 기후가 극단적으로 치우치면 사회적, 생태적, 생리적인 시스템에 스트레스를 가중할 뿐 아니라 때로는 한계를 넘기도록 밀어붙이기도 한다.

그러나 파우스트의 계약에는 또 다른 차원이 있다. 농업혁명이 있고 난 뒤 도시로 거주 중심이 옮겨가고 인간의 활동이 고도화됨에 따라 특정 활동을 위해 소요되는 에너지는 더 많아지게 되었다. 이로 인해 인류가 이전에는 '너무 덥거나' '너무 추웠던' 기후와 같이 생존의 경계역에 속했던 환경에서도 생존하고 번성할 수 있도록 골디락스 영역을 확장하는 결과를 가져왔다.

인류가 등장한 초기에 유일한 에너지원은 불과 인간의 활동밖에 없었다. 동물의 가축화로 더 큰 동력원을 확보할 수 있었지만, 무엇보다도 석탄과 석유, 천연가스, 기타 바이오매스의 연소로부터 얻어진 에너지는 인간의 적응 한계를 비약적으로 끌어 올렸다. 달리 말하면, 화석연료를 연소하게 되면서 골디락스 영역이 지속적으로 확장되었다.

화석연료의 활용으로 골디락스 영역이 확장됨에 따라 인류는 자신도 모르게 지구의 기후를 변화시키게 되었는데 이것이 파우스트의 계약의 현대적인 형태이다. 인류는 이제 자신이 만든 결과물의 기괴한 역설에 갇히게 되었다. 인류는 우리의 삶의 영역과 골디락스 영역을 확장하기 위해 화석연료를 태웠는데, 여기서 뿜어져 나온 오염으로 인해 조만간 이 영역은 오히려 축소되고 예측 가능성도 더 떨어지는 결과를 맞이하였다.

오늘날 맞이한 곤경이 과거의 기후변화 적응의 경험과는 어떻게 다른가? 과거에는 기후변동의 원인이 인류의 삶의 양식으로 인한 것이 아니었다. 또한 농업혁명이 있기 전까지는 인류의 삶의 방식이 골디락스 영역의 확장으로 이어지는 것이 아니었다. 이러한 악순환의 고리를 끊기 위해서는 우리가 사용하는 에너지원을 기후 중립적인 것으로 옮겨가고 환경의 한계에 큰 압력을 가하지 않는 새로운 삶의 방식을 채택해야 한다. 말은 쉽지만 이를 실제 실행에 옮기는

---

* 골디락스는 '곰 세 마리' 이야기에 나오는 여자 주인공으로 식탁에 있는 세 그릇의 오트밀 중 온도가 뜨겁지도 차갑지도 않고 딱 적당했던 세 번째 죽을 먹는다.

것은 어려운 일이다.

세계는 기후과학에 대한 언쟁과 국익 방어, 성장 경제를 고수하려는 노력, 그리고 소위 '현시대의 폭정'이라 할 수 있는 세계금융위기 등으로 인해 지난 25년 동안 많은 시간을 허비했다.[110] 세계적으로 최근의 기후변화에 기인하여 어린이를 포함해 최소 500만 명의 초과 사망이 발생했다고 객관적으로 추정된다. 그런데도 우리의 기후변화에 대한 인식은 북극곰의 생존 위협, 아마존 숲과 산호초 파괴의 수준을 넘지 못하고 있다. 기후변화는 나쁜 생물 종에만 해당하는 것이 아니라 인류 자신에게도 적용된다. 다만, 인류가 가진 고유한 문화적, 기술적 능력을 발휘한다면 기후로 인한 스트레스를 일부나마 조기에 방어하는 것이 가능할 수도 있다.

역사적으로 볼 때 기후는 식량 생산과 사회적 안정, 물질적 진보에 있어 도움이 되는 방향으로 작용한 예도 적지 않았다. 그러나 기후변화는 더 나쁜 쪽으로 작용하는 경우가 많아, 식량 부족, 기근, 감염병 유행, 기후재난, 제한된 자원에 대한 갈등을 부추겨 사회적 혼란과 기존 체제의 붕괴로 이어지곤 했다. 역사를 통해, 파우스트 계약의 핵심적 목적으로 볼 수 있는 무제한적인 물질적 진보의 추구로 인한 위험이 점차 드러나고 있다. 이러한 사고방식이 수백 년에 걸쳐 잘못된 판단과 비극을 초래하곤 했다. 예를 들어, 마야문명은 오늘날 두바이의 지도자와 같이 거대 건축물을 짓는 데 사로잡혀 있었다. 그들은 삶의 양식을 점증하는 기후변화와 환경 변화에 적응하고자 하는 노력을 거의 기울이지 않았다. 오늘날 인류는 계속 늘어나고 있는 인구를 뒷받침하는 데 필요한 더 많은 식량(붉은 고기 소비는 훨씬 더 많다)과 전기, 안전한 식수, 주택, 각종 소비재를 늘려가는 트레드밀을 타고 있다. 반면, 이들은 규제의 테두리를 크게 벗어나 있고 장기적인 환경손상 비용은 일상적으로 무시하는 시장경제 체제의 틀을 벗어나지 못하고 있다.

이제 이 책의 결론을 세 가지로 요약한다.

첫째, 자연적인 기후변화는 인류의 건강, 질병, 생존, 집단 이주, 갈등, 정치 사회적 안정에 끊임없이 영향을 미쳐왔으나 많은 경우 간과되었다. 기후가 인구집단에 작용하는 방식은 뚜렷이 드러나고 갑작스러운 경우도 있지만, 삶의 조건을 배후에서 미세하게 변화시키는 방식으로 작용하기도 한다.

둘째, 지구상의 모든 종과 생태계는 각기 특정한 범위의 기후조건 안에서 생존하고 번식해 왔다. 만일 이 기후조건이 근간에서부터 흔들릴 경우, 이것이 더운 쪽 추운 쪽, 비가 더 많이 오거나 가물어지거나 관계없이 종의 안정성과 생산성, 때에 따라서는 생존 능력이 크게 떨어지게 된다. 이어서 인간의 건강에 대한 위험이 따라오게 된다.

셋째, 우리가 가진 현대적 사고와 과학적 방법은 시대에 뒤떨어진 지적 유산에 가로막혀 이성적 사고와 이해, 합리적인 행동이 방해받고 있다. 인류의 활동은 거대하고 복잡한 생태학적, 환경적, 사회적 체계를 교란하고 있으며, 따라서 우리는 이러한 변화를 실세계의 시스템의 틀 안에서 이해하고 적절하게 반응해야 한다.

인간이 유발한 기후변화는 세대 간 책임과 관련한 도덕적 딜레마를 해소해야 하는 과제를 던져주고 있다.[112,113] 서구사회의 이전 세대는 다음 세대에게 좋은 유산을 물려줄 것이라는 데 대해 낙관적이었다. 그러나 우리 세대는 현재 우리 주위에서 벌어지고 있는 변화를 보면서 더 이상 낙관할 수 없다. 우리 세대는 앞으로 올 두세 세대에게 지금보다 훨씬 더 덥고 기후 불안정이 심한 세상을 물려주게 될 것이다.

비관적 예측과 낙관적 의지를 결합할 수 있을까?

해가 바뀔 때마다 연간 배출량 감축목표가 더 높아지는 것을 볼 때 위험이 커지는 방향으로 나아가고 있는 지금의 추세를 되돌리는 것은 개연성이 낮아 보인다. 우리를 압도하고 있는 이 과업은 미래를 대비해 인류가 이전에는 한 번도 시도해 본 적이 없는 세계적 규모의 급진적인 과업이다. 아마도 이전의 국제적 수준의 급진적 방향 전환 사례에서 용기를 얻을 수도 있을 것이다. 19세기에는 대륙 간 노예교역의 중단이 있었고 더 최근에는 오존층 파괴를 막기 위해 냉매

제11장 미래를 맞이하며

> **글상자 11.1 세계지도자들에게 보내는 기후변화에 대한 메시지**
>
> "인간이 초래한 기후변화는 정치를 넘어서는 이슈이다. 이것은 정당과 국가뿐만 아니라 세대마저도 초월하는 사안이다. 인류 역사상 처음으로, 미래의 경제개발, 빈곤의 종식, 인류 안녕의 토대가 되는 지구 건강이 그 앞날을 알 수 없는 상태이다. 만일 우리가 지구 밖으로부터 위협이 임박한 상황이었다면 인류는 공동의 대의를 위해 뭉쳤을 것이다. 위협이 지구의 내부에서, 실제로는 우리 자신으로부터 온다는 점, 그리고 이 위협이 장기간에 걸쳐 일어난다는 점이 우리가 서로 협력하고 이를 막기 위한 결정적인 행동이 시급하다는 사실을 바꾸지는 않는다."
>
> 2014년 7월~8월, 세계적으로 4000명 이상의 과학자가 서명함.

가스의 생산과 사용을 중단하는 결정이 있었다. 오늘날 상황에 있어 비장의 카드는 에너지원, 에너지의 발생과 사용을 포함한 에너지의 급진적 변화인데, 이러한 변화는 특정 산업이나 교역에 관여한 사람들에 국한되지 않고 모든 사람에게 그 영향이 미칠 것이다(**글상자 11.1**). 그러나 앞에서 예로 든 그 어떤 것들도 세계 인류 전체의 건강, 안전, 생존에 이르는 위험을 초래하지는 않는다. 그러므로 우리는 논의의 초점을 기후변화에 대응할 것인지 말 것인지, 한다면 어떻게, 언제 대응할 것인지와 같은 구체적인 국면으로 옮겨가야 한다.

인류가 가진 고성능의 영장류 두뇌 기능에서 아직 사용하지 않고 남아 있는 부분이 우리가 가진 또 다른 패가 될 수 있을 것이다. 우리는 유사 이래 처음으로 인간의 정신을 전자적으로 지구 반대편까지도 즉각적으로 연결하는 것이 가능해졌고 이를 통해 생각과 정보를 주고받을 뿐 아니라 행동을 위한 계획도 공유할 수 있다. 과거를 돌이켜 보면, 수메르인들은 동쪽으로 2500km 떨어진 곳의 하라파인들에게 가뭄과 토양의 염화에 대해 어떻게 대응할 것인지에 대해 조언하는 것은 불가능했다. 오늘날은 전 지구적으로 연결된 네트워크를 이용하여 기후변화 문제에 관해 집단적인 이해를 나누고 행동을 같이하는 것이 가능해졌다(**글상자 11.1**). 현대의 과학적 지식과 이해가 고도화되었음에도 불구하고, 우리 또한 이 지구라는 행성의 지질학적, 역사적인 흐름 속에 잠시 떠올랐다 사라지는 존재에 불과하다. 우리의 생활과 생산, 조직, 해결하기 힘든 문제에 대한 대응의 방식은 이후에 역사가들이 21세기 초반 인류의 경험을 그 이전 시대, 자연적 기후변화에 대한 대응과 비교할 수 있는 좋은 사례를 제공할 것이다. 어떤 사회는 잘 대응했지만, 어떤 사회는 쇠퇴했고, 어떤 사회는 붕괴하였다. 만일, 미래에 인간으로 인한 기후변화를 막기 위한 효과적인 국제적 합의가 이루어지지 못하고 단기적인 경제성장이 여전히 일차적인 목표이면서 세계적인 기후-환경위기가 지속된다면 미래의 과학자들이 내릴 결론은 명확하다. 사피엔스(지혜)라는 딱지는 휴브리스(오만)보다 나을 것이 하나도 없다.

    인류가 지금과 같이 집단적이고 세계적인 수준으로 시험에 든 적이 없다. 인간의 독창성과 상상력의 발휘가 어느 때보다 왕성해질 것이다. 다윈과 동시대의 자연주의자이자 진화론자인 알프레드 러셀 월래스는 아마존에서의 참혹한 경험을 바탕으로 다음과 같이 기술하였다. "도덕적 능력을 발휘하고 잠재해 있던 천재성의 불꽃을 불러일으키는 것, 그것은 존재를 위한 투쟁이다."[114] 우리가 과거로부터 배우고 현재를 이해하고 보다 나은 지속가능한 미래를 상상할 수 있다면, 우리는 이 불꽃을 이용하여 오류를 교정하고 우리가 살고 있는 유한한 행성에서 지속가능한 삶을 꾸려나가는 길로 가는 불을 밝힐 수 있을 것이다.

옮긴이 후문

　45억 년이라는 지구의 긴 역사에서 호모 사피엔스는 불과 마지막 20만 년에 등장했음에도, 특히 지난 1만 년 동안 농업을 시작으로 산업과 문명을 발전시키며 지구 환경을 변화시킬 정도로 영향력을 행사해 왔다. 인류가 대기, 물, 토양, 생태계에 미친 변화는 이제 지질학적 흔적을 남길 수준에 이르러, 지구 역사에서 인류가 만들어 낸 새로운 시대를 '인류세'로 정의하자는 논의가 이루어지고 있다.
　이 책의 저자, 토니 맥마이클은 이러한 인류의 발전을 '파우스트의 계약'에 비유한다. 현재의 번영을 위해 미래의 자원을 미리 끌어 쓰는 것은 궁극적으로 그 대가를 치르게 될 것이라는 경고이다. 하지만 기후변화는 우리 일상에서 체감하기 어려운 장기적이고 점진적인 변화이다. 폭염이나 기상이변 같은 단기적인 현상은 누구나 인지할 수 있지만, 기후변화가 인류의 미래에 미칠 영향에 대한 깊이 있는 이해는 아직 부족한 상황이다.
　우리가 이 문제를 더 잘 이해하려면, 과거의 역사 속에서 기후와 인간 사회, 건강에 대한 상관관계를 돌이켜 볼 필요가 있다. 일찍이 토니 맥마이클은 1991년 오스트레일리아 의학 저널에서 "장기적으로 지구 환경의 파괴는 결국 인간의 건강과 생존 문제로 귀결될 것이다"라고 경고한 바 있다. 기후변화로 인한 건강 문제를 이해하는 것은, 미래의 기후 위기를 해결하는 중요한 열쇠가 될 것이다.

인류는 수천 년의 역사 속에서 기후변화와 환경적 도전에 맞서왔지만, 그 과정에서 성공과 실패를 모두 경험해 왔다. 기후변화에 대한 인류의 취약성은 인간의 역사와 궤를 같이하며, 그 극복의 과정은 오늘날 우리에게 중요한 교훈을 제공한다.

이 책은 기후변화와 건강 간의 복잡한 관계를 역사적 사례를 통해 명쾌하게 설명하고 있다. 특히 이 책은 과학과 역사, 건강을 아우르며, 기후변화가 인간에게 미치는 영향을 깊은 통찰력으로 분석한다.

코로나19 범유행은 1918년 인플루엔자 범유행 이후 인류가 경험한 최대의 감염병 대유행이었다. 2019년 중국 우한에서 처음 보고된 이후 3년 이상의 기간에 걸쳐 세계 경제를 마비시키고 많은 국가에서 지역 혹은 국가 수준의 봉쇄를 경험하였고 인류의 생활양상에 근본적인 변화를 가져왔다. 동물에서 기원한 이 코로나바이러스는 2003년 사스, 2015년 메르스 유행을 거치면서 여러 차례의 변이과정을 거쳐 마침내 인류의 집단면역과 각종 방역기능을 완전히 무력화시키는 무서운 생물체로 진화하여 전 세계 대부분의 인구를 감염시키고 많은 사망자를 냈고 현재도 진화를 거듭하면서 인류사회에 잔존하고 있다. 이는 인간의 질병이 환경과 긴밀히 연결되어 있음을 다시금 일깨워준 사건이었다. 전 세계적 이동과 도시화, 생태계 파괴는 인수공통감염병의 발생 위험을 높였고, 이는 인간이 생태계의 균형을 무너뜨릴 때 그 결과가 얼마나 빠르고 광범위하게 되돌아올 수 있는지를 보여주었다. 기후변화가 감염

옮긴이 후문

병의 분포와 발생 패턴을 바꾸고 있는 오늘날, 코로나19는 인간 건강이 기후와 환경의 안정성에 얼마나 의존적인지를 재확인시켜 준 역사적 경고이기도 하다.

또한 이 범유행은 보건체계의 회복력과 사회적 불평등이 건강위기에 미치는 영향을 적나라하게 드러냈다. 국가 간, 계층 간 의료 접근성의 차이는 감염과 사망의 격차로 이어졌으며, 기후위기 시대에 공중보건 대응 능력과 사회적 연대의 중요성을 강조하는 교훈으로 남았다. 결국 코로나19는 단순한 감염병 위기가 아니라, 인류가 기후변화와 같은 전 지구적 위기에 어떻게 대응해야 하는지를 미리 보여준 리허설이었다.

이 책의 저자 토니 맥마이클은 환경보건과 기후변화 연구에서 선구적인 역할을 해온 학자이다. 유엔 산하 '기후변화에 관한 정부 간 협의체(IPCC)' 보고서의 건강 분야 주저자로 활동하며 기후변화와 건강 문제에 대한 중요한 틀을 제시하였고, IPCC가 2007년 노벨 평화상을 공동 수상하는데 기여하기도 했다. 그의 연구는 인류의 건강을 넘어 지구와 생태계의 건강을 포괄하는 새로운 연구 분야인 '지구 건강(Planetary Health)'을 개척하는 데 주도적 역할을 했다.

기후변화와 환경보건을 전공하는 역자들에게 토니 맥마이클은 이 분야에 우뚝 선 거인이었으며 학회에서는 항상 마음씨 좋은 농부 아저씨 같은 따뜻하고 푸근한 미소를 바탕으로 해박한 지식과 날카로운 비평으로 새로운 시각을 열어 주었던 선각자였다. 2014년 갑자기 전해진 그의 부고는 학계에 큰 충격을 주었고 모두가 애도와 안타까움을 금할 수 없었다. 그로부터 3년이 지난

2017년 그의 유고가 책으로 출판되었을 때 큰 기쁨과 함께 그의 해박한 지식과 통찰을 조금이라도 나눌 수 있게 된 것에 감사한 마음이었다.

2025년 9월 25일 그의 11주기를 맞이하여 이 책이 국내 독자들에게도 읽힐 수 있게 되어 감사하고 한편으로 기후변화와 건강에 대한 국내의 저술이 일천한 현실은 역자를 비롯한 이 분야를 전공한 사람들의 게으름의 탓으로 질타 받아 마땅하다. 늦게나마 오랜 시간 환경과 건강의 문제를 같이 고민해 온 두 분의 동료와 같이 이 책을 번역할 수 있게 되어 감사를 드린다. 번역 과정에서 기후변화와 건강, 지구환경 변화의 역사에 대한 깊은 지식과 시각을 함께 나눌 수 있었던 것은 역자들로서는 큰 수확이라 하지 아니할 수 없다. 부디 이 책이 기후변화와 건강 분야에서 새로운 통찰을 독자들에게 안겨 줄 수 있다면 역자들로서는 매우 보람 있는 일이 될 것이다.

번역 과정에서 발견한 원저의 사소한 오기 또는 일반 독자에게 설명이 필요하다고 생각되는 경우와 저술 시점 이후 최근 더 진행된 사항에 대해서는 역자의 주석을 추가하였다.

끝으로 이 책의 출판 과정을 진행해 주신 한울엠플러스에 감사드린다.

정해관

주

서문

1. John Darwin, *After Tamerlane: The Rise and Fall of Global Empires, 1400-2000* (London: Penguin, 2008), p. 6.
2. Joerg Friederichs, *The Future Is Not What It Used to Be: Climate Change and Energy Scarcity* (Boston: MIT Press, 2013).
3. '역학(Epidemiology)'은 인간 집단에서 건강 장애의 분포와 결정 요인을 연구하고, 집단 수준에서 최적의 예방적 개입을 탐구하는 학문을 말한다. 이 용어에 'epidemic(유행병)'이 들어 있기는 하지만, 감염병의 유행과 특별히 연관된 의미는 아니다.
4. Donella H. Meadows, Gary Meadows, Jorgen Randers, and William W. Behrens III, *The Limits to Growth* (New York: Universe Books, 1972); Barry Commoner, *The Closing Circle: Nature, Man, and Technology* (London: Random House, 1971); Paul R. Ehrlich and Anne H. Ehrlich, *Population, Resources and Environment: Issues in Human Ecology* (San Francisco: W. H. Freeman, 1970).

제1장 서론

1. IPCC, "Summary for Policymakers," in *Climate Change 2013: The Physical Science Basis: Contribution of Working Group 1 to the Fifth Assessment Report of the Intergovernmental Panel on Climate Change*, edited by Thomas F. Stocker et al. (Cambridge and New York: Cambridge University Press, 2013), available at http://www.climatechange2013.org/images/uploads/WGI_AR5_SPM_brochure.pdf.
2. Anthony J. McMichael, "Health Impacts in Australia in a Four-Degree World," in *Four Degrees of Global Warming: Australia in a Hot World*, edited by Peter Christoff (London: Routledge, 2014), pp. 155-171.
3. Richard A. Muller, Judith Curry, Donald Groom, Robert Jacobsen, Saul Perlmutter, Robert Rohde, Arthur Rosenfeld, Charlotte Wickham, and Jonathan Wurtele, "Decadal Variations in the Global Atmospheric Land Temperature," *Journal of Geophysical Research: Atmospheres* 118, no. 1-7 (2013): 5280-5286, doi: 10.1002/jgrd.50458.
4. IPCC, *Climate Change* 2013.

5. James Kantor, "Scientist: Warming Could Cut Population to 1 Billion," *New York Times*, March 13, 2009, available at http://dotearth.blogs.nytimes.com/2009/03/ 13/scientist-warming-could-cut-population-to-1-billion/?_r=0.
6. Rachel Warren, "The Role of Interactions in a World Implementing Adaptation and Mitigation Solutions to Climate Change," *Philosophical Transactions of the Royal Society A*, no. 369 (2011), 217-241, doi: 10.1098/ rsta.2010.0271, p. 234.
7. Shaun A. Marcott, Jeremy D. Shakun, Peter U. Clark, and Alan C. Mix, "A Reconstruction of Regional and Global Temperature for the Past 11,300 Years," *Science* 339, no. 6124 (2013): 1198-1201, doi: 10.1126/science.1228026.
8. Neville Brown, *History and Climate Change: A Eurocentric Perspective* (London: Routledge, 2001).
9. 이 주제에 관한 초기 저작으로는 T. M. L. Wigley, M. J. Ingram, and G. Farmer, eds., *Climate and History: Studies in Past Climates and Their Impact on Man* (Cambridge: Cambridge University Press, 1985)이 있다. 그러나 이 책은 인류의 건강과 생존에 미치는 영향에 대해서는 매우 제한적인 정보만을 담고 있었다.
10. John L. Brooke, *Climate Change and the Course of Global History: A Rough Journey* (New York: Cambridge University Press, 2014).
11. Jessica L. Blois, Phoebe L. Zarnetske, Matthew C. Fitzpatrick, and Seth Finnegan, "Climate Change and the Past, Present, and Future of Biotic Interactions," *Science* 341, no. 6145 (2013): 499-504, doi: 10.1126/ science.1237184.
12. "IPCC—Intergovernmental Panel on Climate Change," World Meteorological Organization, http://www.ipcc.ch/.
13. Anthony J. McMichael and E. Lindgren, "Climate Change: Present and Future Risks to Health and Necessary Responses," *Journal of Internal Medicine* 270, no. 5 (2011): 401-413, doi: 10.1111/j.1365-2796.2011.02415.x.
14. Andrew T. Guzman, *Overheated: The Human Cost of Climate Change* (Oxford: Oxford University Press, 2013).
15. Richard Levins and Richard C. Lewontin, *The Dialectical Biologist* (Cambridge and London: Harvard University Press, 1985).
16. Geoffrey Parker, "Crisis and Catastrophe: The Global Crisis of the Seventeenth Century Reconsidered," *American Historical Review* 113, no. 4 (2008): 1053-1079, doi: 10.1086/ahr.113.4.1053.
17. 오늘날과 같이 더욱 통합된 다문화 세계에서는 종교 중립적인 약어인 B.C.E.(Before the Common Era, 서기 이전)와 C.E.(Common Era, 서기)가 사용된다. 이는 기독교적 표기인 B.C.(Before Christ, 기원전)와 A.D.(Anno Domini, 주님의 해)를 대체한다.
18. Jared Diamond, *Guns, Germs and Steel: A Short History of Everybody for the Last 13,000 Years* (London: Random House, 1998).
19. OECD, *Future Global Shocks: Improving Risk Governance* (Paris: Organisation for Economic Cooperation and Development, 2012).
20. Paul Coombes and Keith Barber, "Environmental Determinism in Holocene Research: Causality or Coincidence?" *Area* 37, no. 3(2005): 303-311, doi: 10.1111/j.1475-4762.2005.

00634.x.
21. Gustaf Utterström, "Climatic Fluctuations and Population Problems in Early Modern History," *Scandinavian Economic History Review* 3, no. 1(1955): 3–47, doi: 10.080/03585522.1955. 1041146.
22. Fernand Braudel, *Civilization and Capitalism, 15th–18th Century: The Structures of Everyday Life; The Limits of the Possible*, trans. Siân Reynolds (New York: Harper and Row, 1981).
23. Emmanuel Le Roy Ladurie, *Times of Feast, Times of Famine: A History of Climate since the Year 1000* (New York: Doubleday, 1971).
24. Julia Adeney Thomas, "Comment: Not Yet Far Enough," *American Historical Review* 117, no. 3 (2012): 794–803, doi: 10.1086/ahr.117.3.794. 그녀는 802쪽에서 이렇게 썼다: "변화된 물리적 세계의 역사를 이해하기 위해서는, 우리[역사가들]가 잡다한 것을 모으는 습성을 다시 적응시켜 과학자들의 둥지에서 알을 훔쳐 와야 할 것이다. … 1960~1970년대에는 경제학과 사회학이라는 인접 학문 덕분에 사회사가 활력을 얻었다. 이어 1980~1990년대의 언어적·문화적 전환을 거치면서 인류학, 문화연구, 문학이론이 우리의 관점을 새롭게 재편했다. 이제 우리는 생물학, 화학, 물리학 및 관련 분야라는 좀 더 먼 지적 사촌들에게로 눈을 돌려야 한다."
25. Parker, "Crisis and Catastrophe."
26. Brooke, *Climate Change*.
27. Ciara Raudsepp-Hearne, Garry D. Peterson, Maria Tengö, Elena M. Bennett, Tim Holland, Karina Benessaiah, Graham K. MacDonald, and Laura Pfeifer, "Untangling the Environmentalist's Paradox: Why Is Human Well-Being Increasing as Ecosystem Services Degrade?" *Bioscience* 60, no. 8 (2010): 576–589, doi: 10.1525/bio.2010.60.8.4.
28. Jonathan A. Foley, Ruth DeFries, Gregory P. Asner, Carol Barford, Gordon Bonan, Stephen R. Carpenter, and F. Stuart Chapin, "Global Consequences of Land Use," *Science* 309, no. 5734 (2005): 570–574, doi: 10.1126/science.1111772.
29. Tedros A. Ghebreyesus, Mitiku Haile, Karen H. Witten, Asefaw Getachew, Ambachew M. Yohannes, Mekonnen Yohannes, Hailay D. Teklehaimanot, Steven W. Lindsay, and Peter Byass, "Incidence of Malaria among Children Living near Dams in Northern Ethiopia: Community-Based Incidence Survey," *British Medical Journal* 319, no. 7211: 663–666, doi: 10.1136/bmj.319.7211.663.
30. E. A. Malek, "Effect of Aswan High Dam on Prevalence of Schistosomiasis in Egypt," *Tropical and Geographical Medicine* 27, no. 4 (1975): 359–364.
31. Carlos Corvalan, Simon Hales, and Anthony J. McMichael, *Ecosystems and Human Well-Being: Health Synthesis; A Report of the Millennium Ecosystem Assessment* (Geneva: World Health Organization, 2005), available at http://www.millennium assessment.org/documents/document.357.aspx.pdf.
32. Anthony J. McMichael, "Globalization, Climate Change, and Human Health," in *New England Journal of Medicine* 368 (2013):1335–1343, doi: 10.1056/NEJMra 1109341. Anthony John McMichael, "Climate Change and Global Health," in *Climate Change and Global Health*, edited by Colin D. Butler (Wallingford and Boston: CABI, 2014).
33. Chris Funk, Shraddhanand Shukla, Andy Hoell and Ben Livneh "Assessing the Contributions of

East African and West Pacific Warming to the 2014 Boreal Spring East African Drought," *Bulletin of the American Meteorological Society* 96, no. 12 (2015): S77-S82.
34. A. Park Williams and Christopher Funk, "A Westward Extension of the Warm Pool Leads to a Westward Extension of the Walker Circulation, Drying Eastern Africa," *Climate Dynamics* 37, no. 11 (2011): 2417-2435, doi: 10.1007/s00382-010- 0984-y.
35. Aiguo Dai, "Drought under Global Warming: A Review," *Wiley Interdisciplinary Reviews: Climate Change* 2, no. 1 (2011): 45-65, doi: 10.1002/wcc.81.
36. Anthony John McMichael, "Globalization, Climate Change, and Human Health," *New England Journal of Medicine* 368 (2013): 1335-1343.
37. Robin A. Weiss, "Apes, Lice and Prehistory," *Journal of Biology* 8, no. 2 (2009): 20, doi: 10.1186/jbiol114.
38. World Bank, *Turn Down the Heat: Why a 4°C World Must Be Avoided* (Washington, DC: World Bank, 2012), available at http://www-wds.worldbank.org/external/ default/WDS ContentServer/WDSP/IB/2012/12/20/000356161_20121220072749/Rendered/PDF/NonAscii FileName0.pdf.
39. See Figure 1 in Anthony J. McMichael, "Insights from Past Millennia into Climatic Impacts on Human Health and Survival," *Proceedings of the National Academy of Sciences of the United States of America* 109, no. 13 (2012): 4730-4737, doi: 10.1073/pnas.1120177109.
40. Darrell Kaufman, Nicholas McKay, Thorsten Kiefer, and Lucien von Gunten (The PAGES 2k Consortium), "A Regional View of Global Climate Change," *Global Change* 81 (2013): 18-23, available at http://www.igbp.net/news/fea tures/features/aregionalviewofglobalclimate change.5.64c294101429ba9184d44a.html.
41. Hubert H. Lamb, *Climate, History and the Modern World* (London: Routledge, 1995).
42. Oscar Branson, Simon A. T. Redfern, Tolek Tyliszczak, Aleksey Sadekov, Gerald Langer, Katsunori Kimoto, and Henry Elderfield, "The Coordination of Mg in Foraminiferal Calcite," *Earth and Planetary Science Letters* 383 (2013): 134-141, doi: 10.1016/j.epsl.2013.09.037.
43. P. D. Jones, T. J. Osborn, and K. R. Briffa, "The Evolution of Climate over the Last Millennium," *Science* 292, no.5517 (2001): 662-667, doi: 10.1126/science. 1059126.
44. Rudolf Brázdil, Christian Pfister, Heinz Wanner, Hans von Storch, Juerg Luterbacher, "Historical Climatology in Europe: The State of the Art," *Climatic Change* 70, no. 3 (2005): 363-430, doi: 10.1007/s10584-005-5924-1.
    서유럽과 중유럽에서 지난 천 년 동안 기록된 문헌 정보의 질적 변화 과정은 다음과 같다.
    - 1300년 이전: 자연재해(기상재해)와 기후 변동이 사회·경제적 결과를 초래한 것에 대한 기록.
    - 1300~1500년: 여름과 겨울의 양상에 대한 정기적 기록(봄과 가을에 대한 기록은 덜 정기적임).
    - 1500~1800년: 월별 날씨에 대한 체계적인 기술, 어느 정도는 일별 날씨도 포함.
    - 1680~1860년: 일부 개인들에 의해 수행된 계기(온도계) 관측 기록. 짧게 유지된 국제 관측 네트워크의 초기 기록.
    - 1860년 이후: 국가 및 국제 기상 네트워크의 틀 안에서 수행된 계기 관측 기록.
45. Paul J. Crutzen and Eugene F. Stoermer, "The 'Anthropocene,' " *Global Change Newsletter* 41 (2000): 17-18. See also Will Steffen, Paul J. Crutzen, and John R. McNeill, "The Anthropocene: Are Humans Now Overwhelming the Great Forces of Nature?," *Ambio* 36, no. 8 (2007): 614-

621, doi: 10.1579/0044-7447(2007) 36[614:TAAHNO]2.0.CO;2, and Will Steffen et al., "The Anthropocene: Conceptual and Historical Perspectives," *Philosophical Transactions of the Royal Society A* 369, no. 1938 (2011): 842–867, doi: 10.1098/rsta.2010.0327.
46. For an alternative understanding of the Anthropocene, see William F. Ruddiman, "The Anthropocene," *Annual Review of Earth and Planetary Sciences* 41 (2013): 45–68, doi: 10.1146/annurev-earth-050212-123944.
47. Edward O. Wilson, *The Social Conquest of Earth* (New York: Liveright, 2013).
48. Vaclav Smil, *Harvesting the Biosphere: What We Have Taken from Nature* (Cambridge: MIT Press, 2013). Today the total biomass of humans is around 125 million metric tons, while their livestock weigh another 300 million tons, compared with just 10 million tons for all wild vertebrate animals.
49. Andrew Y. Glikson, *Evolution of the Atmosphere, Fire, and the Anthropocene Climate Event Horizon* (Dordrecht: SpringerBriefs in Earth Sciences, 2013), doi: 10.1007/978-94-007-7332-5_1.
50. Robert L. Sherlock, *Man as a Geological Agent* (London: H. F. and G. Witherby, 1922), p. 343.
51. Erle C. Ellis, Jed O. Kaplan, Dorian Q. Fuller, Steve Vavrus, Kees Klein Goldewijk, and Peter H. Verbur, "Used Planet: A Global History," *Proceedings of the National Academy of Sciences of the United States of America* 110, no. 20 (2013): 7978–7985, doi: 10.1073/pnas.1217241110.
52. William F. Ruddiman, Michael C. Crucifix, and Frank A. Oldfield, eds., "The Early-Anthropocene Hypothesis," special issue, *The Holocene* 21, no. 5 (2011).
53. Royal Society Science Policy Centre, *People and the Planet* (London: The Royal Society, 2012).
54. Will Steffen, "The trajectory of the Anthropocene: The Great Acceleration," *The Anthropocene Review*, 2/1 (April 1, 2015), 81–98, doi: 10.1177/2053019614564785.
55. United Nations, Department of Economic and Social Affairs, Population Division, *World Population Prospects: The 2015 Revision, Key Findings and Advance Tables*, Working Paper No. ESA/P/WP.241 (New York: United Nations, 2015).
56. Global Footprint Network, *Atlas of Global Ecological Footprint, 2010* (Paris: GFN, 2010).
57. Anthony J. McMichael and Colin D. Butler, "Promoting Global Population Health While Constraining the Environmental Footprint," *Annual Review of Public Health* 32 (2011): 179–197, doi: 10.1146/ annurev-publhealth-031210-101203.
58. Based on figures in Stephen V. Boyden, *The Biology of Civilisation: Understanding Human Nature as a Force in Nature* (Sydney: UNSW Press, 2004).
59. Vaclav Smil, *Energy in World History* (Boulder: Westview Press, 1994).
60. Smil, *Energy in World History*.
61. Clive Ponting, *A New Green History of the World* (London: Vintage, 2007).
62. Boyden, *Biology of Civilisation*.
63. More formally, a system is a naturally integrated complex of processes interacting with one another and (within limits) able to self-stabilize via homeostatic feedback processes.
64. Ludwig von Bertalanffy, *General System Theory: Foundations, Development, Applications*

(New York: George Braziller, 1968). See also International Society for the System Sciences, "Ludwig von Bertalanffy (1901-1972)," January 1999, www.isss.org/lumLVB.htm.
65. Paul Shepard and Daniel McKinley, *Subversive Science: Essays toward an Ecology of Man* (Boston: Houghton Mifflin, 1969). 왜 '전복적(subversive)'이라고 했을까? 1960년대 생태학자들의 사상은 당시 지배적인 경제개발과 군사 활동의 패턴이 사회가 의존하는 자연 환경 자원을 훼손할 것이라는 데 초점을 맞추고 있었다. 이러한 주장은 냉전이 한창이던 시기에 강력한 군산복합체(특히 미국에서)에게 환영받지 못했다. 자연 시스템에 대한 경제적 압력을 줄이자고 주장한 생태학자들은 많은 사람들에게 기존 질서를 위협하는 좌파적 도전자들로 여겨졌고, 그들의 과학은 '전복적'인 것으로 간주되었다.
66. Stephen Boyden, *Western Civilization in Biological Perspective: Patterns in Biohistory* (Oxford: Oxford University Press, 1987).
67. Johan Rockström, Will Steffen, Kevin Noone, Åsa Persson, F. Stuart Chapin III, Eric F. Lambin, Timothy M. Lenton, et al., "A Safe Operating Space for Humanity," *Nature* 461, no. 7263 (2009): 472-475, doi: 10.1038/ 461472a.
68. Rockstrom et al., "Safe Operating Space."
69. Sources: Yaha Abawi et al., "Relationship between El Nino-Southern Oscillation and the Incidence of Malaria in the Solomon Islands," presentation to AusAID and the Australian Government Bureau of Meteorology (Suva, 2009); Lachlan McIver, Rokho Kim, Alistair Woodward, Simon Hales, Jeffery Spickett, Dianne Katscherian, Masahiro Hashizume, et al., "Climate Change and Health in Fiji: Environmental Epidemiology of Infectious Diseases and Potential for Climate-Based Early Warning Systems," *Fiji Journal of Public Health* (2012): 7-13.
70. Paul Davies, *The Goldilocks Enigma: Why is the Universe Just Right for Life?* (London: Penguin, 2004). 어린이 우화 「골디락스와 세 마리 곰」에서 한 소녀가 세 마리 곰의 집에 들어가 여러 가지 물건 가운데 자신에게 "딱 알맞은(just right)" 것을 고른다. 너무 극단적인 것들(너무 크거나 작거나, 뜨겁거나 차가운 것 등)은 외면하고, 그 중간에 있는 "딱 알맞은" 것을 선택하는 것이다.
71. Johann Wolfgang Goethe, *Faust/Part One*, trans. Philip Wayne (Harmondsworth: Penguin Books, 1975), p. 92.

제 2 장 불안정한 기후

1. Zita Martins, Mark C. Price, Nir Goldman, Mark A. Sephton, and Mark J. Burchell, "Shock Synthesis of Amino Acids from Impacting Cometary and Icy Planet Surface Analogues," *Nature Geoscience* 6, no. 12 (2013): 1045-1049, doi: 10.1038/ngeo 1930.
2. Li Li, Christopher Francklyn, and Charles W. Carter Jr., "Aminoacylating Urzymes Challenge the RNA World Hypothesis," *Journal of Biological Chemistry* 288, no. 37 (2013): 26856-26863, doi: 10.1074/jbc.M113.496125.

3. Sean A. Crowe, Lasse N. Døssing, Nicolas J. Beukes, Michael Bau, Stephanus J. Kruger, Robert Frei, and Donald E. Canfield, "Atmospheric Oxygenation Three Billion Years Ago," *Nature* 501, no. 7468 (2013): 535–538, doi: 10.1038/nature 12426.
4. Andrew Glikson, "Fire and Human Evolution: The Deep Time Blueprints of the Anthropocene," *Anthropocene* 3 (2014): 89–92, doi: 10.1016/j.ancene.2014.02. 002.
5. Peter B. deMenocal, "Cultural Responses to Climate Change during the Late Holocene," *Science* 292, no. 5517 (2001): 667–673, doi: 10.1126/science.1059287.
6. Andrew P. Schurer, Simon F. B. Tett, and Gabriele C. Hegerl, "Small Influence of Solar Variability on Climate over the Past Millennium," *Nature Geoscience* 7, no. 2 (2013): 104–108, doi: 10.1038/ngeo2040. 태양은 흔히 사람들의 믿음이나 일부러 왜곡된 주장과는 달리, 실제로는 지구 기온에 비교적 약한 영향을 미친다.
7. John Tyndall, *The Forms of Water in Clouds and Rivers, Ice, and Glaciers*(London: Henry S. King, 1872).
8. See also a simple illustrated explanation at http://www.sarmento.eng.br/ Documentos/14149824-How-the-Sun-Affects-Climate-Milankovitch-Cycles.pdf.
9. Adapted from Wikimedia Commons graphs, with annotations and dashed lines by author, http://en.wikipedia.org/wiki/File:Orbital_variation.svg.
10. 영국의 선구적 기상학자 조지 해들리(George Hadley)의 이름을 따서 명명되었다.
11. Wenju Cai, Agus Santoso, Guojian Wang, Evan Weller, Lixin Wu, Karumuri Ashok, Yukio Masumoto, and Toshio Yamagata, "Increased Frequency of Extreme Indian Ocean Dipole Events due to Greenhouse Warming," *Nature* 510, no. 7504 (2014): 254–258, doi: 10.1038/nature13327.
12. Michael H. Glantz, *Currents of Change: El Niño Impact on Climate and Society* (Cambridge: Cambridge University Press, 1996).
13. Tom Griffiths, "The Roaring Forties," in *A Change in the Weather*, edited by Tim Sherratt, Tom Griffiths, and Libby Robin (Canberra: National Museum of Australia Press, 2005), pp. 152–164.
14. Jean-René Vanney, *Histoire des mers australes* (Paris: Fayard, 1986), p.22, cited in Griffiths, "The Roaring."
15. Wenju Cai, Tim Cowan, and Marcus Thatcher, "Rainfall Reductions over Southern Hemisphere Semi-Arid Regions: The Role of Subtropical Dry Zone Expansion," *Scientific Reports* 2 (2012): 702, doi: 10.1038/srep00702.
16. Seth Westra, Lisa V. Alexander, and Francis W. Zwiers, "Global Increasing Trends in Annual Maximum Daily Precipitation," *Journal of Climate* 26, no. 11 (2012): 3904–3918, doi: 10.1175/JCLI-D-12-00502.1.
17. Jesse Kenyon and Gabriele C. Hegerl, "Influence of Modes of Climate Variability on Global Temperature Extremes," *Journal of Climate* 21, no. 15 (2008): 3872–3889, doi: 10.1175/2008JCLI2125.1.
18. Curtis C. Ebbesmeyer and W. James Ingraham Jr., "Pacific Toy Spill Fuels Ocean Current Pathways Research," *Earth in Space* 75, no. 37 (1994): 425–430, doi: 10.1029/94EO01056.
19. Donovan Hohn, *Moby-Duck: The True Story of 28,800 Bath Toys Lost at Sea and of the

Beachcombers, Oceanographers, Environmentalists, and Fools, Including the Author, Who Went in Search of Them (New York: Viking, 2011).
20. William Burroughs, ed., *Climate: Into the 21st Century* (Cambridge: Cambridge University Press, 2003), p.174.
21. Andrew G. Turner and H. Annamali, "Climate Change and the South Asian Summer Monsoon," *Nature Climate Change* 2, no. 8 (2012): 587–595, doi: 0.1038/nclimate 1495. See also Moetasim Ashfaq et al., "Suppression of South Asian Summer Monsoon Precipitation in the 21st Century," *Geophysical Research Letters* 36 (2009): L01704, doi: 10.1029/2008GL036500.
22. Arathy Menon, Anders Levermann, and Jacob Schewe, "Enhanced Future Variability during India's Rainy Season," *Geophysical Research Letters* 40 (2013): 3242–3274, doi: 10.1002/grl.50583.
23. Sharon Nicholson, "A Climatic Chronology for Africa," 75–81, 251–254, cited in James Webb, *Desert Frontier: Ecological and Economic Change along the Western Sahel, 1600–1850* (Madison: University of Wisconsin Press, 1995), pp. 4–5.
24. See James C. McCann, "Climate and Causation in African History," *International Journal of African Historical Studies* 32, no. 2/3 (1999): 261–279, and his discussion of George Brooks, *Landlords and Strangers: Ecology, Society, and Trade in West Africa*, 1000–1630 (Boulder: Westview Press, 1993).
25. See Hubert H. Lamb, *Climate, History, and the Modern World* (London and New York: Methuen, 1982).
26. McCann, "Climate and Causation."
27. "Disaster Statistics," Insurance Council of Australia, 2015, available at http://insurance council.com.au/statistics.
28. Dim Coumou and Stefan Rahmstorf, "A Decade of Weather Extremes," *Nature Climate Change* 2, no. 7 (2012): 491–496, doi: 10.1038/nclimate1452.
29. Aiguo Dai, "Increasing Drought under Global Warming in Observations and Models," *Nature Climate Change* 3, no. 1 (2013): 52–58, doi: 10.1038/nclimate 1633.
30. IPCC, *Climate Change 2013: The Physical Science Basis, Contribution of Working Group I to the Fifth Assessment Report of the Intergovernmental Panel on Climate Change* (Cambridge and New York: Cambridge University Press, 2013), doi: 10.1017/CBO 9781107415324.
31. Thomas Litt, Christian Ohlwein, Frank H. Neumann, Andreas Hense, and Mordechai Stein, "Holocene Climate Variability in the Levant from the Dead Sea Pollen Record," *Quaternary Science Reviews* 49 (2012): 95–105, doi: 10.1016/ j.quascirev.2012.06.012.
32. 지구 온난화 과정의 물리학은 흥미롭다. 여러 온실가스 분자들은 지표면에서 방출되는 장파(적외선) 복사 에너지를 흡수하고, 분자가 마치 '종이접기(origami)'처럼 휘어지는 방식으로 잠시 저장한다. 이후 이 휘어짐이 풀리면서 복사 에너지를 다시 방출하는데, 이번에는 모든 방향으로 방출된다. 이렇게 대기가 따뜻해지며, 산업혁명 초기부터 지금까지 불규칙하지만 전반적으로 상승하는 추세가 이어져왔다.
33. 사실 인류는 대기와 관련해 두 가지 커다란 '행운'을 누려왔다. 그중 하나는 성층권에 존재하는 오존이다. 오존은 태양으로부터 들어오는 에너지 중 생물학적으로 해로운 대부분의 성분 — DNA와 노출된 조직(피부와 눈 등)을 손상시키고 식물 성장을 방해하는 단파 자외선(UV) 복사 — 을 걸러낸다.

이 오존은 지구 초기 생명 활동의 산물이다. 지구 생명체는 처음 약 30억 년 동안 바다와 수로라는 자외선 차단 환경 속에 국한되어 있었다. 그러다 호기성 생물이 진화하면서 새로운 기체인 산소를 대기 중에 방출했고, 대기 하층의 산소 농도가 서서히 축적되었다. 이 가운데 일부가 오존(O_3)으로 변환되어 성층권으로 이동했다.

그 결과 지난 약 5억 년 동안 호기성 생명체, 즉 식물과 동물이 육지에서 안전하게 살아갈 수 있게 된 것이다.

34. 고해상도 빙핵 분석은 마지막 빙기에서 벗어나 비교적 급격한 온난화로 이어지는 과정에서, 이산화탄소(CO_2)와 기온 사이의 선후 관계라는 논쟁적인 문제를 풀어내고 있다. 분석 결과, 재가열 과정이 시작될 때는 기온이 CO_2보다 앞서 변화를 보인다. 이는 이전의 장기적인 냉각 추세를 이끌었던 10만 년 주기의 밀란코비치 순환이 끝나면서 촉발된 것이다. 그러나 이 시기는 짧게 지나가고, 해양이 따뜻해지면서 CO_2가 방출되면 곧 CO_2가 주도권을 잡아, 이후 전환기의 나머지 동안은 기온을 이끌게 된다. 이는 현재 우리가 이해하고 있는 피드백 과정과 잘 부합한다.

35. Ayako Abe-Ouchi, Fuyuki Saito, Kenji Kawamura, Maureen E. Raymo, Jun'ichi Okuno, Kunio Takahashi, and Heinz Blatter, "Insolation-Driven 100,000-Year Glacial Cycles and Hysteresis of Ice-Sheet Volume," *Nature* 500, no.7461 (2013): 190–193, doi: 10.1038/ nature12374.

36. Spencer Weart, "The Carbon Dioxide Greenhouse Effect," *Discovery of Global Warming*, March 2015, available at http://www.aip.org/history/ climate/co2.htm.

37. Carmel Doyle, "Irish Scientist John Tyndall: Climate Change Visionary in 1861," Silicon Republic, September 26, 2011, available at http://www.siliconrepublic.com/clean-tech/item/23757-irish-scientist-john-tyndal.

38. John Tyndall, *Contributions to Molecular Physics in the Domain of Radiant Heat* (London: Longmans, Green, 1872).

39. Iain McCalman, *Darwin's Armada* (London: Pocket Books, 2010), pp. 354–358.

40. PALAEOSENS Project Members, "Making Sense of Palaeoclimatic Sensitivity," *Nature* 491, no. 7426 (2012): 683–691, doi: 10.1038/ nature11574.

41. '온실효과(greenhouse effect)'라는 이름은 여전히 사용되고 있지만, 실제로 온실가스에 의한 열 포집 물리학적 과정은 유리창으로 덮인 정원 온실에서의 열저장 과정과는 다르다.

42. Gilbert N. Plass, "The Carbon Dioxide Theory of Climatic Change," *Tellus* 8, no. 2 (1956): 140–154, doi: 10.1111/j.2153-3490.1956.tb01206.x.

43. Reid A. Bryson and Thomas J. Murray, *Climates of Hunger* (Madison: University of Wisconsin Press, 1977). Bryson, one of the leading US climate scientists of the time, judged that cooling was the greater threat.

44. US NASA, "Global Land-Ocean Temperature Index," available at http://data.giss.nasa.gov/gistemp/graphs_v3/.

45. Xianyao Chen and Ka-Kit Tung, "Varying Planetary Heat Sink Led to Global- Warming Slowdown and Acceleration," *Science* 345, no. 6199 (2014): 897–899, doi: 10.1126/science.1254937.

46. Yu Kosaka and Shang-Ping Xie, "Recent Global-Warming Hiatus Tied to Equatorial Pacific Surface Cooling," *Nature* 501, no. 7467 (2013): 403–440, doi: 10.1038/nature12534.

47. Gerald A. Meehl, Julie M. Arblaster, John T. Fasullo, Aixue Hu, and Kevin E. Trenberth, "Model-Based Evidence of Deep-Ocean Heat Uptake during Surface- Temperature Hiatus

Periods," *Nature Climate Change* 1, no. 7 (2011): 360–364, doi: 10.1038/nclimate1299.
48. Chen and Tung, "Varying Planetary Heat Sink."
49. Camille Parmesan and Gary Yohe, "A Globally Coherent Fingerprint of Climate Change Impact across Natural Systems," *Nature* 421, no. 6918 (2003): 37–42, doi: 10.1038/nature 01286.
50. Camille Parmesan, Carlos Duarte, Elvira Poloczanska, Anthony J. Richardson, and Michael C. Singer, "Overstretching Attribution," *Nature Climate Change* 1, no. 1 (2011): 2–4, doi: 10.1038/nclimate1056.
51. "Decades of Data Show Spring Advancing Faster than Experiments Suggest," National Aeronautics and Space Administration (US), May 2, 2012, available at http://www.giss.nasa.gov/research/news/20120502/.
52. Robert M. Barclay, "Variable Variation: Annual and Seasonal Changes in Offspring Sex Ratio in a Bat," *PLoS ONE* 7, no. 5 (2012): e36344, doi: 10.1371/journal. pone.0036344.
53. I-Ching Chen, Jane K. Hill, Ralf Ohlemüller, David B. Roy, and Chris D. Thomas, "Rapid Range Shifts of Species Associated with High Levels of Climate Warming," *Science* 333, no. 6045 (2011): 1024–1026, doi: 10.1126/science.1206432.
54. Markus Huber and Reto Knutti, "Anthropogenic and Natural Warming Inferred from Changes in Earth's Energy Balance," *Nature Geoscience* 5, no. 1 (2012): 31–36, doi: 10.1038/ngeo 1327.
55. Potsdam Institute for Climate Impact Research and Climate Analytics, *Turn Down the Heat: Climate Extremes, Regional Impacts and the Case for Resilience* (Washington, DC: World Bank, 2013).
56. Carrie A. Schloss, Tristan A. Nunez, and Joshua J. Lawler, "Dispersal Will Limit Ability of Mammals to Track Climate Change in the Western Hemisphere," *Proceedings of the National Academy of Sciences of the United States of America* 109, no. 22 (2012): 8606–8611, doi: 10.1073/pnas.1116791109.
57. Dim Coumou and Stefan Rahmstorf, "A Decade of Weather Extremes," *Nature Climate Change* 2, no. 7 (2012): 491–496.
58. IPCC, *Managing the Risks of Extreme Events and Disasters to Advance Climate Change Adaptation: A special report of the Working Groups I and II of the Intergovernmental Panel on Climate Change* (Cambridge and New York: Cambridge University Press, 2012).
59. Coumou and Rahmstorf, "A Decade of Weather Extremes."
60. Kerry Emanuel, "Global Warming Effects on U.S. Hurricane Damage," *Weather, Climate, and Society* 3 (2011): 261–268, doi: 10.1175/ WCAS-D-11-00007.1.
61. Rockström et al., "Safe Operating Space."
62. 디젤 엔진, 농업 잔재 바이오매스 연소, 수억 가구의 농촌 빈곤층에서 사용하는 비효율적 바이오매스 연소 조리기구 등에서 발생하는 블랙카본(black carbon)의 지구 온난화 효과는 이제 상당히 중요한 것으로 인식되고 있다. 특히, 블랙카본이 반사율이 높은 얼음과 눈 표면에 쌓여 이를 어둡게 만들면, 융해를 가속화시키는 추가 효과까지 발생하기 때문이다.
63. 이 수치는 정확히 계산하기 어렵다. 왜냐하면 여러 온실가스는 그 강도(지구온난화 잠재력)뿐만 아니라, 대기 중에서 붕괴o제거되는 속도도 서로 다르기 때문이다. 예를 들어, 메탄은 상대적으로 짧은 수명

을 가지지만, 산화 과정을 통해 이산화탄소와 수증기로 분해된다. 그런데 이 둘은 모두 장기적으로 지속되는 온실가스다.

64. Rajendra K. Pachuri and Andy Reisinger, eds., *Contribution of Working Groups I, II and III to the Fourth Assessment Report of the Intergovernmental Panel on Climate Change* (Geneva: IPCC, 2007). See also IPCC, *Climate Change 2013: The Physical Science Basis: Working Group I Contribution to the Fifth Assessment Report of the Intergovernmental Panel on Climate Change* (Cambridge: Cambridge University Press, 2013). 편리하게도, 그 3분의 1 감소 효과가 CO_2 환산 온난화 성분을 상쇄하기 때문에, 대기 중 CO_2 농도는 인류가 배출한 모든 온실가스(온난화 및 냉각 효과를 포함한)의 순온난화 효과를 보여주는 좋은 지표가 된다.

65. Robert K. Kaufmann, Heikki Kauppi, Michael L. Mann, and James H. Stock, "Reconciling Anthropogenic Climate Change with Observed Temperature 1998-2008," *Proceedings of the National Academy of Sciences of the United States of America* 108, no. 29 (2011): 11790-11793, doi: 10.1073/pnas.1102467108.

66. Michael R. Raupach, "What Do Current Emissions Pathways Imply for Future Climate Targets?," *Carbon Management* 2, no. 6 (2011): 625-627.

67. Richard H. Moss, Jae A. Edmonds, Kathy A. Hibbard, Martin R. Manning, Steven K. Rose, Detlef P. van Vuuren, and Timothy R. Carter, "The Next Generation of Scenarios for Climate Change Research and Assessment," *Nature* 463, no. 7282 (2010): 747-756, doi: 10.1038/nature08823. 앞으로의 기후변화를 (통상 2100년까지) 그럴듯하게 예측하기 위해, 기후 모형 연구자들은 최근 수십 년 동안 주로 네 단계 접근법을 사용해 왔다.
1. 사회경제적 요인 추세 설정: 인구 증가, GDP, 에너지 사용, 농업 생산 등 사회경제적 요인의 미래 추세를 시나리오로 제시한다. 이는 온실가스 배출이 계속 강하게 증가하는 '현행 유지(business as usual)' 시나리오에서부터, 완화 정책을 통해 상당한 감축이 이루어지는 시나리오까지 다양하다.
2. 미래 온실가스 배출량 모형화: 앞서 설정한 사회경제적 추세를 바탕으로 전 세계 총 온실가스 배출량의 미래 경향을 추정한다.
3. 대기 조성 변화 및 온난화 잠재력 추정: 대기 하층의 화학적 조성 변화와 그 결과 나타나는 온실효과 잠재력을 평가한다.
4. 기후 모형을 통한 기온·강수 변화 예측: 전 지구 기후모형을 사용하여, 각 시나리오에 따른 온실효과 잠재력 변화가 수십 년 단위로 기온과 강수량에 어떤 변화를 일으킬지 추정한다.
이와 관련된 또 다른 접근법은 IPCC 제5차 평가보고서(2013)에서 사용된 방식이다. 이 경우는 세 번째 단계부터 시작하여, 이번 세기 동안의 대표농도경로(Representative Concentration Pathways, RCPs)를 지정한다. 이러한 RCP는 대기, 환경(토지, 식생, 해양, 빙상), 사회, 행동, 정치적 요인들이 온실가스 배출과 육지·해양·토양의 CO_2 흡수(생물학적 격리, biosequestration)에 미치는 영향을 포괄적으로 반영한 것이다. 지정된 각 경로가 초래할 기후적 결과는 이후 모형을 통해 추정된다.

68. Christian P. Giardina, Creighton M. Litton, Susan E. Crow, and Gregory P. Asner, "Warming-Related Increases in Soil CO_2 Efflux Are Explained by Increased Below-Ground Carbon Flux," *Nature Climate Change* 4, no. 9 (2014): 822-827, doi: 10.1038/nclimate 2322.

69. "GISS Surface Temperature Analysis: Global Maps from GHCN v3 Data," National Aeronautics and Space Administration (US), October 5, 2015, available at http:// data.giss.nasa.gov/gistemp/maps/.

70. Fei Ji, Zhaohua Wu, Jianping Huang, and Eric P. Chassignet, "Evolution of Land Surface Air

Temperature Trend," *Nature Climate Change* 4 (2014): 462-466, doi: 10.1038/nclimate2223.
71. Jennifer A. Francis and Stephen J. Vavrus, "Evidence Linking Arctic Amplification to Extreme Weather in Mid-Latitudes," *Geophysical Research Letters* 39, no. 6 (2012): L06801, doi: 10.1029/2012GL051000.
72. Thomas C. Peterson, Peter A. Stott, and Stephanie Herring, eds., "Explaining Extreme Events of 2011 from a Climate Perspective," *Bulletin of the American Meteorological Society* 93, no. 7 (2012): 1041-1067, doi: 10.1175/BAMS-D-11- 00021.1.

제 3 장 기후가 만드는 건강과 질병

1. Rita Reyburn, Deok Ryun Kim, Michael Emch, Ahmed Khatib, Lorenz Von Seidlein, and Mohammad Ali, "Climate Variability and the Outbreaks of Cholera in Zanzibar, East Africa: A Time Series Analysis," *American Journal of Tropical Medicine and Hygiene* 84, no. 6 (2011): 862-869, doi: 10.4269/ajmh.2011.10- 0277.
2. Mercedes Pascual, Xavier Rodó, Stephen P. Ellner, Rita Colwell, and Menno J. Bouma, "Cholera Dynamics and El Niño-Southern Oscillation," *Science* 289, no. 5485 (2000): 1766-1769, doi: 10.1126/science.289.5485.1766.
3. James D. Ford, "Vulnerability of Inuit Food Systems to Food Insecurity as a Consequence of Climate Change: A Case Study from Igloolik, Nunavut," *Regional Environmental Change* 9, no. 2 (2009): 83-100, doi: 10.1007/ s10113-008-0060-x.
4. Scot Nickels, Chris Furgal, Mark Buell, and Heather Moquin, *Unikkaaqatigiit—Putting the Human Face on Climate Change: Perspectives from Inuit in Canada* (Ottawa: Inuit Tapiriit Kanatami, Nasivvik Centre for Inuit Health and Changing Environments at Université Laval and the Ajunnginiq Centre at the National Aboriginal Health Organization, 2005).
5. Patricia Cochran, Orville H. Huntington, Caleb Pungowiyi, Stanley Tom,F. Stuart Chapin III, Henry P. Huntington, Nancy G. Maynard, and Sarah F. Trainor, "Indigenous Frameworks for Observing and Responding to Climate Change in Alaska," *Climatic Change* 120, no. 3 (2013): 557-567, doi: 10.1007/s10584- 013-07352.
6. Kirk R. Smith, Alistair Woodward, et al., "Human Health: Impacts, Adaptation and Co-Benefits," in *Climate Change 2014: Impacts, Adaptation, and Vulnerability*. Vol. 1: *Global and Sectoral Aspects: Contribution of Working Group II to the Fifth Assessment Report of the Intergovernmental Panel on Climate Change*, edited by Christopher B. Field, Vicente R. Barros, David Jon Dokken, Katharine J. Mach, Michael D. Mastrandrea, T. Eren Bilir, Monalisa Chatterjee, et al. (Cambridge and New York: Cambridge University Press, 2014), ch. 11.
7. Neil Morisetti, "Climate Change and Resource Security," *British Medical Journal* 344 (2012): e1352, doi: 10.1136/bmj.e1352.
8. Juliet R. Pulliam, Jonathan H. Epstein, Jonathan Dushoff, Sohayati A. Rahman, Michel

Bunning, Aziz A. Jamaluddin, Alex D. Hyatt, Hume E. Field, Andrew P. Dobson, and Peter Daszak, "Agricultural Intensification, Priming for Persistence and the Emergence of Nipah Virus: A Lethal Bat-Borne Zoonosis," *Journal of the Royal Society, Interface* 9, no. 66 (2012): 89–101, doi: 10.1098/rsif.2011.0223.
9. Kaw Bing Chua, W. J. Bellini, P. A. Rota, B. H. Harcourt, A. Tamin, S. K. Lam, T. G. Ksiazek, et al., "Nipah Virus: A Recently Emergent Deadly Paramyxovirus," *Science* 288, no. 5470 (2000): 1432–1435, doi: 10.1126/ science.288.5470.432.
10. Kaw Bing Chua, Beng Hui Chua, and Chew Wen Wang, "Anthropogenic Deforestation, El Niño and the Emergence of Nipah Virus in Malaysia," *Malaysian Journal of Pathology* 24, no. 1 (2002): 15–21, doi: 10.1.1.510.9697.
11. Cunrui Huang, Adrian G. Barnett, Xiaoming Wang, and Shilu Tong, "Effects of Extreme Temperatures on Years of Life Lost for Cardiovascular Deaths: A Time Series Study in Brisbane, Australia," *Circulation: Cardiovascular Quality and Outcomes* 5, no. 5 (2012): 609–614, doi: 10.1161/ circoutcomes.112.965707.
12. Anthony J. McMichael, Paul Wilkinson, R. Sari Kovats, Sam Pattenden, Shakoor Hajat, Ben Armstrong, and Nitaya Vajanapoom, "International Study of Temperature, Heat and Urban Mortality: The 'ISOTHURM' Project," *International Journal of Epidemiology* 37, no. 5 (2008): 1121–1132, doi: 10.1093/ije/dyn086.
13. Tiantian Li, Radley M. Horton, and Patrick L. Kinney, "Projections of Seasonal Patterns in Temperature-Related Deaths for Manhattan, New York," *Nature Climate Change* 3 (2013): 717–721, doi: 10.1038/nclimate1902.
14. Ken Parsons, *Human Thermal Environment: The Effects of Hot, Moderate and Cold Temperatures on Human Health, Comfort and Performance*, 2nd ed. (London: Taylor & Francis, 2003).
15. Patrick L. Kinney, Joel Schwartz, Mathilde Pascal, Elisaveta Petkova, Alain Le Tertre, Sylvia Medina, and Robert Vautard, "Winter Season Mortality: Will Climate Warming Bring Benefits?," *Environmental Research Letters* 10, no. 6 (2015): 064016, doi: 10.1088/1748-9326/10/6/064016.
16. Philip L. Staddon, Hugh E. Montgomery, and Michael H. Depledge, "Climate Warming Will Not Decrease Winter Mortality," *Nature Climate Change* 4, no. 3 (2014): 190–194, doi: 10.1038/nclimate2121.
17. Mark R. Goldstein, Luca Mascitelli, and William B. Grant, "Might Vitamin D Explain the Seasonal Variation of Cardiovascular Disease in Tromsø?," *European Journal of Cardiovascular Prevention & Rehabilitation* 18, no. 4 (2011): 678–679, doi: 10.1177/1741826710389412.
18. Li, Horton, and Kinney, "Projections of Seasonal Patterns."
19. Jean-Marie Robine, Siu Lan K. Cheung, Sophie Le Roy, Herman Van Oyen, Clare Griffiths, Jean-Pierre Michel, and François Richard Herrmann, "Death Toll Exceeded 70,000 in Europe during the Summer of 2003," *Comptes Rendus Biologies* 331, no. 2 (2008): 171–178, doi: 10.1016/j.crvi.2007.12.001.
20. Stéphanie Vandentorren, Florence Suzan, Sylvia Medina, Mathilde Pascal, Adeline Maulpoix,

Jean-Claude Cohen, and Martine Ledrans, "Mortality in 13 French Cities during the August 2003 Heat Wave," *American Journal of Public Health* 94, no. 9 (2004): 1518–1520, doi: 10.2105/ajph.94.9.1518.
21. Peter Altman et al., "Killer Summer Heat: Projected Death Toll from Rising Temperatures in America Due to Climate Change," *Natural Resources Defense Council Issues Brief* 1B:12-05-C (2012), http://nrdc.org/globalwarming/killer-heat/files/killer-summer-heat-report.pdf.
22. Daniel Oudin Åström, Bertil Forsberg, Kristie L. Ebi, and Joacim Rocklöv, "Attributing Mortality from Extreme Temperatures to Climate Change in Stockholm, Sweden," *Nature Climate Change* 3, no. 12 (2013): 1050–1054, doi: 10.1038/nclimate2022.
23. Antonella Zanobetti, Marie S. O'Neill, Carina J. Gronlund, and Joel D. Schwartz, "Summer Temperature Variability and Long-Term Survival among Elderly People with Chronic Disease," *Proceedings of the National Academy of Sciences of the United States* 109, no. 17 (2012): 6608–6613, doi: 10.1073/pnas.1113070109.
24. Tord Kjellstrom, Ingvar Holmer, and Bruno Lemke, "Workplace Heat Stress, Health and Productivity: An Increasing Challenge for Low- and Middle-Income Countries during Climate Change," *Global Health Action* 2 (2009), doi: 10.3402/gha.v2i0. 2047.
25. Rebecca L. Laws, Daniel R. Brooks, Juan José Amador, Daniel E. Weiner, James S. Kaufman, Oriana Ramírez-Rubio, Alejandro Riefkohl, et al., "Changes in Kidney Function among Nicaraguan Sugarcane Workers," *International Journal of Occupational and Environmental Health* 21, no. 3 (2015): 241–250, doi: 10.1179/ 2049396714Y.0000000102.
26. Catharina Wesseling, Jennifer Crowe, Christer Hogstedt, Kristina Jakobsson, Rebekah Lucas, and David Wegman, eds., *Mesoamerican Nephropathy: Report from the First International Research Workshop on MeN* (San José, Costa Rica: IRET, Universidad Nacional, 2013).
27. Tord Kjellstrom, "Impact of Climate Conditions on Occupational Health and Related Economic Losses: A New Feature of Global and Urban Health in the Context of Climate Change," *Asia-Pacific Journal of Public Health* (2015), doi: 10.1177/1010539514568711.
28. Tord Kjellstrom, Bruno Lemke, and Matthias Otto, "Mapping Occupational Heat Exposure and Effects in South-East Asia: Ongoing Time Trends, 1980–2009, and Future Estimates to 2050," *Industrial Health* 51 (2013): 56–67.
29. John P. Dunne, Ronald J. Stouffer, and Jasmin G. John, "Reductions in Labour Capacity from Heat Stress under Climate Warming," *Nature Climate Change* 3, no. 3 (2013): 563–566, doi: 10.1038/nclimate1827.
30. Andrew E. McKechnie and Blair O. Wolf, "Climate Change Increases the Likelihood of Catastrophic Avian Mortality Events during Extreme Heat Waves," *Biology Letters* 6, no. 2 (2010): 253–256, doi: 10.1098/rsbl.2009.0702.
31. Greg Gordon, A. S. Brown, and T. Pulsford, "A Koala (*Phascolarctos cinereus* Goldfuss) Population Crash during Drought and Heatwave Conditions in South-Western Queensland," *Australian Journal of Ecology* 13, no. 4 (1988): 451–461, doi: 10.1111/j.1442-9993.1988.tb 00993.x.
32. André Neveu, "Incidence of Climate on Common Frog Breeding: Long- Term and Short-Term

Changes," *Acta Oecologica* 35, no. 5 (2009): 671-678, doi: 10.1016/ jactao.2009.06.012.

33. Veronika Huber, Carola Wagner, Dieter Gerten, and Rita Adrian, "To Bloom or Not to Bloom: Contrasting Responses of Cyanobacteria to Recent Heat Waves Explained by Critical Thresholds of Abiotic Drivers," *Oecologia* 169, no. 1 (2012): 245-256, doi: 10.1007/s00442-011-2186-7.
34. Martin Daufresne, Pierre Bady, and Jean-François Fruget, "Impacts of Global Changes and Extreme Hydroclimatic Events on Macroinvertebrate Community Structures in the French Rhône River," *Oecologia* 151, no. 3 (2007): 544-559, doi: 10.1007/s00442-006-0655-1.
35. Raquel A. Silva, J. Jason West, Yuqiang Zhang, Susan C. Anenberg, Jean- François Lamarque, Drew T. Shindell, William J. Collins, Stig Dalsoren, Greg Faluvegi, and Gerd Folberth, "Global Premature Mortality Due to Anthropogenic Outdoor Air Pollution and the Contribution of Past Climate Change," *Environmental Research Letters* 8, no. 3 (2013): 034005, doi: 10.1088/1748-9326/8/3/034005.
36. Michelle L. Bell, Roger D. Peng, and Francesca Dominici, "The Exposure- Response Curve for Ozone and Risk of Mortality and the Adequacy of Current Ozone Regulations," *Environmental Health Perspectives* 114, no. 4 (2006): 532-536, doi: 10.1289/ehp.8816. See also Michael Jerrett, Richard T. Burnett, C. Arden Pope III, Kazuhiko Ito, George Thurston, Daniel Krewski, Yuanli Shi, Eugenia Calle, and Michael Thun, "Long-Term Ozone Exposure and Mortality," *New England Journal of Medicine* 360 (2009): 1085-1095, doi: 10.1056/NEJMoa080 3894.
37. Howard H. Chang, Jingwen Zhou, and Montserrat Fuentes, "Impact of Climate Change on Ambient Ozone Level and Mortality in Southeastern United States," *International Journal of Environmental Research and Public Health* 7, no. 7 (2010): 2866-2880, doi: 10.3390/ijerph 7072866. See also Lorenzo M. Polvani, Darryn W. Waugh, Gustavo J. P. Correa, and Seok-Woo Son, "Stratospheric Ozone Depletion: The Main Driver of Twentieth- Century Atmospheric Circulation Changes in the Southern Hemisphere," *Journal of Climate* 24, no. 3 (2011): 795-812, doi: 10.1175/2010JCLI3772.1.
38. Julie Wolf, "Elevated Atmospheric Carbon Dioxide Concentrations Amplify *Alternaria alternate* Sporulation and Total Antigen Production," *Environmental Health Perspectives* 118, no. 9 (2010): 1223-1228, doi: 10.1289/ehp.0901867.
39. Katherine M. Shea, Robert T. Truckner, Richard W. Weber, and David B. Peden, "Climate Change and Allergic Disease," *Journal of Allergy and Clinical Immunology* 122, no. 3 (2008): 443-453, doi: 10.1016/ j.jaci.2008.06.032.
40. Eija Yli-Panula, Desta Bey Fekedulegn, Brett James Green, and Hanna Ranta, "Analysis of Airborne *Betula* Pollen in Finland: A 31-Year Perspective," *International Journal of Environmental Health Research and Public Health* 6, no. 6 (2009): 1706-1723, doi: 10.3390/ijerph6061706.
41. Lewis Ziska, Kim Knowlton, Christine Rogers, Dan Dalan, Nicole Tierney, Mary Ann Elder, Warren Filley, et al., "Recent Warming by Latitude Associated with Increased Length of Ragweed Pollen Season in Central North America," *Proceedings of the National Academy of Sciences of the United States of America* 108, no. 10 (2011): 4248-4251, doi: 10.1073/pnas.1014107108.

42. Herminia García-Mozo, Carmen Galán, Purificación Alcázar, C. Díaz de la Guardia, Diego Nieto-Lugilde, Marta Recio, Pablo Hidalgo, Francisco González- Minero, L. Ruiz, and Eugenio Domínguez-Vilches, "Trends in Grass Pollen Season in Southern Spain," *Aerobiologia* 26, no. 2 (2010): 157–169, doi: 10.1007/ s10453-009-9153-3.
43. Fay Johnston, Ivan Hanigan, Sarah Henderson, Geoffrey Morgan, and David M. J. S. Bowman, "Extreme Air Pollution Events from Bushfires and Dust Storms and Their Association with Mortality in Sydney, Australia, 1994–2007," *Environmental Research* 111, no. 6 (2011): 811–816, doi: 10.1016/ j.envres.2011.05.007.
44. Quirin Schiermeier, "Climate and Weather: Extreme Measures," *Nature* 477 (2011), doi: 10.1038/477148a.
45. Dim Coumou and Alexander Robinson, "Historic and Future Increase in Global Land Area Affected by Monthly Heat Extremes," *Environmental Research Letters* 8 (2013), doi: 10.1088/1748-9326/8/3/034018.
46. Munich Reinsurance, *Topics Geo Natural Catastrophes 2010: Analyses, Assessments, Positions* (Munich: Munchener Ruck, 2010), available at http:// preventionweb.net/go/17345.
47. IPCC, *Managing the Risks of Extreme Events and Disasters to Advance Climate Change Adaptation: A Special Report of the Working Groups I and II of the Intergovernmental Panel on Climate Change* (Cambridge and New York: Cambridge University Press, 2012).
48. Smith et al., "Human Health."
49. Cormac Ó Gráda, *Famine: A Short History* (Princeton and Oxford: Princeton University Press, 2009).
50. Josette Sheeran, "The Challenge of Hunger," *The Lancet* 371, no. 9608 (2008): 180–181, doi: 10.1016/S0140-6736(07)61870-4.
51. David B. Lobell, "Prioritizing Climate Change Adaptation Needs for Food Security in 2030," *Science* 319, no. 5863 (2008): 607–610, doi: 10.1126/ science.1152339.
52. David S. Battisti and Rosamond L. Naylor, "Historical Warnings of Future Food Insecurity with Unprecedented Seasonal Heat," *Science* 323, no. 5911 (2009): 240–244, doi: 10.1126/science.1164363.
53. Colin D. Butler, "Climate Change, Crop Yields and the Future," *United Nations System Standing Committee on Nutrition News (SCN News)* 38 (2010): 18–25.
54. Julian Cribb, *The Coming Famine: The Global Food Crisis and What We Can Do to Avoid It* (Berkeley: University of California Press, 2010).
55. Simon J. Lloyd, R. Sari Kovats, and Zaid Chalabi, "Climate Change, Crop Yields, and Malnutrition: Development of a Model to Quantify the Impact of Climate Scenarios on Child Malnutrition," *Environmental Health Perspectives* 119, no. 12 (2011): 1817–1823, doi: 10.1289/ehp.1003311.
56. Simon Hales, Sari Kovats, Simon Lloyd, and Diarmid Campbell-Lendrum, eds., *Quantitative Risk Assessment of the Effects of Climate Change on Selected Causes of Death, 2030s and 2050s* (Geneva: World Health Organization, 2014).
57. Michael A. Huston, "Precipitation, Soils, NPP, and Biodiversity: Resurrection of Albrecht's Curve," *Ecological Monographs* 82, no. 3 (2012): 277–296, doi: 10.1890/ 11-1927.1.

58. Annette Prüss-Ustün, Jamie Bartram, Thomas Clasen, John M. Colford, Oliver Cumming, Valerie Curtis, Sophie Bonjour, et al., "Burden of Disease from Inadequate Water, Sanitation and Hygiene in Low-and Middle-Income Settings: A Retrospective Analysis of Data from 145 Countries," *Tropical Medicine and International Health* 19, no. 8 (2014): 894–905, doi: 10.1111/tmi.12329.
59. Walter W. Immerzeel, Ludovicus P. H. van Beek, and Marc F. P. Bierkens, "Climate Change Will Affect the Asian Water Towers," *Science* 328, no. 5984 (2010): 1382–1385, doi: 10.1126/science.1183188.
60. Mauricio E. Arias, Thomas A. Cochrane, Thanapon Piman, Matti Kummu, Brian S. Caruso, and Timothy J. Killeen, "Quantifying Changes in Flooding and Habitats in the Tonle Sap Lake (Cambodia) Caused by Water Infrastructure Development and Climate Change in the Mekong Basin," *Journal of Environmental Management* 112, no. 15 (2012): 53–66, doi: 10.1016/j.jenvman.2012.07.003.
61. Guillaume Constantin de Magny and Rita R. Colwell, "Cholera and Climate: A Demonstrated Relationship," *Transactions of the American Clinical and Climatological Association* 120 (2009): 119–128.
62. Mercedes Pascual, "Malaria Resurgence in the East African Highlands: Temperature Trends Revisited," *Proceedings of the National Academy of Sciences of the United States of America* 103, no. 15 (2006): 5829–5834, doi: 10.1073/pnas. 0508929103.
63. Samir Bhatt, Peter W. Gething, Oliver J. Brady, Jane P. Messina, Andrew W. Farlow, Catherine L. Moyes, John M. Drake, et al., "The Global Distribution and Burden of Dengue," *Nature* 496, no. 7446 (2013): 504–507, doi: 10.1038/nature12060.
64. James Whitehorn and Jeremy Farrar, "Dengue," *British Medical Bulletin* 95, no. 1 (2010): 161–173, doi: 10.1093/bmb/ldq019.
65. Philippe Barbazan, Micheline Guiserix, W. Boonyuan, W. Tuntaprasart, D. Pontier, and J.-P. Gonzalez, "Modelling the Effect of Temperature on Transmission of Dengue," *Medical and Veterinary Entomology* 24, no. 1 (2012): 66–73, doi: 10.1111/j.1365-2915.2009.00848.x.
66. R. Sari Kovats, S. J. Edwards, Shakoor Hajat, Benedict Armstrong, Kristie L. Ebi, and Bettina Menne, "The Effect of Temperature on Food Poisoning: A Time-Series Analysis of Salmonellosis in Ten European Countries," *Epidemiology and Infection* 132, no. 3 (2004): 443–453, doi: 10.1017/ S0950268804001992. 유럽 여러 지역의 도시 인구를 비교한 결과, 해당 인구 집단마다 고유하게 존재하는 '임계온도(threshold temperature)'를 초과하면, 기온이 1℃ 상승할 때마다 위장관염(gastroenteritis) 발생률이 약 5~10% 증가하는 경향이 나타났다.
67. Elizabeth J. Carlton, Andrew P. Woster, Peter DeWitt, Rebecca S. Goldstein, and Karen Levy, "A Systematic Review and Meta-Analysis of Ambient Temperature and Diarrhoeal Diseases," *International Journal of Epidemiology* (2015): 1–14, doi: 10.1093/ije/dyv296.
68. Joseph B. McLauchlin, Angelo DePaola, Cheryl A. Bopp, Karen A. Martinek, Nancy P. Napolilli, Christine G. Allison, Shelley L. Murray, Eric C. Thompson, Michele M. Bird, and John P. Middaugh, "Outbreak of *Vibrio parahaemolyticus*," *New England Journal of Medicine* 353, no. 14 (2005): 1463–1470, doi: 10.1056/NEJMoa051594.
69. Lyndon E. Llewellyn, "Revisiting the Association between Sea Surface Temperature and the

Epidemiology of Fish Poisoning in the South Pacific: Reassessing the Link between Ciguatera and Climate Change," *Toxicon* 56 no. 5 (2010): 691-697, doi: 10.1016/j.toxicon.2009.08.011.
70. Mark P. Skinner, Tom D. Brewer, Ron Johnstone, Lora E. Fleming, and Richard J. Lewis, "Ciguatera Fish Poisoning in the Pacific Islands (1998 to 2008)," *PLoS Neglected Tropical Diseases* 5, no. 12 (2011): e1416, doi: 10.1371/journal.pntd. 0001416.
71. Kathleen A. Alexander, "Climate Change Is Likely to Worsen the Public Health Threat of Diarrheal Disease in Botswana," *International Journal of Environmental Research and Public Health* 10, no. 4 (2013): 1202-1230, doi: 10.3390/ijerph10041202.
72. Martin Lukan, Eva Bullova, and Branislav Petko, "Climate Warming and Tick- borne Encephalitis, Slovakia," *Emerging Infectious Diseases* 16, no. 3 (2010): 524-526, doi: 10.3201/eid1603.081364. 진드기는 숲과 삼림 지역의 포유류를 숙주로 삼아 흡혈하며, 라임병을 일으키는 나선균(spirochete)과 진드기매개뇌염을 일으키는 바이러스는 진드기와 포유류 숙주 사이에서 자연적으로 순환한다. 진드기와 숲속 포유류는 오랜 기간 **공진화적 공생 관계**를 맺어, 일종의 생물학적 균형 상태(détente)에 도달했다. 즉, 진드기는 충분히 혈액을 공급받고, 병원체는 감염된 포유류에 거의 해를 끼치지 않는다. 그러나 인간에게는 이러한 공진화적 보호 장치가 없기 때문에, 진드기 매개 감염은 더 심각한 임상 질환을 유발한다.
73. Elisabet Lindgren and Rolf Gustafson, "Tick-borne Encephalitis in Sweden and Climate Change," *The Lancet* 358, no. 9275 (2001): 16-18, doi: 10.1016/S0140- 6736(00)05250-8.
74. Kevin D. Lafferty, "The Ecology of Climate Change and Infectious Diseases," *Ecology* 90, no. 4 (2009): 888-900, doi: 10.1890/08-0079.1.
75. Dana Sumilo, Loreta Asokliene, Antra Bormane, Veera Vasilenko, Irina Golovljova, and Sarah E. Randolph, "Climate Change Cannot Explain the Upsurge of Tick- borne Encephalitis in the Baltics," *PLoS ONE* 2, no. 6 (2007): e500, doi: 10.1371/ journal.pone.0000500.
76. Craig Baker-Austin, Joaquin A. Trinanes, Nick G. H. Taylor, Rachel Hartnell, Anja Siitonen, and Jaime Martinez-Urtaza, "Emerging Vibrio Risk at High Latitudes in Response to Ocean Warming," *Nature Climate Change* 3, no. 1 (2012): 73-77, doi: 10.1038/nclimate1628.
77. Bethany V. Purse, Phillip S. Mellor, David J. Rogers, Alan R. Samuel, Peter P. C. Mertens, and Matthew Baylis, "Climate Change and the Recent Emergence of Bluetongue in Europe," *Nature Reviews Microbiology* 3, no. 2 (2005): 171-181, doi: 10.1038/nrmicro1090.
78. Sir Leonard Rogers, *Smallpox and Climate in India, Forecasting of Epidemics* (London: H. M. Stationery Office, 1926). Cited in "Editorial: Smallpox and Climate," *American Journal of Public Health* 16, no. 10 (1926): 1027-1029, doi: 10.2105/AJPH.16.10.1027.
79. Christopher K. Uejio, Alan Kemp, and Andrew C. Comrie, "Climatic Controls on West Nile Virus and Sindbis Virus Transmission and Outbreaks in South Africa," *Vector-Borne and Zoonotic Diseases* 12, no. 2 (2012): 117-125, doi:10.1089/vbz.2011.0655.
80. Menno Jan Bouma and Christopher Dye, "Cycles of Malaria Associated with El Niño in Venezuela," *Journal of the American Medical Association* 278, no. 21 (1997): 1772-1774, doi: 10.1001/jama.1997.03550210070041.
81. Xavier Rodó, Joan Ballester, Dan Cayan, Marian E. Melish, Yoshikazu Nakamura, Ritei Uehara, and Jane C. Burns, "Association of Kawasaki Disease with Tropospheric Wind Patterns," *Scientific Reports* 1 (2011): 152, doi: 10.1038/srep 00152.

82. Rodó et al., "Association of Kawasaki Disease."
83. Jessie M. Creamean, Kaitlyn J. Suski, Daniel Rosenfeld, Alberto Cazorla, Paul J. DeMott, Ryan C. Sullivan, Allen B. White, et al., "Dust and Biological Aerosols from the Sahara and Asia Influence Precipitation in the Western U.S.," *Science* 339, no. 6127 (2013): 1572–1578, doi: 10.1126/ science.1227279.
84. Yinjie Yang, Shiho Itahashi, Shin-ichi Yokobori, and Akihiko Yamagishi, "UV-Resistant Bacteria Isolated from Upper Troposphere and Lower Stratosphere," *Biological Sciences in Space* 22, no. 1 (2008): 18–25, doi: 10.2187/bss.22.18. 영하 40℃의 낮은 기온과 강한 자외선 노출에도 불구하고, 상부 대류권에서 자외선에 강한 여러 세균 종들이 살아 있는 상태로 발견되었다.
85. Gerald A. Meehl, Aixue Hu, Claudia Tebaldi, Julie M. Arblaster, Warren M. Washington, Haiyan Teng, Benjamin M. Sanderson, Toby Ault, Warren G. Strand, and James B. White III, "Relative Outcomes of Climate Change Mitigation Related to Global Temperature versus Sea-Level Rise," *Nature Climate Change* 2, no. 8 (2012): 576–580, doi: 10.1038/nclimate1529.
86. James E. Hansen and Makiko Sato, "Paleoclimate Implications for Human-Made Climate Change" in *Climate Change: Inferences from Paleoclimate and Regional Aspects*, edited by André Berger, Fedor Mesinger, and Djordje Šijacki (Vienna: Springer, 2012), pp. 21–47, doi: 10.1007/978-3-7091-0973-1_2.
87. Andrea Dutton and Kurk Lambeck, "Ice Volume and Sea Level during the Last Interglacial," *Science* 337, no. 6091 (2012): 216–219, doi: 10.1126/science.120 5749.
88. Jon Barnett and W. Neil Adger, "Climate Dangers and Atoll Countries," *Climate Change* 61, no. 3 (2003): 321–337, doi: 10.1023/ B:CLIM.0000004559.08755.88. See also Daniel White, Larry Hinzman, Lilian Alessa, John Cassano, Molly Chambers, Kelly Falkner, Jennifer Francis, et al., "The Arctic Freshwater System: Changes and Impacts," *Journal of Geophysical Research: Biogeosciences* 112, no. G4 (2007): G04S54, doi: 10.1029/2006JG000353; Eric D. Larson, Zheng Li, and Robert H. Williams, "Chapter 12—Fossil Energy," in *Global Energy Assessment—Towards a Sustainable Future* (New York: Cambridge University Press, 2012).
89. Phillip H. Muller, "Marshall Islands Foreign Minister: 'We Are Facing a Climate Disaster,'" *Climate Change News*, July 25, 2014, available at http://www.rtcc.org/2014/03/07/marshall-islands-foreign-minister-we-are-facing-a-climate-disaster/.
90. Melita H. Sunjic, "Top UNHCR Official Warns about Displacement from Climate Change," *UNHCR*, December 9, 2008, available at http://www.unhcr.org/493e9 bd94.html.
91. Norman Myers, "Environmental Refugees: A Growing Phenomenon of the 21st Century," *Philosophical Transactions of the Royal Society B: Biological Sciences* 357, no. 1420 (2002): 609–613, doi: 10.1098/rstb.2001.0953.
92. Celia McMichael, Jon Barnett, and Anthony J. McMichael, "An Ill Wind? Climate Change, Migration, and Health," *Environmental Health Perspectives* 120, no. 5 (2012): 646–654, doi: 10.1289/ehp.1104375.
93. Asian Development Bank, *Addressing Climate Change and Migration in Asia and the Pacific* (Manila: Asian Development Bank, 2012).
94. UNHCR. "2015 UNHCR Subregional Operations Profile—East and Horn of Africa," available at

http://www.unhcr.org/pages/49e45a846.html.
95. McMichael, Barnett, and McMichael, "An Ill Wind?"
96. The Climate Institute, *A Climate of Suffering* (Sydney: Climate Institute, 2011), available at http://www.climateinstitute.org.au/a-climate-of-suffering.html.
97. Lyndall Strazdins, Sharon Friel, Antony McMichael, Susan Woldenberg Butler, and Elizabeth Hanna, "Climate change and child health in Australia: Likely futures, new inequalities?," *International Public Health Journal* 2, no. 4 (2010): 493-500.
98. Pascal Peduzzi, Bruno Chatenoux, Hy Dao, Andrea De Bono, Christian Herold, Jim Kossin, Frederic Mouton, and Ola Nordbeck, "Global Trends in Tropical Cyclone Risk," *Nature Climate Change* 2, no. 4 (2012): 289-294, doi: 10.1038/nclimate 1410.
99. Robert Sallares, Abigail Bouwman, and Cecilia Anderung, "The Spread of Malaria to Southern Europe in Antiquity: New Approaches to Old Problems," *Medical History* 48, no. 3 (2004): 311-328.
100. James Henry Breasted, *The Edwin Smith Surgical Papyrus (Facsimile and Hieroglyphic Transliteration with Translation and Commentary, in Two Volumes)* (Chicago: University of Chicago Press, 1930).
101. Zahi Hawass, Yehia Z. Gad, Somaia Ismail, Rabab Khairat, Dina Fathalla, Naglaa Hasan, Amal Ahmed, et al., "Ancestry and Pathology in King Tutankhamun's Family," *Journal of the American Medical Association* 303, no. 7 (2010): 638-647, doi: 10.1001/jama.2010.121.
102. "Malaria Facts," US Centers for Disease Control and Prevention (CDC), March 4, 2015, available at http://www.cdc.gov/malaria/about/facts.html.
103. Weimin Liu, Yingying Li, Gerald H. Learn, Rebecca S. Rudicell, Joel D. Robertson, Brandon F. Keele, Jean-Bosco N. Ndjango, et al., "Origin of the Human Malaria Parasite *Plasmodium falciparum* in Gorillas," *Nature* 467, no. 7314 (2010): 420-425, doi: 10.1038/nature09442. 중앙아프리카 야생 영장류의 분변에서 추출한 플라스모디움 DNA의 최근 분석 결과, P. falciparum의 기원이 고릴라임이 드러났다. 모기를 매개로 하는 황열병 역시 비슷하게 삼림성(sylvatic) 기원을 가졌을 가능성이 크며, 이는 초기 개간 농부들이 영장류 숙주와 접촉하면서 발생했을 것으로 보인다.
104. Andreas Béguin, Simon Hales, Joacim Rocklöva, Christofer Åströma, Valérie R. Louis, and Rainer Sauerborn, "The Opposing Effects of Climate Change and Socio-economic Development on the Global Distribution of Malaria," *Global Environmental Change* 21 (2011): 1214-1219, doi: 10.1016/ j.gloenvcha.2011. 06.001.
105. Erin A. Mordecai, Krijn P. Paaijmans, Leah R. Johnson, Christian Balzer, Tal Ben-Horin, Emily de Moor, Amy McNally, et al., "Optimal Temperature for Malaria Transmission Is Dramatically Lower than Previously Predicted," *Ecology Letters* 16, no. 1 (2013): 22-33, doi: 10.1111/ele.12015.
106. John Theilmann and Frances Cate, "A Plague of Plagues: The Problem of Plague Diagnosis in Medieval England," *Journal of Interdisciplinary History* 37, no. 3 (2007): 371-393, doi: 10.1162/jinh.2007.37.3.371.
107. Paul Reiter, "From Shakespeare to Defoe: Malaria in England in the Little Ice Age," *Emerging Infectious Diseases* 6, no. 1 (2000): 1-11, doi: 10.3201/ eid0601.000101.
108. Keith R. Briffa, "Annual Climate Variability in the Holocene: Interpreting the Message of

Ancient Trees," *Quaternary Science Reviews* 19, no. 1–5 (2000): 87–10, doi: 10.1016/S0277-3791(99)00056-6.
109. The *vivax* parasite needs summer temperatures above 16°C for its sporozoite offspring to mature in the mosquito foregut and become transmissible.
110. Kevin D. Lafferty, "The Ecology of Climate Change and Infectious Diseases," *Ecology* 90, no. 4 (2009): 888–900, doi: 10.1890/08-0079.1.
111. Teresa K. Yamana and Elfatih A. B. Eltahir, "Projected Impacts of Climate Change on Environmental Suitability for Malaria Transmission in West Africa," *Environmental Health Perspectives* 121, no. 10 (2013): 1179–1186, doi: 10.1289/ ehp.1206174.
112. M. E. Loevinsohn, "Climatic Warming and Increased Malaria Incidence in Rwanda," *Lancet* 343, no. 889 (1994): 714–718, doi: 10.1016/ S0140-6736(94) 91586-5.
113. Bouma and Dye, "Cycles of Malaria."
114. Menno J. Bouma, Christopher Dye, and H. J. van der Kaay, "Falciparum Malaria and Climate Change in the Northwest Frontier Province of Pakistan," *American Journal of Tropical Medicine and Hygiene* 55, no. 2 (1996): 131–137.
115. Judith A. Omumbo, Bradfield Lyon, Samuel M. Waweru, Stephen J. Connor, and Madeleine C. Thomson, "Raised Temperatures over the Kericho Tea Estates: Revisiting the Climate in the East African Highlands Malaria Debate," *Malaria Journal* 10 (2011): 12, doi: 10.1186/ 1475-2875-10-12.
116. Amir S. Siraj, Mauricio Santos-Vega, Menno Bouma, Damtew Yadeta, Daniel Ruiz Carrascal, and Mercedes Pascual, "Altitudinal Changes in Malaria Incidence in Highlands of Ethiopia and Colombia," *Science* 343, no. 6175 (2014): 1154–1158, doi: 10.1126/science.1244325.
117. Omumbo et al., "Raised Temperatures."
118. David Alonso, Menno J. Bouma, and Mercedes Pascual, "Epidemic Malaria and Warmer Temperatures in Recent Decades in an East African Highland," *Proceedings of the Royal Society B* 278, no. 1712 (2011): 1661–1669, doi: 10.1098/ rspb.2010.2020.
119. David Stern, Peter W. Gething, Caroline W. Kabaria, William H. Temperley, Abdisalan M. Noor, Emelda A. Okiro, G. Dennis Shanks, Robert W. Snow, and Simon I. Hay, "Temperature and Malaria Trends in Highland East Africa," *PLoS ONE* 6, no. 9 (2011): e24524, doi: 10.1371/journal. pone.0024524.
120. Béguin et al., "Opposing Effects."
121. Bernard Dixon, "The Future of History," *Lancet Infectious Diseases* 9, no. 6 (2009): 338, doi: 10.1016/S1473-3099(09)70137-9.
122. Robert Dirks, "Famine and Disease," in *The Cambridge World History of Human Disease*, edited by Kenneth F. Kiple (Cambridge: Cambridge University Press, 1993), pp. 157–164.
123. William Checkley, Gillian Buckley, Robert H. Gilman, Ana Mo Assis, Richard L. Guerrant, Saul S. Morris, Kåre Mølbak, Palle Valentiner- Branth, Claudio F. Lanata, and Robert E. Black, "Multi-Country Analysis of the Effects of Diarrhoea on Childhood Stunting," *International Journal of Epidemiology* 37, no. 4 (2008): 816–830.
124. Massimo Livi-Bacci, *Population and History: An Essay on European Demographic History* (Cambridge: Cambridge University Press, 1991), p. 47.

125. Ó Gráda, *Famine*, p. 217.
136. Peter Katona and Judit Katona-Apte, "The Interaction between Nutrition and Infection," *Clinical Infectious Disease* 46, no. 10 (2008): 1582-1588, doi: 10.1086/587658.
127. Andrew B. Appleby, "Epidemics and Famine in the Little Ice Age," *Journal of Interdisciplinary History* 10, no. 4 (1980): 643-663.
12.8.   Appleby, "Epidemics and Famine," p. 654.
129. Sophie E. Moore, Timothy J. Cole, Elizabeth M. E. Poskitt, Bakary J. Sonko, Roger G. Whitehead, Ian A. McGregor, and Andrew M. Prentice, "Season of Birth Predicts Mortality in Rural Gambia," *Nature* 388, no. 6641 (1997): 434; Sophie E. Moore, Timothy J. Cole, Andrew C. Collinson, Elizabeth M. E. Poskitt, Ian A. McGregor, and Andrew M. Prentice, "Prenatal or Early Postnatal Events Predict Infectious Deaths in Young Adulthood in Rural Africa," *International Journal of Epidemiology* 28, no. 6 (1999): 1088-1095.
130. TDR Thematic Reference Group on Environment, Agriculture and Infectious Diseases of Poverty, *Research Priorities for the Environment, Agriculture and Infectious Diseases of Poverty*, WHO Technical Report Series No. 976 (Geneva: WHO, 2013).
131. Rudolf Brázdil, Miroslav Trnka, Petr Dobrovolný, Kateřina Chromá, Petr Hlavinka, and Zdeněk Žalud, "Variability of Droughts in the Czech Republic, 1881-2006," *Theoretical and Applied Climatology* 97, no. 3 (2009): 297-315, doi: 10.1007/s00704-008-0065-x. Z-지수(Z-index)는 엄밀히 말해 강수량 자체를 나타내는 지표가 아니라, 온도와 강수량을 모두 고려한 단순 물수지 (normalized simple water balance)를 나타내는 지표이다. 이는 Palmer 가뭄 심각도 지수(Palmer Drought Severity Index, PDSI)의 구성 요소 중 하나이다.
132. High Level Panel of Experts, *Food Security and Climate Change: A Report by the High Level Panel of Experts on Food Security and Nutrition of the Committee on World Food Security* (Rome: FAO, 2012).
133. Wolfram Schlenker and Michael J. Roberts, "Nonlinear Temperature Effects Indicate Severe Damages to US Crops under Climate Change," *Proceedings of the National Academy of Sciences of the United States of America* 106, no. 37 (2009): 15594-15598, doi: 10.1073/pnas.0906865106.
134. David B. Lobell, Marianne Bänziger, Cosmos Magorokosho, and Bindiganavile Vivek, "Nonlinear Heat Effects on African Maize as Evidenced by Historical Yield Trials," *Nature Climate Change* 1, no. 1 (2011): 42-45, doi: 10.1038/nclimate1043.
135. Walter Mertz, "The Essential Trace Elements," *Science* 213, no. 4514 (1981): 1332-1338, doi: 10.1126/science.7022654.

제 4 장 캄브리아기 생물 대폭발에서 농부의 출현까지

1. Alfred Russel Wallace, *The Wonderful Century* (London: Dodd, Mead, 1899), p.140.
2. Anthony D. Barnosky, Nicholas Matzke, Susumu Tomiya, Guinevere O. U. Wogan, Brian

Swartz, Tiago B. Quental, Charles Marshall, et al., "Has the Earth's Sixth Mass Extinction Already Arrived?," *Nature* 471, no. 7336 (2011): 51–57, doi: 10.1038/nature09678.
3. Fred Jourdan, Kip V. Hodges, Bryan Keith Sell, Urs Schaltegger, Michael T. D. Wingate, Lena Zetterstrom Evins, Ulf Söderlund, Peter W. Haines, Dave Phillips, and Tom G. Blenkinsop, "High-Precision Dating of the Kalkarindji Large Igneous Province, Australia, and Synchrony with the Early-Middle Cambrian (Stage 4–5) Extinction," *Geology* 42, no. 6 (2014): 543, doi: 10.1130/G35434.1.
4. J. E. N. Veron, "Mass Extinctions and Ocean Acidification: Biological Constraints on Geological Dilemmas," *Coral Reefs* 27, no. 3 (2008): 459–472, doi: 10.1007/s00338-008- 0381-8.
5. Terrence J. Blackburn, Paul E. Olsen, Samuel A. Bowring, Noah M. McLean, Dennis V. Kent, John Puffer, Greg McHone, E. Troy Rasbury, and Mohammed Et-Touhami, "Zircon U-Pb Geochronology Links the End-Triassic Extinction with the Central Atlantic Magmatic Province," *Science* 340, no. 6135 (2013): 941–945, doi: 10.1126/ science.1234204.
6. Jessica L. Blois, Phoebe L. Zarnetske, Matthew C. Fitzpatrick, and Seth Finnegan, "Climate Change and Past, Present and Future Biotic Interactions," *Science* 341, no. 6145 (2013): 499–504, doi: 10.1126/ science.1237184.
7. Paul G. Harnik, Heike K. Lotze, Sean C. Anderson, Zoe V. Finkel, Seth Finnegan, David R. Lindberg, Lee Hsiang Liow, et al., "Extinctions in Ancient and Modern Seas," *Trends in Ecology and Evolution* 27, no. 11 (2012): 608–617, doi: 10.1016/ j.tree.2012.07.010.
8. Zhong-Qiang Chen and Michael J. Benton, "The Timing and Pattern of Biotic Recovery Following the End-Permian Mass Extinction," *Nature Geoscience* 5, no.6 (2012): 375–383, doi: 10.1038/ngeo1475.
9. Peter J. Mayhew, Gareth B. Jenkins, and Timothy G. Benton, "A Long-Term Association between Global Temperature and Biodiversity, Origination and Extinction in the Fossil Record," *Proceedings of the Royal Society of London B: Biological Sciences* 275, no. 1630 (2008): 47–53, doi: 10.1098/rspb.2007.1302.
10. Paul R. Renne, Alan L. Deino, Frederik J. Hilgen, Klaudia F. Kuiper, Darren F. Mark, William S. Mitchell, Leah E. Morgan, Roland Mundil, and Jan Smit, "Time Scales of Critical Events Around the Cretaceous- Paleogene Boundary," *Science* 339, no. 6120 (2013): 684–687, doi: 10.1126/ science.1230492. See also Heiko Pälike, "Impact and Extinction," *Science* 339, no.6120 (2013): 655–656, doi: 10.1126/science.1233948.
11. Stephen L. Brusatte, Richard J. Butler, Paul M. Barrett, Matthew T. Carrano, David C. Evans, Graeme T. Lloyd, Philip D. Mannion, et al., "The Extinction of the Dinosaurs," *Biological Reviews* 90, no. 2 (2014): 628–642, doi: 10.1111/brv.12128.
12. Barnosky et al., "Has the Earth's Sixth Mass Extinction."
13. James Hansen, Makiko Sato, Pushker Kharecha, David Beerling, Valerie Masson-Delmotte, Mark Pagani, Maureen Raymo, Dana L. Royer, and James C. Zachos, "Target Atmospheric CO2: Where Should Humanity Aim?" *Open Atmospheric Science Journal* 2 (2008): 217–231, doi: 10.2174/187428230080201 0217.
14. Robert A. Rohde, "Ice Age Temperature Changes" (chart), available at http://en.wikipedia.org/wiki/File:Ice_Age_Temperature.png.

15. James C. Zachos, Gerald R. Dickens, and Richard E. Zeebe, "An Early Cainozoic Perspective on Greenhouse Warming and Carbon-Cycle Dynamics," *Nature* 451, no. 7176 (2008): 279–283, doi: 10.1038/nature06588.
16. David Archer, *The Global Carbon Cycle* (Princeton: Princeton University Press, 2010), 데이비드 아처(David Archer)는 『The Global Carbon Cycle』에서 세계 탄소 순환이 상황에 따라 예측 불가능하게 작동한다고 주장한다. 약 5500만 년 전의 PETM(팔레오세-에오세 최대온난화 사건) 동안, 막대한 탄소가 방출되어 5~6℃의 기온 상승을 초래했지만, 자연적 흡수원에 의한 탄소 흡수가 완충 장치처럼 작용하여 이전의 "정상적인" 기온으로 되돌렸다. 그러나 다른 시기에는 탄소 순환이 작은 온도 변동을 확대시켜 주요한 기후 사건으로 이어지기도 했다. 아처는 현재 인류가 탄소 순환이 주로 증폭기로 작동하는 시기에 PETM 규모에 해당하는 양의 탄소를 대기 중에 추가하고 있다고 말한다.
17. Hansen et al., "Target Atmospheric."
18. Sudhir Kumar, Alan Filipski, Vinod Swarna, Alan Walker, and S. Blair Hedges, "Placing Confidence Limits on the Molecular Age of the Human-Chimpanzee Divergence," *Proceedings of the National Academy of Sciences of the United States of America* 102, no. 52 (2005): 18842–18847, doi: 10.1073/pnas.0509585102.
19. Ann Gibbons, "How a Fickle Climate Made Us Human," *Science* 341, no.6145 (2013): 474–479, doi: 10.1126/science.341.6145.474.
20. Thure E. Cerling, Kendra L. Chritz, Nina G. Jablonski, Meave G. Leakey, and Fredrick Kyalo Manthi, "Diet of *Theropithecus* from 4 to 1 Ma in Kenya," *Proceedings of the National Academy of Sciences of the United States of America* 110, no. 26 (2013): 10507–10512, doi: 10.1073/pnas.1222571110; Thure E. Cerling, Fredrick Kyalo Manthi, Emma N. Mbua, Louise N. Leakey, Meave G. Leakey, Richard E. Leakey, Francis H. Brown, et al., "Stable Isotope-Based Diet Reconstructions of Turkana Basin Hominins," *Proceedings of the National Academy of Sciences of the United States of America* 110, no. 26 (2013): 10501–10506, doi: 10.1073/pnas.1222568110.
21. James C. Zachos, Nicholas J. Shackleton, Justin S. Revenaugh, Heiko Palike, and Benjamin P. Flower, "Climate Response to Orbital Forcing across the Oligocene-Miocene Boundary," *Science* 292, no. 5515 (2001): 274–278, doi: 10.1126/science.1058288.
22. James E. Hansen, *Storms of My Grandchildren* (New York: Bloomsbury Press, 2009).
23. *Pithecus*는 그리스어 *pithēkos*에서 유래한 말로, 원숭이나 유인원을 뜻한다.
24. Ferran Estebaranz, Jordi Galbany, Laura M. Martínez, Daniel Turbón, and Alejandro Pérez-Pérez, "Buccal Dental Microwear Analyses Support Greater Specialization in Consumption of Hard Foodstuffs for *Australopithecus anamensis*," *Journal of Anthropological Sciences* 90 (2012): 163–185, doi: 10.4436/jass.900060.
25. Shannon P. McPherron, Zeresenay Alemseged, Curtis W. Marean, Jonathan G. Wynn, Denné Reed, Denis Geraads, René Bobe, and Hamdallah A. Béarat, "Evidence for Stone-Tool-Assisted Consumption of Animal Tissues before 3.39 Million Years Ago at Dikika, Ethiopia," *Nature* 466, no. 7308 (2010): 857–860, doi: 10.1038/nature09248.
26. Jonathan G. Wyn, "Influence of Plio-Pleistocene Aridification on Human Evolution: Evidence from Paleosols of the Turkana Basin, Kenya," *American Journal of Physical Anthropology* 123, no.2 (2004): 106–118, doi: 10.1002/ajpa.10317.

27. Peter B. deMenocal, "African Climate Change and Faunal Evolution during the Pliocene-Pleistocene," *Earth Planetary Science Letters* 220, no. 1-2 (2004): 3-24, doi: 10.1016/S0012-821X(04)00003-2.
28. 영국 왕립 큐 식물원의 원장이자 찰스 다윈의 진화론을 오랫동안 지지해 온 대표적 학자 조지프 돌턴 후커 경(Sir Joseph Dalton Hooker), 자료: Iain McCalman, *Darwin's Armada: Four Voyages and the Battle for the Theory of Evolution* (New York: W. W. Norton, 2010), p. 202.
29. Cécile Charrier, Kaumudi Joshi, Jaeda Coutinho-Budd, Ji-Eun Kim, Nelle Lambert, Jacqueline de Marchena, Wei-Lin Jin, et al., "Inhibition of SRGAP2 Function by its Human-specific Paralogs Induces Neoteny during Spine Maturation," *Cell* 149, no. 4 (2012): 923-935, doi: 10.1016/j.cell.2012.03.034.
30. Leslie C. Aiello and Peter Wheeler, "The Expensive Tissue Hypothesis: The Brain and Digestive System in Human and Primate Evolution," *Current Anthropology* 36, no. 2 (1995): 199-221.
31. Richard Wrangham, *Catching Fire: How Cooking Made Us Human* (London: Profile Books, 2010).
32. Clive Finlayson, "Biogeography and Evolution of the Genus Homo," *Trends in Ecology and Evolution* 20, no. 8 (2005): 457-463, doi: 10.1016/j.tree.2005.05.019.
33. Leslie C. Aiello and Paul Wheeler, "Neanderthal Thermoregulation and the Glacial Climate," in *Neanderthals and Modern Humans in the European Landscape during the Last Glaciations*, edited by Tjeerd H. van Andel, William Davies, and Leslie Aiello (Cambridge: McDonald Institute for Archaeological Research, 2003), pp.147-166.
34. Julien Riel-Salvatore, "A Niche Construction Perspective on the Middle- Upper Paleolithic Transition in Italy," *Journal of Archaeological Method and Theory* 17, no. 4 (2010), doi: 10.1007/s10816-010-9093-9.
35. Johannes Krause, Qiaomei Fu, Jeffrey M. Good, Bence Viola, Michael V. Shunkov, Anatoli Derevianko, and Svante Pääbo, "The Complete Mitochondrial DNA Genome of an Unknown Hominin from Southern Siberia," *Nature* 464, no. 7290 (2010): 894-897, doi: 10.1038/nature08976.
36. Michael Marshall, "The Vast Asian Realm of the Lost Humans," *New Scientist*, 28 September 2011, available at http://www.newscientist.com/article/mg2112 8323. 200-the-vast-asi.
37. John R. Stewart and Chris V. Stringer, "Human Evolution Out of Africa: The Role of Refugia and Climate Change," *Science* 335, no.6074 (2012): 1317-1320, doi: 10.1126/science.1215627.
38. Brenna M. Henn, Christopher R. Gignoux, Matthew Jobin, Julie M. Granka, J. M. MacPherson, Jeffrey M. Kidd, Laura Rodríguez-Botigué, et al., "Hunter-Gatherer Genomic Diversity Suggests a Southern African Origin for Modern Humans," *Proceedings of the National Academy of Sciences of the United States of America* 108, no. 13 (2011): 5154-5162, doi: 10.1073/ pnas.1017511108.
39. John J. Shea, "Transitions or Turnovers? Climatically-Forced Extinctions of *Homo sapiens* and Neanderthals in the East Mediterranean Levant," *Quaternary Science Reviews* 27, no. 23-24 (2008): 2253-2270, doi: 10.1016/ j.quascirev.2008.08.015.
40. Tatjana Boettger, Elena Yu. Novenko, Andrej A. Velichko, Olga K. Borisova, Konstantin V.

Kremenetski, Stefan Knetsch, and Frank W. Junge, "Instability of Climate and Vegetation Dynamics in Central and Eastern Europe during the Final Stage of the Last Interglacial (Eemian, Mikulino) and Early Glaciation," *Quaternary International* 207, no. 1-2 (2009): 137-144, doi: 10.1016/j.quaint.2009.05.006.

41. Ajit Varki, "Dating the Origin of Us," *The Scientist*, November 1, 2013, available at http://www.the-scientist.com/?articles.view/articleNo/38008/title/Dating-the-Origin-of-Us/.

42. Ralf Kittler, Manfred Kayser, and Mark Stoneking, "Molecular Evolution of *Pediculus humanus* and the Origin of Clothing," *Current Biology* 13, no. 16 (2003): 1414-1417, doi: 10.1016/S0960-9822(03)00507-4.

43. Robin A. Weiss, "Apes, Lice and Prehistory," *Journal of Biology* 8, no. 2 (2009): 20, doi: 10.1186/jbiol114.

44. Qiaomei Fu, Alissa Mittnik, Philip L. F. Johnson, Kirsten Bos, Martina Lari, Ruth Bollongino, Chengkai Sun, et al., "A Revised Timescale for Human Evolution Based on Ancient Mitochondrial Genomes," *Current Biology* 23, no. 7 (2013): 553-559, doi: 10.1016/j.cub.2013.02.044.

45. Paul Mellars, Kevin C. Gori, Martin Carr, Pedro A. Soares, and Martin B. Richards, "Genetic and Archaeological Perspectives on the Initial Modern Human Colonization of Southern Asia," *Proceedings of the National Academy of Sciences of the United States of America* 110, no. 26 (2013): 10699-10704, doi: 10.1073/pnas.1306043110.

46. Pedro Soares, Luca Ermini, Noel Thomson, Maru Mormina, Teresa Rito, Arne Röhl, Antonio Salas, Stephen Oppenheimer, Vincent Macaulay, and Martin B. Richards, "Correcting for Purifying Selection: An Improved Human Mitochondrial Molecular Clock," *American Journal of Human Genetics*, 84, no. 6 (2009): 740-759, doi: 10.1016/j.ajhg.2009.05.001.

47. Anne H. Osborne, Derek Vance, Eelco J. Rohling, Nick Barton, Mike Rogerson, and Nuri Fello, "A Humid Corridor across the Sahara for the Migration of Early Modern Humans out of Africa 120,000 Years Ago," *Proceedings of the National Academy of Sciences of the United States of America* 105, no. 43 (2008): 16444-16447, doi: 10.1073_pnas.0804472105.

48. Hugo Reyes-Centeno, Silvia Ghirotto, Florent Détroit, Dominique Grimaud-Hervé, Guido Barbujani, and Katerina Harvati, "Genomic and Cranial Phenotype Data Support Multiple Modern Human Dispersals from Africa and a Southern Route into Asia," *Proceedings of the National Academy of Sciences of the United States of America* 111, no. 20 (2014): 7248-7253, doi: 10.1073/pnas.1323666111.

49. Anton Vaks, Miryam Bar-Matthews, Avner Ayalon, Alan Matthews, Amos Frumkin, Uri Dayan, Ludwik Halicz, Ahuva Almogi-Labin, and Bettina Schilman, "Paleoclimate and Location of the Border between Mediterranean Climate Region and the Saharo-Arabian Desert as Revealed by Speleothems from the Northern Negev Desert, Israel," *Earth and Planetary Science Letters* 249, no. 3-4 (2006): 384-399, doi: 10.1016/j.epsl.2006.07.009.

50. Anders Svensson, M. Bigler, T. Blunier, H. B. Clausen, D. Dahl-Jensen, H. Fischer, S. Fujita, et al., "Direct Linking of Greenland and Antarctic Ice Cores at the Toba Eruption (74 kyr BP)," *Climate of the Past Discussions* 8, no. 6 (2012): 5389-5427, doi: 10.5194/cpd-8-5389-2012.

51. Michael R. Rampino and Stephen Self, "Climate-Volcanism Feedback and the Toba Eruption of ~74,000 Years Ago," *Quaternary Research* 40, no. 3 (1993): 269–280, doi: 10.1006/qres.1993.1081.
52. Alan Robock, Caspar M. Ammann, Luke Oman, Drew Shindell, Samuel Levis, and Georgiy Stenchikov, "Did the Toba Volcanic Eruption of ~74k BP Produce Widespread Glaciation?," *Journal of Geophysical Research* 114, no. D10 (2009): D10107, doi: 10.1029/2008JD011652.
53. Sacha C. Jones, "The Toba Supervolcanic Eruption: Tephra-Fall Deposits in India and Paleoanthropological Implications," in *The Evolution and History of Human Populations in South Asia*, edited by Michael D. Petraglia and Bridget Allchin (Dordrecht: Springer, 2007), pp. 173–200.
54. John Savino and Marie D. Jones, *Supervolcano: The Catastrophic Event that Changed the Course of Human History* (Franklin Lakes: New Page Books, 2007).
55. Jones, "The Toba Supervolcanic Eruption."
56. Stanley H. Ambrose, "Late Pleistocene Human Population Bottlenecks, Volcanic Winter, and Differentiation of Modern Humans," *Journal of Human Evolution* 34, no. 6 (1998): 623–651, doi:10.1006/ jhev.1998.0219.
57. F. J. Gathorne-Hardy and W. E. H. Harcourt-Smith, "The Super-Eruption of Toba, Did it Cause a Human Bottleneck?" *Journal of Human Evolution* 45, no. 3 (2003): 227–230, doi: 10.1016/S0047-2484(03)00105-2.
58. Mellars et al., "Genetic and Archaeological Perspectives."
59. Ambrose, "Late Pleistocene Human Population Bottlenecks."
60. George Weber, "Toba-Aftermath: Climate and Environment," George Weber's Lonely Islands, 2007, http://www.andamans.org/toba-aftermath-climate-and- environment/.
61. Nicole Misarti, Bruce P. Finney, James W. Jordan, Herbert D. G. Maschner, Jason A. Addison, Mark D. Shapley, Andrea Krumhardt, and James E. Beget, "Early Retreat of the Alaska Peninsula Glacier Complex and the Implications for Coastal Migrations of First Americans," *Quaternary Science Reviews* 48 (2012): 1–6, doi: 10.1016/j.quascirev.2012.05.014.
62. Referred to as Heinrich events (cooling) and Dansgaard-Oeschger events (warming), respectively.
63. Martin Ziegler, Margit H. Simon, Ian R. Hall, Stephen Barker, Chris Stringer, and Rainer Zahn, "Development of Middle Stone Age Innovation Linked to Rapid Climate Change," *Nature Communications* 4 (2013): 1905, doi: 10.1038/ncomms2897.
64. R. A. Weiss, "The Leeuwenhoek Lecture 2001: Animal Origins of Human Infectious Disease," *Philosophical Transactions of the Royal Society B* 356, no. 1410 (2001): 957–977, doi: 10.1098/rstb.2001.0838.
65. Anthony J. McMichael, "Zoonoses," in *Proceedings, International Conference on Climate, Environment and Infectious Diseases*, Monaco, March 2012.
66. Ro McFarlane, Adrian Sleigh, and Anthony J. McMichael, "Synanthropy of Wild Mammals as a Determinant of Emerging Infectious Diseases in the Asian- Australasian Region," *EcoHealth* 9, no. 1 (2012): 24–35, doi: 10.1007/s10393- 012-0763-9.
67. Stephen G. Webb, *Palaeopathology of Aboriginal Australians: Health and Disease across a*

        Hunter-Gatherer Continent (Cambridge: Cambridge University Press, 2009), p. 24.
68. Mike Smith, *The Archaeology of Australia's Deserts* (Cambridge: Cambridge University Press, 2013), p. 110.
69. R. G. Kimber, "Hunter-Gatherer Demography: The Recent Past in Central Australia," in *Hunter-Gatherer Demography: Past and Present* (Oceania Monograph 39), edited by Betty Meehan and Neville G. White (Sydney: University of Sydney, 1990), pp. 160–170.
70. Peter B. Thorley, "Shifting Location, Shifting Scale: A Regional Landscape Approach to the Prehistoric Archaeology of the Palmer River Catchment, Central Australia," PhD diss., Northern Territory University, 1998, p. 42.
71. Webb, *Palaeopathology of Aboriginal Australians*, p. 173.
72. A. W. G. Pike, D. L. Hoffmann, Marcos García-Diez, Paul B. Pettitt, José Javier Alcolea-González, Rodrigo De Balbin-Behrmann, C. González-Sainz, et al., "U-Series Dating of Paleolithic Art in 11 Caves in Spain," *Science* 336, no. 6087 (2012): 1409–1413, doi: 10.1126/science.1219957.
73. Robert L. Cieri, Steven E. Churchill, Robert G. Franciscus, Jingzhi Tan, and Brian Hare, "Craniofacial Feminization, Social Tolerance, and the Origins of Behavioral Modernity," *Current Anthropology* 55, no.4 (2014): 419–443, doi: 10.1086/ 677209.
74. Rachel E. Wood, Cecilio Barroso-Ruíz, Miguel Caparrós, Jesús F. Jordá Pardo, Bertila Galván Santos, and Thomas F. G. Higham, "Radiocarbon Dating Casts Doubt on the Late Chronology of the Middle to Upper Palaeolithic transition in Southern Iberia," *Proceedings of the National Academy of Sciences of the United States of America* 110, no. 8 (2013): 2781–2786, doi: 10.1073/ pnas.1207656110.
75. Clive Finlayson, Francisco Giles Pacheco, Joaquín Rodríguez-Vidal, Darren A. Fa, José María Gutierrez López, Antonio Santiago Pérez, Geraldine Finlayson, et al., "Late Survival of Neanderthals at the Southernmost Extreme of Europe," *Nature* 443, no. 7113 (2006): 850–853, doi: 10.1038/nature05195.
76. P. C. Tzedakis, K. A. Hughen, I. Cacho, and K. Harvati, "Placing Late Neanderthals in a Climatic Context," *Nature* 449, no.7159 (2007): 206–208, doi: 10.1038/nature 06117.
77. Love Dalén, Ludovic Orlando, Beth Shapiro, Mikael Brandström Durling, Rolf Quam, M. Thomas P. Gilbert, J. Carlos Díez Fernández-Lomana, Eske Willerslev, Juan Luis Arsuaga, and Anders Götherström, "Partial Genetic Turnover in Neanderthals: Continuity in the East and Population Replacement in the West," *Molecular Biology and Evolution* 29, no. 8 (2012): 1893–1897, doi: 10.1093/ molbev/mss074.
78. Krause et al., "The Complete Mitochondrial DNA Genome."
79. Sriram Sankararaman, Swapan Mallick, Michael Dannemann, Kay Prüfer, Janet Kelso, Svante Pääbo, Nick Patterson, and David Reich, "The Genomic Landscape of Neanderthal Ancestry in Present-Day Humans," *Nature* 507, no. 7492 (2014): 354–357, doi: 10.1038/nature12961.
80. Universität Bonn, " 'Immune Gene' in Humans Inherited from Neanderthals, Study Suggests," *ScienceDaily*, November 22, 2013, http://www.sciencedaily.com/releases/2013/11/1311220 84405.htm.
81. Emilia Huerta-Sánchez, Xin Jin, Asan, Zhuoma Bianba, Benjamin M. Peter, Nicolas

Vinckenbosch, Yu Liang, et al., "Altitude Adaptation in Tibetans Caused by Introgression of Denisovan-like DNA," *Nature* 512, no. 7513 (2014): 194-197, doi: 10.1038/nature13408.
82. Laurent Abi-Rached, Matthew J Jobin, Subhash Kulkarni, Alasdair McWhinnie, Klara Dalva, Loren Gragert, Farbod Babrzadeh, et al., "The Shaping of Modern Human Immune Systems by Multiregional Admixture with Archaic Humans," *Science* 334, no.6052 (2011): 89-94, doi: 10.1126/ science.1209202.
83. Varki, "Dating the Origin of Us."
84. Katerina Harvati, "Neanderthals," *Evolution: Education and Outreach* 3, no.3 (2010): 367-376, doi: 10.1007/s12052-010-0250-0.
85. Clive Finlay and José S. Carrion, "Rapid Ecological Turnover and its Impact on Neanderthal and Other Human Populations," *Trends in Ecology and Evolution* 22, no. 4 (2008): 213-222, doi: 10.1016/j.tree.2007.02.001.
86. Graham W. Prescott, David R. Williams, Andrew Balmford, Rhys E. Green, and Andrea Manica, "Quantitative Global Analysis of the Role of Climate and People in Explaining Late Quaternary Megafaunal Extinctions," *Proceedings of the National Academy of Sciences of the United States of America* 109, no. 12 (2012): 4527-4531, doi: 10.1073/pnas.1113875109.
87. Stephen Wroe, Judith H. Field, Michael Archer, Donald K. Grayson, Gilbert J. Price, Julien Louys, J. Tyler Faith, Gregory E. Webb, Iain Davidson, and Scott D. Mooney, "Climate Change Frames Debate over the Extinction of Megafauna in Sahul (Pleistocene Australia-New Guinea)," *Proceedings of the National Academy of Sciences of the United States of America* 110, no. 22 (2013): 8777-8781, doi: 10.1073/pnas.1302698110.
88. Eske Willerslev, John Davison, Mari Moora, Martin Zobel, Eric Coissac, Mary E. Edwards, Eline D. Lorenzen, et al., "Fifty Thousand Years of Arctic Vegetation and Megafaunal Diet," *Nature* 506, no. 7486 (2014): 47-51, doi: 10.1038/nature12921.
89. Mark N. Cohen, *The Food Crisis in Prehistory: Overpopulation and the Origins of Agriculture* (New Haven: Yale University Press, 1979).
90. Ofer Bar-Yosef, "The Natufian Culture in the Levant: Threshold to the Origins of Agriculture," *Evolutionary Anthropology* 6, no. 5 (1998): 159-177.
91. Gordon Hillman, Robert Hedges, Andrew Moore, Susan Colledge, and Paul Pettitt, "New Evidence of Lateglacial Cereal Cultivation at Abu Hureyra on the Euphrates," *The Holocene* 11, no. 4 (2001): 383-393, doi: 10.1191/095968301678302823.
92. "A map of the Levant with Natufian regions across present-day Israel, Palestine, and a long arm extending into Lebanon and Syria," Wikipedia, https://en. wikipedia.org/wiki/Natufian_culture#/media/File:NatufianSpread.svg.
93. Angela E. Close, "*Plus Ça Change*: The Pleistocene-Holocene Transition in Northeast Africa," in *Humans at the End of the Ice Age*, edited by Lawrence Guy Straus, Berit Valentin Eriksen, Jon M. Erlandson, and David R. Yesner (New York: Plenum Press, 1996), pp. 43-60.
94. 영(靈)드라이아스(Younger Dryas)라는 이름은 퇴적층에서 발견된 화분 증거에서 비롯되었다. 북극의 작은 꽃식물인 드라이아스 옥토페탈라(Dryas octopetala)가 새롭게 냉각된 덴마크 지역으로 남하하여 서식지를 확장할 수 있었음을 보여주었기 때문이다. 이와 유사한 일이 약 14,000년 전, 더 오래된 드라이아스기(Older Dryas) 동안에도 잠시 일어난 바 있다.

95. James T. Teller, David W. Leverington, and Jason D. Mann, "Freshwater Outbursts to the Oceans from Glacial Lake Agassiz and Their Role in Climate Change During the Last Deglaciation," *Quaternary Science Reviews* 21, no. 8-9 (2002): 879-887, doi: 10.1016/S0277-2791(01)00145-7. See also Julian B. Murton, Mark D. Bateman, Scott R. Dallimore, James T. Teller, and Zhirong Yang, "Identification of Younger Dryas Outburst Flood Path from Lake Agassiz to the Arctic Ocean," *Nature* 464, no. 7289 (2010): 740-743, doi: 10.1038/nature08954.
96. Malcolm A. LeCompte, Albert C. Goodyear, Mark N. Demitroff, Dale Batchelor, Edward K. Vogel, Charles Mooney, Barrett N. Rock, and Alfred W. Seidel, "Independent Evaluation of Conflicting Microspherule Results from Different Investigations of the Younger Dryas Impact Hypothesis," *Proceedings of the National Academy of Sciences of the United States of America* 109, no. 44 (2012): E2960-E2969, doi: 10.1073/pnas.1208603109.
97. Yingzhe Wu, Mukul Sharma, Malcolm A. LeCompte, Mark N. Demitroff, and Joshua D. Landis, "Origin and Provenance of Spherules and Magnetic Grains at the Younger Dryas Boundary," *Proceedings of the National Academy of Sciences of the United States of America* 110, no. 38 (2013): E3557-E3566, doi: 10.1073/pnas.1304059110
98. Close, "*Plus Ça Change.*"
99. Peter J. Mitchell, Royden Yates, and John E. Parkington, "At the Transition: The Archaeology of the Pleistocene-Holocene Boundary in Southern Africa," in *Humans at the End of the Ice Age*, edited by Lawrence Guy Straus et al. (New York: Plenum Press, 1996), pp. 15-41.
100. Charles C. Mann, "The Birth of Religion," *National Geographic*, June 2011, available at http://ngm.nationalgeographic.com/2011/06/gobekli-tepe/mann- text/1.
101. Graeme Barker, *The Agricultural Revolution in Prehistory: Why Did Foragers Become Farmers?* (Oxford: Oxford University Press, 2006).
102. Scott C. Meeks and David G. Anderson, "Evaluating the Effect of the Younger Dryas on Human Population Histories in the Southeastern United States," in *Hunter-Gatherer Behavior: Human Response during the Younger Dryas*, edited by Metin I. Eren (Walnut Creek: Left Coast Press, 2012), pp. 111-138.
103. The dates for Paleo-Indian migration are subject to continuing research.
104. Wu et al., "Origin and Provenance."
105. James P. Kennett and Allen West, "Biostratigraphic Evidence Supports Paleoindian Population Disruption at Approximately 12.9 ka," *Proceedings of the National Academy of Sciences of the United States of America* 105, no. 50 (2008): E110, doi: 10.1073/pnas.0809004196.
106. George Willcox, Ramon Buxo, and Linda Herveux, "Late Pleistocene and Early Holocene Climate and the Beginnings of Cultivation in Northern Syria," *The Holocene* 19, no. 1 (2009): 151-158, doi: 10.1177/ 0959683608098961.
107. Jared Diamond, *Guns, Germs and Steel: The Fate of Human Societies* (New York: W. W. Norton, 1997).
108. Jules Janick, "Ancient Egyptian Agriculture and the Origins of Horticulture," *ISHS Acta Horticulturae* 582 (2002): 23-39, doi: 10.17660/ActaHortic.2002.582.1.
109. Sylvain Glémin and Thomas Bataillon, "A Comparative View of the Evolution of Grasses under

Domestication," *New Phytologist* 183, no. 2 (2009): 273-290, doi: 10.1111/j.1469-8137. 2009.02884.x.
110. Elizabeth A. Kellogg, "Evolutionary History of the Grasses," *Plant Physiology* 125, no. 3 (2001): 1198-1205, doi: 10.1104/pp.125.3.1198.
111. Clark S. Larsen, "The Agricultural Revolution as Environmental Catastrophe: Implications for Health and Lifestyle in the Holocene," *Quaternary International* 150, no. 1 (2006): 12-20, doi: 10.1016/j.quaint.2006.01.004.
112. Amanda Mummert, Emily Esche, Joshua Robinson, and George J. Armelagos, "Stature and Robusticity during the Agricultural Transition: Evidence from the Bioarchaeological Record," *Economics & Human Biology* 9, no. 3 (2011): 284-301, doi: 10.1016/j.ehb.2011.03.004.
113. Webb, *Palaeopathology of Aboriginal Australians*, p. 279.
114. Webb, *Palaeopathology of Aboriginal Australians*, p. 280.
115. Roberts, Charlotte, "Infectious disease in biocultural perspective: past, present and future work in Britain," in Margaret Cox and Simon Mays(eds.), *Human Osteology: In Archaeology and Forensic Science* (New York: Cambridge University Press, 2000), 145-62.
116. Melinda A. Zeder, "Domestication and Early Agriculture in the Mediterranean Basin: Origins, Diffusion, and Impact," *Proceedings of the National Academy of Sciences of the United States of America* 105, no. 33 (2008): 11597-11604, doi: 10.1073/pnas.0801317105.
117. Jared E. Decker, Stephanie D. McKay, Megan M. Rolf, JaeWoo Kim, Antonio Molina Alcalá, Tad S. Sonstegard, Olivier Hanotte, et al., "Worldwide Patterns of Ancestry, Divergence, and Admixture in Domesticated Cattle," *PLoS Genetics* 10, no. 3 (2014): e1004254, doi: 10.1371/journal.pgen.1004254.
118. McFarlane, Sleigh, and McMichael, "Synanthropy of Wild Mammals."
119. George Willcox, "The Roots of Cultivation in Southwestern Asia," *Science* 341, no. 6141 (2013): 39-40, doi: 10.1126/science.1240496.
120. Panel on Climate Variability on Decade-to-Century Time Scales, National Research Council, *Decade-to-Century-Scale Climate Variability and Change: A Science Strategy* (Washington, DC: National Academies Press, 1998).
121. Joan Feynman and Alexander Ruzmaikin, "Climate Stability and the Development of Agricultural Societies," *Climatic Change* 84, no. 3 (2007): 295-311, doi: 10.1007/s10584-007-9248-1.
122. Jared Diamond and Peter Bellwood, "Farmers and Their Languages: The First Expansions," *Science* 300, no.5619(2003): 597-603, doi: 10.1126/science.107 8208.
123. Mark Cohen, "Introduction: Rethinking the Origins of Agriculture," *Current Anthropology* 50, no. 5 (2009): 591-595, doi: 10.1086/603548.
124. D. J. Cohen, "The Origin of Domesticated Cereals and the Pleistocene- Holocene Transition in Eastern Asia," *Review of Archaeology* 19, no. 2 (1998): 22-29.
125. Feynman and Ruzmaikin, "Climate Stability."
126. Feynman and Ruzmaikin, "Climate Stability."
127. Diamond, *Guns, Germs*.

제5장 농업의 확산, 새로운 질병, 그리고 문명의 출현

1. William Burroughs, ed., *Climate: Into the 21st Century* (Cambridge: Cambridge University Press, 2003), p. 66: 약 1만 4000년 전, 지구의 궤도와 자전 매개변수의 중요한 변화에 따라 태양복사가 소폭 증가했으며, 이는 ITCZ(열대수렴대)를 더 북쪽으로 끌어올리기에 충분했다. 북위 65도에서는 이러한 궤도·자전(밀란코비치) 주기의 조합으로 인해 유입되는 태양복사가 최대 9%까지 변동할 수 있으며, 이는 빙상의 전진이나 후퇴에 가장 큰 영향을 미친다. 마지막 빙하기 극대기(LGM) 직후인 약 1만 8000년 전, 빙상이 후퇴하기 시작했는데, 이는 그 고위도 북반구 지역에서 일사량이 점차 증가하는 시기를 나타낸다. 몇 천 년이 지난 후, 그 증가가 충분히 커져 ITCZ의 북쪽 이동을 유발하게 되었다.
2. Raymond S. Bradley, "Holocene Perspectives on Future Climate Change," in *Nature Climate Variability and Global Warming: A Holocene Perspective*, edited by Richard W. Battarbee and Heather A. Binney (Oxford: Wiley Blackwell, 2008), p. 255.
3. US National Climatic Data Center, "The Mid-Holocene 'Warm Period'", August 20, 2008, http://www.ncdc.noaa.gov/paleo/globalwarming/holocene.html.
4. Barry Cunliffe, *Europe Between the Oceans, 9000 BC–1000 AD* (London: Yale University Press, 2008).
5. Luigi Luca Cavalli-Sforza and Francesco Cavalli-Sforza, *The Great Human Diaspora: The History of Diversity and Evolution*, trans. Sarah Thorne (New York: Perseus Books, 1996).
6. Andrew Curry, "Archaeology: The Milk Revolution," *Nature* 500, no. 7460 (2013): 20–22, doi: 10.1038/500020a.
7. Cavalli-Sforza and Cavalli-Sforza, *Great Human Diaspora*.
8. Yuval Itan, Adam Powell, Mark A. Beaumont, Joachim Burger, and Mark G. Thomas, "The Origins of Lactase Persistence in Europe," *PLoS Computational Biology* 5, no. 8 (2009): e1000491, doi: 10.1371/journal.pcbi.1000491.
9. Nina G. Jablonski, "The Evolution of Human Skin and Skin Color," *Annual Review in Anthropology* 3 (2004): 585–623, doi: 10.1146/annurev.anthro.33070203.143955.
10. Jonathan Kingdon, *Lowly Origin: Where, When and Why Our Ancestors First Stood Up* (Princeton: Princeton University Press, 2004).
11. Anthony J. McMichael, *Human Frontiers, Environments and Disease*(Cambridge: Cambridge University Press, 2001).
12. Jared E. Decker, Stephanie D. McKay, Megan M. Rolf, JaeWoo Kim, Antonio Molina Alcalá, Tad S. Sonstegard, Olivier Hanotte, et al., "Worldwide Patterns of Ancestry, Divergence, and Admixture in Domesticated Cattle," *PLoS Genetics* 10, no. 3 (2014): e1004254, doi: 10.1371/journal.pgen.1004254.
13. Alessia Ranciaro, Michael C. Campbell, Jibril B. Hirbo, Wen-Ya Ko, Alain Froment, Paolo Anagnostou, Maritha J. Kotze, et al., "Genetic Origins of Lactase Persistence and the Spread of Pastoralism in Africa," *American Journal of Human Genetics* 94, no. 3 (2014): 496–510, doi:10.1016/j.ajhg.2014.02.009.
14. Julie Dunne, Richard Evershed, Mélanie Salque, Lucy Cramp, Silvia Bruni, Kathleen Ryan, Stefano Biagetti, and Savino Di Lernia, "First Dairying in Green Saharan Africa in the Fifth

Millennium BC," *Nature* 486, no. 7403 (2012): 390–394, doi: 10.1038/nature11186.
15. Dunne et al., "First Dairying."
16. Burroughs, *Climate*, pp. 223–225. 또한 주목할 점은, 북아프리카 해안 앞 대서양 해저의 광물성 먼지 퇴적물을 분석한 결과, 약 1만 2000년 전부터 6000년 전 사이에 사하라 사막에서 발생한 먼지의 양이 크게 줄어들었다는 것이다. 이는 당시 사하라 지역이 대체로 물이 풍부했음을 보여준다.
17. Burroughs, *Climate*, p. 66.
18. Masatoshi Yoshino, "Climatic Change and Ancient Civilizations," in *Encyclopaedia of World Climatology*, edited by John E. Oliver (Dordrecht: Springer, 2005), pp. 192–199.
19. Friedhelm Steinhilber, Josè A. Abreu, Jürg Beer, Irene Brunner, Marcus Christl, Hubertus Fischer, Ulla Heikkilä, et al., "9,400 Years of Cosmic Radiation and Solar Activity from Ice Cores and Tree Rings," *Proceedings of the National Academy of Sciences of the United States of America* 109, no. 16 (2012): 5967–5971, doi: 10.1073/pnas.1118965109.
20. Barbara Barich, *People, Water, and Grain: The Beginnings of Domestication in the Sahara and the Nile Valley* (Rome: L'Erma di Bretschneider, 1998).
21. Paul C. Sereno, Elena A. A. Garcea, Hélène Jousse, Christopher M. Stojanowski, Jean-François Saliège, Abdoulaye Maga, Oumarou A. Ide, et al., "Lakeside Cemeteries in the Sahara: 5000 Years of Holocene Population and Environmental Change," *PLoS ONE* 3, no. 8 (2008): e2995, doi: 10.1371/journal.pone.0002995.
22. Hélène Jousse, "What Is the Impact of Holocene Climatic Changes on Human Societies? Analysis of West African Neolithic Populations Dietary Customs," *Quaternary International* 151, no. 1 (2006): 63–73, doi: 10.1016/j.quaint.2006.01.015.
23. Michael Dee, David Wengrow, Andrew Shortland, Alice Stevenson, Fiona Brock, Linus Girdland Flink, and Christopher Bronk Ramsey, "An Absolute Chronology for Early Egypt Using Radiocarbon Dating and Bayesian Statistical Modelling," *Proceedings of the Royal Society A: Mathematical, Physical and Engineering Sciences* 469, no. 2159 (2013): 20130395, doi: 10.1098/rspa.2013.0395.
24. d-maps.com, Fertile Crescent (maps), http://d-maps.com/pays.php?lib=fertile_crescent_maps&num_pay=303&lang=en.
25. Hans J. Nissen, *The Early History of the Ancient Near East, 9000–2000*, trans. Elizabeth Lutzeier with Kenneth J. Northcott (Chicago and London: University of Chicago Press, 1988). 니센(Nissen)은, 이 청동기 이전 시기(칼콜리틱기, 탄산염 퇴적 시기) 동안 후기 수메르 지역 대부분이 바빌론에 이르는 지역까지 바닷물에 잠겨 있었다고 지적한다.
26. Kurt Lambeck, "Shoreline Reconstructions for the Persian Gulf since the Last Glacial Maximum," *Earth and Planetary Science Letter* 142, no. 1–2 (1996): 43–57, doi: 10.1016/0012-821X(96)00069-6.
27. Harvey Weiss, "Beyond the Younger Dryas: Collapse as Adaptation to Abrupt Climate Change in Ancient West Asia and the Ancient Eastern Mediterranean," in *Environmental Disasters and the Archaeology of Human Response*, edited by Garth Bawdon and Richard M. Reycraft (Albuquerque: Maxwell Museum of Anthropology, 2000), pp. 75–98.
28. Burroughs, *Climate*, p. 66.
29. John L. Brooke, *Climate Change and the Course of Global History: A Rough Journey*

(Cambridge: Cambridge University Press, 2014).
30. Nissen, *Early History of the Ancient Near East*. See also Gwendolyn Leick, *Mesopotamia: The Invention of the City* (London: Penguin, 2002).
31. Clark S. Larsen, "Animal Source Foods and Human Health during Evolution," *Journal of Nutrition* 133, no. 11 (2003): 3893S-3897S.
32. Lawrence J. Angel, "Health as a Crucial Factor in the Changes from Hunting to Developed Farming in the Eastern Mediterranean," in *Paleopathology at the Origins of Agriculture*, edited by Mark N. Cohen and George J. Armelagos (London: Academic Press, 1984), pp.51-73.
33. Vincenzo Formicola and Brigitte M. Holt, "Resource Availability and Stature Decrease in Upper Palaeolithic Europe," *Journal of Anthropological Sciences* 85 (2007): 147-155.
34. Stephen J. Corbett, Anthony J. McMichael, and Andrew M. Prentice, "Type 2 Diabetes, Cardiovascular Disease and the Evolutionary Paradox of the Polycystic Ovary Syndrome: A Fertility First Hypothesis," *American Journal of Human Biology* 21, no. 5 (2009): 587-598, doi: 10.1002/ajhb.20937.
35. Thomas McKeown, *The Origins of Human Disease* (Oxford: Basil Blackwell, 1988), p. 51.
36. Jessica M. C. Pearce-Duvet, "The Origin of Human Pathogens: Evaluating the Role of Agriculture and Domestic Animals in the Evolution of Human Disease," *Biological Reviews of the Cambridge Philosophical Society* 81, no. 3 (2006): 369-382, doi: 10.1017/S1464793106007020.
37. Robin A. Weiss and Anthony J. McMichael, "Social and Environmental Risk Factors in the Emergence of Infectious Diseases," *Nature Medicine* 10, no. 12 supplement (2004): S70-S76, doi: 10.1038/nm1150.
38. A view that was explicit in Abdel R. Omran, "The Epidemiologic Transition: A Theory of the Epidemiology of Population Change," *Millbank Quarterly* 49, no. 4 (1971): 509-538, doi: 10.1111/j.1468-0009.2005.00398.x.
39. Thomas Hobbes, *Leviathan: or The Matter, Forme and Power of a Common Wealth Ecclesiasticall and Civill* (London: Andrew Crooke, 1651), p. i.xviii.1.
40. 윌리엄 H. 맥닐(William H. McNeill)의 저서 『Plagues and Peoples』(New York: Anchor, 1976)는 전염병이 인류 집단에 유입되고 확산된 역사적 파동의 연속을 최초로 체계적이면서도 읽기 쉽게 서술한 저작이다.
41. Robin A. Weiss, "The Leeuwenhoek Lecture 2001. Animal Origins of Human Infectious Disease," *Philosophical Transactions B: Biological Sciences* 356, no. 1410 (2001): 957-977, doi: 10.1098/rstb.2001.0838.
42. Evilena Anastasiou, Kirsi O. Lorentz, Gil J. Stein, and Piers D. Mitchell, "Prehistoric Schistosomiasis Parasite Found in the Middle East," *The Lancet Infectious Diseases* 14, no. 7 (2014): 553-554, doi: 10.1016/ S14733099(14)70794-7.
43. Kirsten I. Bos, Kelly M. Harkins, Alexander Herbig, Mireia Coscolla, Nico Weber, Iñaki Comas, Stephen A. Forrest, et al., "Pre-Columbian Mycobacterial Genomes Reveal Seals as a Source of New World Human Tuberculosis," *Nature* 514, no. 7523 (2014): 494-497, doi: 10.1038/nature13591.
44. R. Brosch, S. V. Gordon, M. Marmiesse, P. Brodin, C. Buchrieser,

45. K. Eiglmeier, T. Garnier, et al., "A New Evolutionary Scenario for the *Mycobacterium tuberculosis* Complex," *Proceedings of the National Academy of Sciences of the United States of America* 99, no. 6 (2002): 3684–3689, doi: 10.1073/pnas.052548299.
46. Helen D. Donoghue, "Human Tuberculosis — An Ancient Disease Elucidated by Ancient Microbial Biomolecules," *Microbes and Infections* 11, no. 14–15 (2009): 1156–1163, doi: 10.1016/j.micinf.2009.08.008.
47. Weiss, "Leeuwenhoek Lecture."
48. Ro McFarlane, Adrian Sleigh, and Anthony J. McMichael, "Synanthropy of Wild Mammals as a Determinant of Emerging Infectious Diseases in the Asian- Australasian Region," *EcoHealth* 9, no.1 (2012): 24–35, doi: 10.1007/s10393- 012-0763-9; Eric P. Hoberg and Daniel R. Brooks, "Evolution in Action: Climate Change, Biodiversity Dynamics and Emerging Infectious Disease," *Philosophical Transactions of the Royal Society of London B: Biological Sciences* 370, no. 1665 (2015): 20130553, doi: 10.1098/rstb.2013.0553.

제 6 장 유라시아 청동기시대

1. 메소포타미아의 기후는 지리적 교차로에서 여러 기상 체계가 맞물려 상호작용한 결과로, 매우 변덕스러웠다. 이 지역의 기후는 북대서양에서 기인한 유라시아 대륙 순환 패턴, 인도양에서 비롯된 주기적인 여름철 몬순 활동, 겨울철 간헐적으로 남하하는 러시아 북방 기단, 태평양으로부터의 산발적 강한 엘니뇨 원격 영향과 비를 실어 나르는 열대수렴대(ITCZ)의 장기적인 남북 이동 등에 의해 좌우되었다.
2. Simone Riehl, Konstantin E. Pustovoytov, Heike Weippert, Stefan Klett, and Frank Hole, "Drought Stress Variability in Ancient Near Eastern Agricultural Systems Evidenced by δ13C in Barley Grain," *Proceedings of the National Academy of Sciences of the United States of America* (PNAS) 111, no. 34 (2014): 12348–12353, doi: 10.1073/pnas. 1409516111. (보리가 생육기 동안 수분 스트레스를 받으면, 세포 내에 무겁고 매우 안정적인 탄소 동위원소의 비율이 증가한다.)
3. William J. Burroughs, *Climate Change in Prehistory: The End of the Reign of Chaos* (Cambridge: Cambridge University Press, 2005), p.50. 시베리아 고기압(Siberian High)은 시베리아의 바이칼 지역을 중심으로 하였으나, 중앙아시아 대부분과 북극 시베리아 지역까지 널리 뻗어 있었다. 북반구 대기 순환이 약화될 때에는 그 얼어붙은 손길을 남쪽으로까지 뻗쳤다.
4. Adapted from Riehl et al., "Drought Stress Variability."
5. Tony McMichael.
6. Peter B. deMenocal, "Cultural Responses to Climate Change during the Late Holocene," *Science* 292, no. 5517 (2001): 667–673, doi: 1126/science.1059287.
7. Ellery Frahm and Joshua M. Feinberg, "Environment and Collapse: Eastern Anatolian Obsidians at Urkesh (Tell Mozan, Syria) and the Third-Millennium Mesopotamian Urban Crisis," *Journal of Archaeological Science* 40, no. 4 (2012): 1866–1878, doi: 10.1016/j.jas. 2012.11.026.
8. Riehl et al., "Drought Stress Variability."

9. Arne Wossink, *Challenging Climate Change: Competition and Cooperation among Pastoralists and Agriculturalists in Northern Mesopotamia (c. 3000-1600 bc)* (Leiden: Sidestone Press, 2009), p.148.
10. H. M. Cullen, P. B. deMenocal, S. Hemming, G. Hemming, F. H. Brown, T. Guilderson, and F. Sirocko, "Climate Change and the Collapse of the Akkadian Empire: Evidence from the Deep Sea," *Geology* 28, no. 4 (2000): 379-382, doi: 10.1130/00917613(2000)28〈379: ccatco〉2.0.co;2.
11. deMenocal, "Cultural Responses."
12. William R. Thompson, "Complexity, Diminishing Marginal Returns, and Serial Mesopotamian Fragmentation," *Journal of World-Systems Research* 10, no. 3 (2004): 613-652, doi: 10.5195/jwsr.2004.288, quoted in "Sumerian Civilization," *New World Encyclopedia*, October 27, 2015, available at http://www.newworldencyclopedia.org/entry/Sumerian_Civilization.
13. Magnus Widdell, "Historical Evidence for Climate Instability and Environmental Catastrophes in Northern Syria and the Jazira: The Chronicle of Michael the Syrian," *Environment and History* 13, no. 1 (2007): 47-70, doi: 10.3197/096734007779748255.
14. "Hammurabi's Babylonia," Wikimedia Commons, http://en.wikipedia.org/wiki/Hammurabi.
15. Yongjin Wang, Hai Cheng, R. Lawrence Edwards, Yaoqi He, Xinggong Kong, Zhisheng An, Jiangying Wu, Megan J. Kelly, Carolyn A. Dykoski, and Xiangdong Li, "The Holocene Asian Monsoon: Links to Solar Changes and North Atlantic Climate," *Science* 308, no. 5723 (2005): 854-857, doi: 10.1126/science.1106296.
16. Luigi Luca Cavalli-Sforza and Francesco Cavalli-Sforza, *The Great Human Diaspora: The History of Diversity and Evolution*, trans. Sarah Thorne (New York: Perseus, 1996).
17. Textile Display Area, Asian Civilisations Museum, Singapore, 2012.
18. Adapted from Liviu Giosan, Peter D. Clift, Mark G. Macklin, Dorian Q. Fuller, Stefan Constantinescu, Julie A. Durcan, Thomas Stevens, et al., "Fluvial Landscapes of the Harappan Civilization," *Proceedings of the National Academy of Sciences of the United States of America* 109, no. 29 (2012): E1688-E1694, doi: 10.1073/pnas.1112743109.
19. Hubert H. Lamb, *Climate, History and the Modern World*, 2d ed. (London and New York: Routledge, 1995), p. 2.
20. Giosan et al., "Fluvial Landscapes."
21. Yama Dixit, David A. Hodell, and Cameron A. Petrie, "Abrupt Weakening of the Summer Monsoon in Northwest India ~4100 Yr Ago," *Geology* 42, no. 4 (2014): 2014129, doi: 10.1130/G35236.1.
22. Gwen R. Schug, "Infection, Disease, and Biosocial Processes at the End of the Indus Civilization," *PLoS ONE 8*, no. 12 (2013): e84814, doi: 10.1371/journal.pone.0084814.
23. David Kaniewski, Elise Van Campo, Joël Guiot, Sabine Le Burel, Thierry Otto, and Cecile Baeteman, "Environmental Roots of the Late Bronze Age Crisis," *PLoS ONE* 8, no. 8 (2013): e71004, doi: 10.1371/journal.pone.0071004.
24. David Kaniewski, Etienne Paulissen, Elise Van Campo, Harvey Weiss, and Joachim Bretschneider, "Late Second-Early First Millennium BC Abrupt Climate Changes in Coastal

Syria and Their Possible Significance for the History of the Eastern Mediterranean," *Quaternary Research* 74, no.2 (2010): 207-215, doi: 10.1016/ j.yqres.2010.07.010.
25. Andrea Salimbeti, "The Greek Age of Bronze: Sea Peoples," updated October 28, 2015, http://www.salimbeti.com/micenei/sea.htm.
26. David Abulafia, *The Great Sea: A Human History of the Mediterranean* (London: Allen Lane, 2011).
27. Kenneth J. Hsu, "Sun, Climate, Hunger, and Mass Migration," *Science in China Series D: Earth Sciences* 41, no. 5 (1998): 449-472, doi: 10.1007/BF02877737.
28. Eric H. Cline, *1177 BC: The Year Civilization Collapsed* (Princeton: Princeton University Press, 2014).
29. Amos Nur and Eric H. Cline, "Poseidon's Horses: Plate Tectonics and Earthquake Storms in the Late Bronze Age Aegean and Eastern Mediterranean," *Journal of Archaeological Science* 27, no. 1 (2000): 43-63, doi: 10.1006/jasc.1999.0431.
30. Cline, *1117 BC*.
31. Rhys Carpenter, *Discontinuity in Greek Civilization* (Cambridge: Cambridge University Press, 1966), quoted in Brian Fagan, *The Long Summer: How Climate Changed Civilization* (New York: Basic Books, 2004), p. 182.
32. Lamb, *Climate, History*, p. 149.
33. Stefanie Jacomet, Michel Magny, Conradin A. Burga, "Klima-und Seespiegelschwankungen im Verlauf des Neolithikums und ihr Auswirkungen auf die Besiedlung der Seeufer," in *Die Schweiz von Paläolithikum bis zum frühen Mittelalter*, Vol. 2: *Neolithikum*, edited by Werner E. Stöckli, Urs Niffeler, and Eduard Gross-Klee (Basel: Schweizerische Gesellschaft für Ur-und Frühgeschichte, 1995), pp. 53-58.
34. Cunliffe, *Europe Between the Oceans*, p. 349.

제7장 로마인, 마야인, 아나사지족

1. John L. Brooke, *Climate Change and the Course of Global History: A Rough Journey*, Studies in Environment and History (New York: Cambridge University Press, 2014), p. 325.
2. Nicola Terrenato, "The Essential Countryside of the Roman World," in *Classical Archaeology*, edited by Susan E. Alcock and Robin Osborne (Malden: Blackwell, 2007), p. 142.
3. Brooke, *Climate Change*, p. 325.
4. 고전기 최적기(Classical Optimum) 동안 지중해형 기후가 유럽으로까지 확장되었던 수 세기의 따뜻하고 안정된 시기를 흔히 로마 온난기(Roman Warm Period)라고 부른다.
5. Wallace S. Broecker and Aaron E. Putnam, "Hydrologic Impacts of Past Shifts of Earth's Thermal Equator Offer Insight into Those to Be Produced by Fossil Fuel CO2," *Proceedings of the National Academy of Sciences of the United States of America* 110, no. 42 (2013): 16710-16715, doi: 10.1073/ pnas.1301855110. 이 북쪽 확장은, 과거에도 여러 차례 있었던 위도

이동과 유사한데, 준적도 지역의 열대수렴대(ITCZ)가 온난화와 함께 더 북쪽으로 치우치면서, 고위도의 기후대 또한 북쪽으로 밀려나는 현상과 관련되어 있다.

6. Brian Fagan, *The Long Summer: How Climate Changed Civilization*(New York: Basic Books, 2004), pp. 190-212.
7. Carole L. Crumley, "Alternative Forms of Social Order," in *Heterarchy, Political Economy, and the Ancient Maya: The Three Rivers Region of the East-Central Yucatan*, edited by Vernon L. Scarborough, Fred Valdez, and Nicholas P. Dunning (Tucson: University of Arizona Press, 2003), pp. 136-165.
8. Peter Heather, *The Fall of the Roman Empire: A New History* (London: Pan Macmillan, 2005).
9. Bryan Ward-Perkins, *The Fall of Rome and the End of Civilization* (Oxford: Oxford University Press, 2005).
10. Edward Gibbon, *The History of the Decline and Fall of the Roman Empire*(London: Everyman's Library, 2010).
11. 로마 제국의 흥망과 관련된 기후 조건을 다루는 이 부분에서, 나는 여러 출판된 논문들을 참고하였다. 특히, Michael McCormick, Ulf Büntgen, Mark A. Cane, Edward R. Cook, Kyle Harper, Peter Huybers, Thomas Litt 등 다수의 연구자가 집필한 포괄적 검토 논문, "Climate Change during and after the Roman Empire: Reconstructing the Past from Scientific and Historical Evidence" (*Journal of Interdisciplinary History* 43, no. 2 [2012]: 169-220, doi: 10.1162/ JINH_a_00379)을 인용했는데, 이 논문은 기원전 100년부터 서기 800년까지 서방과 동방 로마 제국의 기후 추세와 변화를 과학적·역사적 증거를 통합하여 서술하고 있다. 이 종합은 지난 10여 년간 발표된 11개의 서로 다른 고(古)기후 재구성 자료에 기초하고 있다.
   기타 유용한 참고 문헌으로는 Ulf Büntgen, Willy Tegel, Kurt Nicolussi, Michael McCormick, David Frank, Valerie Trouet, Jed O. Kaplan 등 다수의 연구자가 발표한 "2500 Years of European Climate Variability and Human Susceptibility" (*Science* 331, no. 6017 [2011]: 578-582), 그리고 Hubert H. Lamb의 저서 *Climate, History and the Modern World*(London: Routledge, 1995) 등이 있다.
12. Büntgen et al., "2500 Years."
13. Lamb, *Climate, History*, pp. 156-157.
14. Carole L. Crumley, "Celtic Settlement Before the Conquest: The Dialectics of Landscape and Power," in *Regional Dynamics: Burgundian Landscapes in Historical Perspective*, edited by Carole L. Crumley and William H. Maquandt (San Diego: Academic Press, 1987), pp. 237-264.
15. Carole L. Crumley, "The Ecology of Conquest: Contrasting Agropastoral and Agricultural Societies' Adaptation to Climate Change," in *Historical Ecology: Cultural Knowledge and Changing Landscapes*, edited by Carole L. Crumley (Santa Fe: School of American Research Press, 1994).
16. McCormick et al., "Climate Change."
17. Heather, *The Fall*, pp.112~114. 또한 McCormick 외, "Climate Change" 논문을 보면, 로마 제국의 북유럽 속주에서는 경제적 여건과 정치적 안정성이 악화된 반면, 남부 속주들은 비교적 안정된 상태를 유지했음을 언급하고 있다.
18. Dionysios Ch. Stathakopoulos, *Famine and Pestilence in the Late Roman and Early*

Byzantine Empire: A Systematic Survey of Subsistence Crises and Epidemics, Birmingham Byzantine and Ottoman Monographs 9 (Aldershot and Burlington, VT: Ashgate, 2004), pp.36-39.
19. Wolfgang Behringer, *A Cultural History of Climate*, trans. Patrick Camiller (Cambridge: Polity Press, 2010), p. 65.
20. Stathakopoulos, *Famine and Pestilence*, p. 92.
21. Dionysios Ch. Stathakopoulos, "Plagues of the Roman Empire," in *Encyclopedia of Pestilence, Plagues and Pandemics*, edited by Joseph P. Byrne (Westport: Greenwood Press, 2008), pp. 536-538.
22. R. J. Littman and M. L. Littman, "Galen and the Antonine Plague," *American Journal of Philology* 94, no. 3 (1973): 243-255.
23. Stathakopoulos, "Plagues of the Roman Empire."
24. Donald A. Henderson, "Smallpox: Clinical and Epidemiologic Features," *Emerging Infectious Diseases* 5, no.4 (1999): 537-539, doi: 10.3201/eid0504.990415; also Steadman Upham, "Smallpox and Climate in the American Southwest," *American Anthropologist* 88, no.1 (1986): 115-128, doi: 10.1525/aa.19866.99.1.02a00080, and Hiroshi Nishiura and Tomoko Kashiwagi, "Smallpox and Season: Reanalysis of Historical Data," *Interdisciplinary Perspectives on Infectious Diseases* 2009 (2009): 591935, doi: 10.1155/2009/591935.
25. Stathakopoulos, "Plagues of the Roman Empire."
26. Pontius, "The Life and Passion of Cyprian, Bishop and Martyr," trans. Ernest Wallis, in *The Ante-Nicene Fathers*, Vol. 5, edited by Alexander Roberts and James Donaldson (Edinburgh: T & T Clark, 1885), quoted in "Plague of Cyprian," Wikipedia, accessed December 6, 2015, http://en.wikipedia.org/wiki/Plague_ of_Cyprian#cite_note-Furuse2010-7.
27. Joseph A. Tainter, *The Collapse of Civilisations* (Cambridge: Cambridge University Press, 1988).
28. William H. McNeill, *Plagues and Peoples* (New York: Anchor Books, 1976).
29. McCormick et al., "Climate Change."
30. Fagan, *The Long Summer*.
31. Adapted from Andreas Kunze, "Distribution Map of Europe," Wikimedia Commons, available at https://commons.wikimedia.org/wiki/ File:Distribution_ map_of_Europe_blank_crop.svg.
32. Heather, *The Fall*.
33. William Rosen, *Justinian's Flea: Plague, Empire and the Birth of Europe* (New York: Viking, 2006). 로젠(Rosen)은 이 팬데믹이 초래한 인명 피해에 대한 고대와 현대의 추정치를 대중 과학적 관점에서 정리하고, 더불어 그 세균의 분자생물학적 특성과 감염 과정에 대해 해박하고 상세하게 논의하고 있다.
34. David M. Wagner, Jennifer Klunk, Michaela Harbeck, Alison Devault, Nicholas Waglechner, Jason W. Sahl, Jacob Enk, et al., "*Yersinia pestis* and the Plague of Justinian 541-543 AD: A Genomic Analysis," *The Lancet Infectious Diseases* 14, no. 4 (2014): 319-326, doi: 10.1016/S1473-3099(13)70323-2.
35. Wendy Orent, *Plague: The Mysterious Past and Mystifying Future of the World's Most Dangerous Disease* (New York: Free Press, 2004).

36. 고대 역사 기록에서는 안토니누스 역병(Antonine plague)이나 키프리아누스 역병(Cyprian plague)처럼 일반적으로 "역병(plague)"으로 번역될 수 있는 용어들이 자유롭게 사용되었다. 마찬가지로 "pox(두창류)"나 "fever(열병)" 같은 표현도 흔히 쓰였다. 오늘날 Yersinia pestis에 의해 발생하는 것으로 알려진 감염의 림프절페스트 형(bubonic form)은 때때로 Plague(대문자 표기로)라 불리는데, 이러한 용어 사용 때문에 역사적으로 "plague" 유행병들을 해석하는 데 종종 혼란이 빚어져왔다.
37. Jean-Daniel Vigne and Frédérique Audoin-Rouzeau, "La colonisation de l'Europe occidentale par le Rat noir, contraintes méthodologiques, appel à collaborations," *Nouvelles de l'Archéologie* 47 (1992): 42–44.
38. Eva Panagiotakopulu, "Pharaonic Egypt and the Origins of Bubonic Plague," *Journal of Biogeography* 31, no. 2 (2004): 269–275.
39. Procopius, *Histories of the Wars*, trans. H. B. Dewing, Loeb Classical Library (Cambridge: Harvard University Press, 1981), quoted in Cheston B. Cunha and Burke A. Cunha, "Great Plagues of the Past and Remaining Questions," in *Paleomicrobiology: Past Human Infections*, edited by Didier Raoult and Michel Drancourt (Berlin: Springer-Verlag, 2008), pp. 1–20.
40. Book of Revelation 14:19, quoted in William Rosen, *Justinian's Flea*.
41. 이는 감염병의 대규모 유행이 식량 부족과 기근의 결과가 아니라 원인이 된 새로운 상황이었다. 쥐는 곡물을 탐욕스럽게 먹어치우며, 그 과정에서 먹은 양의 두 배에 달하는 곡물을 더 망쳐 버린다. 게다가 식량이 풍부할 때는 번식 속도가 가속화되어, 새끼가 아직 젖을 먹는 동안에도 다시 임신이 이루어지는 – 좋은 먹이 시기를 최대한 활용하는 – 생물학적 대량 생산 체계가 작동한다.
42. Giovanna Morelli, Yajun Song, Camila J. Mazzoni, and Mark Eppinger, "*Yersinia pestis* Genome Sequencing Identifies Patterns of Global Phylogenetic Diversity," *Nature Genetics* 42, no. 12 (2010): 1140–1143, doi: 10.1038/ng.705; also Ingrid Wiechmann and Gisela Grupe, "Detection of *Yersinia pestis* DNA in Two Medieval Skeletal Finds from Aschheim (Upper Bavaria, 6th century A.D.)," *American Journal of Physical Anthropology* 126, no.1 (2004): 48–55, doi: 10.1002/ajpa. 10276.
43. Wagner et al., "*Yersinia pestis*."
44. Christine A. Smith, "Plague in the Ancient World: A Study from Thucydides to Justinian," *Student Historical Journal* XXVIII (1996–1997), available at http://www.loyno.edu/~history/journal/1996-7/1996-7.htm. See also Panagiotakopulu, "Pharaonic Egypt."
45. Michael McCormick, "Toward a Molecular History of the Justinianic Pandemic," in *Plague and the End of Antiquity: The Pandemic of 541–750*, edited by Lester K. Little (Cambridge: Cambridge University Press, 2007), pp. 290–312.
46. Costas Tsiamis, Effie Poulakou-Rebelakou, and Eleni Petridou, "The Red Sea and the Port of Clysma: A Possible Gate of Justinian's Plague," *Gesnerus* 66, no.2 (2009): 209–217.
47. Ole J. Benedictow, "*Yersinia pestis*, the Bacterium of Plague, Arose in East Asia: Did It Spread Westwards via the Silk Roads, the Chinese Maritime Expeditions of Zheng He or over the Vast Eurasian Populations of Sylvatic (Wild) Rodents?," *Journal of Asian History* 47, no. 1 (2013): 1–32, doi: 10.13173/jasiahist.47.1.0001.
48. McCormick, "Toward a Molecular History."
49. McNeill, *Plagues and Peoples*, p. 109.

50. 프로코피우스(Procopius)의 이 단편 문서는 오리바시우스(Oribasius) 문헌집에 보존되어 있는 것으로 전해진다. Collection of Oribasius: 164-1 Lib. xliv.cap. 17, in *Oeuvres d'Oribase*, edited by Ulco Cats Bussemaker and Charles Daremberg, Vol. 3 (Paris: Imprimerie Nationale, 1851): 607.
51. Panagiotakopulu, "Pharaonic Egypt"에 따르면, 발굴된 표본에서 나일쥐(*Arvicanthis niloticus*, 림프절페스트의 자연 저장소), 검은쥐, 쥐벼룩, 사람벼룩이 모두 확인되었다. 이는 페스트가 오랜 기간 나일 계곡에 자리 잡고 있었음을 시사한다.
52. *The Papyrus Ebers*, trans. Bendix Ebbell (Copenhagen: Ejnar Munksgaard, 1937).
53. Procopius BP 2.22.6, p. 250.13-18, quoted in McCormick, "Toward a Molecular History," p. 303.
54. Source: Aksum 300-700 c.e. http:// images.classwell.com/ mcd_ xhtml_ ebooks/ 2005_ world_ history/ images/ mcd_ awh2005_ 0618376798_ p226_ f1.jpg; Silk Road, Wikimedia Commons, https://commons.wikimedia.org/wiki/File:Silk_ route_copy.jpg.
55. Scholasticus Evagrius, *Ecclesiastical History Book 4*, trans. E. Walford (London: S. Bagster and Sons, 1846).
56. McCormick, "Toward a Molecular History," p. 304. The Kushites (in today's Sudan) and Himyarites (in southern Yemen) were part of the kingdom of Aksum.
57. Wiechmann and Grupe, "Detection of *Yersinia pestis* DNA."
58. Morelli et al., "*Yersinia pestis*"; see also Mark Achtman, Kerstin Zurth, Giovanna Morelli, Gabriela Torrea, Annie Guiyoule, and Elisabeth Carniel, "*Yersinia pestis*, the Cause of Plague, Is a Recently Emerged Clone of *Yersinia pseudotuberculosis*," *Proceedings of the National Academy of Sciences of the United States of America* 96, no. 24, 1999: 14043-14048, doi: 10.1073/ pnas.96.24.14043.
59. Dionysios Stathakopoulos, "Plague of Justinian; First Pandemic," in *Encyclopedia of Pestilence, Pandemics and Plagues*, edited by Joseph P. Byrne (Westport: Greenwood Press, 2008), pp. 532-535.
60. David Keys, *Catastrophe: An Investigation into the Origins of the Modern World* (New York: Ballantine, 1999).또한 로젠(Rosen)의 저서 『Justinian's Flea』에 제시된 관련된 주장도 함께 참고할 수 있다.
61. Tsiamis 외, "The Red Sea and the Port of Clysma"에 따르면, 이 육해 혼합 경로는 과도하게 덥고 건조한 기온 때문에 벼룩과 세균의 생존에 기후적 제약을 주로 받았던 것으로 추정된다.
62. Wagner et al., "*Yersinia pestis*."
63. Keys, *Catastrophe*.
64. Lars Berg Larsen, Bo Møllesøe Vinther, Keith R. Briffa, Tom M. Melvin, Henrik Brink Clausen, Phil D. Jones, Marie Louise S. Andersen, et al., "New Ice Core Evidence for a Volcanic Cause of the A.D. 536 Dust Veil," *Geophysical Research Letters* 35, no. 4 (2008): L04708, doi: 10.1029/2007GL032450.
65. Procopius, *Histories of the Wars*, 4.14.5.
66. Richard B. Stothers, "The Great Tambora Eruption in 1815 and Its Aftermath," *Science* 224, no. 4654 (1984): 1191-1198, doi: 10.1126/science.224.4654.1191.
67. Other evidence from Greenland ice-cores points to a comet shower at around that time. A

research team from Columbia University, New York, has identified a precise layer of tiny spherules of condensed rock vapor in the ice cores, suggestive of the type of aerosolized terrestrial debris caused by multiple comet impacts. Dallas H. Abbot, "Comet Smashes Triggered Ancient Famine," *New Scientist*, January 7, 2009.
68. Larsen et al., "New Ice Core Evidence."
69. Bo Gräslund, "Fimbulvintern, Ragnarök och klimatkrisen år 536–537 e. Kr.," *Saga och sed* (2007): 93–123, quoted in Daniel Löwenborg, "Excavating the Digital Landscape: GIS Analyses of Social Relations in Central Sweden in the 1st Millennium AD," PhD diss., University of Uppsala, 2010.
70. Daniel Löwenborg, "Landscapes of Death: GIS Modelling of a Dated Sequence of Prehistoric Cemeteries in Västmanland, Sweden," *Antiquity* 83, no. 322 (2009): 1134–1143, doi: 10.1017/S0003598X00099415. 이 연구는 *Excavating the Digital Landscape*에서 더 넓은 맥락 속에서 설명되고 있다.
71. Harold W. Brown and Franklin A. Neva, *Basic Clinical Parasitology*(New York: Appleton-Century Crofts, 1975).
72. Kenneth L. Gage, Thomas R. Burkot, Rebecca J. Eisen, and Edward B. Hayes, "Climate and Vectorborne Diseases," *American Journal of Preventative Medicine* 35, no. 5 (2008): 436–450, doi: 10.1016/ j.amepre.2008.08.030.
73. Gage et al., "Climate and Vector-Borne Diseases."
74. Ralph St. John Brooks, "The Influence of Saturation Deficiency and of Temperature on the Course of Epidemic Plague," *Journal of Hygiene, London* 15, no. S1 (1917): 881–899.
75. A. W. Bacot and C. J. Martin, "The Respective Influences of Temperature and Moisture upon the Survival of the Rat Flea (*Xenopsylla cheopis*) Away from its Host," *Journal of Hygiene, London* 23, no. 1 (1924): 98–105.
76. McNeill, *Plagues and Peoples*, p. 262.
77. Rosen, *Justinian's Flea*, citing a meticulous demographer.
78. Ulf Buntgen, Vladimir S. Myglan, Fredrik Charpentier Ljungqvist, Michael McCormick, Nicola Di Cosmo, Michael Sigl, Johann Jungclaus, et al., "Cooling and Societal Change during the Late Antique Little Ice Age from 536 to around 660 AD," *Nature Geoscience* 9 (2016): 231–236, doi: 10.1038/ngeo2652; Wagner et al., "*Yersinia pestis*."
79. Jared Diamond, *Collapse: How Societies Choose to Fail or Succeed* (New York: Penguin, 2005), p. 160. 재러드 다이아몬드는 여기서 이것이 잘못된 설명이라고 지적한다. 우기(5월~10월)에는 이 지역이 습윤한 열대우림이지만, 건기의 반년 동안은 사실상 계절적 사막이다. 더 나아가 연간 강수량에는 다섯 배에 이르는 차이가 있는데, 북쪽의 유카탄 지역은 오늘날 중앙아메리카 상부에 해당하는 남서쪽의 울창한 고지대보다 훨씬 적은 양의 몬순 비를 받는다.
80. Adapted from Arthur Demarest, *Ancient Maya: The Rise and Fall of a Civilisation* (Cambridge: Cambridge University Press, 2005); B. L. Turner II and Jeremy A. Sabloff, "Classic Period Collapse of the Central Maya Lowlands: Insights about Human-Environment Relationships for Sustainability," *Proceedings of the National Academy of Sciences of the United States of America* 109, no. 35 (2012): 13908–13914, doi: 10.1073/ pnas.1210106109.
81. Robert J. Sharer and Loa P. Traxler, *The Ancient Maya* (Stanford: Stanford University Press,

2006).
82. Richardson B. Gill, *The Great Maya Droughts: Water, Life, and Deaths* (Albuquerque: University of New Mexico Press, 2000), p. 255.
83. Vernon Scarborough, *Flow of Power: Ancient Water Systems and Landscapes* (Santa Fe: SAR Press, 2003).
84. Douglas J. Kennett, Sebastian F. M. Breitenbach, Valorie V. Aquino, Yemane Asmerom, Jaime Awe, James U. L. Baldini, Patrick Bartlein, et al., "Development and Disintegration of Maya Political Systems in Response to Climate Change," *Science* 338, no. 6108 (2012): 788-791, doi: 10.1126/sciencce.1226299.
85. Turner and Sabloff, "Classic Period."
86. David A. Hodell, "Possible Role of Climate in the Collapse of Classic Maya Civilization," *Nature* 375, no. 6530 (1995): 391-394, doi: 10.1038/375391a0.
87. Turner and Sabloff, "Classic Period."
88. Nicholas P. Dunning, Timothy P. Beach, and Sheryl Luzzadder-Beach, "Kax and Kol: Collapse and Resilience in Lowland Maya Civilization," *Proceedings of the National Academy of Sciences of the United States of America* 109, no. 10 (2012): 3652-3657, doi: 10.1073/pnas.1114838109.
89. Joseph Tainter provides a succinct definition of "collapse" as a fundamental and pronounced decline in sociopolitical complexity taking place within two or three generations. See Joseph A. Tainter, "Problem Solving: Complexity, History, Sustainability," *Population and Environment* 22, no.1 (2000): 3-41. Karl Butzer points out that the concept of collapse "has intuitive appeal but ambiguous meaning, and has been applied to states, nations, or complex societies, in the sense that such entities rise and flourish, but eventually disintegrate and fail," in Karl W. Butzar, "Collapse, Environment, and Society," *Proceedings of the National Academy of Sciences of the United States of America* 109, no. 10 (2012): 3632-3639, doi: 10.1073/pnas.1114845109.
90. Lori E. Wright and Christine D. White, "Human Biology in the Classic Maya Collapse: Evidence from Paleopathology and Paleodiet," *Journal of World Prehistory* 10, no. 2 (1996): 147-198.
91. Diamond, *Collapse*, p. 170.
92. Richardson B. Gill, Paul A. Mayewski, Johan Nyberg, Gerald H. Haug, and Larry C. Peterson, "Drought and the Maya Collapse," *Ancient Mesoamerica* 18, no. 2 (2007): 283-302, doi: 10.1017/S0956536107000193.
93. Gerald H. Haug, Detlef Gunther, Larry C. Peterson, Daniel M. Sigman, Konrad A. Hughen, and Beat Aeschlimann, "Climate and the Collapse of Maya Civilization," *Science* 299, no. 5613 (2003): 1731-1735, doi: 10.1126/science.1080444.
94. Turner와 Sabloff, "Classic Period"에 따르면, 동일한 연구팀은 사회적 스트레스, 갈등, 전쟁, 상징적 조각 활동, 건축물 건설과 관련된 고고학적 상형문자 연대기로부터 추가 정보를 얻었다. 종합해 보면, 석순 화학 분석과 고고학적 기록은 강수량 감소와 세 차례 뚜렷한 가뭄 시기가 종말기 고전기(Terminal Classic period)의 사회·문화·정치적 후퇴와 일치했음을 보여주었다.
95. D. W. Stahle, J. Villanueva Diaz, Dorian J. Burnette, J. Paredes, R. R. Heim, Falko K. Fye, Rodolfo Acuna Soto, Matthew D. Therrell, Malcolm K. Cleaveland, and Daniel K. Stahle,

"Major Mesoamerican Droughts of the Past Millennium," *Geophysical Research Letters* 38 (2011): L05703, doi: 10.1029/2010GL046472.
96. Adapted from Kennett et al., "Development and Disintegration."
97. B. I. Cook, K. J. Anchukaitis, J. O. Kaplan, M. J. Puma, M. Kelley, and D. Gueyffier, "Pre-Columbian Deforestation as an Amplifier of Drought in Mesoamerica," *Geophysical Research Letters* 39 (2012): L16706, doi: 10.1029/ 2012GL052565.
98. Martin Medina-Elizalde and Eelco J. Rohling, "Collapse of Classic Maya Civilization Related to Modest Reduction in Precipitation," *Science* 335, no. 6071 (2012): 956–959, doi: 10.1126/science.1216629.
99. Gill, *The Great Maya Droughts*.
100. Turner and Sabloff, "Classic Period."
101. Vernon L. Scarborough, Nicholas P. Dunning, Kenneth B. Tankersley, Christopher Carr, Eric Weaver, Liwy Grazioso, Brian Lane, et al., "Water and Sustainable Land Use at the Ancient Tropical City of Tikal, Guatemala," *Proceedings of the National Academy of Sciences of the United States of America* 109, no. 31 (2012): 12408–12413, doi: 10.1073/ pnas.1202881109.
102. Wright and White, "Human Biology."
103. Mark Golitko, James Meierhoff, Gary M. Feinman, and Ryan Williams, "Complexities of Collapse: The Evidence of Maya Obsidian as Revealed by Social Network Graphical Analysis," *Antiquity* 86, no. 332 (2012): 507–523, doi: 10.1017/S0003598X00062906.
104. Gill, *The Great Maya Droughts*, p. 100.
105. Nicholas E. Graham, Malcolm K. Hughes, Caspar M. Ammann, Kim M. Cobb, Martin P. Hoerling, Douglas J. Kennett, and James P. Kennett, "Tropical Pacific —Mid-Latitude Teleconnections in Medieval Times," *Climate Change* 83, no. 1 (2007): 241–285, doi: 10.1007/s10584-007-9239-2.
106. Edward R. Cook, Richard Seager, Mark A. Cane, and David W. Stahle, "North American Drought: Reconstructions, Causes, and Consequences," *Earth Science Reviews* 81, no. 1–2 (2007): 93–134, doi: 10.1016/ j.earscirev.2006.12.002.
107. Based on Figure 9.b of Larry V. Benson, Michael S. Berry, Edward A. Jolie, Jerry D. Spangler, David W. Stahle, and Eugene M. Hattori, "Possible Impacts of Early-11th-, Middle-12th-, and Late-13th-Century Droughts on Western Native Americans and the Mississippian Cahokians," *Quaternary Science Reviews* 26, no. 3–4 (2007): 336–350, doi: 10.1016/ j.quascirev.2006.08.001.
108. Adapted from Cook et al., "North American Drought."
109. Cook et al., "North American Drought."
110. 파건(Fagan), 『The Long Summer』. 아나사지(Anasazi)에 관한 이 부분은 브라이언 파건의 책을 바탕으로 하고 있으며, 그 속에는 그들이 어떻게, 그리고 왜 포 코너스(Four Corners) 지역의 다양한 지형 속에서 살아갔는지 - 그리고 변화무쌍한 강우에 어떻게 대응했는지 - 에 대한 흥미롭고 생생한 묘사들이 담겨 있다.
111. Clark Spencer Larsen, Bioarchaeology: Interpreting Behaviour from the Human Skeleton (Cambridge: Cambridge University Press, 1999), p. 35. 인간의 뼈와 치아는 과거 인구집단의 건강과 생활 방식에 관한 많은 정보를 제공한다. 이러한 조직은 질병, 생리적 스트레스, 외상, 활동 양상, 식

단, 영양, 그리고 개인과 집단의 생활사를 구성하는 여러 요인들을 누적적으로 기록하고 있다.
112. Timothy A. Kohler and Kelsey M. Reese, "Long and Spatially Variable Neolithic Demographic Transition in the North American Southwest," *Proceedings of the National Academy of Sciences of the United States of America* 111, no. 28 (2014): 10101–10106, doi: 10.1073/pnas.1404367111.
113. Diamond, *Collapse*.
114. Diamond, *Collapse*, pp. 151–153.
115. Fagan, *The Long Summer*, p. 228.
116. Aiguo Dai, "Drought Under Global Warming: A Review," *Wiley Interdisciplinary Reviews: Climate Change* 2, no.1 (2011): 45–65, doi: 10.1002/wcc.81.
117. Benson et al., "Possible Impacts."

제8장 소빙하기

1. Franck Lavigne, Jean-Philippe Degeai, Jean-Christophe Komorowski, Sébastien Guillet, Vincent Robert, Pierre Lahitte, Clive Oppenheimer, et al., "Source of the Great A.D. 1257 Mystery Eruption Unveiled, Samalas Volcano, Rinjani Volcanic Complex, Indonesia," *Proceedings of the National Academy of Sciences of the United States of America* 110, no. 42 (2013): 16742–16747, doi: 10.1073/pnas.1307520110.
2. Richard B. Stothers, "Climatic and Demographic Consequences of the Massive Volcanic Eruption of 1258," *Climatic Change* 45, no. 2 (2000): 361–374, doi: 10.1023/A:1005523330643.
3. Peter B. deMenocal, "Cultural Responses to Climate Change during the Late Holocene," *Science* 292, no. 5517 (2001): 667–673, doi: 10.1126/science.1059287.
4. Sami Solanki, "Solar Variability and Climate Change: Is There a Link?" *Astronomy and Geophysics* 43, no. 5 (2002): 5.9–5.13, doi: 10.1046/j.1468-4004.2002. 43509.x.
5. Temperature graph adapted from Ulf Büntgen et al., "2500 years of European Climate Variability and Human Susceptibility," *Science* 331, no. 6017 (2011): 578–582, doi: 10.1126/science.1197175. Solar activity graph: "Solar cycle," Wikipedia, http://en.wikipedia.org/wiki/Solar_variation.
6. Ulf Büntgen, Tomáš Kyncl, Christian Ginzler, David S. Jacks, Jan Esper, Willy Tegel, Karl-Uwe Heussner, and Josef Kyncl, "Filling the Eastern European Gap in Millennium-long Temperature Reconstructions," *Proceedings of the National Academy of Sciences of the United States of America* 110, no. 5 (2013): 1773–1778, doi: 10.1073/pnas.1211485110.
7. Jean M. Grove, "Climatic Change in Northern Europe over the Last Two Thousand Years and Its Possible Influence on Human Activity," in *Climate Development and History of the North Atlantic Realm: Hanse Conference on Climate History*, edited by Gerald Wefer, Wolfgang H. Berger, and Karl-Ernst Behre (Berlin: Springer, 2002), pp. 313–326.

8. Hubert Lamb, *Climate, History and the Modern World* (London: Routledge, 1995).
9. Lamb, *Climate, History*.
10. A. G. Dawson, K. Hickey, P. A. Mayewski, and A. Nesje, "Greenland (GISP2) Ice Core and Historical Indicators of Complex North Atlantic Climate Changes during the Fourteenth Century," *The Holocene* 17, no.4 (2007): 427–434, doi: 10.1177/ 0959683607077010.
11. Bruce M. S. Campbell, "Nature as Historical Protagonist: Environment and Society in Pre-Industrial England," *Economic History Review* 6, no. 2 (2010): 281–314, doi: 10.111/j.1468-0289.2009.00492.x.
12. Campbell, "Nature as Historical Protagonist."
13. Adapted from Campbell, "Nature as Historical Protagonist."
14. Campbell, "Nature as Historical Protagonist."
15. Wolfgang Behringer, *A Cultural History of Climate* (London: Polity Press, 2010).
16. William C. Jordan, *The Great Famine: Northern Europe in the Early Fourteenth Century* (Princeton: Princeton University Press: 1996).
17. Behringer, *Cultural History of Climate*.
18. Jordan, *The Great Famine*, pp. 127–150.
19. Umberto Eco, *The Name of the Rose* (London: Vintage Classics, 2004).
20. Eco, *Name of the Rose*, p. 179.
21. Jordan, *The Great Famine*.
22. Nils C. Stenseth, Bakyt B. Atshabar, Mike Begon, Steven R. Belmain, Eric Bertherat, Elisabeth Carniel, Kenneth L. Gage, Herwig Leirs, and Lila Rahalison, "Plague: Past, Present, and Future," *PLoS Medicine* 5, no. 1 (2008): 9–13, doi: 10.1371/journal.pmed.0050003.
23. Giovanni Boccaccio, *The Decameron*, Vol. 1, trans. by Richard Aldington (New York: Dell Laurel, 1930).
24. Stenseth et al., "Plague."
25. Ole Jørgen Benedictow, *The Black Death 1346–1353: The Complete History* (Woodbridge: Boydell Press, 2004).
26. Benedictow, *The Black Death*.
27. Sheldon Watts, *Epidemics and History: Disease, Power and Imperialism* (New Haven: Yale University Press, 1997).
28. Ann G. Carmichael, "Universal and Particular: The Language of Plague, 1348–1500," *Medical History* 52, no. S27 (2008): 17–52, doi: 10.1017/S002572730007 2070.
29. Ulf Büntgen, Christian Ginzler, Jan Esper, Willy Tegel, and Anthony J. McMichael, "Digitizing Historical Plague," *Clinical Infectious Diseases* 55, no. 11 (2012): 1586–1588, doi: 10.10933/cid/cis723.
30. Susan Scott and Christopher Duncan, *Return of the Black Death: The World's Greatest Serial Killer* (London: John Wiley, 2004).
31. Phyllis Pobst, "Should We Teach That the Cause of the Black Death Was Bubonic Plague?" *History Compass* 11, no. 10 (2013): 808–820, doi: 10.1111/hic3.12081.
32. K. Birkelbach, "Black Death: Modern Medical Debate," in *Pestilence, Pandemics and Plagues*. edited by Joseph P. Byrne (Westport: Greenwood Press), pp.72–74.

33. Susan Scott and Christopher J. Duncan, *Biology of Plagues: Evidence from Historical Populations* (Cambridge: Cambridge University Press, 2001).
34. Saravanan Ayyadurai, Florent Sebbane, Didier Raoult, and Michel Drancourt, "Body Lice, *Yersinia pestis* Orientalis, and Black Death," *Emerging Infectious Diseases* 16, no. 5 (2010): 892–893, doi: 10.3201/ eid1605.091280.
35. Hans Zinsser, *Rats, Lice and History* (New Brunswick and London: Transaction, 2008).
36. Michel Drancourt, Michel Signoli, La Vu Dang, Bruno Bizot, Véronique Roux, Stéfan Tzortzis, and Didier Raoult, "*Yersinia pestis* Orientalis in Remains of Ancient Plague Patients," *Emerging Infectious Disease* 13, no. 2 (2007): 332–333, doi: 10.3201/eid1302.060197. 이 연구에서는 프랑스의 림프절페스트 사망자가 매장된 고대와 근대의 3개 지역[비엔(Vienne), 7-9세기; 마르티게스(Martigues), 1720-1721년; 마르세유(Marseille), 1722년]에서 발굴한 뼈에서 페스트균의 유전자를 추출하였다.
37. Stephanie Haensch, Raffaella Bianucci, Michel Signoli, Minoarisoa Rajerison, Michael Schultz, Sacha Kacki, Marco Vermunt, et al., "Distinct Clones of *Yersinia pestis* Caused the Black Death," *PLoS Pathogens* 6, no. 10 (2010): e1001134. doi: 10.1371/journal.ppat.1001134.
38. Giovanna Morelli, Yajun Song, Camila J. Mazzoni, and Mark Eppinger, "*Yersinia pestis* Genome Sequencing Identifies Patterns of Global Phylogenetic Diversity," *Nature Genetics* 42, no. 12 (2010): 1140–1143, doi: 10.1038/ng.705.
39. Kirsten I. Bos, Verena J. Schuenemann, G. Brian Golding, Hernán A. Burbano, Nicholas Waglechner, Brian K. Coombes, Joseph B. McPhee, et al., "A Draft Genome of *Yersinia pestis* from Victims of the Black Death," *Nature* 478, no. 7370 (2011): 506–510, doi: 10.1038/nature10549.
40. Gordon Manley, "Central England Temperatures: Monthly Means 1659 to 1973," *Quarterly Journal of the Royal Meteorological Society* 100, no. 425 (1974): 389–405, doi: 10.1002/qj.49710042511.
41. Alan D. Dyer, "The Influence of Bubonic Plague in England 1500–1667," *Medical History* 22, no. 3 (1978): 308–326, doi: 10.1017/S0025727300032932.
42. Kenneth L. Gage and Michael Y. Kosoy, "Natural History of Plague: Perspectives from More than a Century of Research," *Annual Review of Entomology* 50 (2005): 505–528, doi: 10.1146/annurev.ento.50.0671803.130337. See also Gage et al., "Climate and Vectorborne Diseases."
43. Robert R. Parmenter, Ekta Pratap Yadav, Cheryl A. Parmenter, Paul Ettestad, and Kenneth L. Gage, "Incidence of Plague Associated with Increased Winter-Spring Precipitation in New Mexico," *American Journal of Tropical Medicine and Hygiene* 61, no. 5 (1999): 814–821.
44. Russell E. Enscore, "Modeling Relationships Between Climate and the Frequency of Human Plague Cases in the Southwestern United States, 1960–1997," *American Journal of Tropical Medicine and Hygiene* 66, no. 2 (2002): 186–196.
45. Tamara Ben Ari, Alexander Gershunov, Kenneth L. Gage, Tord Snäll, Paul Ettestad, Kyrre L. Kausrud, and Nils Chr. Stenseth, "Human Plague in the USA: The Importance of Regional and Local Climate," *Biology Letters* 4, no. 6 (2008): 737–740, doi: 10.1098/rsbl.2008.0363. 태평양

10년 진동의 이동과 엘리뇨 남방진동의 라니냐시기가 겹치면서 강수량이 증가한 것이 중요한 요인으로 보인다.

46. Lei Xu, Qiyong Liu, Leif Chr. Stige, Tamara Ben Ari, Xiye Fang, Kung-Sik Chan, Shuchun Wang, Nils Chr. Stenseth, and Zhibin Zhang, "Nonlinear Effect of Climate on Plague during the Third Pandemic in China," *Proceedings of the National Academy of Sciences of the United States of America* 108, no. 25 (2011): 10214–10219, doi: 10.1073/pnas.1019486108.
47. Xu et al., "Nonlinear Effect."
48. Fa-Hu Chen, Jian-Hui Chen, Jonathan Holmes, Ian Boomer, Patrick Austin, John B. Gates, Ning-Lian Wang, Stephen J. Brooks, and Jia-Wu Zhang, "Moisture Changes over the Last Millennium in Arid Central Asia: A Review, Synthesis and Comparison with Monsoon Region," *Quaternary Science Reviews* 29, no. 7–8 (2010): 1055–1068, doi: 10.1016/j.quascirev.2010.01.005.
49. Kallie Szczepanski, "Black Death in Asia: Bubonic Plague," About Education, updated October 27, 2015, http://asianhistory.about.com/od/asianenviron mentalhistory/p/Black-Death-In-Asia-Bubonic-Plague.htm.
50. Linné K. Kausrud, Mike Begon, Tamara Ben Ari, Hildegunn Viljugrein, Jan Esper, Ulf Büntgen, Herwig Leirs, et al., "Modeling the Epidemiological History of Plague in Central Asia: Palaeoclimatic Forcing on a Disease System Over the Past Millennium," *BMC Biology* 8 (2012): 112–116, doi: 10.1186/1741-7007-8-112.
51. Nils Chr. Stenseth, Noelle I. Samia, Hildegunn Viljugrein, Kyrre Linné Kausrud, Mike Begon, Stephen Davis, Herwig Leirs, et al., "Plague Dynamics Are Driven by Climate Variation," *Proceedings of the National Academy of Sciences of the United States of America* 103, no.35 (2006): 13110–13115, doi: 10.1073/pnas. 0602447103.
52. Kausrud et al., "Modeling the Epidemiological History."
53. Kausrud et al., "Modeling the Epidemiological History."
54. Kausrud et al., "Modeling the Epidemiological History." See also Jin-Qi Fang and Guo Liu, "Relationship between Climatic Change and the Nomadic Southward Migrations in Eastern Asia during Historical Times," *Climate Change* 22, no. 2 (1992): 151–168, doi: 10.1007/BF00142964.
55. Lamb, *Climate, History*, p. 200.
56. David J. Barker, "The Fetal and Infant Origins of Adult Disease," *British Medical Journal* 301, no. 6761, 1990: 1111; David J. Barker, "Fetal Origins of Coronary Heart Disease," *British Medical Journal* 311, no. 6998, 1995: 171– 174; David J. Barker, Johan G. Eriksson, Tom Forsén, and Clive Osmond, "Fetal Origins of Adult Disease: Strength of Effects and Biological Basis," *International Journal of Epidemiology* 31, no. 6 (2002): 1235–1239, doi: 10.1093/ije/31.6.1235.
57. Lamb, *Climate, History*, pp. 200–201.
58. William F. Ruddiman, "The Anthropogenic Greenhouse Era Began Thousands of Years Ago," *Climatic Change* 61, no. 3 (2003): 261–293, doi: 10.1023/B:CLIM. 0000004577.17928.fa. See also William F. Ruddiman, "How Did Humans First Alter Global Climate?" *Scientific American* 292, no. 3 (2005): 46–53, doi: 10.10338/ scientificamerican0305-46.

59. William F. Ruddiman, *Plows, Plagues and Petroleum: How Humans Took Control of Climate* (Princeton: Princeton University Press, 2005).
60. Ruddiman, *Plows, Plagues*.
61. Paul Slack, "The Disappearance of Plague: An Alternative View," *Economic History Review* 34, no. 3 (1981): 469–476, doi: 10.1111/j.1468-0289.1981. tb02081.x.
62. W. G. Hoskins, "Harvest Fluctuations and English Economic History, 1480–1619," *Agricultural History Review* 12, no.1 (1964): 28–46. See also W. G. Hoskins, BBC broadcast, November 24, 1964, quoted in Lamb, *Culture, History*, p.399.
63. Daniel Schaller, *Theologischer Heroldt* (Magdeburg, 1595), quoted in Behringer, *A Cultural History*, p. 93.
64. Geoffrey Parker, "Crisis and Catastrophe: The Global Crisis of the Seventeenth Century Reconsidered," *American Historical Review* 113, no. 4 (2008): 1053–1079.
65. David D. Zhang, Harry F. Lee, Cong Wang, Baosheng Li, Qing Pei, Jane Zhang, and Yulun An, "The Causality Analysis of Climate Change and Large-Scale Human Crisis," *Proceedings of the National Academy of Sciences of the United States of America*, 108, no. 42 (2011): 17296–17301, doi: 10.1073/ pnas.1104268108.
66. Thomas Hobbes, *Leviathan; or, The Matter, Forme, and Power of a Commonwealth, Ecclesiasticall and Civill*, edited by Richard Tuck (Cambridge: Cambridge University Press, 1996), p. 89; originally published 1651.
67. Parker, "Crisis and Catastrophe," p. 1061.
68. Voltaire [François-Marie Arouet], *Essai sur les moeurs et l'esprit des nations*, 2 vols. (Paris: Garnier, 1963), originally published 1756, quoted in Parker, "Crisis and Catastrophe," p. 1064.
69. Parker, "Crisis and Catastrophe," p. 1065.
70. Parker, "Crisis and Catastrophe," p. 1073.
71. John Keay, *China: A History* (London: Harper, 2008), p. 417.
72. Caiming Shen, Wei-Chyung Wang, Zhixin Hao, and Wei Gong, "Exceptional Drought Events over Eastern China during the Last Five Centuries," *Climate Change* 85 (2007): 453–471, doi: 10.1007/ s10584-007-9283-y.
73. Helen Dunstan, "The Late Ming Epidemics: A Preliminary Survey," *Ch'ing-Shih wen-t'i* 3, no. 3 (1975): 1–59.
74. Ka-wai Fan, "Climatic Change and Dynastic Cycles in Chinese History: A Review Essay," *Climate Change* 101, no. 3 (2010): 565–573, doi: 10.1007/ s10584-009-9702-3.
75. Parker, "Crisis and Catastrophe."
76. William H. McNeill, *Plagues and Peoples* (Garden City: Anchor, 1976), pp. 259–269. Appendix: Epidemics in China (list compiled in 1940 by J. H. Cha from the original two volumes of Ch'en Kao-yung's *Chung-kuo li-tai t'ien-tsai jen-huo piao*).
77. Anthony J. McMichael, "Insights from Past Millennia into Climatic Impacts on Human Health and Survival," *Proceedings of the National Academy of Sciences of the United States of America* 109, no. 13 (2012): 4730–4737, doi: 10.1073/pnas. 1120177109.
78. Shengsheng Gong, "Changes of the Temporal-spatial Distribution of Epidemic Disasters in 770BC–AD1911 China," *Acta Geographica Sinica* 58, no. 6 (2003): 870–878.

79. David D. Zhang, C. Y. Jim, George C-S Lin, Yuan-Qing He, James J. Wang, and Harry F. Lee, "Climatic Change, Wars and Dynastic Cycles in China over the Last Millennium," *Climatic Change* 76, no. 3 (2006): 459-477, doi: 10.1007/s10584- 005-9024-z.
80. David D. Zhang, Jane Zhang, Harry F. Lee, and Yuan-qing He, "Climate Change and War Frequency in Eastern China over the Last Millennium," *Human Ecology* 35, no. 4 (2007): 403-414, doi: 10.1007/s10745-007-9115-8.
81. Zhang et al., "Climatic Change, Wars and Dynastic Cycles."
82. Zhang et al., "Climate Change and War Frequency in Eastern China."
83. Fan, "Climate Change and Dynastic Cycles."
84. Xunming Wang, "Climate, Desertification, and the Rise and Collapse of China's Historical Dynasties," *Human Ecology* 38, no.1 (2010): 157-172, doi: 10.1007/ s10745-009-9298-2.
85. Gergana Yancheva, Norbert R. Nowaczyk, Jens Mingram, Peter Dulski, Georg Schettler, Jörg F. W. Negendank, Jiaqi Liu, Daniel M. Sigman, Larry C. Peterson, and Gerald H. Haug, "Influence of the Intertropical Convergence Zone on the East Asian Monsoon," *Nature* 445, no. 7123 (2007): 74-77, doi: 10.1038/nature05431.
86. Edward R. Cook, Kevin J. Anchukaitis, Brendan M. Buckley, Rosanne D. D'Arrigo, Gordon C. Jacoby, and William E. Wright, "Asian Monsoon Failure and Megadrought," *Science* 328, no. 5977 (2010): 486-489, doi: 10.1126/science. 1185188.
87. Shen et al., "Exceptional Drought."
88. Zhang et al., "Climate Change and War Frequency in Eastern China."
89. T. Jiang, *Recent History of Chinese Population* (Hangzhou: Hangzhou University Press, 1993), quoted in Zhang et al., "Climatic Change, Wars and Dynastic Cycles."
90. Patrick D. Nunn, *Climate, Environment and Society in the Pacific during the Last Millennium*, Developments in Earth and Environmental Sciences 6 (Amsterdam and Oxford: Elsevier Science, 2007).
91. Janet Davidson, *The Prehistory of New Zealand* (Auckland: Longman Paul, 1984).
92. B. Foss Leach, "Prehistoric Communities in Palliser Bay, New Zealand," PhD diss., University of Otago, 1976, available at http://hdl.handle.net/10523/499.
93. Robert Fogel, *The Escape from Hunger and Premature Death, 1700-2100: Europe, America and the Third World* (Cambridge: Cambridge University Press, 2004).
94. Paul Kennedy, *The Rise and Fall of the Great Powers* (New York: Random House, 1987), p. 677.
95. John Dexter Post, *Food Shortage, Climatic Variability, and Epidemic Disease in Preindustrial Europe: The Mortality Peak in the Early 1740s* (Ithaca: Cornell University Press, 1985).
96. Helen A. Fletcher, Helen D. Donoghue, John Holton, Ildikó Pap, and Mark Spigelman, "Widespread Occurrence of *Mycobacterium tuberculosis* DNA from 18th-19th Century Hungarians," *American Journal of Physical Anthropology* 120, no. 2 (2003): 144-152, doi: 10.1002/ajpa.10114.
97. Richard H. Grove, "Revolutionary Weather: The Climatic and Economic Crisis of 1788-1795 and the Discovery of El Niño," in *Sustainability or Collapse? An Integrated History and*

Future of People on Earth, edited by Robert Costanza, Lisa J. Graumlich, and William L. Steffen (Cambridge: MIT Press, 2007), pp. 151-167.
98. John Withington, *A Disastrous History of the World: Chronicles of War, Earthquakes, Plague and Flood* (London: Piatkus, 2008), p. 14.
99. Grove, "Revolutionary Weather."
100. Richard H. Grove, "Global Impact of the 1789-93 El Niño," *Nature* 393, no. 6683 (1998): 318-319, doi: 10.1038/30636.
101. William J. Dawson, "Wolfgang Amadeus Mozart — Controversies Regarding His Illnesses and Death: A Bibliographic Review," *Medical Problems of Performing Artists* 25, no. 2 (2010): 49-53.
102. L. Karhausen, "A Selection of Diagnostic Hypotheses Purporting to Explain Mozart's Terminal Illness," December 16, 2010, http://karhausenlmd.blogspot.com.au/.
103. Richard H. Zegers, Andreas Weigl, and Andrew Steptoe, "The Death of Wolfgang Amadeus Mozart: An Epidemiologic Perspective," *Annals of Internal Medicine* 151, no. 4 (2009): 274-278, doi: 10.7326/ 0003-4819-151-4-200908280-00010.
104. Charles Gibson, *The Aztecs Under Spanish Rule: A History of the Indians of the Valley of Mexico* (Stanford: Stanford University Press, 1964).
105. Grove, "Revolutionary Weather," p. 157.
106. Kenneth R. Foster, Mary F. Jenkins, and Anna C. Toogood, "The Philadelphia Yellow Fever Epidemic of 1793," *Scientific American* 279, no. 2 (1998): 68-74.
107. Grove, "Revolutionary Weather."
108. Henry F. Diaz and Gregory J. McCabe, "A Possible Connection between the 1878 Yellow Fever Epidemic in the Southern United States and the 1877-78 El Niño Episode," *Bulletin of the American Meteorological Society* 80, no. 1 (1999): 21-27, doi: 10.1175/1520-0477(1999) 080〈0021:APCBTY〉2.0.CO;2.
109. Kevin D. Lafferty, "The Ecology of Climate Change and Infectious Disease," *Ecology* 90, no. 4 (2009): 888-900, doi: 10.1890/08-0079.1.
110. Robert Hughes, *The Fatal Shore: A History of the Transportation of Convicts to Australia, 1787-1868* (London and Sydney: Collins Harvill, 1987).
111. Joelle Gergis, David J. Karoly, and Rob J. Allan, "A Climate Reconstruction of Sydney Cove, New South Wales, Using Weather Journal and Documentary Data, 1788-1791," *Australian Meteorological and Oceanographic Journal* 58, no.2 (2009): 83-98.
112. B. Gandevia and J. Cobley, "Mortality at Sydney Cove, 1788-1792," *Australian and New Zealand Journal of Medicine* 4, no. 2 (1974): 111-125.
113. David Collins, *An Account of the English colony in New South Wales* (London: Cadell and David, 1798), quoted in Gergis, Karoly, and Allan, "A Climate," p. 94.
114. Watkin Tench, *A Complete Account of the Settlement at Port Jackson* (London: Nicol and Sewell, 1793).
115. Grove, "Revolutionary Weather."
116. Kevin Hamilton and Rolando R. Garcia, "El Niño/Southern Oscillation Events and Their Associated Midlatitude Teleconnections 1531-1841," *Bulletin of the American Meteo-*

rological Association 67, no.11 (1986): 1354–1361, doi: 10.1175/ 1520-0477(1986)067〈1354:ENOEAT〉2.0.CO;2.
117. Gandevia and Cobley, "Mortality at Sydney Cove."
118. Gandevia and Cobley, "Mortality at Sydney Cove." 이 사망자 수는 외상으로 인한 사망은 포함하지 않은 것이다.
119. Stephen Nicholas and Richard H. Steckel, "Heights and Living Standards of English Workers during the Early Years of Industrialisation, 1770– 1815," *Journal of Economic History* 51, no. 4 (1991): 937–957, doi: 10.1017/ S0022050700040171.
120. Ivan Hanigan, Colin D. Butler, Philip N. Kokic, and Michael F. Hutchinson, "Suicide and Drought in New South Wales, Australia, 1970–2007," *Proceedings of the National Academy of Sciences of the United States of America* 109, no.35 (2012): 13950–13955, doi: 10.1073/ pnas.1112965109.
121. Bertrand Timbal et al., *Understanding the Anthropogenic Nature of the Observed Rainfall Decline Across South-Eastern Australia*, CAWCR No. 026 (Melbourne: Centre for Australian Weather and Climate Research, 2010).

제 9 장 현대의 이상기후

1. Gillen D. Wood, *Tambora: The Eruption that Changed the World* (Princeton and Oxford: Princeton University Press, 2014).
2. Rebecca Lines-Kelly, "Environmental Agriculture: History Reconstruction Confirms Changes," *Agriculture Today*, July 2012, available at http://www.dpi. nsw.gov.au/content/archive/ agriculture-today-stories/ag-today-archive/july-2012/history-reconstruction-confirms-chan ges. See also SEARCH: South Eastern Australian Recent Climate History, "Unearthing Australia's Climate History," December 17, 2009, http://climatehistory.com.au/.
3. Dorothea Mackellar's much-loved poem, from 1912, "My Country," available at http://www. dorotheamackellar.com.au/archive/mycountry.htm.
4. Hanigan et al., "Suicide and Drought in New South Wales."
5. Michael E. Mann, Jose D. Fuentes, and Scott Rutherford, "Underestimation of Volcanic Cooling in Tree-Ring-Based Reconstructions of Hemispheric Temperatures," *Nature Geoscience* 5, no. 3 (2012): 202–205, doi: 10.1038/ngeo1394.
6. Clive Oppenheimer, "Climatic, Environmental and Human Consequences of the Largest Known Historic Eruption: Tambora Volcano (Indonesia) 1815," *Progress in Physical Geography* 27, no. 2 (2003): 230–259, doi: 10.1191/0309133303pp379ra.
7. Jihong Cole-Dai, David G. Ferris, Alyson L. Lanciki, Joël Savarino, Mélanie Baroni, and Mark H. Thiemens, "Cold Decade (AD 1810–1819) Caused by Tambora (1815) and Another (1809) Stratospheric Volcanic Eruption," *Geophysical Research Letters* 36, no. 22 (2009): L22703, doi: 10.1029/2009GL040882.

8. Oppenheimer, "Climatic, Environmental."
9. Mann et al., "Underestimation of Volcanic Cooling."
10. 이 일련의 화산폭발은 지진활동이 활발한 1811년을 전후하여 일어났는데, 이 시기 미국에서는 잇단 지진으로 미시시피강이 일시적으로 역류하는 현상이 있었다. 런던 출신의 여행자 찰스 조셉 라 트로브(Charles Joseph La Trobe)는 다람쥐들이 방향을 잃고 마치 레밍 무리처럼 오하이오강으로 줄지어 뛰어 드는 것을 보면서 "숲의 모든 생물들이 갑작스러운 환경변화에 대해 낯설어 하고 어찌할 바를 몰랐다"고 기술하였다.
11. Oppenheimer, "Climatic, Environmental."
12. Anthony J. McMichael, "Insights from Past Millennia into Climatic Impacts on Human Health and Survival," *Proceedings of the National Academy of Sciences of the United States of America* 109, no.13 (2012): 4730–4737, doi: 10.1073/pnas. 1120177109.
13. McMichael, "Insights from Past Millennia."
14. Clive Oppenheimer, *Eruptions that Shook the World* (Cambridge: Cambridge University Press, 2011).
15. Oppenheimer, "Climatic, Environmental."
16. Chester Dewey, "Results of Meteorological Observations, made at Williamstown, Massachusetts," *Memoirs of the American Academy of Arts and Sciences* 4, parts 1–2 (1816): 388–389.
17. Cormac Ó Gráda, *Famine: A Short History* (Princeton and Oxford: Princeton University Press, 2009), p. 106.
18. Ann G. Carmichael, "Infectious Diseases and Human Agency: An Historical Overview," in *Interactions between Global Change and Human Health*, edited by M. O. Andreae, U. Confalonieri, and A. J. McMichael (Vatican City: Pontificia Academia Scientiarum, 2006), pp. 3–46.
19. Mercedes Pascual, Menno J. Bouma, and Andrew P. Dobson, "Cholera and Climate: Revisiting the Quantitative Evidence," *Microbes and Infection* 4, no. 2 (2002): 237–245, doi: 10.1016/S1286-4579(01)01533-7.
20. Rita R. Colwell, "Global Climate and Infectious Disease: The Cholera Paradigm," *Science* 274, no. 5295 (1996): 2025–2031, doi: 10.1126/science.274.5295.2025.
21. Dorothy H. Crawford, *Deadly Companions: How Microbes Shaped Our History* (Oxford: Oxford University Press, 2009).
22. Michael G. Mulhall, *The Dictionary of Statistics* (London, G. Routledge and Sons, 1892), p.64.
23. Brian Fagan, *Floods, Famines, and Emperors: El Niño and the Fate of Civilizations* (New York: Basic Books, 1999), pp. 234–243.
24. Mike Davis, *Late Victorian Holocausts: El Niño Famines and the Making of the Third World* (London: Verso, 2001).
25. G. Gong, Q. Ge, and K. Xu, "Influence of Climatic Changes on Agriculture," in *Historical Climatic Changes in China*, edited by P. Zhang (Jinan: Shandong Science and Technology Press, 1996), pp. 406–425. Harvest yields during the cold 1840–1890 period were 10–25 percent lower than in the warmer 1730–1770 period.

26. Xu et al., "Nonlinear Effect."
27. Nils Chr. Stenseth, "Plague Dynamics Are Driven by Climate Variation," *Proceedings of the National Academy of Sciences of the United States of America* 103, no. 35 (2006): 13110-13115, doi: 10.1073/pnas.0602447103.
28. Xu et al., "Nonlinear Effect."
29. Xu et al., "Nonlinear Effect."
30. Gage et al., "Climate and Vectorborne Diseases."
31. Terence Hull, "Plague in Java," in *Death and Disease in Southeast Asia: Explorations in Social, Medical and Demographic History*, edited by Norman G. Owen (Singapore: Oxford University Press for Asian Studies Association of Australia, 1987), pp. 210-234.
32. Anthony J. McMichael, "Paleoclimate and Bubonic Plague: A Forewarning of Future Risk?" *BMC Biology* 8 (2010): 108, doi: 10.1186/1741-7007-8-108.
33. D. C. Cavanaugh and J. E. Williams, "Plague: Some Ecological Interrelationships," in *Fleas*, edited by Robert Traub and Helle Starcke (Rotterdam: Taylor and Francis, 1980).
34. Amartya Sen, *Poverty and Famines: An Essay on Entitlement and Deprivation* (Oxford: Oxford University Press, 1981).
35. Ó Gráda, *Famine*. 벵골지역에서 재배되는 주요 작물인 아만벼는 건기 초반인 가을 겨울에 걸쳐 수확하며 한 해 수확의 대부분을 차지하는데 1942년 가을의 작황이 크게 감소할 것으로 예상되었다.
36. 저자는 학생시절인 1963년 콜카타를 여행하였는데 독특한 냄새가 나는 훌리강 위로 놓인 호라교는 두 개의 교각을 강철로 연결한 인상적인 현수교로 사진사의 눈길을 끄는데 이 다리는 벵골 기근 시기에 건설되었다. 당시 저자가 사진을 찍으려 하자 경비원이 강하게 제지하였다. 1963년은 벵골 기근과 태평양 전쟁 시 일본군의 공격 위험이 있었던 시기로부터 정확히 20년이 지났음에도, 인도는 1962년 인도-중국 국경전쟁의 발발로 인해 이 사진이 중국의 공습에 이용되지 않을까 두려워하고 있었다.
37. 제12장 참조. 1930년대 가뭄은 이 지역에 20~22년 주기로 일어나는 오랜 전부터 있었왔던 가뭄주기를 감안할 때 충분히 예상할 수 있었지만 그 정도에 있어 이렇게 심할 것이라고는 예상하지 못했다.
38. Cormac Ó Gráda, "Famines Past, Famine's Future," *Development and Change* 42, no.1 (2011): 49-69, doi: 10.1111/j.1467-7660.2010.01677.x.
39. Frank Dikötter, *Mao's Great Famine: The History of China's Most Devastating Catastrophe, 1958-1962* (New York: Walker, 2010).
40. United Nations, Population Division of Department of Economic and Social Affairs, *World Population Prospects: The 2012 Revision* (New York: United Nations, 2012).
41. David B. Lobell, Marianne Bänziger, Cosmos Magorokosho, and Bindiganavile Vivek, "Nonlinear Heat Effects on African Maize as Evidenced by Historical Yield Trials," *Nature Climate Change* 1, no. 1 (2011): 42-45, doi: 10.1038/nclimate1043.
42. Michael Buerk, "Extent of Ethiopia Famine Revealed," BBC News, October 23, 1984, http://news.bbc.co.uk/2/hi/8315248.stm.
43. Abraham Vergese's novel *Cutting for Stone* (New York: Vintage Books, 2010). 이 소설에서 저자는 황제의 애견이 대부분의 에티오피아인들보다 훨씬 더 잘 먹고 있다고 하였다.
44. Ó Gráda, *Famine*, pp. 254-255.
45. Daniel Goodkind and Loraine West, "The North Korean Famine and Its Demographic Impact," *Population and Development Review* 27, no. 2 (2001): 219-238, doi: 10.1111/j.1728-4457.

2001.00219.x.
46. Ó'Gráda, *Famine*, pp. 255–256.
47. For example, K. Saxton, A. Falconi, S. Goldman-Mellor, and R. Catalano, "No Evidence of Programmed Late-Life Mortality in the Finnish Famine Cohort," *Journal of Developmental Origins of Health and Disease* 4, no.1 (2013): 30–34, doi: 10.1017/S2040174412000517.
48. Yonghong Wang, Xiaolin Wang, Yuhan Kong, John H. Zhang, and Qing Zeng, "The Great Chinese Famine Leads to Shorter and Overweight Females in Chongqing Chinese Population after 50 Years," *Obesity* 18, no.3 (2010): 588–592, doi: 10.1038/oby.2009.296.
49. Winnie Fung and Wei Ha, "Intergenerational Effects of the 1959–61 China Famine," in *Risks, Shocks, and Human Development: On the Brink*, edited by Ricardo Fuentes-Nieva and Papa A. Seck (London: Palgrave Macmillan, 2010), pp. 222–254.
50. Pascual et al., "Cholera and Climate."
51. Luigi Vezzulli, Ingrid Brettar, Elisabetta Pezzati, Philip C. Reid, Rita R. Colwell, Manfred G. Höfle, and Carla Pruzzo, "Long-Term Effects of Ocean Warming on the Prokaryotic Community: Evidence from the Vibrios," *ISME Journal—Multidisciplinary Journal of Microbial Ecology* 6 (2012): 21–30, doi: 10.1038/ ismej.2011.89.
52. A. S. Siraj et al., "Altitudinal Changes in Malaria Incidence."
53. Kostas Danis, Annick Lenglet, Maria Tseroni, Agoritsa Baka, Sotiris Tsiodras, and Stefanos Bonovas, "Malaria in Greece: Historical and Current Reflections on a Re-Emerging Vector Borne Disease," *Travel Medicine and Infectious Disease* 11, no. 1 (2013): 8–14, doi: 10.1016/ j.tmaid.2013.01.001.
54. Hubert H. Lamb, *Climate, History and the Modern World* (London and New York: Routledge, 1995), p. 315.
55. Dim Coumou and Stefan Rahmstorf, "A Decade of Weather Extremes," *Nature Climate Change* 2, no. 7 (2012): 491–496, doi: 10.1038/nclimate1452.
56. Munich Re, *Group Annual Report* (Sydney: Munich Re, 2011), available at http://www.munichre.com/site/corporate/get/documents/mr/assetpool.shared/Documents/ 0_Corporate%20Website/_Publications/302-07342_ en.pdf.
57. Coumou and Rahmstorf, "A Decade."
58. Aslak Grinsted, John C. Moore, and Svetlana Jevrejeva, "Homogeneous Record of Atlantic Hurricane Surge Threat Since 1923," *Proceedings of the National Academy of Sciences of the United States of America* 109, no.48 (2012): 19601–19605, doi: 10.1073/pnas. 1209542109.
59. Joan Brunkard, Gonza Namulanda, and Raoult Ratard, "Hurricane Katrina Deaths, Louisiana, 2005," *Disaster Medicine and Public Health Preparedness* 2, no.4 (2008): 215–223, doi: 10.1097/DMP.0b013e31818aaf55.
60. John Manuel, "The Long Road to Recovery: Environmental Health Impacts of Hurricane Sandy," *Environmental Health Perspectives* 121, no. 5 (2013): A152–A159, doi: 10.1289/ehp. 121-a152.
61. Smith et al., "Human Health."
62. Gulrez Shah Azhar, Dileep Mavalankar, Amruta Nori-Sarma, Ajit Rajiva, Priya Dutta, Anjali

Jaiswal, Perry Sheffield, Kim Knowlton, and Jeremy J. Hess, "Heat-Related Mortality in India: Excess All-Cause Mortality Associated with the 2010 Ahmedabad Heat Wave," *PLoS ONE* 9, no.3 (2014): e91831, doi: 10.371/ journal.pone.0091831.
63. Charmian M. Bennett, Keith B. G. Dear, Anthony J. McMichael, "Shifts in the seasonal distribution of deaths in Australia, 1968-2007," *International Journal of Biometeorology* 58, Issue 5 (2014): 835-842.

제10장 홀로세의 인류

1. Raymond S. Bradley, *Paleoclimatology: Reconstructing Climates of the Quaternary*, 2nd ed. (San Diego: Harcourt, 2008), p. 264.
2. Franz-Xaver Neubert, Rogier B. Mars, Adam G. Thomas, Jerome Sallet, and Matthew F. S. Rushworth, "Comparison of Human Ventral Frontal Cortex Areas for Cognitive Control and Language with Areas in Monkey Frontal Cortex," *Neuron* 81, no. 3 (2014): 700-713, doi: 10.1016/j.neuron.2013.11.012.
3. .John Robert McNeill, "Diamond in the Rough: Is There a Genuine Environmental Threat to Security? A Review Essay," *International Security* 30, no. 1 (2005): 178-195.
4. Lee R. Kump, "The Last Great Global Warming," *Scientific American* 305 (2011): 56-61.
5. World Bank, *Turn Down the Heat: Why a 4oC Warmer World Must Be Avoided* (Washington, DC: World Bank, 2012), available at http://documents.worldbank.org/curated/en/2012/11/17097815/turn-down-heat-4°c-warmer-world-must-avoided.
6. Niall Ferguson, *Civilization: The Six Killer Apps of Western Power* (London: Penguin, 2012).
7. Ó Gráda, *Famine*, p. 31.
8. Ó Gráda, *Famine*, pp. 14-16.
9. Department of Defense, *Quadrennial Defense Review Report* (Washington, DC: US Department of Defense, 2010).
10. Bernice Lee, Felix Preston, Jaakko Kooroshy, Rob Bailey, and Glada Lahn, *Resources Future* (London: Chatham House, 2012), p. 75.
11. Jeffrey Mazo, *Climate Conflict: How Global Warming Threatens Security and What to Do About It* (London: Routledge, 2010).
12. Kurt M. Campbell, ed., *Climatic Cataclysm: The Foreign Policy and National Security Implications of Climate Change* (Washington, DC: Brookings Institution Press, 2008).
13. Peter Schwartz and Doug Randall, *An Abrupt Climate Change Scenario and Its Implications for United States National Security* (Washington, DC: Environmental Media Services, 2003).
14. Solomon Hsiang, Marshall Burke, and Edward Miguel, "Quantifying the Influence of Climate on Human Conflict," *Science* 341, no. 6151 (2013): 1235367, doi: 10.1126/science.1235367.
15. Hsiang, Burke, and Miguel, "Quantifying the Influence of Climate."
16. 내전은 전투로 인한 사망자가 25명 이상 발생하는 경우로 정의하였다.

17. Ó'Gráda, *Famine*.
18. Zhang et al., "Causality Analysis of Climate Change."
19. Patricia M. Lambert, "Patterns of Violence in Prehistoric Hunter-Gatherer Societies of Coastal Southern California," in *Troubled Times: Violence and Warfare in the Past*, edited by Debra L. Martin and David W. Frayer (Langhorne: Gordon and Breach, 1997), p. 376.
20. Thomas Homer-Dixon, "Environmental Scarcities and Violent Conflict: Evidence from Cases," *International Security* 19 (1994): 5-40. See also Colin H. Kahl, *States, Scarcity and Civil Strife in the Developing World* (Princeton: Princeton University Press, 2006).
21. Hsiang, Burke, and Miguel, "Quantifying the Influence of Climate."
22. Gwen Robbins Schug, K. Elaine Blevins, Brett Cox, Kelsey Gray, and V. Mushrif-Tripathy, "Infection, Disease, and Biosocial Processes at the End of the Indus Civilization," *PLoS ONE* 8, no. 12 (2013): e84814, doi: 10.1371/journal.pone.0084814.
23. Robert F. Worth, "Earth Is Parched Where Syrian Farms Thrived," *New York Times*, October 13, 2010.
24. Shahrzad Mohtadi, "Climate Change and the Syrian Uprising," *Bulletin of the Atomic Scientists*, August 16, 2012, http://thebulletin.org/climate-change-and-syrian-uprising; Colin P. Kelley, Shahrzad Mohtadi, Mark A. Cane, Richard Seager, and Yochanan Kushnir, "Climate Change in the Fertile Crescent and Implications of the Recent Syrian Drought," *Proceedings of the National Academy of Sciences of the United States of America* 112, no.11 (2015): 3241-3246, doi: 10.1073/pnas.1421533112.
25. Worth, "Earth Is Parched."
26. Devin C. Bowles, Colin D. Butler, and Sharon Friel, "Climate Change and Health in Earth's Future," *Earth's Future* 2 (2014): 60-67, doi: 10.1002/2013EF000177.
27. Jennifer Leaning and Debarati Guha-Sapir, "Natural Disasters, Armed Conflict, and Public Health," *New England Journal of Medicine* 369 no. 19 (2013): 1836-1842, doi: 10.1056/NEJMra1109877.
28. Jarvis Lionel, Hugh Montgomery, Neil Morisetti, and Ian Gilmore, "Climate Change, Ill Health, and Conflict," *British Medical Journal* 342 (2011): d1819, doi: 10.1136/bmj.d1819.
29. Colin D. Butler, "Do We Face a Third Revolution in Human History? If So, How Will Public Health Respond?" *Journal of Public Health* 30, no. 4 (2008): 364-365, doi: 10.1093/pubmed/fdn082.
30. Gwynne Dyer, *The Fight for Survival as the World Overheats* (Toronto: Random House Canada, 2008).
31. Thomas F. Homer-Dixon, *Environment, Scarcity, and Violence* (Princeton: Princeton University Press, 1999).
32. Michael T. Klare, *Resource Wars: The New Landscape of Global Conflict* (New York: Metropolitan, 2001).
33. Clionadh Raleigh and Henrik Urdal, "Climate Change, Environmental Degradation and Armed Conflict," *Political Geography* 26, no.6 (2007): 674-694, doi: 10.1016/j.polgeo.2007.06.005.
34. Celia McMichael, Jon Barnett, and Anthony J. McMichael, "An Ill Wind? Climate Change, Migration, and Health," *Environmental Health Perspectives* 120, no. 5 (2012): 646-654, doi:

10.1289/ehp.1104375.
35. Asian Development Bank, *Addressing Climate Change and Migration in Asia and the Pacific* (Mandaluyong City, Philippines: Asian Development Bank, 2012).
36. Barbara Tuchman, *A Distant Mirror: The Calamitous 14th Century* (New York: Random House, 1978): xix–xx.
37. Geoffrey Parker, "Crisis and Catastrophe: The Global Crisis of the Seventeenth Century Reconsidered," *American Historical Review* 113, no. 4 (2008): 1053–1079, doi: 10.1086/ahr.113.4.1053.
38. Hubert H. Lamb, *Climate, History and the Modern World* (London and New York: Routledge, 1995), p. 3.
39. Michel P. Coleman, "A Plague Epidemic in Voluntary Quarantine," *International Journal of Epidemiology* 15, no. 3 (1986): 379–385, doi: 10.1093/ije/15.3.379. See also Geraldine Brooks, *Year of Wonders: A Novel of the Plague* (London: Viking, 2001).
40. Brooks, *Year of Wonders*.
41. Tord Kjellstrom, Alistair Woodward, Laila Gohar, Jason Lowe, Bruno Lemke, Lauren Lines, David Briggs, Chris Freyberg, Matthias Otto, and Olivia Hyatt, "The Risk of Heat Stress to People," in *Climate Change: A Risk Assessment*, edited by James Hynard and Tom Rodger (The Foreign and Commonwealth Office, UK), available at http://www.csap.cam.ac.uk/projects/climate-change-risk-assessment/.
42. Jean-Marie Robine, Siu Lan K. Cheung, Sophie Le Roy, Herman Van Oyen, Claire Griffiths, Jean-Pierre Michel, and François Richard Herrmann, "Death Toll Exceeded 70,000 in Europe during the Summer of 2003," *Comptes Rendus Biologies* 331, no. 2 (2008): 171–178, doi: 10.1016/ j.crvi.2007.12.001.
43. Simone Russo, Alessandro Dosio, Rune G. Graversen, Jana Sillmann, Hugo Carrao, Martha B. Dunbar, Andrew Singleton, Paolo Montagna, Paulo Barbola, and Jürgen V. Vogt, "Magnitude of Extreme Heat Waves in Present Climate and Their Projection in a Warming World," *Journal of Geophysical Research: Atmospheres* 119, no. 22 (2014): 12500–12512, doi: 10.1002/2014JD022098.
44. Mark Zastrow, "Speedy Study Claims Climate Change Doubled Chances of European Heatwave," *Nature (News)*, July 13, 2015, doi: 10.1038/ nature.2015. 17940.
45. Parker, "Crisis and Catastrophe."
46. Zhang et al., "Causality Analysis of Climate Change."
47. Stephen V. Boyden, *The Biology of Civilisation* (Sydney: UNSW Press, 2004).
48. Anthony J. McMichael, *Human Frontiers, Environments and Disease: Past Patterns, Future Uncertainties* (Cambridge: Cambridge University Press, 2001).
49. Robert Beaglehole, Ruth Bonita, Richard Horton, Majid Ezzati, Neeraj Bhala, Mary Amuyunzu-Nyamongo, Modi Mwatsama, and K. Srinath Reddy, "Measuring Progress on NCDs: One Goal and Five Targets," *The Lancet* 380, no. 9850 (2012): 1283–1285, doi: 10.1016/S0140-6736(122)61692-4.
50. OECD, *Future Global Shocks: Improving Risk Governance* (Paris: Organisation for Economic Co-operation and Development, 2012).

51. OECD, *Future Global Shocks*.
52. Kathryn J. Bowen, Fiona Miller, Va Dany, Anthony J. McMichael, and Sharon Friel, "Enabling Environments? Insights into the Policy Context for Climate Change and Health Adaptation Decision-Making in Cambodia," *Climate and Development* 5, no.4 (2013): 277–287, doi: 10.1080/17565529.2013.833077.
53. William H. McNeill, *Plagues and Peoples* (New York: Anchor Books, 1977).
54. Celia McMichael et al., "An Ill Wind?"
55. Patrick D. Nunn, "Climate, Environment and Society in the Pacific during the Last Millennium," in *Developments in Earth and Environmental Sciences* (Amsterdam: Elsevier, 2007).
56. John R. McNeill, "Of Rats and Men: A Synoptic Environmental History of the Island Pacific," *Journal of World History* 5, no. 2 (1994): 299–349. See also John R. McNeill, "Islands in the Rim: Ecology and History in and around the Pacific, 1521–1996," in *Pacific Centuries: Pacific and Pacific Rim History since the Sixteenth Century*, edited by D. O. Flynn, L. Frost, and A. J. H. Latham (London: Routledge, 1999), pp.70–84. Both quoted in Nunn, "Climate, Environment, and Society."

제11장 미래를 맞이하며

1. René Dubos, "Trend is Not Destiny," *Engineering and Science* 34, no. 3 (1971): 5–10, available at http://resolver.caltech.edu/CaltechES:34.3.dubos.
2. Joseph Tainter, *The Collapse of Complex Societies* (Cambridge and New York: Cambridge University Press, 1988).
3. William Ophuls, *Immoderate Greatness: Why Civilizations Fail* (Charleston: Creative Space Publishing, 2012).
4. Safa Motesharrei, Jorge Rivas, and Eugenia Kalnay, "Human and Nature Dynamics (HANDY): Modeling Inequality and Use of Resources in the Collapse or Sustainability of Societies," *Ecological Economics* 101 (2014): 90–102, doi: 10.1016/j.edolecon.2014.02.014.
5. Neubert et al., "Comparison of Human Ventral Frontal Cortex Areas."
6. George Marshall, *Carbon Detox: Your Step-by-Step Guide to Getting Real about Climate Change* (London: Octopus, 2007).
7. Clive Hamilton, *Requiem for a Species* (Crows Nest, Australia: Allen & Unwin, 2010).
8. Andrew T. Guzman, *Overheated: The Human Cost of Climate Change* (Oxford: Oxford University Press, 2013).
9. William E. Rees, "Carrying Capacity and Sustainability: Waking Malthus' Ghost," in *Introduction to Sustainable Development*, edited by David V. J. Bell and Yuk-kuen Annie Cheung (Oxford: Encyclopedia of Life Support Systems, 2009).
10. Paul R. Ehrlich and Anne H. Ehrlich, "Can a Collapse of Global Civilization Be Avoided?"

Proceedings of the Royal Society B 280, no. 1754 (2013): 20122845, doi: 10.1098/rspb.2012. 2845.
11. Martin Rees, *Our Final Century: Will the Human Race Survive the Twenty- first Century?* (London: William Heinemann, 2003).
12. René Dubos, *A God Within* (London: Angus and Robertson, 1973), p. 12.
13. Clive Hamilton, *Growth Fetish* (Crows Nest, Australia: Allen and Unwin, 2003).
14. J. R. McNeill, *Something New Under the Sun: An Environmental History of the Twentieth-Century World* (New York: W. W. Norton, 2000), p. 336.
15. McNeill, *Something New*.
16. Herman E. Daly, *Beyond Growth: The Economics of Sustainable Development* (Boston: Beacon, 1996).
17. Herman Daly, "The Negative Natural Interest Rate and Uneconomic Growth," Center for the Advancement of the Steady State Economy, January 2014, http://steadystate.org/the-negative-natural-interest-rate-and-uneconomic-growth/.
18. Adam Smith, *An Enquiry into the Nature and Causes of the Wealth of Nations* (London: W. Strahan and T. Cadell, 1776).
19. John Stuart Mill, *Principles of Political Economy* (London: John William Parker, 1848).
20. When the Dalai Lama was asked what surprised him most about humanity, he replied: "Man sacrifices his health in order to make money. Then he sacrifices money to recuperate his health. And then he is so anxious about the future that he does not enjoy the present; the result being that he does not live in the present or the future; he lives as if he is never going to die, and then dies having never really lived."
21. Paul C. Roberts, *The Failure of Laissez Faire Capitalism and Economic Dissolution of the West* (Atlanta: Clarity Press, 2013).
22. Ian Dunlop, "Planet's Future Is Upon Us," *Canberra Times*, September 6, 2013, available at http://www.canberratimes.com.au/comment/planets-future-is-upon-us-20130905-2t7pk.html#ixzz2eNpShG8C. 던롭(Dunlop)은 로마클럽의 회원이다.
23. Nicholas Stern, *The Stern Review: The Economics of Climate Change* (London: UK Government, 2006).
24. Ángel Gurria, "Charting Progress, Building Visions, Improving Life," Third OECD World Forum on Statistics, Knowledge and Policy, Busan, South Korea, October 27–30, 2009.
25. Joseph Stiglitz, "Progress, What Progress?" *OECD Observer* 272, March 2009, http://www.oecdobserver.org/news/archivestory.php/aid/2793/Progress,_what_ progress_.html.
26. American Psychological Association (APA), "Happier Consumers Can Lead to Healthier Environment, Research Reveals," Science Daily, August 9, 2014, http://www.sciencedaily.com/releases/2014/08/140809141434.htm.
27. Ida Kubiszewski, Robert Costanza, Carol Franco, Philip Lawn, John Talberth, Tim Jackson, and Camille Aylmer, "Beyond GDP: Measuring and Achieving Global Genuine Progress," *Ecological Economics* 93 (2013): 57–68, doi: 10.1016/ j.ecolecon.2013.04.019.
28. Partha Dasgupt, *Human Well-Being and the Natural Environment* (Oxford: Oxford University Press, 2001).

29. Richard Heinberg, *The End of Growth: Adapting to Our New Economic Reality* (Gabriola Island: New Society Publishers, 2011).
30. Robert B. Richardson, ed., *Building a Green Economy: Perspectives from Ecological Economics* (East Lansing: Michigan State University Press, 2013).
31. Mike Salvaris, "Measuring the Kind of Australia We Want: The Australian National Development Index, the Gross Domestic Product and the Global Movement to Redefine Progress," *Australian Economic Review* 46, no.1 (2013): 79–91, doi: 10.1111/j.1467-8462.2013.00711.x.
32. UNU-IHDP and UNEP, *Inclusive Wealth Report 2012: Measuring Progress toward Sustainability* (Bonn: UNU-IHDP, 2012).
33. Robert Constanza, Ida Kubiszewski, Enrico Giovannini, Hunter Lovins, Jacqueline McGlade, Kate E. Pickett, Kristín Vala Ragnarsdóttir, Debra Roberts, Roberto De Vogli, and Richard Wilkinson, "Development: Time to Leave GDP Behind," *Nature* 505, no. 7483 (2014): 283–285, doi: 10.1038/ 505283a.
34. Kubiszewski et al., "Beyond GDP." 이 분석에 사용된 실질적 진보지표(genuine progress indicator, GPI)는 17개국에 대해 산출되었는데 이 값은 국민총생산(GDP)의 약 60%에 해당한다. 2005년 미국 달러를 기준으로 산출하였다.
35. But see Thomas Princen, Michael Maniates, and Ken Conca, eds., *Confronting Consumption* (Cambridge and London: MIT Press, 2002), p. 318, for a brief discussion about the "pernicious idea of consumer sovereignty and its impact on policymaking and public perception."
36. John F. Kennedy, Yale University Commencement (June 11, 1962), available at http://millercenter.org/president/speeches/speech-3370.
37. Daniel Gilbert, "If Only Gay Sex Caused Global Warming," *Los Angeles Times*, July 2, 2006, available at http://articles.latimes.com/2006/jul/02/opinion/op-gilbert2.
38. John Cook, "The Scientific Guide to Global Warming Skepticism," *Skeptical Science*, December 8, 2010, http://www.skepticalscience.com/The-Scientific-Guide-to-Global-Warming-Skepticism.html.
39. 과학적인 회의론(skepticism)은 칼 포퍼(Karl Popper)의 반증가능성(falsifiability)에서와 같이 근거를 시험하는 데 있어 가장 핵심적인 요소인데, 이는 명확한 근거가 있음에도 불구하고 혼돈을 초래하거나 적절한 행동이 취해지는 것을 막고 이해관계가 드러나는 것을 감추기 위해 취해지는 냉소적인 '거부주의(denialism)'와는 근본적으로 다른 것이다.
40. Thomas Picketty, *Capital in the 21st Century*, trans. Arthur Goldhammer (Cambridge and London: Harvard University Press, 2014).
41. David G. Victor, *Why Do Smart People Disagree about Facts? Some Perspectives on Climate Denialism* (La Jolla: Laboratory on International Law and Regulation UC San Diego, 2014), available at http://ilar.ucsd.edu/ assets/001/505666.pdf.
42. Emma Tonkin, "Deep Down We Know," quoted in Libby Skeels, Benjamin Nisenbaum, Carol Ride, Sue Pratt, and Bronwyn Wauchope, *Let's Speak about Climate Change* (Melbourne: Psychology for a Safe Climate, 2013), available at http://media.wix.com/ugd/59da79_4172ae06668b49978140408bae365688.pdf.
43. Paul Gilding, *The Great Disruption: Why the Climate Crisis Will Bring On the End of*

Shopping and the Birth of a New World (Sydney: Bloomsbury, 2011).
44. Max Planck, *Scientific Autobiography*, trans. Frank Gaynor (New York: Philosophical Library, 1949), pp. 33–34.
45. Barbara Kingsolver, *Flight Behavior* (New York: Harper, 2012), p. 283. See also Patrick A. Guerra and Steven M. Reppert, "Coldness Triggers Northward Flight in Remigrant Monarch Butterflies," *Current Biology* 23, no. 5 (2013): 419–423, doi: 10.1016/j.cub.2013.01.052.
46. Matthew Feinberg and Robb Willer, "Apocalypse Soon? Dire Messages Reduce Beliefs in Global Warming by Contradicting Just-World Beliefs," *Psychological Science* 22, no. 1 (2011): 34–38, doi: 10.1177/0956797610391911.
47. 호주 시드니의 가톨릭 대주교인 조지 펠(Geroge Pell)은 2006년 5월 10일 우파 성향의 일간지 *The Australians*에 다음과 같이 기고했다. "자연에 대한 이교도적인 공허함과 두려움으로 인해 지구온난화에 대한 히스테리적이고 극단적인 주장이 대두되었다. 이교도들은 과거에는 변덕스럽고 잔혹한 신을 달래기 위해 동물과 경우에 따라서는 사람마저 희생 제물로 바쳤다. 오늘날, 이들은 이산화탄소 배출을 줄이라고 요구하고 있다."
48. Bible, Gen. 8 and 9.
49. German Advisory Council on Global Change, *Solving the Climate Dilemma: The Budget Approach* (Berlin: WBGU, 2009), available at http://www.preventionweb.net/go/11474.
50. Pope Francis, "Apostolic Exhortation *Evangelii Gaudium*," November 24, 2013, available at http://w2.vatican.va/content/francesco/en/apost_exhortations/documents/papa-francesco_esortazione-ap_20131124_evangelii-gaudium.html.
51. Credit Suisse, *Global Wealth Report 2013* (Zurich: Credit Suisse, 2013), available at https://publications.credit-suisse.com/tasks/render/file/?fileID=BCDB1364-A105-0560-1332EC9100FF5C83.
52. Picketty, *Capital in the 21st Century*.
53. Smith et al., "Human Health."
54. Junfeng Zhang and Kirk R. Smith, "Household Air Pollution from Coal and Biomass Fuels in China: Measurements, Health Impacts, and Interventions," *Environmental Health Perspectives* 115, no.6 (2007): 848–855, doi: 10.1289/ehp.9479.
55. Rex Tillerson, CEO ExxonMobil Corp, quoted in Michael Babad, "ExxonMobil CEO: 'What Good Is It to Save the Planet if Humanity Suffers?" *Toronto Globe and Mail*, May 30, 2013, available at http://www.theglobeandmail.com/report-on-business/top-business-stories/exxon-mobil-ceo-what-good-is-it-to-save-the-planet-if-humanity-suffers/article12258350/.
56. Andy Haines, George Alleyne, Ilona Kickbusch, and Carlos Dora, "From the Earth Summit to Rio+20: Integration of Health and Sustainable Development," *The Lancet* 379, no. 9832 (2012): 2189–2197, doi: 10.1016/S0140-6736(12)60779-X.
57. Joseph E. Stiglitz, Amartya Sen, and Jean-Paul Fitoussi, *Report by the Commission on the Measurement of Economic Performance and Social Progress* (Paris: OECD, 2009).
58. Richard Munang, Jesica Andrews, Keith Alverson, and Desta Mebratu, "Harnessing Ecosystem-Based Adaptation to Address the Social Dimensions of Climate Change," *Environment: Science and Policy for Sustainable Development* 56, no. 1 (2014): 18, doi: 10.1080/00139157.2014.861676.

59. John Williams, "Strategic Thinking on Environmental Policy in Australia," *Sustainable Population Australia Inc. Newsletter* 113 (2013): 3, https://www.population.org.au/sites/default/files/newsletters/nl201312_113.pdf.
60. Jan Kunnas, Eoin McLaughlin, Nick Hanley, David Greasley, Les Oxley, and Paul Warde, "Counting Carbon: Historic Emissions from Fossil Fuels, Long-run Measures of Sustainable Development and Carbon Debt," *Scandinavian Economic History Review* 62, no. 3 (2014): 243-265, doi: 10.1080/03585522.2014.896284. 이 논문에서 저자들은 가난한 국가들이 산업화된 부유한 국가들이 오랜 기간에 걸쳐 배출한 역사적인 탄소 부채와 이들 부유한 국가들이 가난한 국가들에 대한 개발원조의 형태로 지급한 부채를 서로 상계하는 것과 같은 과감한 안을 제시하였다. 산출된 구체적인 액수가 실제와는 차이가 있을지라도 이와 같은 발상에 주목할 필요가 있다.
61. James Lovelock, *The Revenge of Gaia* (London: Allen Lane, 2007), p. 10.
62. Stephen Gill, ed., *Global Crises and the Crisis of Global Leadership* (Cambridge: Cambridge University Press, 2011).
63. Frank Biermann, Philipp Pattberg, Harro van Asselt, and Fariborz Zelli, "The Fragmentation of Global Governance Architectures: A Framework for Analysis," *Global Environmental Politics* 9, no. 4 (2009): 14-40.
64. Harro van Asselt, *The Fragmentation of Global Climate Governance* (Cheltenham and Northampton: Edward Elgar, 2014).
65. Paul G. Harris, *What's Wrong with Climate Policy, and How to Fix It* (Cambridge: Polity, 2013).
66. W. Neil Adger, "Climate Change, Human Well-Being and Insecurity," *New Political Economy* 13, no. 2 (2010): 275-292, doi: 10.1080/13563460903290912.
67. Frank Biermann, Kenneth Abbott, Steinar Andresen, Karin Bäckstrand, Steven Bernstein, Michele M. Betsill, Harriet Bulkeley, et al., "Navigating the Anthropocene: Improving Earth System Governance," *Science* 335, no. 6074 (2012): 1306-1307, doi: 10.1126/science.1217255.
68. Quirin Schiermeier, "Combined Climate Pledges of 146 Nations Fall Short of 2 °C Target," *Nature (News)*, October 30, 2015, doi: 10.1038/nature.2015.18693.
69. Justin Gillis, "Climate Accord Is a Healing Step, if Not a Cure," *New York Times*, December 12, 2015, available at http://www.nytimes.com/2015/12/13/science/earth/climate-accord-is-a-healing-step-if-not-a-cure.html?_r=0.
70. Jeff Tollefson, "Is the 2°C World a Fantasy?" *Nature* 527, no. 7579 (2015): 436-438, doi: 10.1038/527436a.
71. Sewell Chan, "Paris Accord Considers Climate Change as a Factor in Mass Migration," *New York Times*, December 12, 2015, available at http://www.nytimes.com/2015/12/13/world/europe/paris-accord-considers-climate-change-as-a-factor-in-mass-migration.html.
72. Chan, "Paris Accord."
73. Cameron Muir, "Powering Asia: The Battle between Energy and Food," *Griffith Review* 49 (2015), https://griffithreview.com/articles/powering-asia/.
74. Gilding, *The Great Disruption*.
75. See Libby Robin and Cameron Muir, "Slamming the Anthropocene: Performing Climate

Change in Museums," *reCollections* 10, no. 1 (2015), http://recollections.nma.gov.au/issues/ volume_10_number_1/papers/ slamming_the_anthropocene.
76. Mark Stafford Smith and Julian Cribb, *Dry Times: Blue Print for a Red Land* (Collingwood: CSIRO Publishing, 2009), chapter 9.
77. Rebecca J. McLain, Patrick T. Hurley, Marla R. Emery, and Melissa R. Poe, "Gathering 'Wild' Food in the City: Rethinking the Role of Foraging in Urban Ecosystem Planning and Management," *International Journal of Justice and Sustainability* 19, no. 2 (2014): 220–240, doi: 10.1080/13549839.2013.841659.
78. Michele M. Betsill and Harriet Bulkeley, "Cities and the Multilevel Governance of Climate Change," *Global Governance Journal* 12, no. 2 (2006): 141–159.
79. UNISDR, *Global Assessment Report 2011: Revealing Risk, Redefining Development* (Geneva: UN International Strategy for Disaster Reduction, 2011), http://www.preventionweb.net/english/hyogo/gar/2011/en/home/ index.html.(지난 30년간, 홍수 피해에 취약한 수변구역에 거주하는 인구의 분율은 사이클론 피해에 취약한 연안지역 거주 인구와 함께 모두 두 배 가까이 늘었다.)
80. Simone Tilmes, John Fasullo, Jean-François Lamarque, Daniel R. Marsh, Michael Mills, Kari Alterskjær, Helene Muri, et al., "The Hydrological Impact of Geoengineering in the Geoengineering Model Intercomparison Project," *Journal of Geophysical Research: Atmospheres* 118, no. 19 (2013): 11036–11058, doi: 10.1002/jgrd.50868.
81. Mike Raupach, "Earth System Science at a Crossroads," *Global Change* 79 (2012): 22–25, available at http://www.igbp.net/news/features/features/earthsystem scienceatacrossroads.5. 19b40be31390c033ede80001358.html.
82. William Ophuls, "Rousseau, Not Calvin," *The Good Society* 11, no. 3 (2002): 97–98, doi: 10.1353/gso.2003.0015.
83. The Great Transition Initiative (GTI), Boston, MA, http://www.greattransition.org/.
84. Stephen Boyden, *The Biology of Civilisation: Understanding Human Nature as a Force in Nature* (Sydney: UNSW Press, 2004).
85. F. Stuart Chapin III, Steward T. A. Pickett, Mary E. Power, Robert B. Jackson, David M. Carter, and Clifford Duke, "Earth Stewardship: A Strategy for Social-Ecological Transformation to Reverse Planetary Degradation," *Journal of Environmental Studies and Science* 1, no. 1 (2011): 44–53, doi: 10.1007/s13412-011-0010-7.
86. Hui Pan and Yong-Wei Zhang, "GaN/ZnO Superlattice Nanowires as Photocatalyst for Hydrogen Generation: A First-Principles Study on Electronic and Magnetic Properties," *Nano Energy* 1, no. 3 (2012): 488–493, doi: 10.1016/j.nanoen.2012. 03.001.
87. Steven C. Sherwood and Matthew Huber, "An Adaptability Limit to Climate Change Due to Heat Stress," *Proceedings of the National Academy of Sciences of the United States of America* 107, no.21 (2010): 9552–9555, doi: 10.1073/pnas. 0913352107.
88. Colin D. Butler, John Powles, and Anthony J. McMichael, "Human Disease: Effects of Economic Development," in *Encyclopedia of Life Sciences* (Chichester: John Wiley & Sons, 2012), doi: 10.1002/9780470015902.a0003292.pub2.
89. David Griggs, Mark Stafford-Smith, Owen Gaffney, Johan Rockström, Marcus C. Öhman, Priya

Shyamsundar, Will Steffen, Gisbert Glaser, Norichika Kanie, and Ian Noble, "Policy: Sustainable Development Goals for People and Planet," *Nature* 495, no. 7441 (2013): 305–307, doi: 10.1038/ 495305a.
90. Michael J. Russell, Wolfgang Nitschke, and Elbert Branscomb, "The Inevitable Journey to Being," *Philosophical Transactions of the Royal Society B: Biological Sciences* 368, no. 1622 (2013): 20120254, doi: 10.1098/ rstb.2012.0254.
91. See Stanley Salthe and Gary Fuhrman, "The Cosmic Bellows: The Big Bang and the Second Law," *Cosmos and History: The Journal of Natural and Social Philosophy* 1, no. 2 (2005): 295–318.
92. Aixue Hu, Yangyang Xu, Claudia Tebaldi, Warren M. Washington, and Veerabhadran Ramanathan, "Mitigation of Short-Lived Climate Pollutants Slows Sea-Level Rise," *Nature Climate Change* 3, no. 8 (2013): 730–734, doi: 10.1038/ nclimate1869.
93. Simon Szreter, "Industrialization and Health," *British Medical Bulletin* 69, no. 1 (2004): 75–86, doi: 10.1093/bmb/ldh005.
94. H. Charles J. Godfray, John R. Beddington, Ian R. Crute, Lawrence Haddad, David Lawrence, James F. Muir, Jules Pretty, Sherman Robinson, Sandy M. Thomas, and Camilla Toulmin, "Food Security: The Challenge of Feeding 9 Billion People," *Science* 327, no. 5967 (2010): 812–818, doi: 10.1126/science.1185383.
95. Cribb, *The Coming Famine*.
96. IAASTD, Agriculture at a Crossroads: The Synthesis Report. Science and Technology (Washington, DC: International Assessment of Agricultural Knowledge, Science and Technology for Development, 2008), available at http://www. agassessment.org.
97. Erle C. Ellis, Jed O. Kaplan, Dorian Q. Fuller, Steve Vavrus, Kees Klein Goldewijk, and Peter H. Verbur, "Used Planet: A Global History," *Proceedings of the National Academy of Sciences of the United States of America* 110, no. 20 (2013): 7978–7985, doi: 10.1073/ pnas. 1217241110.
98. Anthony J. McMichael, John W. Powles, Colin D. Butler, and Ricardo Uauy, "Food, Livestock Production, Energy, Climate Change, and Health," *The Lancet* 370, no. 9594 (2007): 1253–1263, doi: 10.1016/S0140-6736(07)61256-2; Philip McMichael, "Agro-Fuels, Food Security, and the Metabolic Rift," *Kurswechsel* 3 (2008): 14–22.
99. Philip McMichael, "Food Regime Crisis and Revaluing the Agrarian Question," in *Rethinking Agricultural Policy Regimes: Food Security, Climate Change and the Future Resilience of Global Agriculture*, edited by R. Almas and H. Campbell (Bingley: Emerald Books, 2012); McMichael et al., "Food, Livestock Production."
100. FAO press release (Rome, October 4, 2013), issued after a meeting between La Via Campesina (based in South America, representing small-hold farmers) and the FAO, available at http://viacampesina.org/en/index.php/main-issues-mainmenu-27/food-sovereignty-and-trade- mainmenu-38/1497.
101. World Bank, *World Development Report 2008: Agriculture for Development* (Washington, DC: The World Bank, 2007), http://go.worldbank.org/2DNNMC BGI0.
102. Philip McMichael, "A Food Regime Genealogy," *Journal of Peasant Studies* 36, no. 1 (2009):

139–169, doi: 10.1080/03066150902820354.
103. Philip D. McMichael and Mindi Schneider, "Food Security Politics and the Millennium Development Goals," *Third World Quarterly* 32, no. 1 (2011): 119–139, doi: 10.1080/01436597.2011.543818.
104. H. Valin, P. Havlík, A. Mosnier, M. Herrero, E. Schmid, and M. Obersteiner, "Agricultural Productivity and Greenhouse Gas Emissions: Trade-Offs or Synergies between Mitigation and Food Security?," *Environmental Research Letters* 8, no. 3 (2013): 035019, doi: 10.1088/1748-9326/8/3/035019.
105. G. Philip Robertson, Katherine L. Gross, Stephen K. Hamilton, Douglas A. Landis, Thomas M. Schmidt, Sieglinde S. Snapp, and Scott M. Swinton, "Farming for Ecosystem Services: An Ecological Approach to Production Agriculture," *BioScience* (2014), doi: 10.1093/biosci/biu037.
106. Gebisa Ejeta, "African Green Revolution Needn't Be a Mirage," *Science* 327, no. 5967 (2010): 831–832, doi: 10.1126/science.1187152.
107. Godfray et al., "Food Security."
108. See University of Nottingham, "World-Changing Technology Enables Crops to Take Nitrogen from the Air," *Science News*, July 25, 2013, http://www.sciencedaily.com/releases/2013/07/130725125024.htm.
109. American Society for Microbiology, "Report Proposes Microbiology's Grand Challenge to Help Feed the World," *Science News*, August 27, 2013, htp://www. sciencedaily.com/releases/2013/08/130827204536.htm.
110. Stephen Gardiner, *A Perfect Moral Storm: The Ethical Tragedy of Climate Change* (Oxford: Oxford University Press, 2011).
111. Picketty, *Capital in the 21st Century*.
112. Gardiner, *Perfect Moral Storm*.
113. Stern, *The Stern Review*.
114. Alfred Russel Wallace, quoted in Iain McCalman, *Darwin's Armada* (London: Simon and Schuster, 2009), p. 240.

찾아보기

가

가나 제국 61
가뭄 62, 63, 199, 305, 306
- 19세기 후반 257
- 기근 277
- 기상학적 62
- 농업 63
- 니제르 어린이사망률 106
- 대공황 261
- 마야, 8~9세기 192, 194, 그림 7.3
- 메소포타미아 158, 161, 162, 그림 6.2
- 메소포타미아, 홀로세 기후최적기 92, 158
- 미 서남부(800~1250년) 199
- 미중서부 1930년대 262
- 북유럽의 대기근(1315~1322) 210, 211, 그림 8.2, 243, 287
- 사하라 144
- 사하라 남부 기근 263
- 사하라, 건조화 144
- 사헬, 20세기 후반 60, 104, 137
- 수메르 158
- 수문학적 59
- 아카드 161, 162, 그림 6.2
- 인더스 계곡(1700년대 후반) 164
- 중국(1700년대) 163
- 최근의 가뭄 28
- 홀로세 276
가와사키병, 편서풍 90, 91, 그림 3.2
가이, 칼렌더 68

가축의 초기 길들이기 136
간빙기 65
갈등 280
갈렌 179
갈리아 골 (참조: 로마제국, 로마시대 온난기. 고전적 최적기) 175~177
감소/안정화 피드백 74
감염 154
- 20세기 265
- 20세기의 질환 265~267
- 가와사키병 90, 91, 그림 3.2
- 결핵 152, 155, 235, 241
- 군중질환 157
- 기근/굶주림과 역병 103
- 뇌염 285
- 뎅기열 88
- 동물기원 125
- 라임병 88, 89
- 레슈마니아병 125
- 로마제국, 천연두와 홍역 179, 180
- 로스강 바이러스 88
- 림프절 페스트 183, 216, 219, 254, 258
- 말라리아 88~105, 155, 252, 266, 275, 282~285
- 매개체 27, 87~89, 120, 125, 225, 266
- 매독 241
- 바람 91, 그림 3.2
- 사회적 조건 105
- 성홍열 235
- 수면병 61, 125, 154, 252, 284

- 시구아테라 중독 88
- 식량생산량 135
- 식중독, 세균성 87
- 아프리카인 121
- 열대지역 284
- 영양과 감염병, 역사 104
- 온난화 89
- 웨스타나일열 90
- 위장관염과 설사병 86
- 이질 216
- 인수공통감염 87~88
- 인플루엔자 88
- 주혈흡충증 27, 89~90, 125
- 중증급성호흡기증후군(SARS) 155
- 지카열 285
- 진드기매개뇌염 89
- 집파리 매개 89
- 천연두 90, 155, 179~180, 210, 230, 235, 241, 284
- 촌충 126, 154
- 치쿤구니아 285
- 콜레라 87
- 티푸스 225, 235
- 폐렴 215, 262
- 한랭화의 영향 89
- 한센병 166
- 홀로세 271
- 홀로세의 도래와 새로운 감염병 병원체 155
- 홍역 104, 126, 155, 157, 160, 179~180, 212, 235, 284
- 황열 238
- 후손에게 전파되는 125
- 후천성면역결핍증(HIV/AIDS) 155

감염병 87, 89, 283
- 가축 89
- 기후가 미친 영향에 대한 이론 225~226
- 뉴질랜드와 태평양 도서 233~234
- 범유행, 이산화탄소 배출 225
- 소빙하기 기후 229
- 유럽(1560~1650년 위기) 226~229
- 중국, 기온과 유행병 230~231
- 중국, 기후와 갈등 231
- 중국과 태평양 도서 229~230

감자 잎마름병 255
개선된 거버넌스 314
거대동물 130
- 멸종 110, 129, 130
- 멸종과 육류 섭취원 136
거미, 기후변화의 영향 71
거버넌스, 혁신적 317
- 해양 91~92
건강, 기후변화와 77
건조화 158
- 대공황 262
- 모래폭풍 57
- 증폭 80
게르만족의 대이동(Völkerwanderung) 182, 그림 7.1, 183
결핵(마이코박테리아병) 155
결핵, 기원에 대한 근거 155
- 매개체와 기후변화 283~284
- 필라델피아(1793) 238
경이의 해 283
경제학
- 무성장평형상태 경제이론 307
- 사회적 자본의 참가도 309
- 성장우선 사고 306
- 성장이 정체에 이른 경제 307
- 참진보지수(Genuine Progress Indicator) 310
- 총생산(Gross Domestic Product, GDP) 306
- 포괄적 부지수(Inclusive Wealth Index, IWI) 310
고기후학 29
고삐 풀린 기후변화 298
- 북/남반구 온도 추세 32, 33
- 불안정한 기후 대 기상 45~46
- 홀로세의 안정된 기후 31
고전시대
고전적 최적시기 167
- 로마제국 174~178

찾아보기

- 와인 포도 재배 176
- 이집트 나일 계곡 176
- 한랭기(300년경) 177

곡물 풀의 다수배체 돌연변이 135
- 가뭄(1700년대 후반) 162~164
- 대약진운동으로 인한 기근(1959~1961) 263
- 림프절 페스트, 제3차 유행 258~261
- 수퍼 엘니뇨(1780년대~1790년대) 234

곤충, 기후변화의 영향 70, 71
골다공증 151
- 산소화 대사건 43
- 오존으로 전환, 대기권 43
- 온도변화에 따른 질병매개체의 이상변화 96~98, 98, 그림 3.3
- 파우스트의 거래 42
- 홀로세 기후최적기 272, 273

골디락스 존 42, 281
공론화, 숙의 305, 321
공룡의 멸종 110, 111, 그림 4.1
과거 기후의 물리적 대리측병방법 99
과거 기후의 측정 28~34
과거기후: 추세, 주기, 격동 31, 32, 그림 1.3
- 간접 경로 28, 29, 그림 1.2
- 식량 생산 28
- 아프리카의 뿔 28, 그림 1.2
- 악화/감소 요인 28, 29
- 인구/집단 건강 28, 29
- 직접 경로 27, 28, 그림 1.2

과거를 통해 유추해본 미래 274
과거의 건강 양상 275
과학 연구의 방식 316~317
- 국가 312
- 인류 312

관개 27, 85, 149, 150, 158
교육 304
교육과 숙의 321
구석기 아메리카 선주민 129
국내총생산(GDP) 309
군중질병 122
균형 310
그라다, 코르막 272

그로브, 리차드 235
극순환 52, 53, 그림 2.2
- 기후에 의한 증폭 79, 80

극심한 폭염과 건강 79~83
- 3 시그마사건 268
- 노령 81
- 도시 열섬 81
- 마라톤주자 81
- 생리적 대처능력 80
- 애들레이드 296

극한 기상 31, 32, 84, 247~269
극한 기상, 19세기 247~269
- 중기 248
- 중기, 아일랜드 감자 잎마름병과 림프절 페스트 254~256
- 후반 257, 258

극한 기상, 20세기의 기후와 식량위기 261~265, 그림 9.2
- 감염병 265~267
- 기온, 세계적 248~249
- 초기 261
- 홍수와 기상이변 267~268

극한 기상, 탐보라 화산 폭발 249~250
- 유럽 189~191
- 이후 10년간의 영향 250~252, 그림 9.1

극한 기상기후현상 80
극한기온 285
글루텐 내성 142
글릭슨, 앤드루 35
기간별 기후 개관 272, 272, 그림 10.1
기근 85~87
- 19세기 후반 257
- 가뭄 278
- 기근과 감염병, 역사적 사례 104~106
- 북한, 고난의 대행군(1995~1996) 264~265
- 사하라 남부 아프리카, 20세기 후반 263~264
- 스탈린의 홀로도모르(우크라이나 기근) 261~262
- 에티오피아 기근(1985) 264
- 역병과 아사 104~106

· 인도 마하라슈트라 기근(1972~1973) 263
· 인도 벵골(1943) 262
· 재앙적 수준의 사망 278~279
· 중국, 대약진운동(1959~1961) 263, 그림 9.2
· 홍역 104
기대수명 39
· 지구의 자원기반과 생명유지시스템의 침식 42
· 홀로세 275
기번, 에드워드 175
기상 대 기후 46
기상학적 가뭄 59
기술낙관론자 39
기여인자 26~27
기온 21~22
· 4℃ 증가 22
· 극한기온 285~286
· 기간별 온도 측정 69~70, 271~272, 그림 10.1
· 시간적 추세 112~113. 그림 4.2
· 엘니뇨 남방진동 57
· 연도간 영향력의 차이 69, 그림 2.4
· 온난화 추세 전망 274~275
· 최근의 온난화 추세 69~70, 그림 2.4
· 태양활동의 연도간 변동 69
· 평균치의 상승 추세 20, 81~83
· 홀로세 21, 271~302, 그림 1.1
기온, 과거측정치의 평균 32~33
기온, 전 세계 21, 22, 그림 1.1, 69, 271
· 대리측정 32~33
· 시간 단위 32
기후
· 식량 수확량과 영양 277
· 대멸종(2억 5000만 년 전) 110, 그림 4.1
· 대멸종(6500만 년 전), 운석 충돌 111
· 캄브리아기 생물 대폭발 109~138
· 플리오세와 플라이스토세 112~113
· 플라이스토세에서 홀로세로 이행과 농업 130~136
기후갈등 280~283

기후결정론 26
· 경로, 기후변화가 건강에 미치는 27~29, 그림 1.2
· 과거 기후, 추세, 순환, 발작 31~32, 그림 1.3
· 과거 기후의 측정 32~34
· 기여인자와 증폭자 26, 73~74
· 기후와 인간사 26~27
· 호모 사피엔스의 진화 29~31
· 환경론자들의 역설 27
기후 경험 272
기후난민 92~93
기후변화
· 방향 301
· 사회적 반응 273
· 생명체 세계 70~71
· 생물학적 세계 70~71
· 소규모, 대규모 효과 274
· 이단 313~314
· 자연적 기후변화, 역사적 25
· 정도 301
· 증폭자 26, 73~74, 243
기후변화 건강보호법 305
기후변화 과학 66
· 기후변화에 대한 정부간 패널(IPCC) 68~69
· 되먹이기사슬 73~75
· 부정 311~312
· 세계의 기온 69~70, 그림 2.4
· 실세계에 미치는 영향 70~71
· 온난화 추세전망 72~73
· 위험의 증폭자 79
· 지식의 확장 23
기후변화 과학의 선구자들 67~68
기후변화, 과거 경험을 통해 미래 예측 29
· 대기중 이산화탄소 35
· 인구 성장 36
· 지구 환경에 남긴 인간의 발자국 31, 그림 1.3
· 지구의 운영체제 34
· 지역적 조건 32~33
기후변화가 건강에 영향을 미치는 경로 23~25, 그림 1.2
기후변화는 이단 313

기후변화에 관한 정부간 패널(IPCC) 23
  · 설립 68
  · 평가보고서 23
기후변화와 건강 77~108
  · 감염병 87~90
  · 과거 건강정보의 해석 103~106
  · 극한기상 84
  · 기후난민 92~93
  · 대기오염, 알레르겐, 증폭 83~84
  · 말라리아 87~88
  · 박쥐와 니파바이러스 79
  · 식량생산과 용수공급 78
  · 영향경로 28
  · 위험 증폭자 79
  · 정신건강과 정신질환 94~95
  · 종간 미생물의 이동 79
  · 폭염 79~83
  · 해빙과 영구동토 소실이 이누이트족에 미치는 영향 78
  · 해수면 상승 91~92
  · 홀로세 이전의 양상 275~277
기후변화와 곡물수확량 106~107
기후변화 취약성(인구집단의) 288
  · 감수성 294~298
  · 감수성, 인구집단간 물리적 연결 291
  · 건강 28~29
  · 기후변화 취약성, 역사적 288~292
  · 기후변화에 대한 노출의 측정 293~294
  · 대가속 32
  · 성장 35~36
  · 지구가 감당할 수 있는 한계 22
기후와 연관된 노출 292
기후와 인간사 109, 138
  · 생물학적 다양성과 적응성 109, 110
  · 신종감염병 125
  · 아프리카를 벗어남: 디아스포라의 시작 121
  · 여섯 번째 대멸종 110
  · 역사 25, 104
  · 인간의 생물학적 진화 116, 119
  · 자연선택과 생물학적 진화 126, 141
  · 토바화산 폭발 122, 123, 그림 4.4

  · 호모 사피엔스의 등장 119
  · 호모 사피엔스의 유럽으로 확장 121
  · 호미닌의 등장 114, 116, 그림 4.3
  · 호주 원주민과 마지막 빙하기의 정점 126
기후체계 49, 64~66, 그림 2.1
  · 가뭄 63~64
  · 공기의 흐름, 바람의 체계 55~56, 62
  · 데브리시/수스 순환 45
  · 밀란코비치 주기 50~51, 그림 2.1
  · 북대서양진동 53~59
  · 사이클론(허리케인, 태풍) 62
  · 심한 폭풍 62~63
  · 엘니뇨남방진동 44
  · 열에너지의 재분배 49~50
  · 자연적으로 발생하는 온실가스 49~50
  · 진동시스템 53, 55, 그림 2.3
  · 태양에너지의 재분배 49
  · 할스탓주기 203
  · 해들리순환 48, 그림 2.2
  · 해류 55
  · 환형모드 55~56
기후최적기 28, 그림 1.2
길, 리차드슨 197
길들이기/가축화 25
  · 농업을 기반으로 한 식단, 인류의 적응 140, 그림 5.1
  · 동물 135
  · 식물 135
길버트, 다니엘 311

나

나투피안 127, 132, 그림 4.5
기후변화, 자연적 원인에 의한, 역사적 22
  · 로마시대 온난기, 500년 31~32, 그림 1.3, 173, 204
  · 설치류의 확산, 중앙아시아(1300년대) 26, 286
  · 유럽, 17세기 26
낙관적 의지 326~328
낙농 141~143, 그림 5.1

남극 빙상 75
남반구 환형모드 51
남아시아의 여름 몬순 60
내성과 불내성 142
네안데르탈인 25, 118~120
- 네안데르탈인/데니소바인과 유전자 교환 23, 129
- 네안데르탈인과 이종 교배 128~129
- 데니소바인 23, 119, 129
- 등장 119~120
- 면역체계 23
- 유럽으로 확산 128~129
- 이종 교배 129
- 진화 29~30
- 크로마뇽인 130
- 토바화산 폭발 122
노르드 바이킹 274
농업 36~37
- 농업식단에 적응 140
- 농업의 확산 141
- 늘푸른 농업 328
- 로마시대 온난기 174
- 로마의 단일재배 켈트족의 혼합 농법 176
- 메소포타미아 149, 그림 5.3
- 미생물 153
- 사하라지역의 건조화 144
- 소규모 농업 327
- 신분과 키 151
- 원시 농업의 등장 134
- 유전자 변형 328
- 이집트 나일계곡 146, 148, 그림 5.2
- 지속가능한 농업 327
- 홀로세 시작 139
- 홀로세 중반 148
농업과 키 151~152
농업식단에의 적응 140~144
- 농업의 확장 140
- 다낭성 난소 증후군 153
- 목축 141, 143, 그림 5.1
- 비옥한 초승달지대 142
- 사하라지역의 목축 144, 143, 그림 5.1
- 생리적 대사상 필요성 141
- 영양결핍과 건강 135, 140
- 유당 내성 141
뉴욕시, 수퍼 폭풍 샌디 22, 91, 262, 289
뉴질랜드, 소빙하기와 감염병 233~234
나일 계곡 148~149
- 농업 137
- 로마시대 온난기/고전적 최적기 174
- 림프절 페스트 191~192
- 신분과 키 147
- 영거 드라이아스 132
- 초기 정착 131~132
- 홀로세 중반 정착 146~149, 그림 5.2
니제르, 식량부족과 건강 106
니파바이러스, 박쥐 79

다

다낭성 난소와 생식 153
다낭성 난소 153
다배수체, 밀 135
다스굽타, 파르타 303
다윈, 찰스 35, 47, 97
다원적 적응, 진화 26
다음 세대에 대한 의무 332
당시대의 폭정 325
당왕조, 중국 232
대공황과 가뭄 261~262
대기 21
- 산소에서 오존으로 변환 47
- 이산화탄소 21, 34, 64~65
- 지역 순환의 하위시스템 46
대기근
- 굶주림, 영양실조, 수명 210
- 북대서양진동(NAO) 210~211
- 사망률 214
- 수확량과 사육수 감소 210
- 식량부족과 역병 211~214
- 에르고트 중독 213
- 엘니뇨 210
- 영국, 극한기상과 곡물가격, 기아 210~215

・원인 215
・유태인에 대한 적개심 210
대기오염 (참조: 이산화탄소 배출) 72, 83, 84
대류권 52, 64~65
대멸종 110~112, 111, 그림 4.1
대서양 다년진동 53, 54, 70, 54, 그림 2.3
대약진운동과 기근(1959~1961) 263, 그림 9.2
대양과 기후시스템 55~56
대응능력 282
대이주 182~183
대중과 지역사회의 이해 304
대형조류의 멸종 130
댐 27
더 안전한 미래로 가는 길 298
데니소바인(Homo denisova) 119, 129
데브리시/수스 순환 45
데일리, 허먼 301
뎅기열 88, 285
도시로 거주중심의 이동 330
도시문명, 아카디아제국의 감염병 160
도시문명, 홀로세 중기 고전적 최적시기 145, 156
・나일 계곡 148, 그림 5.2
・메소포타미아의 건조화와 아카드 문명 158~159, 그림 5.3
・미생물과 감염병 153~156
・키와 신분 151~153
・농업, 로마의 단일작물 경작 대 켈트족의 혼합 경작 176
동물 25
듀이, 체스터 252

라

라니냐 단계 55, 57
라뒤리, 에마뉘엘 르 로이 23
라임병 88~89
라키 화산 폭발 235
램, 휴버트 211, 288
랭햄, 리처드 113
러브록, 제임스 317

런던 대역병 214, 그림 8.3
레반트 100, 106
로렌타이드 빙상 128
로마 온난기 25, 32, 그림 1.3
로마시대 온난기 31, 32, 그림 1.3
로마제국
로마제국, 로마 온난기, 고전적 최적기 170~179
・기구과 역병(284~ 750) 178~179
・농업과 병력 급식 175~178
・로마제국의 멸망과 서로마의 쇠퇴 181~183
・안토니우스 역병 179~180
・야만인의 침략 181~183
・역병, 기아와 천연두 179
・온난기/고전기 최적기 174~182
・키프리안 역병 180~181
・한랭화(300년경), 수확 감소와 불안정 177
로마제국의 멸망 177
로마제국흥망사 170~179
로스, 로날드 101
로스강 바이러스 88
로이스 캡스 305
루디만, 윌리엄 225
루시(오스트랄로피테쿠스 아파렌시스) 115
리디아인들의 대규모 이주 168, 그림 7.1
리슈마니아증 125
리스, 마틴 299
리프트계곡 114
림프절 페스트 104, 183~191, 글상자 7.1, 186, 188, 192, 216, 219, 223, 227
・19세기 후반 제3차 유행 192
・극심한 한랭화 (536~538 C.E.) 189~191
・기근 104
・기후변화의 영향 285
・동로마제국 전파 191
・동로마제국 전파, 12세기 192
・런던 대역병 217
・림프절 페스트, 세 번째 유행 260
・벼룩 숙주 190
・북아메리카와 호주의 제3차 유행 260
・소아시아지역 확산 191

· 예르시니아 페스티스　185
· 운석이나 혜성 소나기　190
· 원인과 기원　185~189
· 유스티니아누스 대유행　183
· 이얌마을의 사망률　289
· 인도, 제3차 범유행　260
· 적응역량　289
· 제2차 유행　192
· 중국, 제3차 범유행　258~260
· 쥐와 벼룩 숙주　188
· 최초의 유행, 6세기　183
· 콘스탄티노플 (542 C.E.)　183~184
· 펠루시움 역병　186~189
림프절 페스트, 소빙하기　216~224, 243~245
· 1560~1650의 위기　226~229
· 15~17세기의 유행　217~219, 286, 그림 8.3
· 기원과 확산　216~217, 그림 8.3
· 기후의 영향　222, 284~285
· 흑사병?　219~221

마

마셜제도　92
마야, 8세기와 9세기 사이 가뭄　194, 196~199, 204, 그림 7.3
· 고전기 마야의 쇠퇴　196~197
· 몬순의 후퇴, 가뭄, 무질서　197~199, 그림 7.4
· 비의 신 차악　193
· 쇠퇴와 멸망　196~197
마야문명　331
· 기후　193~195
· 농업의 적응　289
· 쇠퇴에 대한 이론　193, 199
· 식량 생산, 가뭄에 잘 견디는　195
· 역사적 뿌리, 중심지와 확산　192~194, 그림 7.3
· 영양실조　196~197
· 인신 제물　193
마우나로아 대기측정 자료　68
마을전환운동　321

마하라슈트라 기근(1972~1973)　263
말라리아, 기후변화와　87
· 20세기　101~102, 265~267
· 농장의 주거환경　100~101
· 단기간에 걸친 변동　102
· 말라리아 원충 진화의 역사　97
· 모기 퇴치　101
· 모기를 통한 전파와 기온변화, 골디락스 존　98, 그림 3.3
· 소빙하기　99~100
· 엘니뇨 남방진동(ENSO)　102
· 역학과 지리　95~96
· 열대열 원충과 삼일열 원충　97~99
· 징후, 증상과 예후　95
· 초기 역사　95~96
· 최근의 역사　99~102
· 홀로세 기후최적기, 제2차 온난기　95~96
말리 제국　61
메테스, 프란시스　207
맥닐, 윌리암　181
맥닐, 존　306
맥코운, 토마스　154
머리강 유역　135
머릿니(Pediculus schaeffi)　120
멀리있는 거울: 재앙의 14세기　287
메소포타미아 (참조: 비옥한 초승달지대)　140
· 가뭄과 인구 감소　162, 276
· 건조화　158, 159, 그림 6.1
· 기원과 확산에 대한 기록　161
· 도시, 교역과 감염병　160
· 북대서양진동(NAO)　161
· 북반구 열대수렴대의 여름~겨울 진동　158, 159, 그림 6.1
· 사하라의 강우와 과다한 관개, 산림소실　158
· 신분과 키　151
· 아카드의 가뭄 후 재등장　162, 162, 그림 6.2
· 아카디아의 정복　161
· 우르크의 식량공급 불안정과 정치적 불안정　159, 160
· 청동기의 발견　160
· 초기 정착지와 마을　149

- 초기의 온난화 277
- 홀로세 기후최적기 158, 160

메탄, 인간에 의해 만들어진, 증가 72
멕시코, 굶주림의 해 237
멕시코만류 59
면역체계, 현생인류~네안데르탈인/데니소바인간의 유전자 교환 129
명왕조, 중국 230
모차르트의 사망과 수퍼 엘니뇨(1780~1790년대) 236
몸니(Pediculus humanus) 120
무성장 평형상태 경제이론 307
무역풍 51
묵시록의 4기사 276
문명의 발달 147, 그림 5.2
물 균형 지수, 보리 수확량 107
미국 남서부 가뭄 199
- 두 번째와 세 번째 가뭄, 1135년, 1276년 200
- 산후안분지, 1130년대 199
- 아나사지족 정착지 200
- 첫 번째 가뭄(990~1060) 200
- 카호키아~미시시피 문화 202~204

미오세 112
미케네, 해양 민족 169
미토콘드리아 121
밀, 존 스튜어트 307
밀란코비치 주기 50
밀란코비치, 밀루틴 49
- 마지막 빙하기 130
- 빙결 65
- 호미닌의 등장 114

바

바니, 장르네 55
바람
- 가와사키병 90~91
- 남반구 환형모드 55
- 몬순 148
- 사이클론, 허리케인 62
- 편서풍 55

바빌로니아제국 163
바이러스의 채팅 156
바이런 경 249
바이오매스 35
바이오매스 연료 316
박쥐 79
발진티푸스, 이에 의한 30
방글라데시, 취약성 60
버트랜드의 법칙 108
베링거, 볼프강 213
베링해 육교 133
베스트팔렌조약 318
벵골 대기근(1943) 262
보이든, 스티븐 39
보카치오, 조반니 216
볼테르 66
북극 74
북대서양 열염 순환 55
북대서양진동(NAO) 55~59
- 고전적 최적기 173
- 대기근, 북부유럽 1315~1322 210
- 로마 온난기 173
- 홀로세 기후 최적기, 약화 150

북아프리카, 수퍼 엘니뇨(1780~1790년대) 234
북유럽 대기근(1315~1322) 210
북한의 기근, 고난의 행군(1995~1996) 264
분자생물학 23
불안정한 기후 45~75
- 기원 46~47
- 기후변화 과학 66~75
- 기후시스템 49~64, 그림 2.2
- 기후와 기상 46
- 대기, 지역순환의 하위 시스템 42
- 변화하는 지구시스템 45
- 산소화 대사건 47
- 온실효과 64~66
- 우주적, 지질학적 영향 48

불의 사용: 요리는 어떻게 우리를 인간으로 만들었는가? 117
브래들리, 레이먼드 271

브로델, 페르낭 294
브룩, 존 L. 27
브룩스, 제럴딘 289
블랙 카본 72
블레셋 (참조: 해양 민족, 팔레스타인, 펠레쉬팀) 168~169
비관적 예측 332
비상 행위 313
비옥한 초승달 지대 136
· 농업의 정착과 확장 139
비타민 D 합성, 유당 내성 142
빈곤, 개발 아젠다 314, 315
빈혈 135, 151
빙하기 93

사

사전주의 263
사전주의에 기반한 계획 273
사하라 지역, 건조화 252
· 기원전 6000년경 144
· 사막화 145
· 테네레아인 145~146
사하라 지역, 홀로세 기후최적기 158
사헬지역 62
산들바람 59~60
산불, 기후로 인한 증폭 84
산성화 40
산소화 대사건 47
산업혁명 64
살모넬라 88
삼십년전쟁(1618~1648) 219, 228, 318
삼일열 말라리아 96~97
생 분리기술 328
생명유지장치, 생태학적 틀 39
· 생물사적 맥락 39
· 인간에 미치는 영향의 경로 35
· 지구위험한계선을 넘기 36
생물 감수성 324
생물 다양성 40
생물학적 용량 37

생물학적 진화 116
생식력 우선 가설 153
서아프리카 사헬지역 61
설치류 25
· 중앙아시아로 확산(300년) 25, 285
성 안토니의 불 (참조: 에르고트 중독) 213
세계문화의 집 321
세계적인 금융 위기 296
세계지도자들에게 보내는 기후변화에 대한 메시지(2014년 7월~8월) 333
세대 간 책임 332
센, 아마르티아 262
셜록, 로버트 35
소빙하기(1300~1850) 207
· 기근과 페스트 227
· 림프절 페스트 216~224
· 말라리아 252
· 봉건체제에 미친 영향 209
· 북유럽 대기근(1315~1322) 210~215
· 수퍼 엘니뇨(1780~1790년대) 234~243
· 수퍼 엘니뇨(1780~1790년대)와 모차르트의 사망 236~237
· 오스트레일리아 최초 정주민의 상륙 (1788~1792) 238~240
· 오스트레일리아, 제2진과 제3진의 도착 240~243
· 유럽(1560~1650년 위기) 226~229
· 중국 229~233
· 태평양 지역 233~234
· 황열, 필라델피아 238
소빙하기 (1300~1850) 22, 31, 32, 그림 1.3
소화 117, 141
솔리, 피터 127
송하이 제국 61
수렵채집인 131
수메르 146
수면병 284
수문학적 가뭄 63
수십년에 걸친 기후변동 267
수원을 둘러싼 갈등 85
수증기, 자연적 발생 234

수퍼 엘니뇨(1780~1790년대)   234~242
  · 군중질환   230
  · 멕시코, 굶주림의해   231
  · 모차르트의 사망   236 글상자 8.1
  · 수확실패와 식량위기   230
  · 화산 폭발   235
수퍼 폭풍 샌디   295
숙의 민주주의   321
스미스, 애덤   307
스타타코풀로스, 디오니시오스   178
스탈린과 우크라이나 기근   262
시구아테라 중독   88
시민 기후행진, 뉴욕시, 2014년 9월   320
시베리아 고기압   167
시스템과학   38
식량 위기   25,
식량생산량   277
식물 길들이기   136
식인 행위   199
신생대   112

아

아나사지 문화, 아나사지 족   201~202
아레니우스, 스반테   68
아사마 화산 폭발   235
아산화질소   64
  · 인간으로 인한 배출   73
  · 자연적인 생성   64
아열대 능, 해들리 순환   52
아이슬랜드 고기압   174
아일랜드 감자기근   104, 254
아조레스 제도 고기압   58
아카드의 저주   161
아카디아 문명   162
  · 가뭄, 메소포타미아의 몰락과 융성   158~164
  · 메소포타미아 정복   161
  · 아카드의 저주   161
  · 아카디아 제국   162
아프리카(사하라 아프리카 참조)
  · 감염병   125

· 거대엘니뇨(1780~1790년)   235
· 니제르 어린이사망률   106
· 몬순   59, 60
· 사하라 남부 기근   263
· 사하라, 건조화   144
· 사헬, 20세기 후반   60, 104, 137
· 최근의 가뭄   28
아프리카의 뿔   28, 93, 187, 그림 7.2
안토니우스 역병과 키프리안 역병   179~180
알와르디, 이븐   222
암흑기   166
야만족의 침입   180
에르고트 중독   213
에코, 움베르토   214
에티오피아의 기근(1985)   264
엔트로피   325
엘니뇨   235
엘니뇨남방진동(ENSO)   55
· 19세기, 후반의 가뭄과 기근   257
· 나일 계곡   148
· 라니냐 단계   58
· 말라리아   99
· 에티오피아 기근(1985)   264
· 온도의 연도간 변동   69
· 충돌   280
· 한랭기(기원 300년)   176
여섯 번째 대멸종   35
역병 아테네 역병   103, 279
  · 유스티니아누스 역병   104, 183, 185, 186, 279, 289
  · 키프리안 역병   180
연소로 인한 탄소 배출   64
열대수렴대(Inter-Tropical Convergence Zone, ITCZ)   144
· 남방 이동, 6500년 전   140
· 북방 이동, 1400년 전   140
· 여름 몬순, 마야문명의 붕괴   197~198
· 여름-겨울진동, 북반구   158~159, 그림 6.1
· 해들리 순환   52, 그림 2.2
· 홀로세 중반   140
열대열 말라리아   96~99

열에너지 재분배 49
열염 순환 55
영거 드라이아스 한랭기 131
영구동토 유실 296
영양, 키에 미치는 영향 키 135
영양단계 연쇄반응 223
영양상태 243
영양실조 78
예측 303
오스트랄로피테쿠스 115
오존 24
옥수수입금지법, 영국 256
온난화
· 속도 21
· 전망 274
온실효과 65
와트, 제임스 34
외상후 스트레스 증후군 77
우루크, 식량공급의 불안정과 정치적 불안정 159
우박을 동반한 폭풍 62
우크라이나 기근, 스탈린 262
우터스트룀, 구스타프 26
워커, 길버트 53
원시 인도 유럽 민족 164
원시농업의 대두 134~135
원왕조, 중국 232
월래스, 알프레드 러셀 334
웨스트나일열 285
웹, 스티븐 127
위장염 88
위험 증폭자 79
윌리엄스, 존 316
유당 141
유라시아 157
유라시아 대초원 181
유라시아 청동기시대 157~171
· 붕괴 169
· 메소포타미아의 건조화와 아카디아 문명 162
· 인더스 계곡 163
· 지중해 동부 166

유라시아의 역사 285
유럽 211, 그림 8.2
· 17세기, 기후와 건강 24
· 기후와 건강, 대표성 286
· 대기근(1315~1322) 210
· 소빙하기 213
· 중세온난기 200
· 수퍼 엘니뇨(1780~1790년대) 235
유럽의 중세온난기 31, 32, 그림 1.3
유스티니아누스 역병 104, 183, 210, 279, 289
유전자 변형 328
유전자 변형 식물 328
융커, 장-클로드 319
이, 현생인류의 진화 29
이단으로서의 기후변화 307
이라크 전쟁, 개전 근거 311
이산화탄소 64
· 배출과 대기중 농도 21
· 안전한 지구 예산 314
· 온난화 시나리오, 3℃에서 4℃ 일 때의 위험 73
· 온실효과' 64
· 이산화탄소와 기온의 경시적 경향 64
· 인간이 배출한 21
· 자연계의 배출 64
· 증가 35, 72
· 후기 산업혁명 66
이산화탄소 배출 21
· 유행병 230
· 탄소의 화석을 통한 저장 46
· 화석연료 연소 64
이의 진화 30, 120, 225
이주, 난민 28, 92, 121, 161, 168, 282
이집트(참조: 나일계곡)
인간
· 신체, 형태와 대사 29
· 아프리카를 떠난 초기 이주 119
인간에 미치는 영향의 경로 39
인간숙주의 모피옷 30, 225
인간의 골격에서 분리한 DNA 23
인간의 관점에서 진보의 재정의 308

인간의 생물학적 구조와 건강, 시간단위 30
인간의 안녕 318
인간의 지구환경 발자국 35, 37, 그림 1.4
인구이동, 난민 92, 281, 315
인더스 계곡 164
　・가뭄(1700년대 후반) 164
　・청동기 166, 167, 그림 6.4
인도 164
　・벵골 기근(1943) 262, 278
　・마하라슈트라 기근(1972~1973) 263
인도양 쌍극자(IOD) 53, 54, 그림 2.3
인류세 18, 34, 113, 261, 320
인류친화적 종 121
인플루엔자 88
일관성 272
일인당 에너지소비량 36, 37, 그림 1.4

자

자연선택 106
자연적 대멸종 110, 111, 그림 4.1
장기적 변화 26, 174, 294
　・인간 숙주의 모피의복 120, 225
　・진화 29~30, 120, 225
장미의 이름 214
장염비브리오균 88
적응 행동 298
적응역량 298
적정기후대 276
정보가 충분히 주어진 공론화 305
정신건강 94
정신질환 93, 94
제2형 당뇨병 94
조단, 윌리엄 211
조리와 진화 113
종간 미생물의 이동 75
종의 기원 67
주혈흡충(Schistosoma japonica) 89
중국
중국, 소빙하기 229
　・기후와 갈등 231

・온도와 역병 230
중생대 111, 111, 그림 4.1
중세 온난기, 유럽 31, 32, 그림 1.3, 207, 208, 그림 8.1
중앙아메리카, 8~9세기 가뭄 192, 199, 198, 그림 7.4
중앙아시아(참조: 특정 지역) 25
　・설치류의 확장(서기 1300년경) 25, 284
　・동물 감염원 155
중증급성호흡기증후군(SARS) 155
증폭 피드백 73
증폭자, 기후변화의 248, 279
지구 온도 4℃ 상승시 지구가 감당할 수 있는 세계 인구 22
지구공학 323
지구온난화, 4℃ 상승시 나타나는 현상 72, 274
지구위험한계선 넘기 40
지구의 공전궤도와 자전축 46
지구의 운영체제 34
지속가능성 323
지수함수적 불가능성 306
지역 몬순 바람 55
지중해지역의 기후시스템 25
　・고전적 최적기 174
　・고전적 최적기 이후 한랭기 177
　・고전적 최적기, 풍경의 변화 173
지중해 동부: 후기 청동기시대 166
　・무역 경제 166
　・한랭과 건조화 166
　・해양 민족 168, 167, 그림 6.4
지질시대별 기후 112, 그림 4.2, 113
지질학적 대이변 84
지질학적 변화를 가져오는 인류 31
지질학적 시대 110, 그림 4.1, 112
지카바이러스, 기후변화 285
진동시스템 49~51, 50, 그림 2.1
　・대서양 다년진동 49, 50, 그림 2.1
　・북대서양진동(NAO) 49, 50, 그림 2.1
　・엘니뇨 남방진동(ENSO) 49, 50, 그림 2.1
　・인도양 쌍극자 49, 50, 그림 2.1
　・태평양 10년주기 진동 49, 50, 그림 2.1

진드기매개뇌염 89
진보의 균형 308
질병과 기후변화 77, 108
질소순환 27, 40
집단 건강 27
집쥐(Rattus rattus), 림프절 페스트 184, 220~226
집파리, 감염병 매개체 89
집파리에 의한 감염병 85

차

참진보지수(Genuine Progress Indicator) 310
천연두 90, 126, 179, 180
청동기시대 166, 169
 • 메소포타미아의 건조화와 아카드 문명 158
 • 붕괴 169
 • 사회적 지위와 위계질서 157
 • 인더스 계곡 164, 165, 그림 6.3
 • 지중해 동부지역 166
 • 한랭화와 건조화, 유럽, 인구이동 162, 163
 • 한랭화와 건조화, 이외 지역 162, 163
청동의 발견 160
청설병 89
청왕조, 림프절 페스트 258
체코의 봄 보리 수확량 106, 107, 그림 3.4
촌충, 위장감염 126, 154
최적 기후 31, 31, 그림 1.3
추방칙령 206
추세, 순환, 발작 31, 32, 그림 1.3
축제의 시간, 기근의 시간 23
취약성 288

카

카호키아-미시시피 문화 203
캄브리아기 생물 대폭발 47, 109
캐롤 크럼리 174
케네디, 존 F. 311
코르티존 94

콜레라 253
 • 20세기 265
 • 극한기상 253
 • 방글라데시 박테리아의 연안 먹이사슬 87
 • 아일랜드 감자기근 254
 • 일곱 번의 팬데믹 253
크로마뇽인 127
클로비스 문명 132, 277
키 (참조: 신장) 135
키프리안 역병 177
킬링, 찰스 68
킹솔버, 바버라 313

타

탄소부채
탐보라 화산 폭발, 1815년 190, 249
 • 유럽(1815~1816) 251
 • 이후 10년 252, 그림 9.1
태양열 스트레스와 빙상 녹아내림 140
태양 에너지의 재분배 49
태양 활동, 지구의 연간기온 70
태평양 10년 주기 진동 49, 50, 그림 2.1
태평양 도서 291
 • 소빙하기 207, 229, 239
 • 소빙하기, 감염병 230
 • 적응 역량
 • 해수면 상승과 집단이주 291
턱먼, 바버라 281
털북숭이 매머드 126
테네레아인 141
텐치, 와트킨 240
토네이도 62
토바 화산 폭발 122, 123, 그림 4.4
토지이용 변화의 부정적 영향 27, 40, 101, 197
톤킨, 엠마 312
톨킨, J.R.R. 310
트라코마 127
트리파노조마증 61, 125
틴달, 존 49, 67

파

파리협약(제21차 기후변화당사국회의) 318, 319
파우스트의 계약 42, 329
파커, 제프리 224
팔레오세 교차점 108
팔레오세-에오세 최대온난기(PETM) 108
팬데믹/범유행 (참조: 림프절 페스트, 개별 질환) 216
페렐 순환 52, 그림 2.2
페르그손, 니알 275
페스트균(Yersinia pestis) 190, 220, 221, 259, 289
페제, 페데리코 49
펠루시움, 림프절 페스트 186
편동풍 51, 52, 그림 2.2, 55
포괄적 부지수(Inclusive Wealth Index, IWI) 310
포트 잭슨 정착지에 대한 상세 보고 236
포효하는 40도대 55, 75
폭염
  ・러시아 286
  ・유럽과 프랑스(2003) 286
폭염과 건강 79~83, 268, 285, 293~297
폭염과 한파 239
푸리에, 장 밥티스트 67
프란치스코 교황 315
플라이스토세 112, 130
  ・거대동물 육류, 멸종 136
  ・곡물의 저장 135
  ・나투피아인 131, 132, 그림 4.5
  ・동물의 가축화 136
  ・빙하기 이후 온난기, 수렵채집 131
  ・생존한 호모종 130
  ・식물 길들이기 136
  ・식이, 고단백 식단에서 고탄수화물 식단으로 135
  ・영거 드라이아스기 132
  ・원시농업의 등장 134
플랑크, 막스 312

플레이스토세-홀로세 전환기 130
플라이오세 92, 112
피게레스, 크리스티아나 319
피나투보 화산 폭발 73, 69, 그림 2.4
피드백 루프 69
피테신 호미닌 111
피케티, 토마 309
필라델피아, 황열(1793) 238, 244, 286

하

하라파 문명 164, 165, 그림 6.3, 281, 291, 333
하이델베르크인 118
하이옌(태풍, 사이클론) 62
한랭과 건조기간 275
  ・유럽(1700년대 후반) 163
  ・청동기, 기타 지역 161
  ・청동기, 유럽과 이주 163
  ・청동기, 지중해 동부지역 166
  ・홀로세 271, 272, 272, 그림 10.1
한랭기 132, 133, 178, 233, 248
  ・536년의 갑작스런 한랭기 190
  ・고전적 최적기 170
  ・로마시대 181, 183
  ・림프절페스트 (536~538 C.E.) 189
  ・림프절페스트, 펠루시움 189
  ・수퍼엘니뇨(1780~1790년대) 237, 238
  ・신생대 108
  ・오스트랄로피테쿠스속 114
  ・유라시아의 청동기 166
  ・탐보라 화산 폭발 251, 그림 9.1
  ・플라이스토세 116, 118
  ・홀로세 275
한랭화와 건조화 275
할로겐화탄소 가스, 산업용 64
할스탓 주기 49, 207
함무라비 대왕 162, 그림 6.2, 163
해들리 순환 52, 그림 2.2, 159 그림 6.1
해들리 세포 52, 그림 2.2
해수면 상승 91

해양 민족 168,
· 리디아인 168
· 미케네 169
· 이주 경로 167, 167, 그림 6.4
· 정체 168
· 팔레스타인 168
· 히타이트 왕국 166~169, 186
허리케인 267
허리케인 카트리나 94, 267
헤로도토스 168
혐기성 세균 47
호모
· 등장 119
· 멸종 128
· 이종 교배 129
· 플라이스토세 한랭화 116
· 호모 사피엔스 119, 127
· 호모 사피엔스와의 면역계 유전자 교환 23, 129
· 호모 사피엔스의 유럽으로 확장 118, 121
호모 사피엔스, 현생 인류 118, 119
호모속의 생존 128
호모 에렉투스 118
호모 에렉투스 솔로엔시스, 토바화산 폭발 123
· 멸종 127
· 토바화산 폭발 122
호모 플로레시엔시스 120, 124, 130
호미닌 109, 114
· 등장 114, 116, 그림 4.3
· 멸종 125
· 서식 범위와 플라이스토세의 한랭화 116
· 유럽, 서남부, 3만 년 전 128
· 유인원 분파 115
· 종류와 분화 114, 116, 그림 4.3
· 현생 인류와 교접 129
· 현생 인류와 유전자 교환, 면역계통 129
· 호모 사피엔스의 유럽으로 확산 127
호주 238
· 가뭄과 농사, 1800년대 247, 248
· 선주민 126, 127
· 온도, 최근 268, 269

호주 선주민 126, 127
호주 선주민과 마지막 빙하기 정점 124
호주, 소빙하기 242, 248
· 두 번째와 세 번째 선단의 도착 240
· 첫 번째 선단의 정착(1788~1792) 238
호주, 최근 269
홀로도모르(기근으로 인한 몰살) 256
홀로세 278, 280
홀로세 기후최적기 51, 59, 96, 139, 140
홀로세 초기 높은 복사열과 빙상의 녹아내림 140
홀로세, 기후 272
· 기후 관련 노출 292, 294
· 노출과 인구집단의 민감성 294
· 대기근(1315~1322) 215
· 대멸종(2억 5000만 년 전) 110, 111, 111, 그림 4.1
· 런던흑사병 대유행 227
· 여섯 번째 대멸종 112, 그림 4.1
· 운석 충돌로 인한 공룡 멸종 110, 111, 그림 4.1
홀로세 1인당 1일 에너지 소비 36, 그림 1.4
홀로세-인류세 최대온난기(Holocene-Anthropocene Thermal Maximum, HATM) 113
홀로세 중기 기후 최적기 139
· 기온, 기원전 9700년 140
· 낙농 141, 143, 143, 그림 5.1
· 농산물 기반 식단, 인간의 적응 140, 143, 143, 그림 5.1
· 농업, 정착 144
· 농업과 목축(기원전 8500~6000년) 140
· 도시국가 문명 146, 155
· 동물 기원 122
· 사하라지역의 건조화 144
· 유당내성 141
· 첫 단계 140
· 출산율 140
홉스, 토마스 154
홍수
· 20세기 264, 266, 267
· 수확실패와 식량 부족 195, 210, 211, 그림

8.2, 250
홍역 104, 126, 155, 157, 160, 170, 180, 235, 284
화산 폭발
  · 18세기 후반 235
  · 라키 화산 235
  · 아사마 화산 235
  · 탐보라 화산, 1815 190
  · 토바 화산 122~124
  · 피나투보 화산 73
화석연료(참조: 이산화탄소) 21, 35, 64, 66, 326, 330
환경결정론 26
환경발자국 310
환경주의자의 역설 27
환경집사 323, 325
  · 네 번째의 대전환 317
  · 생물감수성 318
  · 생태적 용량 318
  · 식량 안보 320
환경집사와 지속가능성 323
환형모드 56
황열 238
황진지대 262
회복탄력성 288~289
회복탄력성, 사회적, 문화적 298
회의, 의심, 부정 311
회의론 311
회의적인 전망 332
후기 청동기시대 붕괴 166
후천성면역결핍증(HIV/AIDS) 155
훔볼트해류 57
흑사병(림프절 페스트)
히더, 피터 177
히타이트왕국 168

지은이

앤서니 맥마이클
Anthony McMichael

호주의 역학자 앤서니 맥마이클(1942~2014)은 기후변화가 건강에 미치는 영향을 선도적으로 제기한 석학이다. 그는 기후변화가 단순한 환경 현상을 넘어 인류의 건강과 생존을 근본적으로 위협하는 사안임을 드러내며, 학계와 국제기구 전반에 걸쳐 큰 발자취를 남겼다. 그의 유작인 이 책 『기후는 어떻게 인류를 지배해 왔는가(Climate Change and the Health of Nations)』(2017)는 기후·환경 변화가 인류의 질병과 건강, 그리고 문명의 흥망성쇠에 어떻게 작용해 왔는지를 통찰력 있게 조망한 저작으로, 오늘날 기후보건 연구의 고전으로 평가된다.

옮긴이

권호장

단국대학교 의과대학 예방의학교실 교수. 대한예방의학회 교과서인 『예방의학과 공중보건학』 편집위원장을 맡고 있다. 환경오염 피해에 대한 역학조사를 여러 차례 수행했고 대기오염 및 기후변화의 건강영향에 대해 연구하고 있다. 번역서로는 『지구건강: 자연과 인간이 함께 잘 사는 길』(공역, 2025), 『병든 의료』(2022), 저서로는 『기후변화와 건강』(공저, 2024), 『예방의학과 공중보건학』(공저, 2021), 『의학논문의 작성과 발표』(2004) 등이 있다

정해관

성균관대학교 의과대학 명예교수, 환경역학자. 한국역학회, 대한예방의학회, (사)환경독성보건학회 회장, 기후변화건강포럼 공동대표를 역임했다. WHO 서태평양사무처의 기후변화보건 분야 전문가로 몽골, 파푸아뉴기니, 태평양 도서국가, 캄보디아 등에 대한 기후변화건강 분야 자문을 수행했다. 폐기물 처리, 유류오염사고, 가습기 살균제 등 국내의 주요한 환경보건문제에 역학자로 참여하고 해결에 기여했다. 환경보건, 기후변화, 감염병, 신경질환 등 환경과 건강을 주제로 280여 편의 연구논문을 국내외 학술지에 게재했다. 번역서로는 『지구건강: 자연과 인간이 함께 잘 사는 길』(공역, 2025), 저서로는 『기후변화와 건강』(공저, 2024), 『현장역학』(공저, 2022), 『의사들이 들려주는 미세먼지와 건강이야기』(공저, 2019), 『적정기술의 이해』(공저, 2018), 『고잔동에서 생긴 일』(공저, 2017) 등이 있다

하미나

단국대학교 의과대학 예방의학교실 교수. WHO 서태평양사무국 기후변화와 건강정책 전문가 자문단, 한국보건산업진흥원 R&D 진흥본부 건강기반구축단장, 환경부 환경보건정책관을 역임했다. 환경이 건강, 특히 어린이에게 미치는 영향에 관심이 있으며, 화학물질, 방사선 및 전자파 노출의 건강영향에 대해 300여 편의 연구논문을 국제 학술지에 발표했다. 번역서로는 『지구건강: 자연과 인간이 함께 잘 사는 길』(공역, 2025), 저서로는 『기후변화와 건강』(2024, 공저), 『환경보건정책입문』(공저, 2022), 『기후변화와 탄소중립』(공저, 2022), 『방사능 상식사전』(공저, 2011) 등이 있다

한울아카데미 2611
기후는 어떻게 인류를 지배해 왔는가
기근과 질병의 역사를 통해 본 인류의 미래

지은이 앤서니 맥마이클
옮긴이 권호장·정해관·하미나
펴낸이 김종수
펴낸곳 한울엠플러스(주)
편집책임 조수임

초판 1쇄 인쇄 2025년 11월 20일
초판 1쇄 발행 2025년 12월 15일

주소 10881 경기도 파주시 광인사길 153 한울시소빌딩 3층
전화 031-955-0655
팩스 031-955-0656
홈페이지 www.hanulmplus.kr
등록번호 제406-2015-000143호

Printed in Korea.
ISBN 978-89-460-7611-2 93000(양장)
     978-89-460-8402-5 93000(무선)

※ 책값은 겉표지에 표시되어 있습니다.
  무선제본 책을 교재로 사용하시려면 본사로 연락해 주시기 바랍니다.